2011年度国家出版基金资助项目

中华医学统计百科全书

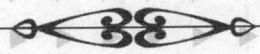

徐天和 / 总主编

遗传统计分册

饶绍奇 / 主　编

中国统计出版社
China Statistics Press

图书在版编目(CIP)数据

中华医学统计百科全书. 遗传统计分册/饶绍奇主编. —北京:中国统计出版社,2013.5
  ISBN 978-7-5037-6811-8

Ⅰ. ①中… Ⅱ. ①饶… Ⅲ. ①医学统计-中国-百科全书②医学遗传学-医学统计 Ⅳ. ①R195.1-61

中国版本图书馆 CIP 数据核字(2013)第 105015 号

遗传统计分册

作　　　者/	饶绍奇
责任编辑/	陈悟朝
装帧设计/	杨　超　李雪燕
出版发行/	中国统计出版社
通信地址/	北京市西城区月坛南街 57 号　邮政编码/100826
办公地址/	北京市丰台区西三环南路甲 6 号　邮政编码/100073
网　　　址/	http://csp.stats.gov.cn
电　　　话/	邮购(010)63376907　书店(010)68783172
印　　　刷/	河北天普润印刷厂
经　　　销/	新华书店
开　　　本/	787×1092mm　1/16
字　　　数/	520 千字
印　　　张/	24.5
版　　　别/	2013 年 5 月第 1 版
版　　　次/	2013 年 5 月第 1 次印刷
定　　　价/	61.00 元

序　言

国家统计局局长　李建堂

　　随着时代前进和科学技术的进步，我国的统计科学和医学统计工作的发展进入了一个崭新的阶段。统计科学既是认识社会现象与自然现象数量特征的手段，又是获取信息和进行科学研究的重要工具，历来为人们所重视。自20世纪20年代起，统计学理论与方法日益广泛地被应用于医学领域。近些年来，随着基因组学、蛋白质组学、药物开发、公共卫生、计算机和信息等学科的迅猛发展，统计学与医学学科的交叉融合不断深入，统计科学在医学领域中的应用与发展提高到了一个新水平。

　　医学统计是统计科学的重要分支，也是国民经济和社会发展统计的重要组成部分，它关系到人民健康水平的提高和国家的长足发展。医学是强国健民学科，医学研究的对象是人及人群的健康，具有复杂性、特殊性及变异性等特点，这无疑需要全面系统的统计分析方法的支持与帮助。随着统计科学的迅猛发展，一些新的统计方法如遗传统计、多水平模型、结构方程模型、健康量表等不断涌现。一方面这些新的统计方法和理论亟需在医学科学领域内推广应用，为医学发展提供支持和帮助，另一方面，医学科研工作者为了科学研究工作的需要也迫切要求了解和掌握一些最新的、全面系统的统计方法和理论。因此，对当代医学科学研究中的统计分析方法进行全面系统的研究与介绍，是十分重要的一件事情，《中华医学统计百科全书》正是在这样的背景下编纂而成的，它满足了当前医学科学发展的需要，不失为一部好的大型医学统计参考书。

　　《中华医学统计百科全书》自2009年1月开始编写，由国内外著名医学院校的统计学教授和专家担任主编和编委，可谓编写力量强大，在编写过程中，他们本着精益求精的精神，精雕细琢，采百家之所长，融国内外华人统计学专家之所成。历时三年，终成其册。本套书内容浩繁，共八个分册，包含描述性统计分册、单变量推断统计分册、多元统计分册、非参数统计分册、管理与健康统计分册、医学研究与临床统计设计分册、健康测量分册和遗传统计分册。各分册在内容上相互衔接并互为补充,贯穿"从简单到复杂","从一般、传统到先进、前沿"的循序渐进的编纂思路,一改目前医学统计著述中普遍存在的方法之间或评价指标之间缺乏相互联系、过于分散和单一的状况,使医学统计理论与方法更加具备了系统性、完整性与时代前沿性。本套书结构严谨,层次分明,科学性强,既突破了传统的辞典式编撰方法,又吸取了辞典的某些特点,在实用性、知识性、可读性、可查性等方面均具独到之处。

《中华医学统计百科全书》适应了我国医学科学研究发展对统计分析方法的需要,本书的出版,势必会大大促进我国现代医学的发展。本书既是我国医学统计工作者、医疗卫生统计信息工作者、高等医学院校师生以及广大医务工作者必备的大型医学统计参考工具书,也适合于医学各不同层次和不同专业的读者阅读。我相信本书的出版,不仅对于促进我国医学统计发展,促进我国与国际生物医学统计间的交流,繁荣社会主义先进文化具有重要意义,而且该书也必定会成为广大医学科学研究工作者的良师益友,故欣然为之作序。

编者的话

近年来,医学统计科学发展迅速,如遗传统计、多水平模型、结构方程模型、健康量表等新的统计理论与方法不断涌现,并被应用到医学科研实践中。这些新的统计理论与方法在医学科学研究中的不断拓展应用,要求广大的医学科技工作者在工作中必须学习和掌握这些新知识。所以,怎样使这些新的统计理论与方法易于被广大的医学科技工作者接受和使用,以提高医疗卫生工作质量,成为统计学专家的首要解决的任务。为此,组织编纂一部适合于广大医学科技工作者学习和使用的工具书,成为当前形势之必需。《中华医学统计百科全书》(下文简称"全书")正是基于这样的背景而孕育产生的。

编纂"全书"的想法一经提出,就得到了国内高等医学院校和科研院所的统计学专家们的赞同。专家们云集一堂,进行商讨,达成共识——要集全国高等医学院校和科研院所的统计学专家之力,编纂出一部内容全面、概念精确、表述完整、接近世界医学统计学先进水平、编辑形式简洁的大型医学统计学工具书。2008 年,"全书"开始酝酿筹备,几经讨论,搭成框架条目,确定编写格式,并开始全面着手编写,终于于 2011 年初编纂出初稿。值得欣喜的是,在中国统计出版社的大力支持下,"全书"项目先后成功申报了国家出版基金(项目编号 2011C$_2$—003)和全国统计科学研究(计划)课题(立项编号2011LY080),皆荣获批准。有了国家出版基金和全国统计科学研究(计划)课题的支持,"全书"的编纂工作如虎添翼,更上台阶。

通过国内外数十所大学、医学院校与医学科研院所近百位统计学专家教授的共同努力,"全书"终于能够付梓成册,得以与广大读者见面,编者倍感欣慰。"全书"既全面介绍了医学统计学的基本理论、基本知识与方法,又介绍了大量新的统计理论与方法,对生物医学统计的传统方法及最新进展进行了全面梳理,同时还改变了目前医学统计著述中普遍存在的统计方法或指标之间缺乏相互联系,过于分散与单一的现象。这就形成了"全书"的特点:全面、系统、实用、前沿。

"全书"共 8 个分册:描述性统计分册、单变量推断统计分册、多元统计分册、非参数统计分册、管理与健康统计分册、医学研究与临床统计设计分册、健康测量分册、遗传统计分册,均由著名高校医学统计学教授担纲主编,同时聘请国内外知名医学统计教授担任顾问。可谓举全国名校之力，集百家精英之长。在编写过程中，专家们严谨认真，精益求精，在注重科学性、知识性、先进性、可读性的前提下，紧紧把握医学科学研究与医疗卫生工作的特殊性和复杂性，精心研究论证各种统计理论与方法在医学领域的适用性与应用条件。为了便于读者学习和理解应用，书中不仅有理论分析，还提供了实例运用，并把计算机软件程序应用于其中，对统计方法或体系的科学性与可行性进行检验，使统计理论与医学实际得到紧密结合。在每一分册的内容安排上，遵循从简单到复杂、从一般到先进、从传统到前沿的原则，使各分册在内容上既相互衔接补充，融为一体，又能各自独立成册。为方便读者查阅，书中各条目层次分明，结构严谨，醒目易读，是广大医学科学工作者学习和使用、必备案头的大型医学统计工具用书。

"全书"在编写过程中，引用了相关专著及教材的部分资料，在此对引用资料的原作者表示衷心感谢！引用资料中多数已在书中注出，也有部分没有一一注出，对于没有注出的部分，在此敬请原作者给予谅解！中国统计出版社教材编辑部和滨州医学院的领导及同仁们为"全书"的编辑和出版付出了大量心血，在此致以诚挚感谢！

由于编者水平有限，书中难免会存在错误和不足之处，恳请广大读者提出宝贵意见。

最后，感谢您学习和使用"全书"，希望它能使您开卷有益。

总主编　徐天和

前　言

遗传统计是统计学理论应用于遗传学和生物医学领域而逐渐发展起来的一门学科,也是统计学最重要的应用成果之一。其前身群体遗传学和数量遗传学诞生于 20 世纪中叶,主要应用于指导动植物遗传改良的实践并取得了明显效果。遗传统计在医学和公共卫生领域的应用起步相对较晚,但作为一门独立学科(通常称作遗传流行病学)也有 30 多年的历史了,特别是随着人类基因组计划等大型国际性项目的实施,遗传统计发展迅速,已渗透到几乎所有的生物医学学科领域。可以这么说,在 21 世纪生物信息呈爆炸性增长的年代,遗传统计已成为生物医学工作者及时、有效地利用不断增长的生物信息资源探索人类疾病(特别是复杂疾病)奥秘和防治方法的主要工具之一。

然而,在我国专门介绍遗传统计特别是介绍其在医学领域的应用的书籍却很少。虽然近年来相继出版了几部有关教材(如 2006 年李照海等编著的《遗传学中的统计方法》和 2008 年胡永华主编的《遗传流行病学》等),尚缺少一本较为系统地介绍这门交叉学科内容和最新进展的百科全书。鉴于此,我们组织了来自广东医学院、北京大学、中山大学、中国科学院、首都医科大学、广东药学院和茂名市人民医院等单位的有关专家,通过广泛综合国内外相关论文、专著和教材,历时两年多,完成了本书的写作。

遗传统计属交叉性学科,涵盖面广、分支多。因此,我们精选其主要分支的常见条目 140 条。涉及的内容包括传统的群体遗传学、数量遗传学、分子进化学和遗传流行病学,同时也包括近 20 余年来最新发展的分子数据分析方法,比如连锁分析、关联分析以及生物信息分析常用的数据挖掘算法等内容。为方便广大读者学习和查阅,本书将遗传统计有关概念和方法编写成简洁的条目形式,多数条目除介绍其基本原理外,还配以具体的实例来辅助读者理解相应的理论和方法。

近年来,遗传统计发展迅速,新的遗传统计方法层出不穷。本书无法涵盖所有最新发展的遗传统计方法,希望在以后再版时补充。另外,限于编写人员水平,该书难免存在一些缺点和错误,谨望广大读者不吝赐教,批评指正,以利学科健康发展。

饶绍奇

2012 年 10 月

目　录

哈代-温伯格平衡

1　简述

英国数学家哈迪(G. H. Hardy)和德国生理学家温伯格(W. Weinberg)于 1908 年同时发表了遗传学中重要的平衡定律。他们证明了基因型频率在一代随机交配后达到平衡，而且以后世代一直保持这种平衡，除非一些因素改变群体的等位基因(型)频率，这条定律被称为 Hardy-Weinberg 平衡(Hardy-Weinberg equilibrium，HWE)，中文译作哈代-温伯格平衡或哈迪-温伯格平衡。哈代-温伯格平衡表述为：在一个无限大的、随机交配的群体中，满足孟德尔独立分离定律(principle of independent segregation)的基因位点(locus)在没有进化压力(如迁移、突变、自然选择)的情况下，群体中各种等位基因(allele)频率和基因型(genotype)的频率保持逐代不变，并且，等位基因频率和基因型频率之间满足一种简单的关系。对双等位基因位点而言，假定两等位基因 A 和 a 的频率分别为 p 和 $(1-p)$，则各种基因型的频率可简单表示为

$$P(AA)=p^2,\ P(Aa)=2p(1-p),\ P(aa)=(1-p)^2$$

基因型频率满足以上条件的群体称具有哈代-温伯格平衡比例(Hardy-Weinberg proportion)。不满足哈代-温伯格平衡的群体称为存在哈代-温伯格平衡偏离(Hardy-Weinberg deviation)。

哈代-温伯格平衡是多数统计遗传学方法的理论依据，被广泛应用于基于对照人群的基因分型核查和群体分层的识别上，在病例人群中的哈代-温伯格平衡偏离对疾病与位点的关联具有提示作用(详见文献[2])。

2　哈代-温伯格平衡定律前提假定

哈代-温伯格平衡定律是在理想化的群体遗传前提条件下推导出来的。这些前提条件包括：无限群体大小、随机婚配群体、无突变、无迁移(包括迁入和迁出)、无遗传漂变(小群体内基因频率随机波动)、无自然选择压力。此外，哈代-温伯格平衡还隐含了一些基本的遗传学假定：所研究的生物是双倍体、繁殖方式为两性繁殖、代与代之间没有重迭(即不存在近交和回交)等。

3　哈代-温伯格平衡定律的内容

哈代-温伯格平衡定律的描述中包含两部分的内容：

1）如果亲代的基因型概率分布处于哈代-温伯格平衡状态（即具有哈代-温伯格比例），在随机婚配条件下，子代的基因型频率和等位基因频率世代保持不变，且仍处于哈代-温伯格平衡状态。

设一个双等位基因位点的两个等位基因分别为 A 和 a，其频率分别为 p 和 q，如基因型频率具有哈代-温伯格比例，易得以下等式

$$P(AA)=p^2, \ P(Aa)=2pq, \ P(aa)=q^2$$

$$P(A)+P(a)=P(AA)+P(Aa)+P(aa)=1$$

当该群体内进行随机婚配，由于不存在突变和选择等因素，子代的基因型为亲代等位基因的随机组合，其基因型频率分布如表 1 所示。容易看出，处于哈代-温伯格平衡的群体，随机婚配后其后代基因型频率仍然具有哈代-温伯格比例。同理，子一代再进行随机婚配后仍显现表 1 所示的子代基因型频率分布。依次类推。

表 1 随机婚配下子代的基因型频率分布（亲代满足 HWE）

亲代基因型组合	亲代基因型组合的频率	子代基因型频率		
		AA	Aa	aa
$AA \times AA$	p^4	p^4	0	0
$AA \times Aa$	$4p^3q$	$2p^3q$	$2p^3q$	0
$AA \times aa$	$2p^2q^2$	0	$2p^2q^2$	0
$Aa \times Aa$	$4p^2q^2$	p^2q^2	$2p^2q^2$	p^2q^2
$Aa \times aa$	$4pq^3$	0	$2pq^3$	$2pq^3$
$aa \times aa$	q^4	0	0	q^4
总　和	1	p^2	$2pq$	q^2

2）即使亲代的基因型概率不满足哈代-温伯格平衡，在亲代随机婚配的条件下，子代的基因型概率也将具有哈代-温伯格比例，并能世代保持下去。

假如亲代的双等位基因位点基因型频率分别为 $P(AA)$、$P(Aa)$ 和 $P(aa)$，则等位基因频率为：

$$p=P(A)=P(AA)+\frac{1}{2}P(Aa), \ q=P(a)=P(aa)+\frac{1}{2}P(Aa)$$

构建与表 1 相似的子代基因型频率分布表（见表 2）。容易推出，经过一代的随机婚配后，子代（offspring）的基因型频率和等位基因频率呈现了哈代-温伯格比例，其中

$$P_{off}(AA)=(P(AA)+\frac{1}{2}P(Aa))^2=p^2$$

$$P_{off}(Aa)=2(P(AA)+\frac{1}{2}P(Aa))(P(aa)+\frac{1}{2}P(Aa))=2pq$$

$$P_{off}(aa)=(P(aa)+\frac{1}{2}P(Aa))^2=q^2$$

表 2　随机婚配下子代的基因型频率分布（亲代不满足 HWE）

亲代基因型组合	亲代基因型组合的频率	子代基因型频率		
		AA	Aa	aa
$AA \times AA$	$P(AA)^2$	$P(AA)^2$	0	0
$AA \times Aa$	$2P(AA)P(Aa)$	$P(AA)P(Aa)$	$P(AA)P(Aa)$	0
$AA \times aa$	$2P(AA)P(aa)$	0	$2P(AA)P(aa)$	0
$Aa \times Aa$	$P(Aa)^2$	$P(Aa)^2/4$	$P(Aa)^2/2$	$P(Aa)^2/4$
$Aa \times aa$	$2P(Aa)P(aa)$	0	$P(Aa)P(aa)$	$P(Aa)P(aa)$
$aa \times aa$	$P(aa)^2$	0	0	$P(aa)^2$
总　和	1	$(P(AA)+P(Aa)/2)^2$	$2(P(AA)+P(Aa)/2) \times (P(aa)+P(Aa)/2)$	$(P(aa)+P(Aa)/2)^2$

3）哈代-温伯格比例的计算可推广到含 N 个等位基因的位点上（$N>2$），令 p_i 表示等位基因 i 的频率（$i=1,2,\cdots N$），该位点的哈代-温伯格比例可通过以下式子计算

$$\left(\sum_i^N p_i\right)^2 = \sum_i^N p_i^2 + \sum_i^{N-1}\sum_{j=i+1}^N p_i p_j$$

该公式实际为多项式的平方和展开式，等号左边为所有等位基因频率和的平方，恒为 1，等号右边的 $\sum_i^N p_i^2$ 为纯合子的频率之和，$\sum_i^{N-1}\sum_{j=i+1}^N p_i p_j$ 为杂合子频率之和。

4　哈代-温伯格平衡的检验

哈代-温伯格平衡是遗传统计学多种统计方法的基础和应用前提。如不满足该前提条件，会给许多遗传统计方法如基因型关联检验、连锁分析等基因定位和关联方法带来偏倚，增大其 I 类错误概率。在遗传流行病学的群体调查中，人们通常从群体中随机抽取一定数量的个体，获得样本基因型数据。这些数据是否符合哈代-温伯格平衡，反映了样本是否对总体具有代表性和数据质量的优劣，因此哈代-温伯格平衡检验也常被用于数据质量的检查。

4.1　χ^2 检验法

χ^2 检验常用于总体分布和理论分布的拟合优度分析，是检验哈代-温伯格平衡最常用的方法。通过构造以下检验假设：

H_0：总体的基因型频率分布符合哈代-温伯格比例；

H_1：总体的基因型频率分布偏离哈代-温伯格比例；

构建 χ^2 检验统计量

$$\chi^2 = \sum_{i \in M} \frac{(O_i - E_i)^2}{E_i}.$$

其中，O_i 表示实际观察到的第 i 种基因型的频率，E_i 表示哈代-温伯格平衡满足时该基因型的期望频率，M 表示所有基因型的组合。这里的 χ^2 统计量服从自由度 $df=$（基因型数

一等位基因数)的 χ^2 分布。如果 $\chi^2 > \chi^2_{\alpha,df}$($\alpha$ 为检验水准),那么拒绝零假设 H_0,认为该位点偏离哈代-温伯格比例。

值得注意的是,对于多等位基因位点,等位基因频率难以通过直接计数方法计算。在这种情况下,可采用期望最大算法(expected-maximum algorithm,EM 算法)进行估算(详见"基因型频率估算"条目)。

4.2 似然比法

似然比是指两种不同条件下事件发生概率的比值。似然比检验又称为 G 检验,与 χ^2 检验相似,常被用于多等位基因位点的哈代-温伯格平衡检验。在一份随机样本中,每个个体均有相等的机会被抽样进入调查样本中,因此基因型分布符合多项式分布。设调查的样本量为 n,有 n_i 个等位基因 A_i,n_j 个等位基因 A_j,n_{ij} 个 A_iA_j 基因型,则此样本的似然(L_1)为:

$$L_1 \propto \prod_{i,j} \left(\frac{n_{ij}}{n}\right)^{n_{ij}}$$

在哈代-温伯格平衡下,似然(L_0)可以表示为:

$$L_0 \propto 2^{He} \prod_i \left(\frac{n_i}{2n}\right)^{n_i},He \text{ 为样本中的杂合子个体数目}$$

构建对数似然检验统计量 $G^2 = 2(\ln L_1 - \ln L_0)$。$G^2$ 服从自由度为 $df =$(基因型数－等位基因数)的 χ^2 分布,因此可根据 χ^2 与 $\chi^2_{\alpha,df}$(α 为检验水准)的关系,判断该位点是否符合哈代-温伯格平衡。

此外,Elston 与 Forthofer 等人也推导出似然比检验统计量(Wilks's 统计量)为

$$W = 2(\sum_{i \geqslant j} n_{ij} \ln n_{ij} + \sum_i n_i \ln n_i - n_{ij} \ln 2 + n \ln 2)$$

5 导致偏离哈代-温伯格平衡的原因

哈代-温伯格平衡是建立在理想化条件上的平衡定律,在现实群体中常会存在影响哈代-温伯格平衡的因素,包括:非随机婚配、突变、选择、随机遗传漂变、有限群体大小、基因流动等。

随机婚配是哈代-温伯格平衡的一个最重要的前提条件。非随机婚配会直接影响等位基因在子代中的随机组合,导致基因型频率偏离哈代-温伯格比例,某种基因型频率显著高于其期望值。常见的非随机婚配类型有:近交(血缘关系较近的个体间婚配,在动植物中常见)、回交(子代与亲代间婚配,在动植物群体中常见)和选择性婚配(在人类群体中常见)。引起非随机婚配的原因有很多,如地理、文化因素导致的有限小群体。

突变对哈代-温伯格平衡的影响体现在影响亲代和子代基因型和等位基因的种类和频率上。如果在亲代传递等位基因的过程中发生了基因突变,子代的等位基因种类及等位基因频率会发生变化。由于突变率一般较低(一般在 10^{-4} 以下),突变对哈代-温伯格平衡的影响一般较小。

选择与迁移可影响子代的基因型频率和等位基因频率。如果群体中发生了有向性

选择(directional selection),会使某些基因型或等位基因更倾向于传递至后代,使频率分布偏离期望。迁移是保持物种多样性的一个重要群体特征。封闭的群体更易于出现非随机婚配现象,群体中的基因型出现纯合体机率增大。另一方面,即使小群体内满足哈代-温伯格平衡,这些群体组成的大群体仍可能偏离哈代-温伯格平衡(见"Wahlund 效应")。

此外,在群体遗传学调查数据中,如果健康人群(或对照人群)中不满足哈代-温伯格平衡定律,且排除以上因素影响的可能性后,可能提示调查过程中随机抽样的代表性不足、人群中潜在群体分层或基因型分型的质量存在问题。

6 实例

一项高血压遗传研究中,从某个群体中随机抽取 197 名个体,并对其进行血管紧张素转化酶基因位点的基因分型,得到 AA,Aa 和 aa 的频率分别为 26,93,78。欲检验零假设 H_0:该群体处于哈代-温伯格平衡。

由题意可得:$n=197,n_{AA}=26,n_{Aa}=93,n_{aa}=78$

$$p=P(A)=\frac{2n_{AA}+n_{Aa}}{2n}=\frac{2\times26+93}{2\times197}=0.368$$

$$q=P(a)=\frac{2n_{aa}+n_{Aa}}{2n}=\frac{2\times78+93}{2\times197}=0.632$$

$$E(AA)=np^2=197\times0.368^2=26.68$$

$$E(Aa)=2npq=2\times197\times0.368\times0.632=91.63$$

$$E(aa)=nq^2=197\times0.632^2=78.69$$

$$\chi^2=\frac{(26-26.68)^2}{26.68}+\frac{(93-91.63)^2}{91.63}+\frac{(78-78.69)^2}{78.69}=0.0439$$

$df=3-2=1,P=0.8346$,按 $\alpha=0.05$ 检验水准,不拒绝零假设 H_0,可认为该群体处于哈代-温伯格平衡。

参考文献

[1] Hardy GH. Mendelian proportions in a mixed population. Science, 1908, 28(706):49—50.

[2] Elston RC, Olson JM, Palmer L. Biostatistical genetics and genetic epidemiology. Hoboken: John Wiley & Sons Inc, 2002:369—371.

[3] 李照海,覃红,张洪. 遗传学中的统计方法. 北京:科学出版社,2006:3—11.

[4] Elston RC, Forthofer R. Testing for Hardy-Weinberg equilibrium in small samples. Biometrics, 1977, 33:536—542.

(左晓宇 高 永 饶绍奇)

单核苷酸多态性

1 简述

单核苷酸多态性（single-nucleotide polymorphism，SNP），是指在基因组上由单个核苷酸碱基的变异而导致的 DNA 序列的多态性。换句话说，它是同一物种的某些不同个体在基因组上相同位点的单个核苷酸碱基不同。SNP 是人类可遗传变异中最常见的一种。在人类基因组约 30 亿个碱基中平均每隔 1000 个碱基就会有一个 SNP，人类基因组上 SNP 的总数大约 300 万个。

目前，文献中一般用于病例对照设计的关联分析的 SNP 是二等位（biallelic）多态性。研究表明，大多数 SNP 是 C 转换为 T（约占三分之二）。SNP 可能存在于基因序列的编码区域（coding region），称之为 cSNP；也有可能在非编码区域（non-coding region）。从对生物的遗传性状的影响上来看，cSNP 可分为 2 种：一种是同义 cSNP（synonymous cSNP），即 SNP 所引起编码序列的改变并不影响其所翻译的蛋白质的氨基酸序列；另一种是非同义 cSNP（non-synonymous cSNP），指碱基序列的改变可使翻译的蛋白质序列发生改变，从而影响蛋白质的功能。

2 检测手段及用途

SNP 被公认为是继第一代限制性片段长度的多态性标记、第二代微卫星后的第三代遗传标记。到目前为止，已经有多种成熟的技术来检测 SNP，比如：基因芯片技术、分子信标技术等。SNP 已经被广泛应用于与人类复杂疾病相关基因的鉴定、药物的设计和测试以及遗传学的基础研究等领域，特别是应用在病例—对照设计（cases-controls design）下的全基因组关联研究（genome-wide association study）和候选基因关联分析（candidate gene association study）。迄今，研究者们已经发现了 3000 多个与复杂疾病关联的易感基因位点（http://www.genome.gov/gwastudies/）。

参考文献

[1] Wang DG, Fan JB, Siao CJ, et al. Large-scale identification, mapping, and genotyping of single-nucleotide polymorphisms in the human genome. Science, 1998, 280: 1077—1082.

[2] Cargill M, Altshuler D, Ireland J, et al. Characterization of single-nucleotide polymorphisms in coding regions of human genes. Nat Genet, 1999, 22(3): 231—238.

[3]　Kruglyak L. The use of a genetic map of biallelic markers in linkage studies. Nat Genet, 1997, 17(1): 21—24.

（李启寨）

标签 SNP

1　简述

标签 SNP(tag SNP)是能将染色体单体型进行区分的 SNP 位点。HapMap 计划建立了人类全基因组遗传多态图谱,依据这张图谱我们可以进一步研究基因组的结构特点以及 SNP 位点在人群间的分布情况,为群体遗传学的研究提供数据,为遗传性疾病致病基因在基因组上的定位提供高密度的 SNP 位点。HapMap 的构建分为三个步骤:1)在多个个体的 DNA 样品中鉴定单核苷酸多态性;2)将群体中频率大于 1% 的那些共同遗传的相邻 SNP 组合成单体型;3)在单体型中找出用于识别这些单体型的标签 SNP。通过检测个体的标签 SNP(该过程称为基因型分型),研究者就可以鉴定一个人的单体型的集合。据估计,包含了大多数遗传变异的模式信息的标签 SNP 的数量大约是 30 万至 60 万,远远少于 1000 万个常见 SNP。HapMap 计划通过提供信息资源,便于研究人员确定与疾病及个体治疗反应相关的遗传多态位点,为进一步了解疾病的起因以及发展新型预防、诊断和治疗方法提供数据。tag SNP 的筛选可以选用 Haploview 软件,该软件可以直接在线下载 HapMap 中基因的数据,可对基因结构进行 Block 分析,运用 Tagger 命令及设定相应的 MAF(最小等位基因频率)和 r^2(连锁不平衡相关程度)的值就可以筛选出相应的 SNP。

2　应用实例

常见的复杂疾病如冠心病、糖尿病和哮喘是多个遗传变异位点与环境因子共同作用的结果。根据"常见疾病—常见变异"的假说,罹患常见疾病的风险受到人群中相对常见的遗传变异的影响。假设研究者想要找到与高血压相关的遗传变异,他并不需要确定一个人的所有 SNP 的类型,而只需对部分基因的 tag SNP 进行基因分型就可以得到一个人的单体型的集合。这些基因可能是与疾病相关的特定候选基因,也可以是纵观整个基因组找到与疾病相关联的染色体区域。如果高血压患者都倾向于具有一个特别的单体型,与该疾病相关的变异位点很可能就在这个单体型内部或邻近区域。

参考文献

[1] Zhu YM, Xu YY, Ling J. Screening of tag SNPs and prediction of their potential function in genetic studies of complex diseases. Zhejiang Da Xue Xue Bao：Yi Xue Ban, 2011, 40(3)：237－244.

[2] Jakob C. Mueller, Elin Lõhmussaar, Reedik Mägi, et al. Linkage Disequilibrium Patterns and tag SNP Transferability among European Populations. The American Journal of Human Genetics, 2005, 76 (3)：387－398.

[3] Sicotte H, Rider DN, Poland GA, et al. SNPPicker：high quality tag SNP selection across multiple populations. BMC Bioinformatics, 2011, 12：129.

（欧阳平　梁　岩）

选择、突变和漂变

1 简述

选择（selection）是自然条件造成的对群体大小的一种限制，它迫使同种的个体之间竞争有限的资源。选择有三种模式：稳定化选择、定向选择和分裂选择。稳定化选择除去了与最适表型偏离太远的表型。定向选择有利于一个新的最适表型，不利于与其偏离的表型，使该性状的中间值向新的最适表型靠拢。分裂选择不利于中间表型，有利于两种不同的最适表型，它可以发展成为性别差异。

突变（mutation）是机体正常 DNA 序列的改变。它是化学或物理试剂作用或 DNA 复制错误的结果。突变存在两种形式：点突变和大片段突变。点突变可分为许多种如错义突变、无义突变、移码突变、沉默突变。大片段突变有许多形式如缺失、插入、重排等。

漂变（drift）是指群体中某个等位基因的频率由于随机抽样所引起的变化，子代的等位基因是父代等位基因的一个样本，并可决定每个个体的存活力和生殖力。漂变可导致突变基因的完全消失，从而减少基因变异。

2 作用原理

选择被认为作用于世代间保持不变的遗传单位——等位基因上。选择会在亲本世代中影响特定基因型的个体或配子的存活力和生殖力，从而改变合子的基因型频率。不同基因型间存活力的差异会影响个体的基因频率。随着样本个体年龄的增长，基因型频率与哈代-温伯格平衡之间的偏离就会改变。

突变会破坏现存的等位基因，创造新基因。但这个过程极慢，不足以对只需一个世纪就可达到的哈代-温伯格平衡产生较大的影响。一旦引入突变,DNA 序列的改变可由 DNA 复制经细胞分裂传递给子代细胞。

漂变造成等位基因频率的波动,能引起某一物种的隔离群体间等位基因频率的差异。群体越小,等位基因越稀有,它的效应就越大,且随时间而积累。在等位基因频率达到某一数值,选择起主要作用之前,漂变对有利等位基因的固定或消除具有相当重要的作用,尤其是对隐藏在杂合子中的隐性等位基因。漂变还是影响中性等位基因频率的主要因素。

3 基本过程

突变会不断产生功能异常的等位基因。选择作用对它们不利,但由于大多数突变一般是隐性的,因此选择不利于纯合子。突变等位基因频率的提高会造成纯合子相对于杂合子频数的增多,而不利于这些纯合子的选择作用又会阻止突变基因频率的进一步增加。平衡时,新产生的功能异常的等位基因的数目等于由于选择作用而失去的数目。漂变在稀有等位基因的传递上具有比选择更大的效应,因此对于去除或增加非常稀有等位基因很重要。对于新的隐性突变,在其频率达到一定值之前的基因频率的提高,漂变发挥着重要作用。漂变是中性突变频率改变的原因,中性突变从定义上来说就意味着其受漂变的影响大于受选择的影响。在小群体中,漂变能使非代表性的等位基因频率增高,这种情况在大群体中不太可能发生。漂变能使小的隔离群体变得与原物种标准模式相差巨大,因此可能对于新的品种的形成有重大意义。

参考文献

[1] Winter PC, Hickey GI, Fletcher HL. 遗传学翻译版. 北京:科学出版社,1999.
[2] Masel J. Genetic drift. Curr Biol, 2011, 21(20):837-838.
[3] 周长发. 生物进化与分类原理. 北京:科学出版社,2009.

(范　安　林美华　高　永)

突变和迁移的校正

1 简述

突变(mutation)是由一些化学或物理试剂的影响和 DNA 复制中的极少错误引起的 DNA 序列的改变。它会破坏现存的等位基因,创造新基因。但这个过程极慢,不足以对只需一个世纪就可达到的哈代-温伯格平衡产生较大的影响。

迁移(migration)是迁入个体取代本地个体并且迁入个体所在的群体的等位基因频

率及基因型频率都与本地群体不同。如果某些基因型的个体比另一些更易迁出，则也会改变这些基因型在本地群体中的频率。迁移会引进来自于基因频率与被取代群体不同的基因库的个体，必然会引起哈代-温伯格平衡偏差。混合群体总是倾向于产生大量纯合子。如果不同基因型迁出和迁入的倾向性不同，那么偏差便会有一个特定的方向。

2 校正

突变：设一对等位基因 A 和 a，A 的频率为 p，a 的频率为 q，A 突变为 a 的突变率为 u，a 突变为 A 的突变率为 v。因此每代中由 A 突变为 a 的数量为 $pu = (1-q)u$，由 a 突变为 A 的数量为 qv。当 $pu = qv$ 时，A 和 a 的基因频率保持不变，群体处于遗传平衡，当 $pu > qv$ 时，a 的基因频率增加；当 $pu < qv$ 时，A 的基因频率增加。

迁移：假设在一个种群中一对等位基因 A 和 a 的频率分别为 p 和 q，在一个世纪期间从外部迁移来少量个体。迁入群体中 A 和 a 的频率分别为 x 和 y，迁入的个体数所占比例为 m，则下一代中 a 的频率就是 $q(1-m) + ym = q - m(q-y)$，a 的基因频率变化量为 $m(q-y)$。同理可以算得 A 的频率变化量为 $m(p-x)$。

如果一个群体的基因型频率与哈代-温伯格平衡所预期的不符合，则说明有一些实际因素作用并扰乱了哈代-温伯格平衡。χ^2 检验可用来比较观察到的基因型频率与哈代-温伯格所预期频率的差别：

$$\chi^2 = (观测值-预测值)^2 / 预测值$$

如果有 n 个等位基因，自由度等于 $(n^2-n)/2$，一旦 2 个等位基因中的一个频率（p）已知，那么另一个也就确定了（$p+q=1$），基因型频率的预期值也可以得出。χ^2 值小说明观察值与预期值较接近，χ^2 值大说明存在较大偏离。

参考文献

[1] Winter PC, Hickey GI, Fletcher HL. 遗传学：翻译版. 北京：科学出版社，1999.
[2] 周长发. 生物进化与分类原理. 北京：科学出版社，1999.

（范　安　林美华　高　永）

群体瓶颈

1 简述

群体瓶颈（population bottleneck）是一种遗传事件，是指某个群体的数量在演化过程中由于死亡或不能繁殖造成减少 50％以上或者类似数量级的减少。群体瓶颈的出现可能促成遗传漂变。经历遗传瓶颈后，如果种群数量不能得到有效恢复，就会由于遗传漂变使其基因库质量迅速降低。如果经受连续的选择（捕猎、灾害等）压力，种群最终可能走向灭亡，即可能造成种群的灭绝，或种群恢复但仅存有限的遗传多样性。如果经历遗传瓶颈后种群数量逐渐增加，并不断积累新的遗传变异，补充和扩大基因库的数量、提高基因库的质量，种群就会重新发展和兴旺起来。

2　实例

例如猎豹，由于猎豹彼此之间的关系过于相近，猎豹之间的直接皮肤移植已经不会引发任何免疫反应。猎豹也遭受低精子浓度、低精子活动力及畸形精子鞭毛等问题。科学家推测，猎豹约在一万年前的上一个冰河期中经历了种群瓶颈，加上长年近亲交配，因而造成其基因库寡少情形，使得族群对于疾病没有什么应变能力。如致命的猫科传染性腹膜炎，在家猫中的发病率约 1％～5％，但在猎豹中的发病率高达 50％～60％。

参考文献
［1］　Dawkins R，Wong Y．The ancestor's tale：a pilgrimage to the dawn of life．Boston：Houghton Mifflin Harcourt，2004：416.
［2］　O'Brien SJ，Wildt DE，Bush M．The cheetah in genetic peril．Sci Amer，1986，254(5)：84—92.

（苏伟扬　钟寿强）

溯祖理论

1　简述

在遗传学上，溯祖理论是一个有关群体遗传学的回顾性模型。在群体遗传学中，溯祖理论（coalescent theory）是"回顾性的"，即利用分析数学和统计学的理论来回溯序列之间的变异过程。它试图根据群体中所有成员共享的某个基因的所有等位基因，将其追溯至某个单一的祖先序列，即人群中这个基因最近的共同祖先序列（most recent common ancestor，MRCA）。该等位基因间的遗传关系通常用基因系谱图来表示，类似于系统发育树。这种基因系谱图又称为溯祖。在不同假设条件下溯祖的统计学特性是构成溯祖理论的基础。溯祖理论通过构造有关遗传漂变以时间为参数的模型来一步步回溯系谱图中的共同祖先。该理论最早由 John Kingman 于 20 世纪 80 年代提出。在最简单的模型中,溯祖理论不考虑重组、自然选择、基因流动和群体分层。而对于扩展的溯祖理论,还可同时考虑包括重组、自然选择以及任何复杂的进化或人口统计学模型等因素。

2 拓扑结构

当观察的 n 条序列中,有任意两条发生合并,就称之为一次"溯祖事件"的发生,这样每一代中的任意两条序列之间都有一定的概率发生一次这样的溯祖事件,这意味着建立的系统树就会有不同的拓扑学形状。当序列的数目达到了 5 以上,各种可能性的增长趋势惊人。日本学者 Tajima(1983)给出了一个具有普遍性的结论:

如果样本空间中有 n 条序列,而要考察的这种树形结构中一共有 s 个两两节点,即一共发生了 s 次溯祖时间,那么这种情况发生的概率为:

$$P = 2^{n-1-s}/(n-1)!$$

值得注意的是,这里忽略了 3 条或 3 条以上的序列同时溯祖的可能性,这是因为它发生的概率相比起两条序列溯祖的概率小,可以忽略。

3 溯祖时间

假定有两个单倍体生物,它们在某条核酸序列上存在差异。通过回溯两条序列的祖先序列,它们将会在某个时点重合(遇到 MRCA 时),此时我们称两条序列共祖。发生共祖所需的时间称为溯祖时间(coalescence time)。溯祖理论可估计群体中共同祖先序列从第一个突变开始到最终形成某一特定序列为止所需的时间。两个个体在上一代中共祖的概率为它们来自于同一个亲本的概率。在一个二倍体种群中,假定有效种群大小(N_e)保持不变,则在每一代亲本中,每个位点将会有 $2N_e$ 个配子,因此两个等位基因来自于同一亲本(共祖)的概率为 $1/(2Ne)$,相应的,他们来自于不同亲本(非共祖)的概率为 $1-1/(2Ne)$。在连续的世代中,两条序列间的共祖概率服从几何分布,其等于前面 $t-1$ 世代非共祖的概率乘以最后共祖的概率:

$$P_c(t) = \left(1 - \frac{1}{2N_e}\right)^{t-1}\left(\frac{1}{2N_e}\right)$$

当 N_e 足够大时,该分布近似的服从指数分布:

$$P_c(t) = \frac{1}{2N_e}e^{-\frac{t-1}{2N_e}}$$

众所周知,标准指数分布的期望和标准差均为 $2N_e$,因此,尽管两条序列共祖的期望时间是 $2N_e$,但实际上该期望值的波动范围非常大。

4 应用

溯祖理论可以用于仿真仅由于基因漂变导致 DNA 序列变异(中性突变)的数量,该值也称为平均杂合度,表示为 $\overline{H}$,是给定的一代群体的某位点的突变率与该代群体任何事件发生概率(突变或共祖)的比值,如下:

$$\overline{H} = \frac{2\mu}{2\mu + \frac{1}{2N_e}}$$

其中，2μ 为某位点在任意这两个世系发生突变的概率，和

$$\overline{H} = \frac{4N_e\mu}{1 + 4N_e\mu}$$

或简写之：

$$\overline{H} = \frac{\theta}{1 + \theta}$$

由于 $4N_e\mu \gg 1$，因此绝大多数等位基因对都至少有一个核苷酸序列的差异。

此外，溯祖理论还可用于疾病基因位点的定位等方面。目前溯祖理论的应用正逐步受到重视，许多学者致力于在该理论的基础上开发新的算法，利用海量的基因组数据揭示群体的历史演化。

参考文献

［1］ Arenas M，Posada D. Recodon：Coalescent simulation of coding DNA sequences with recombination，migration and demography. BMC Bioinformatics，2007，8：458.

［2］ Arenas M，Posada D. Coalescent simulation of intracodon recombination. Genetics，2009，184(2)：429－437.

［3］ 吴志浩，张贵友．浅析溯祖理论．生物学通报，2003，38(10)：14－16.

［4］ http://en. wikipedia. org/wiki/Coalescence_(genetics).

（张　凡　高　永　饶绍奇）

过度分散

1　过度分散简介

1.1　过度分散的定义

统计学上，当一组数据的差异（统计分散）大于给定的、用来模拟这组数据的简单统计模型所期望的差异时，这种现象称为过度分散（over-dispersion）。

在医学研究当中，需要选择参数化统计模型来拟合所得数据，从而通过定量分析证明或否定实验观察数据之间的关系，因而有必要估计模型与数据的适合度。通常可以通

过选取合适的模型参数使理论上的总体均值与观察到的样本均值相等,然而,尤其当在仅含有较少参数的简单模型中,高阶的参数的理论预测值则很容易偏离实验观察值。研究中常常用方差来定量描述样本内部的差异,当实际观察到的方差大于理论模型的方差,则认为出现了过度分散这一现象。

1.2 过度分散的原因

过度分散在实际的医学研究的数据分析中非常普遍。导致这一现象的成因常常是样本内部的异质性与模型的假设有差异,如存在丢失的协变量或忽略了的相互作用因素、人群中存在分层、统计数据的聚集等等,或在计数数据中存在大量为 0 的计数等情况。过度分散的存在,暗示着研究所得结论可能存在偏差,如在关联分析当中,就意味着可能存在由人群的潜在分层导致的假阳性结果。为了解释过度分散,有时需要使用含有更多参数的替代数学模型。

2 过度分散举例

2.1 泊松分布中的过度分散

过度分散常常出现在使用较为简单的数学模型,如泊松分布进行模拟时。泊松分布适用于描述单位时间内以相同概率发生独立的事件次数,是对于计数数据进行建模的标准分布,也是医学研究中常用的数学模型之一,如描述癫痫病人在单位时间内发病的次数。泊松分布仅有一个自由度,其方差不能独立于均值而进行调节。服从泊松分布的随机变量,其数学期望与方差相等。当观察到的数据的方差大于平均值时,对于泊松分布而言,这组数据出现了过度分散的现象,如不同的癫痫病人发病间隔时间差异很大,亦即单位时间内的发病次数相差较大,因而造成了样本内部较大的差异。此时,引入新的参数的模型可能更适合这一组数据,对于计数数据来说,如泊松混合模型中含有两个参数的负二项分布,使得均值成为独立的随机变量。

2.2 二项分布中的过度分散

概率论和统计学当中,二项分布是 n 个独立的是/非实验的离散概率分布,其中每次成功概率为 p。如果 X 是服从二项分布的随机变量,则其期望为 np,方差为 $np(1-p)$。例如,每个家庭中男孩的数量理论上应当服从二项分布,而实际上,大多数家庭的男女比例都偏离了总体人群中的男女比 51：49,而很少有接近这一比例的家庭,从而产生的估计方差显著大于二项分布所预测的方差。在这种情况下,可以通过引入新的参数,使每个样本的 p 是随机变量,从而得到新的混合模型,通过合适的 p 的模型构成适合观测数据的混合模型,以解释过度分散的成因。

3 过度分散的检验

3.1 使用分散参数进行检验

对于包括泊松分布和二项分布在内的广义线性模型(generalized linear model),即假设所测随机变量 Y 的分布函数与实验的系统误差可以用连接函数(link function)建立起相关性的数学模型,名义方差是方差函数 $V(m)$ 和分散参数(dispersion parameter) ϕ 的乘积。对于符合二项分布或泊松分布的数据而言,$\phi=1$,而对于过度分散的数据,$\phi>1$。

因而可以通过估计 ϕ 值是否约等于 1 来确定数据是否出现过度分散。

常用的对 ϕ 的估计是基于对残差的 χ^2 估计。如果存在过度分散,实际方差与名义方差的比值 D 和 ϕ 的比在 df 自由度上符合 χ^2 分布。

当对概率 p 有合理估计时,

$$D = \frac{\sum_i (y_i - \bar{y})^2}{V(\pi)}$$

此时对于 ϕ 的估计为:$\phi = D/df$

3.2　其他检验方法

由于上述公式在使用时存在局限性,有其他的学者建立了针对不同模型的方法以检验过度分散。总的来说,这些检验方法都是通过构造以含有方差和均值的函数描述的统计量,使这一统计量符合一个分布模型,从而检验数据是否出现了过度分散。以下仅举几例。

计分检验是常见的一类方法,常用于检验过度分散的程度和比较泊松分布与负二项分布对数据的适合度。对于泊松回归模型,Dean 通过构造符合正态分布的统计量 T 的计分统计量检验过度分散的出现。这种检验方法可能受到个别极端案例的影响,而对于全局的估计有所偏差,进行敏感性检验可以从样本中鉴别出导致过度分散的个体。对于针对存在大量 0 计数的计数数据的 zero-inflated 泊松回归模型和 zero-inflated 负二项分布模型,也可以通过计分检验或 bootstrap 方法检验其过度分散的程度,并比较两模型的适合度。

4　过度分散的校正

为了阐明统计中出现的过度分散,可以使用替代模型重新进行拟合,并通过计分检验等手段比较替代模型的适合度。此外,在某些研究中,可以通过统计方法近似地去除群体中潜在的分层因素,从成因上减少过度分散对模型的影响。

4.1　替代模型

许多时候,过度分散的发生源于模型的参数较少、模型对于适用条件的限制较为苛刻,如上述泊松分布和二项分布的情况。因此,一种比较自然的想法就是向模型中添加参数。根据实验观察数据添加的参数服从另一个分布,从而构成了新的混合模型。例如,对于泊松分布而言,有负二项分布等泊松混合模型,混合泊松回归等,其中负二项分布比较常用。对于二项分布,该模型假定每次实验事件发生概率均相等,一个较为简单的替代模型是令这一发生概率为随机变量,服从 β 分布,从而构成 β-二项分布,可以较好地解释过度分散,同时也能够做出合理的生物学解释。在这基础上,有学者提出了更复杂、但适合于具体问题的其他混合模型和方法。

然而,还存在一种可能,即模型本身的假设与数据不适合。如泊松分布规定计数发生在不重叠的时间段中,且事件的发生相互独立,而实际上对于有一定聚集的数据而言,并不具有这样的特性,因此在模型中引入马尔科夫过程来进行修正。

4.2 去除群体中的分层因素

在许多医学研究中,可以通过对群体的潜在分层因素进行修正,如鉴别潜在的亚群等,从而达到解释过度分散的效果。以下以基于群体的病例－对照组遗传学关联分析常用的两种方法举例。

4.2.1 基因组对照(genomic control,GC)

基因分型成本的降低,使得通过基因组遗传记号的分布来说明潜在人群亚结构对统计量的影响成为可能。GC 就是以基因组中与候选位点无关的位点的分布作为对照,来扣除群体亚结构对统计量的可能影响。

例如,GC 的一种方法是在对候选位点的病例－对照分析时,同时对候选位点和无效位点的独立性作 χ^2 检验,计算统计量。对于无效位点而言,如果存在群体分层或未知的个体间的亲缘关系,则统计量会显著增大。通过由无效位点所得的统计量的差异和大小,导出一个乘式,由此调整对候选位点所做的显著性检验,从而在存在群体分层的情况下解释过度分散,减少假阳性的结果。

4.2.2 结构关联(structured association,SA)

结构关联的想法是通过对与候选位点不连锁的位点推测人群的亚结构。SA 假设,取样人群本身虽然是异质的,但构成这一人群的亚人群内部则是同质的。具体应用中,首先利用无效位点估计亚人群的数目 K,然后,对于样本含有的每个个体,估计其属于 K 个亚群中的每一个的概率,重新分层后,在每一个亚群中进行关联分析,从而一定程度上消除了过度分散的影响。

参考文献

[1] Dean CB. Testing for overdispersion in Poisson and Binomial regression models. J Am Stat Assoc,1992,87(418):451－457.

[2] Hning DB. A note on a test for Poisson Overdispersion. Biometrika,1994,81(2):418－419.

[3] Hougaard P,Lee ML,Whitmore GA. Analysis of Overdispersed Count Data by Mixtures of Poisson Variables and Poisson Processes. Biometrics,1997,53(4):1225－1238.

[4] Slaton TL,Piegorsch WW,Durham SD. Estimation and Testing with Overdispersed Proportions Using the Beta-Logistic Regression Model of Heckman and Willis. Biometrics,2000,56(1):125－133.

[5] Jung BC,Jhun M,Lee JW. Bootstrap tests for overdispersion in a zero-inflated Poisson Regression Model. Biometrics,2005,61(2):626－628.

[6] Xiang L,Lee AH. Sensitivity of test for overdispersion in Poisson Regression. Biom J,2005,47(2):167－176.

[7] Yang Z,Hardin JW,Addy CL,et al. Testing approaches for overdispersion in poisson regression versus the generalized poisson model. Biom J,2007,49(4):565－584.

[8] Xiang L,Lee AH,Yau KW,et al. A score test for overdispersion in zero-inflated poisson mixed regression model. Stat Med,2007,26(7):1608－1622.

(田小利 李 扬)

单倍体多样性

单倍体多样性(haplotype diversity)是指从某人群中随机抽取到两个不同单倍型的频率。单倍体多样性高的群体,说明其遗传多样性高,遗传资源丰富。单倍体多样性是衡量一个特定人群变异程度的重要指标。计算公式为:

$$H = \frac{N\left(1 - \sum_{i=1}^{l} X_i^2\right)}{(N-1)}$$

其中,X_i 是指某单倍体的频率,N 为样本量。

参考文献

[1] Nei M,Tajima F. DNA polymorphism detectable by restriction endonucleases. Genetics,1981,97 (1):145-63.

（苏伟扬　高　永）

单倍型估算

1　简述

单倍型分析的数学模型主要有 3 类:Clark 算法、最大似然算法(EM 算法)和贝叶斯算法。

2　方法

Clark 算法是在无相关个体间利用基因分型数据推断单体型的算法。假设有二倍体生物的一组序列,并具有多个突变位点,该算法首先找出样本中所有纯合子与仅有单突变位点的杂合子,将这些个体的单体型作为已识别(已分型)的单体型。然后确定每一个已识别的单体型是否为那些尚未确定单体型并有变异位点的序列的等位基因，如果是，就将这种 SNP 的组合确定为新单体型。

最大似然算法以群体处于哈代-温伯格平衡状态为假设前提，该方法采用 EM 算法进行样本单体型频率（p）的最大似然估计。假定有 L 个 SNP，则共有 $K = 2^L$。记所有可能的单体型为 $h_1, \cdots, h_k$，其在人群中相应的频率为 $\boldsymbol{p} = (p_1, \cdots, p_k)$。该方法首先建立 n 个体 L 个 SNP 的单体型对（来自两个亲本的单体型组合 H_i）频率的似然函数：$(L_C(\boldsymbol{p}) = \prod_{i=1}^{n} P(H_i) = \prod_{i=1}^{n} \prod_{k=1}^{K} \prod_{l=1}^{K} (p_k p_l)^{I(H_i = (h_k, h_l))})$。然后对单体型的频率或其对数求偏导，得出其最大似然估计（$\hat{p}$）。

但当单体型很多时，运算将十分繁琐，若采用 EM 算法进行迭代求解会大大提高运算效率。EM 算法是一种获得参数最大似然估计的迭代方法，它首先假设待估参数（单体型频率）的一组初始值（$\boldsymbol{p} = \hat{\boldsymbol{p}}^{(0)}$），将初始值看作真实频率，从而求出基因型（两个单体型的特定组合）频率（E 步）

即：

$$E_{\hat{\boldsymbol{p}}^{(0)}} \left[\ln L_C(\boldsymbol{p}) \mid G_1, \ldots, G_n \right] = \sum_{i=1}^{n} \sum_{k=1}^{K} \sum_{l=1}^{K} P_{\hat{\boldsymbol{p}}^{(0)}} (H_i = (h_k, h_l) \mid G_i)(\ln p_k + \ln p_l)$$

$$= \sum_{k=1}^{K} c_k^{(0)} \ln(p_k)$$

其中

$$P_{\hat{\boldsymbol{p}}^{(0)}} (H_i = (h_k, h_l) \mid G_i) = \frac{\hat{p}_k^{(0)} \hat{p}_l^{(0)} I((h_k, h_l) \in S(G_i))}{\sum_{k'=1}^{K} \sum_{l'=1}^{K} \hat{p}_{k'}^{(0)} \hat{p}_{l'}^{(0)} I((h_{k'}, h_{l'}) \in S(G_i))}$$

和

$$c_k^{(0)} = \sum_{i=1}^{n} \sum_{l=1}^{K} P_{\hat{\boldsymbol{p}}^{(0)}} (H_i = (h_k, h_l) \mid G_i)$$

这里 $S(G_i)$ 表示所有与 G_i 相容的单体对组成的集合。然后将此期望值代入似然函数，求出新的一组单体型频率的估计值（$\hat{\boldsymbol{p}}^{(1)} = \left\{ \hat{p}_1^{(1)} = \dfrac{c_1^{(0)}}{\sum_{l=1}^{K} c_l^{(0)}}, \cdots, \hat{p}_k^{(1)} = \dfrac{c_k^{(0)}}{\sum_{l=1}^{K} c_l^{(0)}} \right\}'$）（M 步）。如此迭代下去，直至两次迭代所得到的参数估计值的差异小于某一个给定的常数，迭代停止（也称为迭代收敛），此时得到的单体型频率的估计值（$\hat{p}$）就是它的最大似然估计值。

贝叶斯算法采用马尔卡夫链-蒙特卡罗方法进行推断，此算法也被称为 SSD 算法。根据单体型频率先验分布的不同，SSD 算法又包括了两个算式，第一个是伪 Gibbs 抽样法（PGS 算法），采用的是 Dirichlet 先验分布；另一个算法结合群体遗传的溯祖理论，采用了近似溯祖的先验分布。比较而言，采用近似溯祖的先验分布优于 Dirichlet 先验分布，采用近似溯祖的先验分布的 SSD 算法已被整合到软件 PHASEv1.0 中。

3 比较

Clark 算法没有给出哈代-温伯格平衡状态的前提假设,这与下面所介绍的其他方法是不同的。Clark 方法存在的问题是,当样本含量较小时,可能会出现没有纯合子或单个突变的杂合子,从而导致单体型的推断无法开始。

在运用 Clark 算法时,如果样本中没有纯合子或单突变的杂合子就无法开始单体型的推断。此外,当推断过程中出现多种可能的单体型时,依据已有的单体型来确定其中一种为新单体型的结果将受到抽样中个体排序的影响。为了克服上述问题,提出了最大似然算法。最大似然算法与 Clark 算法罗列的单体型不同,它可以直接求得单体型频率。此外,最大似然法应用的 EM 算法对样本中个体检测顺序不敏感。最大似然法中初始值的选择很重要,当频率分布存在局部最大值,迭代可能产生错误的最大似然估计。好的初始值可以大大减小风险。保险的做法是广泛选择一组不同的初始值,这样可以增加获得最大似然估计的可能性。

尽管 EM 算法比较简单,但除了不收敛或收敛至局部最大值的问题以外,另一个问题是随着公共数据库中 SNP 位点的增多,需要考虑的单体型将呈指数增加,这会使其统计效力降低。为了克服上述单体型的推断的缺点,可考虑采用一些贝叶斯算法如 SSD 算法。SSD 算法与 EM 和 Clark 算法的模拟比较表明,SSD 算法的错误率比以前的推断方法减少近 50%,较 EM 算法有两大优点:可处理数据规模大并能给出单体型构建可靠性的评估。

参考文献

[1] 李婧,潘玉春,李亦学,等. 人类基因组单核苷酸多态性和单体型的分析及应用. 遗传学报,2005,32(8):879—889.

[2] 李照海,覃红,张洪. 遗传学中的统计方法. 北京:科学出版社,2008.

[3] Zhao HY,Pfeiffer R,Gail MH. Haplotype analysis in population genetics and association studies. Pharmacogenomics,2003,4(2):171—178.

[4] Stephens M,Smith NJ,Donnelly P. A new statistical method for haplotype reconstruction from population data. Am J Hum Genet,2001,68(4):978—989.

(韩丽珍 张 凡 高 永)

单倍型相对风险分析

1 概念

单倍型相对风险(haplotype relative risk,HRR)是关联分析中用于评价危险因素(定量指标)与疾病关联程度的一个指标,是在群体病例对照研究和相对风险(relative risk,RR)理论的基础上发展起来的。

2 方法

假设某核心家系只有子代患病,父母均为杂合状态(如图 1 所示),则可以准确地判断传于和没有传于子代的等位基因。因此一个直接的想法是,可以用没有传给子代的等位基因构成一个伪对照(pseudo-control)或内部对照(internal control),如图 2 所示。应注意的是,与连锁分析不同,这里并不关心某等位基因是来自父亲还是母亲。一般情况下,由未传给子代的等位基因构成的对照与患病子代有相同的群体遗传背景。当然,该结论是建立在这两个未传给子代的等位基因是来自群体中一个有代表性的随机样本的前提下,即要求父母非近亲婚配、父母表型之间没有关联、家系由单个确证(single ascertainment)法收集、一致的疾病表型、疾病位点和标记位点之间没有出现重组。

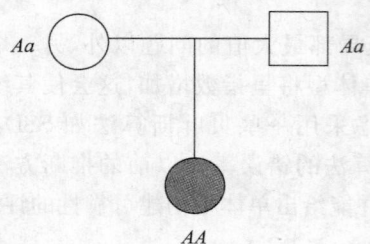

图 1 核心家系,包括一个患病子代和其父母,因此父母均为杂合子,可以判断哪个等位基因传给子代

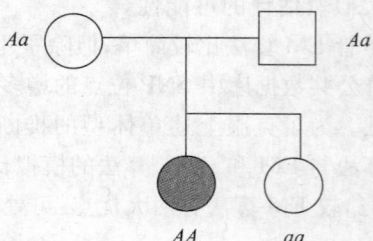

图 2 构建一个内部对照,利用未传给子代的等位基因组成一个伪对照的基因型

基于伪对照,可以构建 3×2 或 2×2 列联表。以表 1 为例,该基因为双等位基因 A 和 a,由于每个亲代都有 2 个等位基因和每个家系有 2 个亲本,因此总的等位基因数为 $4n$。Falk 和 Rubinstein[2] 提出利用该信息估计优势比(odds ratio,OR),计算公式如下所示:

$$\hat{HRR} = \frac{n_{TA} \cdot n_{Na}}{n_{Ta} \cdot n_{NA}}$$

若疾病的患病率很低,则该 OR 值与 RR 值相近。由于该统计量是依据父母的单倍体(等位基因)计算的,因此称为单倍型相对风险分析。

表 1 观察到的一个双等位标记基因位点在病例组和伪对照组中等位基因数

	A	a	总计
传递的等位基因	n_{TA}	n_{Ta}	n_T
未传递的等位基因	n_{NA}	n_{Na}	n_N
总计	n_A	n_a	$4n$

在每个亲代的 2 个等位基因之间是独立的假设下，等位基因 HRR 的独立性检验可以表示如下：

$$\chi^2_{HRR} = \frac{4n(n_{Ta} \cdot n_{NA} - n_{TA} \cdot n_{Na})^2}{n_T \cdot n_N \cdot n_A \cdot n_a}$$

在独立的零假设下，该统计量近似服从自由度为 1 的 χ^2 分布。

公式中的估计量 HRR 是否确实和通过病例对照估计的 RR 相等？Knapp 和他的同事研究了在不同的遗传模式下 HRR 的性质，即在标记位点和疾病之间是阳性连锁不平衡的假设下，他们证明 HRR 值总不超过 RR 值。更一般的，他们指出不管疾病位点和标记位点重组率如何，总有 $|HRR-1| \leqslant |RR-1|$。他们还进一步证明，RR 的估计总是随机大于 HRR 的估计，即：

$$P(\hat{RR} \geqslant x) \geqslant P(\hat{HRR} \geqslant x), D > 0$$

$$P(\hat{RR} \leqslant x) \geqslant P(\hat{HRR} \leqslant x), D < 0$$

其中，x 为任意的真实值，D 为连锁不平衡系数。说明不管重组率取值如何，HRR 都不会过高估计传统关联分析中的 RR 值。

尽管单倍型相对风险分析的方法简单且直接，但是其适用前提条件苛刻，要求亲代的等位基因是独立的，而且要求标记位点的等位基因频率在所有核心家系中相近。为了克服这些困难，已陆续发展出一些改进的分析方法，如传递不平衡检验（详见"传递不平衡检验"条目）。

参考文献

[1] Andreas Ziegler, Inke R. König. A Statistical Approach to Genetic Epidemiology: Concepts and Applications. 2nd ed. Weinheim: Wiley-VCH Verlag GmbH & Co, 2010: 320-322.

[2] Knapp M, Seuchter SA, Baur MP. The haplotype-relative-risk (HRR) method for analysis of association in nuclear families. Am J Hum Genet, 1993, 52(6): 1085-1093.

（张　凡　饶绍奇）

单倍体关联分析

1　简述

单倍体关联分析（haplotype association analysis）是研究位于同一条染色体上的多个 SNP 位点与复杂疾病之间的关联。相比于单个 SNP 位点与复杂疾病的关联分析，单倍体关联分析由于考虑了 SNP 位点之间的相互关系,而这些 SNP 位点在种群遗传的过程中可能是作为生物体的一个基本单元整体地遗传给后代,因此基于单倍体的关联分析比基于单位点分析应有更大的功效。理论上,一个有 L 个位点(每个位点都是杂合子)组成的单倍体,应该有 2^L 种可能的单倍体,但是,实际存在的单倍体数目要比 2^L 小很多。

2 分析方法

已提出多种单倍体关联分析方法,常见的有得分统计量,极大似然估计,基于马尔科夫链-蒙特卡洛的贝叶斯推断方法等。下面主要介绍 Schaid 等给出的在广义线性模型框架下考察性状与单倍体之间关联的得分检验(score test)方法。首先考虑由基因型可准确推断单倍体型或单倍体型可以被直接观测的情况。令 y 表示某一观测性状,X_e 表示一组可观测或检测的环境变量(其中第一项为常数项),X_g 表示多个标记位点基因型 g 的数值编码。

采用如下的线性预测形式:

$$\eta = X'_e\alpha + X'_g\beta$$

其中,α 表示常数项和环境因素的回归参数,β 代表基因型对性状的效应。关联分析的目的是检验零假设:性状与基因型之间不存在关联(即 $H_0: \beta = 0$)。记 $Z = (X_e, X_g)$,$\gamma = (\alpha, \beta)$。给定向量 Z,观测个体的性状 y 的似然函数可以表示为:

$$L(y|Z) = \exp\left[\frac{y\eta - b(\eta)}{a(\varphi)} + c(y, \varphi)\right]$$

其中,$a(\cdot)$、$b(\cdot)$、$c(\cdot)$ 为已知函数,φ 为散度参数,$\eta = h(Z'\gamma)$,其中 $h(\cdot)$ 为连接函数(link function)。这里选取最常用的正则形式 $\eta = Z'\gamma$。性状的平均值 $E(y) = \tilde{y} = f^{-1}(Z'\gamma)$,其中联系函数 $f(\cdot)$ 满足 $f(\tilde{y}) = Z'\gamma$。

当潜在的基因型是明确的,向量 Z 的得分统计量为

$$U_\gamma = \sum_{i=1}^n \frac{\partial \ln(L_i)}{\partial \gamma} = \sum_{i=1}^n \frac{y_i - \tilde{y}_i}{a(\varphi)} Z_i$$

其中,$\tilde{y}_i$ 为第 i 个个体基于变量 Z_i 的拟合值,γ 为回归参数,n 是观测个体数目。先对性状值仅关于环境协变量作回归,令 $\beta = 0$ 求得 $\hat{\alpha}$,再利用 $\hat{\alpha}$ 来确定 $\tilde{y}_i$ 使得 $U_{\hat{\alpha}} = 0$。进而得到遗传标记基因型经过环境协变量调整后的得分统计量

$$U_\beta = \sum_{i=1}^n \frac{y_i - \tilde{y}_i}{a(\varphi)} X_{gi} \tag{1}$$

它是性状值对环境因素作回归后的残差与基因型编码之间协方差的一个度量。在零假设下,U_β 的方差为 $V_\beta = V_{\beta\beta} - V_{\beta\alpha}V_{\alpha\alpha}^{-1}V_{\alpha\beta}$,其中 V_{ij} 是 $\mathrm{Var}(U_\gamma)$ 中相应的子矩阵。根据广义线性模型推断原理,有

$$\mathrm{Var}(U_\gamma) = \sum_{i=1}^n \left[\frac{b''(\eta_i)}{a(\varphi)}\right] Z_i Z'_i$$

如果不存在环境协变量,只有一个常数项需要校正,因此 U_β 的方差简化为

$$V_\beta = \left[\frac{b''(\eta_i)}{a(\varphi)}\right]\left(\sum_{i=1}^n X_{gi}X'_{gi} - \frac{X_g X'_g}{N}\right)$$

于是得到一个全局的得分统计量 $S = U'_\beta V_\beta^{-1} U_\beta$。

当单倍体未知时,则标记基因型 G_1 可能与一族潜在的多位点基因型 G 是相容的。类似于 EM 算法处理缺失数据的方法,需要考虑给定环境协变量下性状和标记基因型的联合似然 $L(y, G_1 \mid X_e)$,其中,潜在的未观测到基因型视为缺失数据。某一给定个体的似然表示为

$$L \propto P(y, G_1 \mid X_e) = \sum_{g \in G} \Pr(y \mid X_e, X_g) P(g)$$

进而得到单倍体经过环境协变量调整后的得分统计量

$$U_\beta = \sum_{i=1}^n \frac{y_i - \tilde{y}_i}{a(\varphi)} E_p(X_{gi}) \tag{2}$$

其中,$E_p(\cdot)$ 表示零假设下给定观测的标记基因型数据关于基因型的后验分布求期望,即 $E_p(X) = \sum_{g \in G} X_g Q(g)$,个体具有某一基因型的后验概率为 $Q(g) = \Pr(g) / \sum_{g \in G} \Pr(g)$。为了计算基因型概率 $\Pr(g)$,首先在零假设下将所有个体合在一起运用 EM 算法来估计单倍体的概率,然后乘上相关的单倍体概率(即假设满足哈代-温伯格平衡)。

类似于基因型不存在含混时的情形,(2)中 U_β 的方差阵也可表示为 $V_\beta = V_{\beta\beta} - V_{\alpha\beta}V_{\alpha\alpha}^{-1}V_{\alpha\beta}$,但这时必须考虑潜在基因型的不确定性带来的影响。方差矩阵 $\mathrm{Var}(U_\gamma)$ 可以由 $\ln(L)$ 关于参数的负二阶偏导矩阵在零假设处计算的值得到。它等价于采用 EM 算法处理缺失数据时计算得分向量的方差,有

$$V_{\alpha\alpha} = \sum_{i=1}^N \frac{b''(\eta_i)}{a(\varphi)} X_{ei} X'_{ei}$$

$$V_{\alpha\beta} = \sum_{i=1}^N \frac{b''(\eta_i)}{a(\varphi)} X_{ei} E(X'_{gi})$$

$$V_{\beta\beta} = \sum_{i=1}^N \left[\frac{b''(\eta_i)}{a(\varphi)} - \frac{(y_i - \tilde{y}_i)^2}{a(\varphi)^2}\right] E_p(X_{gi}X'_{gi}) + \frac{(y_i - \tilde{y}_i)^2}{a(\varphi)^2} E_p(X_{gi}) E_p(X'_{gi})$$

根据上面的结果,计算全局的得分检验统计量如下

$$S = U'_\beta V_\beta^{-1} U_\beta \tag{3}$$

该得分统计量具有大样本下自由度为 $\mathrm{rank}(V_\beta)$ 的中心 χ^2 分布(当 V_β 不是满秩阵时需要考虑其广义逆)。它渐近等价于似然比检验统计量,却不必计算 β 的极大似然估计。此外还可得到 X_g 中某一元素(例如第 k 个单倍体)对应的得分统计量 $z_k = U_{\beta,k} / \sqrt{V_{\beta,k,k}}$,在大样本条件下服从标准正态分布。当样本较小时,采用置换检验(permutation)的方法来计算得分统计量的经验 P 值。

常用的统计软件给出了单倍体关联分析的计算模块。比如 R 中有 BayHap, Haplin,

HaploSim，hapassoc，haplo. ccs，haplo. stats，其中 haplo. stats 是实现上述得分检验方法的应用 R 程序。

参考文献

[1] Schaid DJ, Rowland CM, Tines DE, et al. Score tests for association between traits and haplotypes when linkage phase is ambiguous. Am J Hum Genet，2002，70(2)：425－434.

[2] Lin DY, Zeng D, Millikan R. Maximum likelihood estimation of haplotypes effects and haplotype-enviroment interactions in association studies. Genet Epidemiol，2005，29(4)：299－312.

[3] Lin DY, Zeng D. Likelihood-based inference on haplotype effects in genetic association studies. J Am Stat Assoc，2006，101(473)：89－104.

[4] Iniesta R, Moreno V. Assessment of genetic association using haplotypes inferred with uncertainty via Markov Chain Monte Carlo//Alexander Keller, Stefan Heinrich, Harald Niederreiter. Monte Carlo and Quasi-Monte Carlo Methods 2006. Berlin：Spring，2008：529－535.

（李启寨）

遗传学数据质量控制

1　简述

遗传流行病学分析中常常需要对家系或群体的基因分型数据进行数据质量核查和纠错，并依此进行数据清洗（cleaning），称为数据质量控制（data quality control）。数据的质量控制对数据的可靠性、后续分析的可操作性及结论的真实性和外推性意义重大。在遗传学数据分析中，除了数据录入错误、数据缺失、异常值（outliner）等常见的数据质量问题外，还有一些较为特殊的质量问题。其中，较为重要的是家系信息错误、孟德尔错误和基因分型错误。家系信息错误仅在家系研究中发生，而基因分型错误则可出现在家系研究和群体研究中，且对数据质量的影响也比家系信息错误更严重。

2　家系信息错误

家系信息错误（pedigree error）是指家系研究中对家系成员的关系出现误判（misclassification），导致家系成员间的遗传关系出现了矛盾或不一致（inconsistency）。家系信息错误对连锁分析影响较大，可导致连锁分析的假阳性概率升高或检测连锁的功效下降。

家系信息错误可来源于以下三个方面：

1）非亲权关系（non-paternity）。非亲权关系是指该家系中孩子的生物学亲代并非是研究者所认为的情况，即出现了亲子关系的错误。非亲权关系可能来源于精子捐献、过继、领养、家系历史记录错误等原因。在同胞对分析中，非亲权关系常会引起同胞对的关系错误（将半同胞看做全同胞），从而降低了分析的功效。

2）潜在的领养事件。父母未经过合法的途径进行孩子领养，因此在有关机构并无记录，且孩子及其他亲属也从未得知领养的情况，导致家系中存在着潜在的亲权关系错误。最严重的情况是家系中的潜在领养事件将破坏整个家系的亲缘关系，直接影响后续分析的进行。

3）一些人为的系统误差，如实验室样本标签错误、家系资料记录错误等。家系信息错误识别的一个简单办法是直接检验家系中的基因型是否符合孟德尔遗传方式，但这种方法在某些个体的基因型未知时难以实现。统计检测方法通过构建在零假设下（家系成员的关系正确）和备择假设下（家系成员关系错误）的似然函数，进行似然比检验，可有效地解决这些问题（见"亲子鉴定"条目）。统计软件 ALTERTEST（见文献[2]）能对家系中的多种亲属关系错误进行检验，包括全同胞、半同胞、亲子、祖辈－外孙、叔伯、表亲等。

3 孟德尔遗传错误

在家系数据中，孟德尔遗传错误（Mendelian error）指依据孟德尔遗传方式判断，某个成员的等位基因并非来源于其生物学父母。孟德尔遗传错误常来源于基因分型错误或家系信息错误。在连锁和关联分析前，应对孟德尔遗传错误进行纠正。由于孟德尔遗传只能在亲属间观察到，因此孟德尔遗传错误检查仅适用于家系数据。

孟德尔遗传错误可以通过手工直接检查，也可以通过统计软件更高效率地检查。统计软件 PEDCHECK（见文献[3]）可以检测常染色体和性染色体上的孟德尔遗传错误，并提供四种不同精度和复杂度的错误搜索算法供选择。其中一个常用的是核心家系算法（nuclear family algorithm）。对于每一个标记，核心家系算法使用已知基因型来检查亲代与子代之间的不一致。在家系核查过程中如果发现如下情况，表明家系中出现孟德尔遗传错误：

1）亲代和子代的等位基因不相符，如子代出现了亲代没有的等位基因、子代的基因型组合不满足孟德尔遗传定律（分离律和结合律）。

2）子代分别与每一亲代的等位基因相符，但两个亲代同时考虑则不相符。

3）在同胞中出现了超过四种的等位基因或在同胞及其纯合子的子代中出现了三种不同的等位基因。

4）个体的等位基因或基因型不在可能取值范围内。

5）在 X 连锁位点中男性为非纯合体。

6）个体在常染色体位点上仅出现一个等位基因。

例如，下图 1 所示的家系出现了以上错误中的三种。首先，同胞 3、4 和 5 的基因型存在多于四种的等位基因；其次，母亲 3 与孩子 7 的基因型不相符；再者，已知该标记的有七个等位基因（编码 1～7），因而个体 6 的等位基因 9 不在可能的取值范围之内。

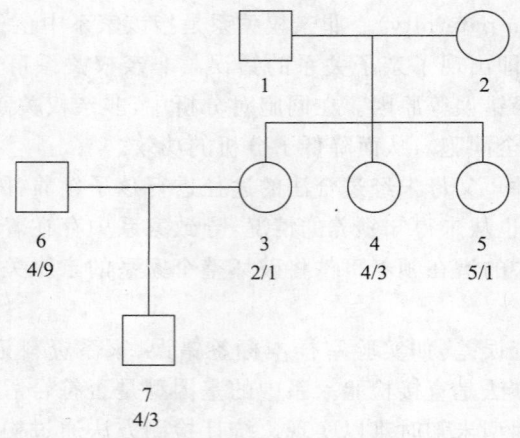

图 1　孟德尔遗传错误示例

　　由于孟德尔错误的检查需要遍历所有的亲属对,对大家系检查计算量很大,是一个 NP 难题。Sanchez 等提出了运用加权约束满足法(weighted constraint satisfaction tech-nique)检测复杂家系中的孟德尔错误,通过约束网络的方法进行错误的核查、最低错误率的确定及错误的校正,对这个传统的 NP 问题提出了一个解决思路(详见文献[4])。

4　基因型分型错误

　　在家系研究中,基因型分型错误(genotyping error)会引起标记间或标记与疾病位点间重组率的估计升高,或多位点间的图谱距离扩大,从而导致连锁分析的Ⅰ类错误率增大。Sanchez 等指出,在连锁分析中 1% 的基因型分型错误率会使达到同等功效所需的样本量加倍。引起基因分型错误的原因有很多,例如引物位点发生突变使特定等位基因不能扩增,导致杂合子错判为纯合子。这种突变率在单核苷酸多态位点中较低,大概为 10^{-7} 到 10^{-9} 间。另外,一些技术问题也会引起基因型分型错误,如凝胶脱落、小等位基因的选择性扩增、模版 DNA 的浓度过低等。最后,人为失误也可造成基因型分型错误,如标签错误、未知的标本重复、DNA 提纯和 DNA 扩增过程中的操作失误以及数据录入失误等。这些技术上或人为的失误会对样本的基因分型结果带来系统偏倚,应在实验设计和实验实施阶段进行预测并设计合理方案予以控制。

　　在群体关联研究中,基因型分型错误同样会给关联分析的结果带来严重的影响。Moskvinat 等人比较了不同的基因型分型错误率对病例对照研究的Ⅰ类错误的影响,发现即使在很低的基因型分型错误率下(<0.01),导致Ⅰ类错误率可超过 5%。这种影响在最小等位基因频率(MAF)小、连锁不平衡程度高或常见等位基因易错判为低频等位基因的情况下尤为严重。此外,在单倍型分析中剔除频率较低的单倍型时下结论需慎重。

　　在群体关联分析,如全基因组关联分析中(见"全基因组关联分析"条目),通常借助哈代-温伯格平衡(见"哈代-温伯格平衡"条目)检验辅以基因组对照(genomic control)进行基因型分型错误的检查。当对照人群的标记位点不能满足哈代-温伯格平衡,可以怀疑该位点的基因型分型存在错误（可来源于技术问题或人为错误）。通过对哈代-温伯格平衡检验设置一定的阈值，可以对纳入分析的位点进行筛选。也可以通过整合几个不同的不平衡系数如近交系数、连锁不平衡 D' 系数和 Lindley 等提出的 α 系数，构建 ROC 曲线进行判断（见文献[5]）。基因组对照主要是根据中性遗传标记（如 SNP）估算出的膨胀因子估计潜在的群体分层，从而获得一个针对潜在人群异质性的内部控制，亦可以解决由于不确定亲属关系造成的偏差问题（见"基因组对照"条目）。

参考文献

[1] Boehnke M, Cox NJ. Accurate inference of relationships in sib-pair linkage studies. Am J Hum Genet, 1997, 61(2): 423−429.

[2] McPeek MS, Sun L. Statistical tests for detection of misspecified relationships by use of genome-screen data. Am J Hum Genet, 2000, 66(3): 1076−1094.

[3] Murray SS, Oliphant A, Shen R et al. A highly informative SNP linkage panel for human genetic studies. Nat Methods, 2004, 1(2): 113−117.

[4] O'Connell JR, Weeks DE. PedCheck: a program for identification of genotype incompatibilities in linkage analysis. Am J Hum Genet, 1998, 63(1): 259−266.

[5] Attia J, Thakkinstian A, McElduff P, et al. Detecting genotyping error using measures of degree of Hardy-Weinberg disequilibrium. Stat Appl Genet Mol Biol, 2010, 9(1): Article 5.

（左晓宇　饶绍奇　林美华）

亲属对基因型联合分布（ITO 方法）

1　简述

亲属（relative）是指有血缘关系的人。在遗传学中，有血缘关系的人意味着基因来源可能相同。遗传学中讨论的血缘关系是相对的，一般指三代以内的亲属关系。一对夫妻，如果不是近亲婚配则他们不能被称之为遗传学上的亲属对；而父子、兄妹、祖孙等则可称之为亲属对（relative pair）。由于亲属对可能共享等位基因，他们的基因型分布不是独立的，因此他们的基因型联合分布不像两个独立个体那样服从多项式分布。在讨论常染色体时，男性和女性没有差别，因此，父子基因型的联合分布与父女、母女、母子的基因型联合分布相同。

2　基本思想

假设 p,q 分别为等位基因 A,a 的频率，在哈代-温伯格平衡假设下，父子对基因型联

合分布如表 1

表 1　父子的基因型联合概率分布

父	子			合计
	AA	Aa	aa	
AA	p^3	p^2q	0	p^2
Aa	p^2q	pq	pq^2	$2pq$
aa	0	pq^2	q^3	q^2
合计	p^2	$2pq$	q^2	1

为计算一般亲属对的联合分布，文献[1]提出了不同 IBD 取值下基因型联合分布的条件概率矩阵，称为 ITO 方法。

假设 G_1 和 G_2 分别表示亲属对在给定位点上的基因型，该位点上有两个等位基因 A 和 a，它们的频率分别为 p 和 q；基因型 AA，Aa 和 aa 分别用 2、1、0 来表示，那么亲属对的基因型联合概率分布为：

$$P(G_1 = i,\ G_2 = j) = P(G_1 = i | G_2 = j)P(G_2 = j) \quad i,j = 0,1,2$$

而 $P(G_2 = j)$ 易通过哈代-温伯格平衡定律求得，由全概率公式可知：

$$P(G_1 = i | G_2 = j) = \sum_{t=0}^{2} P(G_1 = i | IBD = t, G_2 = j)P(IBD = t | G_2 = j)$$

而 $P(IBD = t | G_2 = j) = P(IBD = t)$，因此，针对不同的 IBD 取值，可以用一个矩阵来表示基因型条件概率 $P(G_1 = i | IBD = t, G_2 = j)$ 的值。

当 $IBD = 2$ 时，此时亲属对的同源等位基因的个数为 2，即亲属对为同卵双胞胎。条件概率 $P(G_1 = i | IBD = 2, G_2 = j)$ 可用如下矩阵表示

$$I = \begin{pmatrix} 1 & 0 & 0 \\ 0 & 1 & 0 \\ 0 & 0 & 1 \end{pmatrix}$$

当 $IBD = 1$，此时亲属对可以理解为父子关系，条件概率 $P(G_1 = i | IBD = 1, G_2 = j)$ 可用如下矩阵表示

$$T = \begin{pmatrix} p & q & 0 \\ p/2 & 1/2 & q/2 \\ 0 & p & q \end{pmatrix}$$

当 $IBD = 0$，此时亲属对理解为没有血缘关系，条件概率 $P(G_1 = i | IBD = 0, G_2 = j)$ 可用如下矩阵表示

$$O = \begin{pmatrix} p^2 & 2pq & q^2 \\ p^2 & 2pq & q^2 \\ p^2 & 2pq & q^2 \end{pmatrix}$$

　　利用 ITO 方法可判断亲属对间存在血缘关系的概率有多大，常用于法医鉴定。一般用公式（1）表示：

$$R = \Phi_2 I + \Phi_1 T + \Phi_0 O \tag{1}$$

Φ_0, Φ_1, Φ_2 分别表示两个体基因型出现 0，1 和 2 个同源等位基因的概率。通过假设（H_0）两个体具有某种血缘关系可计算出对应的 Φ_0, Φ_1, Φ_2，由公式（1）从而计算出 R_0；通过假设（H_1）两个体不存在血缘关系也可计算出对应的 Φ_0, Φ_1, Φ_2，由公式（1）从而计算出 R_1。通过检验亲权系数（paternal index，PI），$PI = R_0/R_1$，可判断两个体存在某种血缘关系的概率大小，详见文献[2]。

3　ITO 方法在亲属关系鉴定中的应用

　　为简便起见，假定某一基因座处在哈代-温伯格平衡和连锁平衡，并且没有出现群体分层。设该基因座有 A 和 a 两个等位基因，其等位基因频率分别为 p 和 q，则群体中三种基因型 AA、Aa 和 aa 的基因型频率分别为 p^2、$2pq$、和 q^2。以 0，1 和 2 分别代表基因型 AA，Aa 和 aa。已知待考察的两个个体 M 和 N 在该基因座的基因型分别为 R 和 S，若想估计支持他们之间为兄弟关系，即全同胞（full sibling）的统计学证据强度，我们可建立以下两个检验假设：

H_0：M 和 N 之间没有亲属关系

H_1：M 和 N 之间是兄弟关系

　　然后计算两个假设下出现基因型 R 和 S 联合概率的比值，即似然比（LR）。

$$LR = \frac{P(R=i, S=j \mid H_1)}{P(R=i, S=j \mid H_0)} \quad i, j = 0, 1, 2$$

上式中分子与分母分别表示在 H_0 和 H_1 下出现基因型 R 和 S 的概率。在表 2 中分别查找全同胞和无亲属关系下的 IBD 的概率，然后分别查找 ITO 矩阵中与 R 和 S 对应的条件概率，按照上式可以计算出 LR 值。例如对 M 和 N 作基因分型，得到 $R = Aa$，$S = Aa$ 的分型结果，现在计算 M 和 N 是兄弟关系的似然比。全同胞的 IBD 概率分别为 $P(IBD=2) = 1/4$，$P(IBD=1) = 1/2$ 和 $P(IBD=0) = 1/4$。令 i，t 和 o 分别表示在 I、T 和 O 矩阵中查询到的值，即 i 为 1，t 为 1/2，o 为 $2pq$，代入上式：

$$LR = \frac{P(R=i, S=j \mid H_1)}{P(R=i, S=j \mid H_0)} = \frac{\left(\frac{1}{4} \cdot i + \frac{1}{2} \cdot t + \frac{1}{4} \cdot o\right) \cdot 2pq}{(0 \cdot i + 0 \cdot t + 1 \cdot o) \cdot 2pq}$$

$$= \frac{\left(\frac{1}{4} \times 1 + \frac{1}{2} \times \frac{1}{2} + \frac{1}{4} \times 2pq\right) \cdot 2pq}{2pq \cdot 2pq}$$

$$= \frac{1}{4}\left(1 + \frac{1}{pq}\right)$$

　　同理，可按此方法计算不同亲属关系下的似然比。通过比较各似然比的大小，可以推断 M 和 N 最有可能的亲属关系。事实上，一般亲属关系鉴定的方法是亲子鉴定方法的推广。

表 2 不同亲属关系共享 IBD 等位基因的概率分布

亲属对类型	共享 IBD 等位基因的概率		
	$IBD=0$	$IBD=1$	$IBD=2$
同卵双生子	0	0	1
全同胞	1/4	1/2	1/4
父母－子女	0	1	0
第一代堂（表）兄妹	3/4	1/4	0
双重亲表兄妹	13/16	1/8	1/16
祖父母－孙子,半同胞,叔侄	1/2	1/2	0

参考文献

[1] Li CC, Sacks L. The derivation of joint distribution and correlation between relatives by the use of stochastic matrices. Biometrics, 1954, 10(3): 347－360.

[2] 陆惠玲,杨庆恩. 用 ITO 法计算两个体间的血缘关系机会. 中华法医学杂志, 2002, 17(3): 188－191.

（韩丽珍 刘正辉 左晓宇）

有效群体大小

1 简述

在群体遗传学中,美国遗传学家 Sewall Wright 在其论文中引入了有效群体大小(effective population size)这一概念。他定义其为"在一个理想种群中,和该种群在随机遗传漂变下的等位基因离散程度或群体近亲程度等同的繁殖个体数量"。即群体中能将其基因连续传递到下一代的种群大小。

2 基本思想

有效群体大小是很多群体遗传学模型中的基本参数。有两种定义方式:即方差有效群体大小和近交有效群体大小,两种定义均由 F-统计量衍生而来并与之紧密相关。

2.1 方差有效群体大小(variance effective size)

方差有效群体大小定义为具有相同方差的理想种群的大小。在 Wright-Fisher 理想

种群模型中,在给定上一代等位基因频率 p 时,等位基因频率 p' 的条件方差为:

$$\mathrm{var}(p'\mid p)=p(1-p)/(2N)$$

用 $\mathrm{v\hat{a}r}(p'\mid p)$ 来表示与该当前群体相同或通常更大的方差。令 $\mathrm{v\hat{a}r}(p'\mid p)$ 和 $\mathrm{var}(p'\mid p)$ 相等并对 N 求解,可得到有效群体大小(具有相同方差的理想种群的大小):

$$N_e^{(v)}=p(1-p)/(2\,\mathrm{v\hat{a}r}(p))$$

2.2　近交有效群体大小(inbreeding effective size)

通过近交系数相邻两代之间的变化来计算,此时 N_e 定义为和理想群体的具有相同近交变化的种群大小。

对于理想群体,近交系数依以下递归方程式计算:

$$F_t=(1+F_{t-2})/(2N)+(1-1/N)F_{t-1}$$

利用随机交配指数 $(1-F)$ 代替近交指数得到近似递归方程式:

$$1-F_t=P_t=P_0\left[1-1/(2N)\right]^t$$

每一世代的差值是:

$$P_{t+1}/P_t=1-1/(2N)$$

通过解:

$$P_{t+1}/P_t=1-1/(2N_e^{(F)})$$

可得出近交有效群体大小为:

$$N_e^{(F)}=1/\left[2(1-P_{t+1}/P_t)\right]$$

3　实例

设群体中每代有 N_m 个雄性和 N_f 个雌性个体,进行随机交配时,其有效大小可按下列 Wright 的公式求算:

$$N_e=4N_mN_f/(N_m+N_f)$$

在极端情况下,如 $N_m=1, N_f=\infty$,则实际群体的个体数是无限大的,而有效大小却不过为 4。一般认为,自然群体的有效大小都远小于实际个体数。有关各种非理想化群体的有效群体大小计算,可参见参考文献[3]第四章。

参考文献

[1]　Kempthorne O. An introduction to genetic statistics. New York: Wiley, 1957: 1—545.

[2]　Felsenstein J. Inbreeding and variance effective numbers in populations with overlapping generations. Genetics, 1971, 68(4): 581—597.

[3]　Falconer DS, Mackay TFC. 数量遗传学导论. 储明星译. 北京:中国农业出版社,2000.

（范　安　苏伟扬）

遗传距离

1 简述

遗传距离是用于衡量群体间遗传差异大小的指标。通常一个群体的遗传组成在多数位点都可用等位基因频率来描述,而两个群体间的遗传距离则可用它们之间等位基因频率有统计学差异的位点的数目来描述。对于该指标,关键在于确定每个群体在遗传学上的中心位置,还应同时考虑任何群体内的遗传变异。在几何学上,任何一个遗传距离公式需满足如下三个属性:对于群体 i 和群体 j,它们间的遗传距离 D_{ij}:1)非负($D_{ij} \geqslant 0$,当且仅当 $i=j$ 时,$D_{ij}=0$);2)对称($D_{ij}=D_{ji}$);3)对于任何三个群体 i,j 和 k 而言,总有 $D_{ik}+D_{jk} \geqslant D_{ij}$。

2 发展历史

遗传距离的测量方法在生物学史上总在不停的变换,特别是在 DNA 重组技术出现之后,该指标的概念更是出现了巨大的变化。早于遗传标记,人们就已经对遗传距离进行了研究,自从遗传距离的概念被第一次提出以来,人们根据不同的研究目的,提出了各种各样的方法来测量群体间的遗传距离。其主要可被分为两大类:1)用于对人群进行分类;2)用于研究人群的进化。其中属于第一类的遗传距离包括 Czekanowski 的均差及其变异,Pearson 的人群相似度系数,Roger、Mahanalobis 和 Sanghvi 各自发展的距离及其变异公式,Kurczynski 的 D^2,Bhattacharyya、Cavalli-Sforza 和 Edward 的距离公式等等。而第二类则包括 Wright 的 F_{ST} 指标、Morton 的近似系数、Nei 的距离公式、Cockerham 和 Weir 的共祖率等。用于人群分类的时候,这些指标相互之间的区别很小,而当用于描述人群的进化时,各指标间的区别则相当大。并且属于第一类的指标没有任何固定的模式或趋势,比如随人群分离的时间增长而增长等。相反,我们可在特定的进化模型下来研究属于第二类的遗传距离指标,并可清晰地描述这类指标随人群分化时间的变化而出现特定的进化趋势。

上述各类距离公式有着不同的前提假设,有些公式相互之间还具有一定的关联。比如,许多数学表达上不同的遗传距离公式都可推导出相似的群体间相互关系,并且所有这些距离公式都是包含人群基因频率的二次表达式,而且是有偏估计。对于偏倚的校正,并不是一件十分容易的事,通常可在符合某些特定条件下作出近似估计或是通过对样本进行重复抽样进行控制。此外,被估计的遗传距离的总体方差不仅包含了当前样本的变异,还包含总群体进化历史中的累积作用。有关这方面的研究发现,如果使用分子类型的数据来研究群体间的变异及其进化时,我们必须要考虑到聚结时间(两个等位基因来源于同一祖先的时间)。目前,各种遗传距离指标的这些统计学属性仍需谨慎使用。

虽然遗传距离为研究种群的分离和进化提供了很好的测量指标,但利用任何图形化的方法来表述群体间的遗传距离都应当谨慎。种群间由不同人口统计学特征或是不同种族引起的遗传变异只是对当前所抽样本的一个反映。事实上,遗传变异是随时间的推移而慢慢增长的,并且在时间上具有连续性。同时,大多数的变异都是个体间的变异引起的,而群体间的变异仅占总的遗传变异的一小部分。

参考文献

[1] Elston RC, Olson JM, Palmer L. Biostatistical genetics and genetic epidemiology. New York: Wiley, 2002: 334-336.

(范　安　梁　岩)

育 种 值

1　简述

在数量遗传学中,育种值(breeding value,BV)描述的是后代的数量性状值中可由双亲遗传,并能在后代中稳定传递的部分。由于双亲各自传递一个等位基因至后代,因此后代可遗传的遗传效应(育种值)为亲本双方等位基因平均效应的总和。因此,育种值也被称作加性基因型值,其变异可归因于基因的加性效应。育种值是以个体来度量的,同一群体中不同基因型的个体具有不同的育种值。

2　基本思想

考察一个具双等位基因 A_1 和 A_2 的位点。当群体满足哈代-温伯格平衡,每种基因型均有大量个体且处于同一环境条件下时,可以假定环境对表型值的平均效应约为 0,基因型值约等于表型值。假定纯合子 A_1A_1 和 A_2A_2 的基因型值分别为 a 和 $-a(a>0$,表示与纯合子基因型值均值的离差),杂合子 A_1A_2 的基因型值为 $d(0<d\leqslant a)$,等位基因频率分别为 p 和 q。当群体满足哈代-温伯格平衡时,每种基因型均有大量个体且处于同一环境条件下,群体的基因型平均值 M 为

$$M = ap^2 - aq^2 + 2dpq = a(p-q) + 2dpq \tag{1}$$

如果考虑亲本传递的等位基因对后代表型值的作用的平均效应,可用等位基因 A_1 和 A_2 的平均效应描述,记作 α_1 和 α_2。平均效应表示携带等位基因 A_1 或 A_2 的配子与群体中的配子随机结合,产生的基因型的平均值与群体平均值的离差,即

$$\alpha_1 = ap + dq - M = q[a + d(q-p)] \qquad (2)$$

$$\alpha_2 = -aq + dp - M = -p[a + d(q-p)] \qquad (3)$$

如果用 α 表示 α_1 和 α_2 的差值,即两个等位基因平均效应的差异,等位基因的平均效应可写成

$$\alpha = \alpha_1 - \alpha_2 = a + d(q-p)$$

$$\alpha_1 = q[a + d(q-p)] = q\alpha$$

$$\alpha_2 = -p[a + d(q-p)] = -p\alpha \qquad (4)$$

此时,不同基因型个体的育种值为

$$A_{A_1 A_1} = 2\alpha_1 = 2q\alpha, \quad A_{A_1 A_2} = \alpha_1 + \alpha_2 = (q-p)\alpha, \quad A_{A_2 A_2} = 2\alpha_2 = -2p\alpha \qquad (5)$$

在实际中,人们难以获得各种基因型或等位基因的平均效应值,因此育种值常需通过遗传度(heritability)h^2(参考"遗传度"和"方差组分模型"条目)来估计。遗传度可以通过计算表型值和基因型的回归系数来估计。基于方差组分分解,育种值等于加性效应方差 V_A 在总表型方差 V_P 中的比例与表型值的乘积,即

$$A = \frac{V_A}{V_P} P = h^2 P$$

由于育种值表明了亲本传递后代的表型值,因此育种值可看成是个体的期望表型值,在数值上等于双亲育种值的平均值,

$$\overline{P_S} = \overline{A_S} = \frac{1}{2}(A_M + A_F)$$

其中,S、M、F 分别表示后代、母本和父本。

如果考虑多等位基因位点,育种值的计算方式与双等位基因相同。在考虑多个位点的时候,总育种值等于各个位点的育种值的总和。

3 实例

考察某个双等位基因位点 A 对小鼠体重的影响,测定 3 种基因型 $A_1 A_1$、$A_1 A_2$ 和 $A_2 A_2$ 的小鼠 7 周龄时体重分别为 $14g$、$12g$ 和 $6g$,A_1 和 A_2 的频率 q 和 p 分别为 0.1 和 0.9。此时可算出纯合子基因型值 a 为 $4g$,杂合子基因型值 d 为 $2g$,根据式(1)计算群体平均值 M 为 3.56g。根据式 4 计算等位基因 A_1 和 A_2 的平均效应 α_1 和 α_2 分别为

$$\alpha_1 = q[a + d(q-p)] = 0.1 * [4 + 2 * (0.1 - 0.9)] = 0.24$$

$$\alpha_2 = -p[a + d(q-p)] = -0.9 * [4 + 2 * (0.1 - 0.9)] = -2.16$$

根据式(5),可算出三种基因型 $A_1 A_1$、$A_1 A_2$ 和 $A_2 A_2$ 个体的育种值分别为

$$A_{A_1 A_1} = 2\alpha_1 = 0.48, \quad A_{A_1 A_2} = \alpha_1 + \alpha_2 = -1.92, \quad A_{A_2 A_2} = 2\alpha_2 = -4.32$$

参考文献

[1] Falconer DS, Mackay TFC. 数量遗传学导论. 储明星, 译. 北京: 中国农业科技出版社, 2000:
　　91－92.

（左晓宇　饶绍奇）

离　差

1　简述

在数量遗传学中, 离差(deviation)是描述表型值与群体表型的平均值的偏离程度的指标。离差的产生可归因于位点内的等位基因互作(显性效应)、位点间上位效应或环境因素。因此, 离差可相应分为显性离差、互作离差和环境离差三类。在研究群体中某种表型的遗传特性时, 人们一般将表型值 P 剖分为不同的组分, 包括基因型值 G 和环境离差 E。在研究中, 一般假定群体处在哈代-温伯格平衡, 环境因素在世代间保持不变, 且每种基因型的大量个体处在相同环境条件下, 因此可认为表型的群体平均效应保持不变, 且平均环境离差 E 为 0, 即群体的表型值 P 相当于基因型值 G。

2　显性离差

显性离差是单个位点的基因型值扣除加性效应, 即育种值 A(breeding value, 见"育种值"条目)后的剩余组分, 用 D 表示, 即 $D=G-A$。显性离差表示单个位点内的某等位基因对其他等位基因的上位作用, 即显性效应。显性离差可看作等位基因间的互作或位点内互作, 表示等位基因成对出现时组成的基因型的效应。

假定有一个具双等位基因 A_1 和 A_2 的位点, 纯合子 A_1A_1 和 A_2A_2 的基因型值分别为 a 和 $-a$($a>0$, 表示与纯合子基因型值均值的离差), 杂合子 A_1A_2 的基因型值为 d($0<d\leqslant a$), 等位基因频率分别为 q 和 p。当群体满足哈迪-温伯格平衡时, 群体的基因型平均值 M 为

$$M=ap^2-aq^2+2dpq=a(p-q)+2dpq \tag{1}$$

如果以与群体平均值 M 的离差度量基因型值时, 基因型值 G 可用以下形式表示:

$$\begin{cases} G_{A_1A_1}=a-M=a-a(p-q)-2dpq=2q(a-dp) \\ G_{A_1A_2}=d-M=d-a(p-q)-2dpq=a(q-p)+d(1-2pq) \\ G_{A_2A_2}=-a-M=-a-a(p-q)-2dpq=-2p(a+dq) \end{cases} \tag{2}$$

而育种值 A 可用以下形式表示（见"育种值"条目）：

$$\begin{cases} A_{A_1A_1}=2(pa+qd-M)=2q[a+d(q-p)] \\ A_{A_1A_2}=(pa+qd-qa+pd)-2M=(q-p)[a+d(q-p)] \\ A_{A_2A_2}=2(-qa+pd-M)=-2p[a+d(q-p)] \end{cases} \quad (3)$$

则显性离差 D 可用以下形式表示：

$$\begin{cases} D_{A_1A_1}=G_{A_1A_1}-A_{A_1A_1}=2q(a-dp)-2q[a+d(q-p)]=-2q^2d \\ D_{A_1A_2}=G_{A_1A_2}-A_{A_1A_2}=a(q-p)+d(1-2pq)-(q-p)[a+d(q-p)]=2pqd \\ D_{A_2A_2}=G_{A_2A_2}-A_{A_2A_2}=-2p(a+dq)+2p[a+d(q-p)]=-2p^2d \end{cases} \quad (4)$$

可以看出，显性离差均是关于杂合子基因型值 d 的函数，显性离差的大小取决于等位基因频率和杂合子基因型值 d。如果两等位基因间不表现显性效应，则 d 为 0，基因型值与育种值相等，即该位点的等位基因仅以加性的方式对表型值起作用。

3 互作离差

显性离差仅考虑单个位点的基因型值的离差组分。当考虑 2 个以上位点时，除了考虑位点内的互作外，还得考虑位点之间的非加性结合所产生的离差，称为互作离差。互作离差是相对 2 个以上位点而言的，反映了位点间的互作，或称上位效应（epistasis），因此也被称为上位离差。

假定以 G_A 和 G_B 分别表示位点 A 和位点 B 的基因型值，G 表示位点 A 和位点 B 的联合的基因型值，I_{AB} 表示位点 A 和位点 B 的上位离差，则 $G=G_A+G_B+I_{AB}$。当 I_{AB} 不为 0 时，表明位点 A 和位点 B 的基因型值并非相互独立以加性方式结合，而是存在互作效应或上位效应。以上所示的是两位点的互作离差，同理，可以推广 3 个以上位点，但随着位点的增加，上位效应的形式将变得越加复杂和难以估计。因此，人们把总基因型值中所有形式的互作作为单一互作离差项来处理，以 I 表示。

总体而言，同时考虑单个位点的显性离差和位点间的互作离差，可一般化地将多个位点的总基因型值剖分为 3 个组分，分别是加性效应 A、显性离差 D 和互作离差 I，即 $G_{total}=A_{total}+D_{total}+I$，其中，

$$\begin{cases} A_{total}=\sum_{i=1}^{n}\sum_{j=1}^{m_i}A_{ij} \\ D_{total}=\sum_{i=1}^{n}\sum_{j=1}^{m_i}D_{ij}=\sum_{i=1}^{n}\sum_{j=1}^{m_i}(G_{ij}-A_{ij}) \end{cases}$$

在上式中，n 和 m_i 分别表示位点的个数和每个位点内的基因型数。

参考文献

[1] Falconer DS, Mackay TFC. 数量遗传学导论. 储明星, 译. 北京: 中国农业科技出版社, 2000: 92—95.

（左晓宇　饶绍奇）

亲代效应

1　简述

亲代效应（paternal effect）描述了在给定个体基因型的条件下，个体的表型依赖于父亲或母亲的表型和基因型的现象，也称为亲缘效应。例如孩子哮喘症状的出现与母亲症状的出现具有较强的一致性，提示母亲的症状表型会影响哮喘的遗传。类似的现象在一些炎症或免疫相关疾病中（如类风湿性关节炎）也能观察到，但是具体的机制尚不明确，可能与基因组印记（genomic imprinting）和母亲通过母乳传递了某些免疫因子从而影响婴儿免疫系统发育有关。

亲代效应也可以通过外显率 f（penetrance，见"外显率"条目）描述，此时，需要 2 个外显率 f_{1P} 和 f_{1M} 来分别描述致病基因来源于不同亲本时杂合子的发病风险。

$$f_0 = f_{NN} = P(\text{受累}\,|\,NN)$$

$$f_{1P} = f_{DN} = P(\text{受累}\,|\,DN\ \text{基因型中}\ D\ \text{致病等位基因来源于父本})$$

$$f_{1M} = f_{ND} = P(\text{受累}\,|\,ND\ \text{基因型中}\ D\ \text{致病等位基因来源于母本})$$

$$f_2 = f_{DD} = P(\text{受累}\,|\,DD)$$

2　基因组印记

基因组印记是指父母双方的同源染色体或基因功能存在差异，使得父本和母本传递给子代的同一等位基因可具有不同的疾病外显率（penetrance），甚至引起不同的表型，因此也称为亲代印记（paternal imprinting）。基因组印记一般发生在哺乳动物中，有的持续一代后在下一代中消除并可产生新的印记。一个典型的例子是 15 号染色体的长臂缺失，$del(15)(q11-q13)$，当后代的这段染色体来自父本时会出现 Prader-Willi 综合征，而来自母本时则出现 Angelman 综合征（见文献[3]）。这种不同亲本来源的表型差异提示印记可能引起相同基因的表达差异或失活。基因组印记的成因尚不明确，目前认为可能与 DNA 甲基化有关。

对于数量性状表型，基因组印记可以通过方差组分模型（variance component model，见"方差组分模型"条目）对核心家系数据进行估计。考虑以下模型

$$Y_i = \mu_i + G_i + C_i + E_i \tag{1}$$

其中，Y_i 表示个体 i 的表型值，G_i 表示遗传因素，C_i 表示家族共享环境因素，E_i 表示个体特异的环境因素，G_i、C_i 和 E_i 均为相互独立的随机变量，均数为 0。由于基因组印记会增加

亲代和子代表型的一致性，因此亲代和子代的表型协方差会降低。如果亲子间表型协方差显著低于亲代半同胞间表型协方差的 2 倍，则可以认为出现了基因组印记。式（1）可扩展为

$$Y_i = \mu_i + G_{if} + G_{im} + C_i + E_i \tag{2}$$

其中，下标 f 和 m 分别表示父亲和母亲的遗传方差组分，目的是在模型中分别考察不同性别的亲属对的协方差。

基因组印记对疾病基因的定位带来了挑战。由于没有考虑到基因组印记引起的外显率的差异，连锁分析及关联分析的功效会较大地下降。基因组印记可能会掩盖风险等位基因或基因型带来的发病风险，使得关联出现偏倚，因此在关联分析和分离分析的模型中考虑基因组印记效应具有重要意义。

3　母体效应

母体效应（maternal effects）也是引起亲代效应的一个可能原因，来源可能为环境因素（主要是母体的特征，如子宫内环境、乳汁等可影响后代表型的环境效应）、遗传因素（如影响子宫内环境的遗传效应）或二者的联合作用，使得后代的表型更倾向于受母体表型的影响。在哺乳动物中，相对于父体，母体对后代的影响更为重要，因此母体效应相对于父体效应更为容易发生。例如，患遗传性苯丙酮尿症的母亲，如在孕期间不进行饮食干预则后代容易出现智力缺陷和头围变小，因此这种后代的表型异常主要来源于母体的基因型效应而不是后代所携带的基因。

母体效应也可以通过方差组分模型进行评价，将式（1）的基本方差组分模型中的 G_i、C_i 和 E_i 三项剖分为个体基因型和环境因素的直接效应和来自母体的间接效应，即

$$Y_i = \mu_i + (G_{oi} + C_{oi} + E_{oi}) + (G_{mi} + C_{mi} + E_{mi}) \tag{3}$$

其中，下标 o 和 m 分别表示后代和母体。与基因组印记相似，如果在分离分析和方差组分模型中忽略了可能存在的亲代效应会误导对表型遗传模式的推断。同理，在关联分析中如果不考虑母体效应可能会对关联带来偏倚。例如在传递不平衡检验（transmission disequilibrium test，TDT）中，母体效应会使得患病母子对的数目比实际效应要高，检验容易出现假阳性错误。

参考文献

[1] Moffatt MF, Cookson WO. The genetics of asthma. Maternal effects in atopic disease. Clin Exp Allergy, 1998, 28 (Suppl 1):56－61, discussion 65－56.

[2] 李璞. 医学遗传学. 2 版. 北京：中国协和大学出版社，2004：36－38.

[3] Cassidy SB, Dykens E, Williams CA. Prader-Willi and Angelman syndromes：sister imprinted disorders. Am J Med Genet, 2000, 97(2)：136－146.

[4] Elston RC, Olson JM, Palmer L. Biostatistical genetics and genetic epidemiology. Chichester：John Wiley & Sons Inc, 2002：595－598.

（左晓宇　钟寿强）

亲子回归

1　定义

亲子回归（parent-offspring regression）是群体遗传学中估计狭义遗传力的一种标准方法，即分别测量多个亲代和其成熟子代的某一性状（通常是数量性状或多基因遗传性状，如身高等）的值，构建线性回归模型，亲子代间的回归系数即为加性方差占表型方差比例（遗传力）的估计。其基本思想是若该性状在亲代的表达差异是可以遗传的，则子代应与亲代的相似；反之，如果亲代中的表达差异主要由环境因素引起，则这种差异将不会遗传给下一代，即子代的表达差异将不同于亲代。

2　方法

亲子回归估计某性状的遗传力，需先做一个散点图，纵坐标为每个家庭里子代中该性状的平均值，横坐标为每个家庭父母该性状的平均值（亦称中亲值，模型为 midparent-offspring model），或父母一方该性状值（模型为 single parent-offspring model，可以参考"遗传度"条目），然后构建回归直线，使预测值最好地拟合真实值，该直线的斜率即为狭义遗传力（$h^2 = \text{Var}(A)/\text{Var}(P)$，$\text{Var}(A)$ 为加性方差，$\text{Var}(P)$ 为表型方差）。遗传力的取值范围为 $0 \sim 1$。

2.1　$h^2 = 1$

假定在某一群体中，亲代之间在某些性状的变异均来源于加性遗传差异（基因或基因型的差异），则每个家庭的子代该性状的均值应该等于父母该性状的均值，即遗传力等于 1，如图 1 所示，每个点代表一个家庭，斜率为 1。

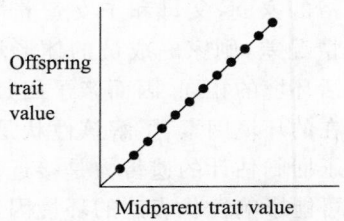

图 1　在 $h^2 = 1$ 条件下的亲子回归示意图

2.2　$h^2=0$

假定在某一群体,亲代之间性状表达的变异均直接由不同环境因素影响造成,而没有遗传因素的作用,则如图 2,点与点之间没有线性趋势,即父母的性状均值不能预测子代该性状的取值,亲子代之间的性状表达是独立的,这种情况下,回归直线将是一条水平线,斜率为 0,即遗传力为 0。

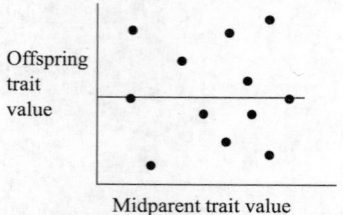

图 2　在 $h^2=0$ 条件下的亲子回归示意图

2.3　$h^2=0\sim1$

对大部分群体和生物性状来说,更常见的亲子回归直线应如图 3 所示。子代性状表达差异明显与亲代性状表达差异有关联,即该性状的表达受遗传的控制,但还有其他表达差异是不能用遗传因素来解释的,即遗传力介于 0 和 1 之间,说明表型方差受遗传和环境的共同影响。

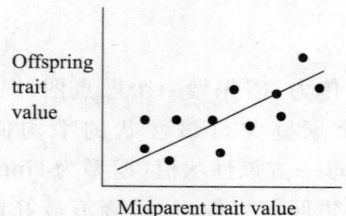

图 3　在一般情况下的亲子回归示意图

3　影响因素

亲子回归是估计遗传力的一种简便的方法,但其明显的不足是容易高估遗传因素在表型方差中的比重。因为在一个家庭中,父母和子女的生活环境往往是相同的,接受外在环境因素的影响相似,所以父母和子女某性状值的相近可能是由于生活环境的相同而不是遗传所致。比如生活在富裕的家庭,父母和子女营养情况都良好,则体形均会强壮些;而生活在贫穷的地区,营养情况差,则家庭成员的体形均会弱小些。这种情况下,亲子之间体形的相似便是来于生活环境的相同,因而亲子回归方法将会高估该性状的遗传力。可以通过预先研究各种外在的环境因素,了解该性状是否受环境的影响及影响的程度,如果没有或影响较小,则亲子回归估计的遗传力是接近真值的,即误差较小。但实际应用中是难以观察和发现每个可能影响性状表达的环境因素,所以仍需要在研究方案设计上进行改进。对某些物种来说,可以将不同家庭的子代在相同的环境中抚养,则可以排除环境因素在子代表达差异中的作用,因此亲子回归估计遗传力会更精确,但如果是人类性状遗传力的估计,由于操作上的不可行性,则同样不适用。

参考文献

[1] http://en. wikipedia. org/wiki/Heritability♯Parent-offspring_regression.

[2] Ghosh A, Dutta R, Sarkar A. Heritability estimation of conventional cardiovascular disease risk factors in Asian Indian families: The Calcutta family study. Indian J Hum Genet, 2010, 16(1): 28—32.

(张 凡 林美华 高 永)

亲子鉴定

1 简述

亲子鉴定是遗传统计学理论在法医学中的一个典型应用。亲子鉴定是基于亲代和子代的遗传标记的基因分型信息（如 STR 位点），通过统计学中的似然比检验思想，推测争议父与孩子间是否具有亲缘关系的一种方法。目前常用于亲子鉴定的统计指标为亲权指数和平均非父排除率。在亲子鉴定报告中，一般同时报告这两个指标，以便综合评判检验结果。

2 亲权指数

亲权指数（paternity index，PI）本质上是一个似然比。在法医"三联体"（孩子、母亲和争议父的基因分型都可以获得）案件中，亲权指数是指争议父为孩子生物学父亲相对于争议父与孩子无任何关系的概率证据强度，即争议父为孩子生物学父亲相对于某随机男子为孩子生物学父亲时出现孩子基因型的优势比。

假定孩子 C、母亲 M 和争议父 AF 的基因型分别为 G_C、G_M 和 G_{AF}，可建立如下检验假设并计算亲权指数：

H_0：某随机男子是孩子生物学父亲

H_1：争议父为孩子生物学父亲

此时亲权指数 PI 为

$$PI=LR=\frac{P(G_C\mid H_1)}{P(G_C\mid H_0)}$$

$$=\frac{P(G_C\mid G_M,G_{AF},H_1)}{P(G_C\mid G_M,G_{AF},H_0)}\times\frac{P(G_M,G_{AF}\mid H_1)}{P(G_M,G_{AF}\mid H_0)}$$

$$=\frac{P(G_C\mid G_M,G_{AF},H_1)}{P(G_C\mid G_M,G_{AF},H_0)}$$

$P(G_c|H_0)$ 和 $P(G_c|H_1)$ 分别表示在零假设和备择假设下出现孩子基因型的概率。上式表明 PI 可以看作是在 H_1 和 H_0 下，给定 M 和 AF 的基因型组合 G_M 和 G_{AF}，出现 C 的基因型 G_c 的概率比值。如果 PI 等于 100，表示争议父为孩子生物学父亲时出现孩子当前 DNA 分型结果的概率比随机男子为孩子生物学父亲时高 99 倍。因此，PI 越大，越有理由接受 H_1。实际应用 STR 作亲子鉴定时，需要结合多个位点计算联合亲权指数（combined paternity index，CPI），即各相互独立的位点的 PI 连乘。

3 平均非父排除率

平均非父排除率（average exclusion probability 或 power of exclusion，PE）是与亲权指数对应的统计指标，表示在已有基因分型证据的基础上，将疑为孩子生物学父亲的随机男子排除的概率。已有的基因分型证据可包含多种情况，如母－子对基因型已知，或仅孩子基因型已知，父母基因型未知等。

对于含多个共显性等位基因的常染色体位点，假定共有 n 个等位基因（$n > 2$），分别为 A_1，A_2，$\cdots$，A_n，其等位基因频率分别为 p_1，p_2，$\cdots$，p_n（$\sum p_i = 1$）。假定孩子和母亲的基因型已知，分别为 G_C 和 G_M，则平均非父排除率 PE 相当于给定 G_C 和 G_M，排除随机男子的条件概率 $P(\text{exclusion}|G_C, G_M)$ 与出现 G_C 和 G_M 的联合概率 $P(G_C, G_M)$ 的乘积，如下式

$$PE = P(\text{exclusion}|G_c, G_m) \times P(G_c, G_m)$$
$$= P(\text{exclusion}|G_c, G_m) \times P(G_c|G_m) \times P(G_m)$$

考虑母－子对的不同基因型组合，分别计算不同情形下的排除率，求和后得到母－子对的平均非父排除率 PE 的计算公式。

$$PE = \sum_i^n p_i (1 - p_i)^2 (1 - p_i + p_i^2) + \sum_{i=1}^{n-1} \sum_{j=i+1}^{n} p_i p_j (p_i + p_j)(1 - p_i - p_j)^2$$

或

$$PE = \sum_i^n p_i (1 - p_i^2) + \sum_{i=1}^{n-1} \sum_{j=i+1}^{n} p_i^2 p_j^2 (4 - 3p_i - 3p_j)$$

同理，可以推导仅孩子基因型已知，父母基因型未知时单位点的平均非父排除率 PE 为

$$PE = \sum_i^n p_i (1 - p_i^2) + 2 \sum_{i=1}^{n-1} \sum_{j=i+1}^{n} p_i p_j (1 - p_i - p_j)^2$$

与 PI 类似，进行多个 STR 位点检验时，需要计算多个独立位点的联合排除概率。假定共检验了 n 个 STR 基因座，且第 i 个基因座的 PE 值为 PE_i，则总排除概率为

$$PE_{\text{total}} = 1 - \prod_i^n (1 - PE_i)$$

参考文献

[1] 伍新尧. 高级法医学. 2 版. 郑州：郑州大学出版社，2011：406－412.

（左晓宇　饶绍奇）

分支分析

1　简述

分支分析(cladistic analysis)是生物进化学的一个分支学科,它通过构建进化分枝图(或称进化分枝树(cladogram),是一种树状关系图)来分析物种的进化过程。构建进化分枝图的依据是物种的祖征和新征(plesiomorphy)。物种的祖征是指某一组被研究的物种中各物种都具有的特征,新征是对应的这组物种中个别物种具有的特征。分支分析理论认为,一个物种在进化过程中,一些特征会发生变化,形成新征,而其余的特征则保留了下来成为祖征。在进化分枝图中,每一个分支点代表一次进化,形成两个不同的新征,同一分支下的各物种比不同分支下的物种具有更加相近的亲缘关系。随着计算机技术的发展,现在可以用计算机编程来构建进化分枝图,它可以提供更加客观和科学的结果。

2　基本思想

分支分析的基本思想是简约性原则。首先在被研究的各物种中选取若干特征,每个特征在每个物种上都有对应的状态值,通常用数字 0 和 1 表示该特征的两种不同状态,然后在计算机上把所有可能的进化分枝图构建出来,根据简约性原则,取最简单的那个进化分枝图作为最终输出结果。这里"最简单"是指所构建的进化分枝树中各个特征的不同状态变化的总次数要最少。

3　基本步骤

1)在研究的各物种中选取若干个特征(如有无羽毛,有无脊椎,是否会飞等),用一个矩阵表示每个物种的每个特征的状态值,用 0 表示该物种没有该特征,用 1 表示该物种具有该特征,下面的表 1 给出状态值矩阵的一个简单示例。一般来说,特征选取得越多,结果越可靠。

表 1　每个物种的每个特征的状态值矩阵

	特征 1	特征 2	$\cdots$	特征 m
物种 1	0	1	0	0
物种 2	1	0	1	1
$\cdots$	$\cdots$	$\cdots$	$\cdots$	$\cdots$
物种 n	0	1	0	1

2)把所有可能的进化分枝图都构建出来,利用步骤1)中的矩阵计算每一个进化分枝图各个特征的不同状态变化的总次数,通常称这个总次数为进化分枝图的长度;

3)从上一步的结果中选出长度最小的那个进化分枝图作为最终的结果输出,即用这个长度最小的进化分枝图来描述物种的进化过程。

例 设有三个物种,分别记为物种 A、B、C,考虑这三个物种的 4 个特征,分别记为特征 1、2、3、4;对应的特征状态值用 0 和 1 表示,有该特征用 1 表示,无该特征用 0 表示,由观测数据得到以下特征状态值矩阵:

表 2 物种 A、B、C 的每个特征的状态值

	特征 1	特征 2	特征 3	特征 4
物种 A	0	1	0	0
物种 B	1	0	0	1
物种 C	1	1	1	1

比如说,表 2 中的第二列就说明了物种 A 不具有特征 1,物种 B 和 C 都具有特征 1,依此类推其他的特征。假设已知这三个物种有共同的祖先,且它们的祖先都没有这四个特征,现在要求根据这些数据构建出这三个物种的进化分枝图。

该问题的具体操作步骤如下:

由于特征和特征的状态值都已经有了,所以直接就构建所有可能的进化分枝图。因为三个物种具有共同的祖先,用根节点表示这个共同的祖先,那么所有可能的进化分枝图只有图 1 中的三种,其他的都和这三种中的某种等价。

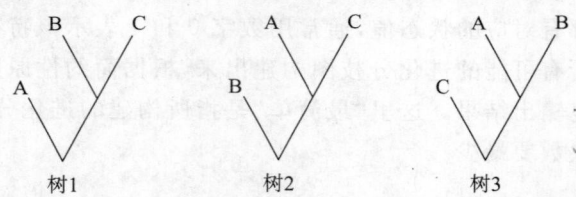

图 1 所有可能的进化分枝图

下面计算每一棵进化分枝树的长度。因为三个物种的祖先都没有那 4 个特征,所以根节点(祖先)的 4 个特征状态值为 0,0,0,0。

对于树 1,特征 1 改变了一次,即从祖先到 B—C 子树;特征 2 改变了两次,一次是从祖先到 A,另一次是从 B—C 的祖先到 C;特征 3 改变了一次,即从 B—C 的祖先到 C;特征 4 改变了一次,即从祖先到 B—C 子树,于是树 1 共发生了 5 次特征的变化,因此树 1 的长度是 5。

对于树 2,用同样的方法计算,可知特征 1 改变了两次,特征 2 改变了一次,特征 3 改变了一次,特征 4 改变了两次,所以长度是 6。

对于树 3,特征 1 改变了两次,特征 2 改变了两次,特征 3 改变了一次,特征 4 改变了两次,所以长度是 7。

根据简约性原则,因为树 1 的长度最小,所以树 1 是最终的输出结果,也就是说分支分析理论认为树 1 就是物种 A、B、C 的进化分枝图。

分支分析中构建各种可能的进化分枝图通常是用计算机编程来实现的,但是随着物种个数的增加,进化分枝树的总数快速增长,例如当研究 7 个物种时就会产生上万种进化分枝树。所以当研究的物种数量稍大时必须要使用启发式算法,根据已有的知识减少大量不可能的分枝图的生成。另外,特征的选取也很关键,一般来说,选取的特征越多,产生的结果就越可靠。

参考文献

[1] 乔纳森·佩夫斯纳.生物信息学与功能基因组学.孙之荣,译.北京:化学工业出版社,2008:514－568.

[2] 李霞,李亦学,廖飞.生物信息学.北京:人民卫生出版社,2010:109－117.

(赵　忠　饶绍奇)

分子变异分析

1　简述

分子变异分析(analysis of molecular variance,AMOVA)由 Laurent Excoffier、Peter Smouse 和 Joseph Quatro 于 1992 年提出来的一种在单一物种(尤其是生物物种)中研究分子变异的统计模型。其名字和模型都来源于方差分析。

在研究群体遗传学结构时,F-统计量是广泛采用的一个模型。但是它在应用中有一些问题,如该模型是由共显性双等位基因位点推导而来、等级结构简单等。随着近些年来 DNA 分子数据在群体遗传学研究中日益受到重视,F-统计量也被广泛地应用到各种 DNA 分子标记中,如 SSR、ISSR、RAPD、AFLP 等,但是针对其中的显性标记它的应用需要一定的前提和假设。另外,在 F-统计量中,没有考虑等位基因(单倍型)之间的差异程度,而这种差异实际上是分子进化的结果。为此,Excoffier 等.发展出了一种分子方差分析(AMOVA),通过估计单倍型(含等位基因)或基因型之间的进化距离,进行遗传变异的等级剖分,并提出了与 F-统计量类似的 Φ-statistics 的方法来有效地度量亚群体的分化。

2　基本原理

在群体遗传学研究中处理的基本数据通常有两种类型:一是单倍型(haplotype)数

据,二是基因型数据(genotype)。前者反映的是单倍染色体组中的遗传信息,如单个等位基因、cpDNA 与 mtDNA 单倍型等;而基因型数据指在二倍体中由不同等位基因组合出的基因型(如单位点基因型和多位点基因型),通常包括两种情形:一种可还原为单倍型,另一种只能得到对应于基因型的表型。AMOVA 分析的优势在于处理单倍型数据的同时,亦可对基因型数据进行有效处理。

假定在一组或多组群体中,第 g 组第 k 个群体的第 i 个单倍型(或基因型)的 y_{gki} 频率向量可用一个线性可加模型:

$$y_{gki} = p + a_g + b_{gk} + w_{gki}$$

p 是 y_{gki} 的未知期望值,a 是组的效应,b 是群体的效应,w 是群体内单倍型(或基因型)的效应。假定这三个效应具有可加性、随机性、独立性,且方差组分分别为 $\sigma_a{}^2$、$\sigma_b{}^2$、$\sigma_w{}^2$。通过等级剖分(nested analysis of molecular variance)计算组间(among group,简称 AG)、组内/群体间(among demes/within groups,简称 AD/WG)、群体内(within demes,简称 WD)方差组分 $\sigma_a{}^2$、$\sigma_b{}^2$、$\sigma_w{}^2$ 的期望值,分别计算各个等级对总遗传变异 σ_T($\sigma_T{}^2 = \sigma_a{}^2 + \sigma_b{}^2 + \sigma_w{}^2$)的贡献率。相应的 Φ-统计量由以下公式计算:

$$\Phi_{ST} = \frac{\sigma_a{}^2 + \sigma_b{}^2}{\sigma_T{}^2}; \ \Phi_{SC} = \frac{\sigma_b{}^2}{\sigma_b{}^2 + \sigma_w{}^2}; \ \Phi_{CT} = \frac{\sigma_b{}^2}{\sigma_T{}^2}$$

式中,Φ_{ST}、Φ_{SC}、Φ_{CT} 分别反映群体间、群体内、组间的遗传分化。

3 基本算法

3.1 单倍型与基因型之间进化距离的估计

AMOVA 分析引入进化距离(evolutionary distance)来度量并计算单倍型(或基因型)间的差异 δ^2,十分巧妙地避开了分子数据不便于直接计算离差方的问题。所有种类的单倍型(或基因型)之间的差方组成一个距离矩阵。这是 AMOVA 分析的基础数据,也是 AMOVA 与 ANOVA 的主要区别。

限制性单倍型间的表型距离:

假定在一个非重组 DNA 片段上进行限制性分析。由限制性内切酶检测 N 个个体,多态性限制性酶切位点 S 是确定的,则限制性单倍型 h 可以用一个 S 维的布尔向量表示:

$$P' = [p_1 p_2 p_3 \cdots p_s]$$

在这里,如果 h 在 s 点被切,则 $p_s = 1$,否则 $p_s = 0$(见图 1)。

两个单倍型 h_j 和 h_k 的差异可以定义为:

$$(P_j - P_k)(P_j - P_k)' = [(P_{1j} - P_{1k})(P_{2j} - P_{2k}) \cdots (P_{sj} - P_{sk})]$$

在每个多态性内切位点不是独立的时候,它们贡献的信息是有区别的。此时,我们定义单倍型 h_j 和 h_k 欧式距离度量 $\delta_{jk}{}^2$ 为:

$$\delta_{jk}{}^2 = (P_j - P_k)' W (P_j - P_k)$$

　　在这里，W 表示内切位点的权重矩阵。

　　单倍型间的进化距离：

　　DNA 单倍型有时因突变而关联并形成一个网状结构（图 1）。我们可以用这个网状结构中突变数量来衡量两个单倍型之间的进化差异。网状结构距离与表型距离是不同的。我们可以通过修正表型距离公式中的 P 和 W 来得到进化距离。对给定的单倍型，我们定义一个从网状结构中一个固定的位置描述的一个独立惟一的突变事件向量 $^*P$，而不是用出现限制性酶切位点与否。如果有 M 个突变事件被识别，则每个单倍型对应一个 $M \geqslant S$ 的向量。进化距离度量可表示为：

$$^*\delta_{jk}^2 = (^*P_j - ^*P_k)' W (^*P_j - ^*P_k)$$

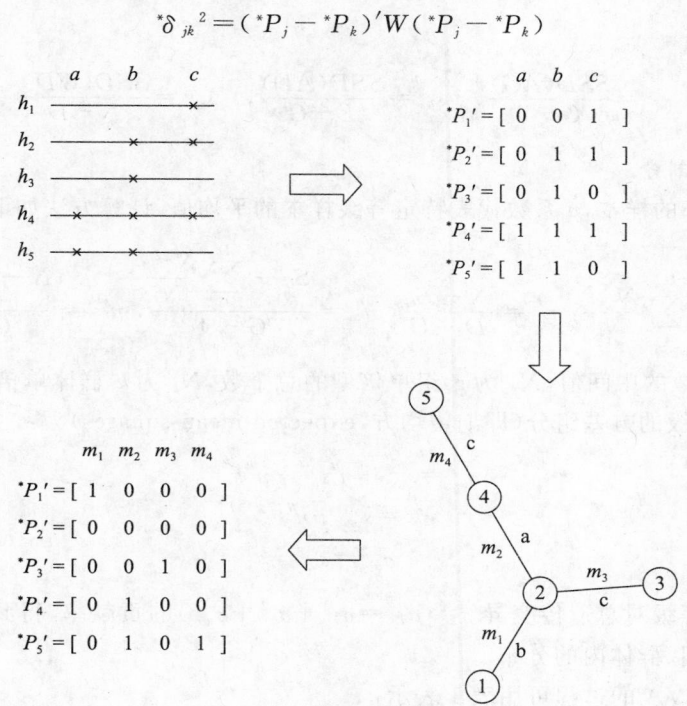

图 1　布尔向量 $^*P$ 的计算过程，m_i 为突变事件，h_i 为单倍型，a、b、c 为内切位点

3.2　各等级方差计算

　　G 组 D 个群体 N 个单倍型的总离差平方和（sum of squared deviations，SSD）为：

$$SSD(T) = \frac{1}{2N} \sum_i^N \sum_j^N \delta_{ij}^2$$

其中，δ_{ij} 表示欧式距离度量。

　　由于单倍型的种类最多为 N，通常小于 N，所以在计算总离差方时有的单倍型种类之间的方差需引用 2 次或 2 次以上。

　　相应可计算出各等级的偏差平方和：

$$SSD(WD) = \sum_g^G \sum_k^{D_g} \frac{1}{2N_{gk}} \sum_i^{N_{gk}} \sum_j^{N_{gk}} \delta_{ij}^2$$

D_g 为第 g 组的群体数，N_{gk} 为第 g 组第 k 个群体的单倍型数。

$$SSD(AD) = \sum_{g}^{G} \frac{1}{2N_{gk}} \sum_{k}^{D_g} \sum_{k'}^{D_g} \sum_{i}^{N_{gk}} \sum_{j}^{N_{gk'}} \delta_{ij}^2 - SS(WD)$$

$$SSD(AG) = SSD(T) - (SSD(AD) + SSD(WD))$$

各等级均方差(mean squared deviations, MSD)s_a^2、s_b^2、s_w^2：

由于等级自由度(degree of freedom, 简写为 df)分别为：

$$df(AG): G-1, \quad df(AD): D-G, \quad df(WD): N-D$$

所以：

$$s_a^2 = \frac{SSD(AG)}{G-1}, \quad s_b^2 = \frac{SSD(AD)}{D-G}, \quad s_w^2 = \frac{SSD(WD)}{N-D}$$

3.3 等级剖分

对不等大小的样本，n 系数代表特定等级样本的平均值，计算方法如下：

$$S_G = \sum_{g}^{G} \sum_{k}^{D_g} \frac{N_{gk}^2}{N_g}, \quad n' = \frac{N - S_G}{D - G}, \quad n'' = \frac{S_G - \sum_{k}^{D} \frac{N_k^2}{N}}{G-1}, \quad n''' = \frac{N - \sum_{g}^{G} \frac{N_g^2}{N}}{G-1}$$

S_G 为计算 n 系数的中间值，N_g 为 g 组单倍型的总个数，N_k 为 k 群体单倍型总个数。

此时，各等级的方差组分(即期望均方，expected mean squares)为：

$$\sigma_a^2 = s_w^2 + n'' s_b^2 + n''' s_a^2$$

$$\sigma_b^2 = s_w^2 + n'' s_b^2$$

$$\sigma_w^2 = s_w^2$$

然后计算各个等级对总遗传变异 σ_T^2 ($\sigma_T^2 = \sigma_a^2 + \sigma_b^2 + \sigma_w^2$)的贡献率，得到遗传变异在组间、组内/群体间、群体内的分布。

上述 AMOVA 的过程可用表 1 表示：

表 1　分子变异分析

变异来源	自由度	平方和	均方	期望均方
组间	$G-1$	$SSD(AG) =$ $SSD(T) - (SSD(AD) + SSD(WD))$	$\dfrac{SSD(AG)}{G-1}$	$s_w^2 + n'' s_b^2 + n''' s_a^2$
组内/群体间	$D-G$	$SSD(AD) =$ $\sum_{g}^{G} \frac{1}{2N_{gk}} \sum_{k}^{D_g} \sum_{k'}^{D_g} \sum_{i}^{N_{gk}} \sum_{j}^{N_{gk'}} \delta_{ij}^2 - SS(WD)$	$\dfrac{SSD(AD)}{D-G}$	$s_w^2 + n'' s_b^2$
群体内	$N-D$	$SSD(WD) = \sum_{g}^{G} \sum_{k}^{D_g} \frac{1}{2N_{gk}} \sum_{i}^{N_{gk}} \sum_{j}^{N_{gk}} \delta_{ij}^2$	$\dfrac{SSD(WD)}{N-D}$	s_w^2
合计	$N-1$	$SSD(T) = \frac{1}{2N} \sum_{i}^{N} \sum_{j}^{N} \delta_{ij}^2$		

3.4　计算 Φ-统计量

若为来自二倍体核 DNA 的单倍型(等位基因)数据,则可计算 Φ-统计量(表2),用来度量亚群体的分化。

表 2　Φ-统计量的计算公式

群体分层结构	Φ-统计量
组内/群体间	$\Phi_{ST} = \dfrac{\sigma_a^2 + \sigma_b^2}{\sigma_T^2}$
群体内	$\Phi_{SC} = \dfrac{\sigma_b^2}{\sigma_b^2 + \sigma_w^2}$
组间(群体内)	$\Phi_{CT} = \dfrac{\sigma_b^2}{\sigma_T^2}$

3.5　统计检验

为了检验群体各等级对遗传变异影响的显著水平,AMOVA 通过以下方法进行统计检验:通过组间、群体间交换单倍型,检验 σ_w^2 与 Φ_{ST};通过在组内群体间交换单倍型,检验 σ_b^2 与 Φ_{SC};通过组间交换群体,检验 σ_a^2 与 Φ_{CT}。据此来推断各等级(组间、组内/群体间、群体内)对遗传分化影响的显著性。

参考文献

[1] Excoffier L,Smouse PE,Quattro JM:Analysis of molecular variance inferred from metric distances among DNA haplotypes:application to human mitochondrial DNA restriction data. Genetics,1992,131(2):479-491.

[2] Balding DJ, Bishop M, Cannings C. Handbook of Statistical Genetics. 3th ed. Hoboken:Wiley-Interscience, 2007:1001-1004.

（范　安　赵小蕾）

固定指数

固定指数(fixation index,Fst)是度量群体间分化程度或遗传距离的一种指标,它的计算往往是基于遗传多态性的数据,如单核苷酸多态性(SNP)数据、微阵列数据(microarray)。

1　Fst 的计算

Fst 描述的是一种比例:种群间遗传距离的产生归因于不同种群间等位基因频率的

差异所占的比例,即种群间的遗传距离有多大程度是由于种群间等位基因频率的差异造成的。在群体遗传学中,Fst 常常是群体内的遗传变异与群体间的遗传变异之间的比较,最为常用的定义式为:

$$Fst = \frac{\prod Between - \prod Within}{\prod Between}$$

其中,$\prod Between$ 和 $\prod Within$ 分别表示在群体间抽样和群体内抽样的两个个体的平均遗传差异。我们可以通过计算群体内所有两两个体间的遗传差异之和,再取平均值来计算群体内两个个体的平均遗传差异。

2 计算 Fst 的两种软件

Fstat(http://www. unil. ch/popgen/softwares/fstat. htm)是一种用于计算群体间遗传分化程度的免费软件。它可以用共显性的基因标签估计遗传分化程度,并采用随机化的方法进行相应的检验。同时,Fstat 也可以检验基因数据是否服从 Hardy-Weinberg 平衡,以及检验两两个体间是否有显著性的遗传差异。

Arlequin(http://cmpg. unibe. ch/software/arlequin35/)是另一种可用于计算群体间差异的免费软件。相对于 Fstat 而言,它在处理大样本数据时更具有优势,而且能处理多种遗传多态性数据,如 SNP、DNA 序列、微阵列数据。同时,它也可以用于检验数据是否服从 Hardy-Weinberg 平衡。

3 Fst 在人类遗传学中的应用

Nelis 等利用 Fst 分析了不同洲际人群的遗传结构,并得到常染色体在两两洲际间的群体分化程度,如表 1 所示:

表 1　常染色体在两两洲际间人群中的遗传分化程度

	欧洲	撒哈拉以南非洲	东亚
欧洲		0.153	0.1
撒哈拉以南非洲	0.153		0.19
东亚	0.1	0.19	

参考文献

[1] Nelis M, Esko T, Mägi R, et al. Genetic structure of Europeans: a view from the North-East. PLoS One, 2009, 4(5): e5472.

[2] http://en. wikipedia. org/wiki/Fixation inedx.

(袁满琼　饶绍奇)

人类复杂疾病

1 简述

复杂疾病（complex disease）又称多基因疾病（ploygenic disorder），是指由多个基因和环境共同作用的一类疾病，如高血压、哮喘、癌症等。这些疾病的发生通常是由于众多基因突变、表达调控紊乱等因素引起的蛋白质功能及相互关系紊乱、代谢和信号通路异常。与单基因疾病相比，复杂疾病具有遗传异质性、基因微效性、表型复杂性、种族差异性以及环境相关性等特点。

现代医学认为复杂疾病是由内因和外因共同作用的结果。内因主要是遗传物质的变异，包括染色体异常、基因突变、单核苷酸的插入缺失变异、拷贝数变异、DNA 修饰和核小体修饰等，这些遗传变异可能直接导致机体功能先天异常，或使机体对外界刺激的敏感性发生变化等。外因是诱发变异基因病变的多种外界因素，包括感染、损伤、环境、情绪和情感、教育和社会因素等。目前复杂疾病研究的困难在于：1）遗传异质性：研究的疾病可能是不同遗传机制的大集合；2）多因素复杂性：十多个、数十个或者更多基因在不同环境下存在加性和/或上位效应的交互作用；3）假阳性：所选择的候选基因不一定和疾病真实相关；4）疾病的诊断和分类的不确定性：因为拟表型而被错误地当作患病的研究对象或采用未经随访证实的健康对照组；5）由于研究人群的遗传结构不一致、样本量少、多重检验而导致的假阳性的结果。

2 复杂疾病数据库

随着生物技术的不断发展，人们不仅找到孟德尔疾病等简单疾病的遗传基因和染色体位点区域，而且利用高通量分子标记检测技术和全基因组关联分析等方法定位了许多复杂疾病的染色体位点区域和候选基因座。研究人员基于文献、关联分析及生物学实验的结果，分析整理了这些疾病相关信息，形成了多个疾病数据库。其中比较著名的包括美国国家生物技术信息中心（national center for biotechnology information，NCBI）的 OMIM（online mendelian inheritance in man，OMIM）数据库，美国国立卫生研究院（national institutes of health，NIH）的 GAD 和美国癌症研究所（national cancer institute，NCI）建立的 CGAP。

2.1 人类孟德尔遗传在线（OMIM）

OMIM 是目前权威的人类遗传疾病数据库，有着广泛的应用领域。Victor A. McKusick 博士于 1966 年开始进行 MIM（mendelian inheritance in man）的编辑，后来数据库扩充包含了复杂疾病,形成了在线数据库 OMIM(请参考 http://www. ncbi. nlm. nih. gov/omim)。目前,OMIM 的发布以及相关软件的开发由 NCBI 负责。临床医生可以将病人的临床表型输入数据库中查找相关的疾病信息,还可以针对感兴趣的基因或者疾病,在 OMIM 中搜索基因和疾病,查询基因和疾病有相关信息。用户可以通过 MIM 号(ID)、疾病名、基因名或者疾病的一些表征进行搜索。其中'限制'选项提供给用户一些更严格的搜索条件,如范围、染色体、时间等。搜索的任一条记录包括 MIM 号(ID)、查询疾病的名字(别名),与疾病相关遗传信息的一般性描述,有文献支持的临床表征,生化特征,发病机制,遗传特征及诊断,有文献支持的基因信息,分子遗传学、群体遗传学等文献支持材料。最后还提供了大部分的研究报道参考文献。还可以获得该区段在染色体图中的详细信息等。

2.2 遗传关联数据库(genetic association database,GAD)

该数据库是由美国国立卫生研究院的 Kevin Becker 及其同伴们于 2004 年开发维护的遗传关联数据库,该数据库中存储了大量的人类复杂疾病相关的基因及多态性信息,为研究人员从大量的多态性数据中快速地识别出疾病相关的多态标记提供了方便。用户可通过登录 http://geneticassociationdb. nih. gov/在线查询某种特定遗传病相关的基因或某个基因相关的疾病的信息。

该数据库中的信息来源于对目前已有的关联分析结果的搜集和整理,数据库中的每条记录所对应的是一个基因或者染色体位点。GAD 数据库主要包括三个部分的功能:数据视图部分,数据查询部分,数据资源部分。数据视图部分主要从疾病角度、基因角度、SNP 角度以及基因与环境相互作用的角度来查询疾病与基因之间的关联关系。数据查询部分提供了简单搜索、高级搜索、批量搜索以及通过基因来查看所有涉及的疾病种类和已证实基因和疾病相关的记录。数据资源部分包括提交疾病基因关联记录,对 GAD 数据库的意见以及数据下载等。

2.3 癌症基因数据库(cancer genome anatomy project,CGAP)

癌基因组解剖计划是一项由美国癌症研究所(national cancer institute,NCI)于 1996 年发起并建立和主持的交叉学科计划,用户可以通过登录 http://cgap. nci. nih. gov/进行访问。研究人员可以借助检测正常细胞、癌前病变以及癌细胞的基因表达谱等信息,描述出肿瘤形成过程的一系列细胞分子特征,改善对患者的检测、诊断和治疗水平。

CGAP 被分为五部分:人类肿瘤基因索引(hTGI)指明了在人类肿瘤发生过程中的基因表达;分子表达谱(MP)从分子水平分析人类组织样本;癌症染色体变异计划(CCAP)描述了同恶性转移相关的染色体变异;遗传注解索引(GAI)指明和描绘了同癌症相关的多态性标记;小鼠肿瘤基因索引(mTGI)确定了在小鼠肿瘤发生过程中的基因表达。CGAP 提供了七个相关模块,包括基因(genes)、染色体(chromosomes)、组织(tissues)、SAGE 精灵(SAGE genie)、通路(pathways)、工具(tools)和 RNA 干扰(RNAi),有利于对所有 CGAP 中包含的数据、生物信息学分析工具以及生物学相关资源的查询和获取,借助于这些模块,用户可以实现生物学问题的计算机模拟,从而快速地获得问题的解决方案。

3 复杂疾病的基因定位

复杂疾病是由多个基因和环境因子共同作用而引起的疾病,没有明显的孟德尔遗传方式。目前,单基因疾病的基因定位已经取得了很大的成就,其中不少定位的基因已经被克隆。与单基因疾病相比,复杂疾病的基因定位更为复杂,遇到的困难更大,如基因异质性的影响、计算方法上的缺陷等。这些方法的假设过于简单,但实际情况可能复杂得多。随着分子遗传学方法、技术的进步和人类基因组计划的完成,各种疾病基因定位策略也随之产生。以连锁和相关分析为基础的功能克隆、功能候选克隆、定位克隆、定位候选克隆、系统生物学等复杂疾病易感基因定位策略逐渐发展起来。其中,系统生物学策略由于整合了从 DNA 到蛋白质的各个层面的信息,对复杂疾病基因调控网络做出了良好诠释,使其成为最有潜力的方法之一。Iucek 等提出用人工神经网络(ANN)的方法来模拟真实情况下复杂疾病多个微效基因间的相互作用,从而定位复杂疾病的易感基因。目前,虽然已有近 100 种肿瘤/遗传性癌综合征的易感基因被鉴定出来,但未来的复杂疾病易感基因定位工作仍充满了挑战。

4　复杂疾病的生物信息学研究

由于遗传、环境的相互作用及基因型－表型间复杂的关系,常用的家系研究、基于遗传图谱的连锁分析、基于物理图谱的定位克隆以及关联分析等单基因疾病策略与方法,在复杂疾病的分子机制研究上存在局限性。在后基因组时代,生物信息学的发展,为从分子水平和系统观念研究复杂疾病,以及研究模式从"序列－结构－功能"向"相互作用－网络－功能"的转变提供了契机。从多因素分析基因的相互作用着手研究复杂疾病成为热点。以信息、系统的观点,生物信息研究学者从功能基因组系统学出发研究复杂疾病的机制,并在复杂疾病的基因组合及相互作用信息提取、复杂疾病基因转录水平和表达水平的芯片分析、多层次生物信息整合、分子调控网络建模、中医药生物信息学等方面进行了有益的尝试。作为当今生命科学研究最重要的平台技术,生物信息学不仅能够分析复杂疾病多种生物分子数据,同时更适于综合多种生物分子及其相互作用的知识来了解生物系统的功能,由获取有关生物知识迈进到对生命基本规律的认识,并促进复杂疾病的研究向功能、系统的方向发展。

参考文献

[1]　顾东风 . 常见复杂性疾病的遗传学和遗传流行病学研究:挑战和对策 . 中国医学科学院学报, 2006,28(2):1115-118.

[2]　徐路生,黄尚志 . 复杂性疾病基因定位的若干问题 . 国外医学遗传学册,2002,25(1):26-29.

[3]　孙玉琳,赵晓航 . 复杂疾病基因定位策略与肿瘤易感基因鉴定 . 生物化学与生物物理进展, 2005,32(9):803-809.

[4]　Lucek P, Hanke J, Reich J, et al. Multi-locus nonparametric linkage analysis of complex trait loci with neural networks. Hum Hered,1998,48(5):275-284.

[5]　李梢,张学工,季梁,等 . 复杂性疾病生物信息学研究的策略与方法 . 世界华人消化杂志,2003, 11(10):1465-1469.

(祁素芬　刘伟伟　丁元林)

发病年龄估计

1　简述

发病年龄(age at onset)是指性状首次出现时的年龄,常用疾病诊断年龄表示。许多复杂疾病如肿瘤的发病年龄都存在个体间的异质性,传统的流行病学研究将年龄看作一个主要的危险因素,如考虑发病的风险随年龄的变化而变化。但事实上发病年龄的异质性可能直接与暴露于环境危险因素的时间和强度,或个体的遗传易感性有关。对大多数慢性病,在确认时还没有发病的个体在以后的时间内也可能发病。许多疾病研究显示携带易感基因的个体表现为在较小的年龄发病,如基因 BRCA1 和 BRCA2 可解释大部分的早发乳腺癌病例。因此估计发病年龄的分布,描述发病年龄分布在不同人群中的变化,研究基因环境及交互作用对发病年龄的影响对探索疾病病因、个体的遗传咨询等疾病预防工作方面有着重要意义。此外,发病年龄分布也可记作年龄别外显率(age-specific penetrance)、年龄别风险(age-specific risk)、累积风险(cumulative risk)或累积发病率(cumulative incidence)等。

2　发病年龄的估计

发病年龄多在生存分析领域的框架下研究。在观测时已经发病的个体可记录到完整的发病年龄,而仍未发病或死于其他原因的个体可能在随后的某个时间发病,因此他们的观测时年龄或死亡年龄可看作删失的发病年龄。

令 g 表示基因型,x 表示暴露向量。对携带基因型 g 的个体在年龄 a_1 时的累积风险可以表示为

$$F_g(a_1;x) = 1 - S_g(a_1;x) = \phi_g \left\{ 1 - \exp\left[-\int_0^{a_1} \lambda_g(a;x)\mathrm{d}a \right] \right\}$$

式中,ϕ_g 表示一生中会发病个体的比例;$\lambda_g(a;x)$ 是危险率,表示给定基因型和暴露时,处在危险集中的个体瞬时发病的概率。危险率可以表示成两部分,一部分是基准暴露水平时个体的发病风险,记作 $\lambda_g(t)$,另一项包含暴露因素 x,反映 x 对发病年龄变异性的影响。假设暴露因素对发病年龄影响的形式不同,可以拟合不同的危险模型。最常用的是比例风险模型,假设暴露因素对基准风险为相乘效应,即 $\lambda_g(t;x) = \lambda_g(t)RR(t;x)$,式中 $RR(t;x)$ 称作危险率比或相对危险度。如假设暴露因素对基准风险为相加效应,可模拟

相加的危险模型，$\lambda_g(t;x)=\lambda_g(t)+RD(t;x)$，式中 $RD(t;x)$ 表示危险率差。此外还可采用加速失效时间模型 $\lambda_g(t;x)=\lambda_g(t;\omega(t;x))\omega(t;x)$，假设暴露因素的效应以乘积形式直接作用于基准的发病年龄。

除生存分析领域，发病年龄分布也可以用退行 logistic 或退行线性模型研究。退行 logistic 或线性模型模拟个体在年龄 a 时受累的概率是 $\phi_g w_g(a,x)$，其中 w_g 是 logistic 或正态密度函数，可模拟为年龄 a 和暴露因素 x 的退行函数；个体在年龄 a 时未受累的概率为 $1-\phi_g W_g(a,x)$，其中 W_g 是相应的累积分布函数。

在实际研究中，估计复杂性状发病年龄分布所需的资料多来自家系设计，如病例对照家系研究，亲属队列设计，多阶段抽样，高危家庭研究。除了回忆报告偏倚外，通常家系研究中都存在确认偏倚的问题。针对不同的家系设计，估计发病年龄分布或年龄别累积风险需要不同的估计方法，如基于似然、伪似然和边际似然的方法，基于矩的方法，加权得分等方法，具体可参见本条目参考文献。

参考文献

[1] Abel L. Bonney GE. A time-dependent logistic hazard function for modeling variable age of onset in analysis of familial diseases. Genetic Epidemiology, 1990, 7(6): 391—407.

[2] Elston RC, George VT. Age of onset, age at examination, and other covariates in the analysis of family data. Genetic Epidemiology, 1989, 6(1): 217—220.

[3] Schnell AH, Karunaratne PM, Witte JS, et al. Modeling age of onset and residual familial correlations for linkage analysis of bipolar disorder. Genetic Epidemiology, 1997, 14(6): 675—680.

[4] Moore DF, Chatterjee N, Pee D, et al. Pseudo-likelihood estimates of the cumulative risk of an autosomal dominant disease from a kin-cohort study. Genet Epidemiol, 2001, 20(2): 210—227.

[5] Cnatterjee N, Wacholder S. A marginal likelihood approach for estimating penetrance from the kin-cohort design. Biometrics, 2001, 57(1): 245—252.

[6] Wacholder S, Hartge P, Struewing JP, et al. The kin-cohort study for estimating penetrance. American Journal of Epidemiology, 1998, 148(7): 623—630.

（郜艳辉）

复发风险比

1 简述

复发风险比（recurrence risk ratio）是受累亲属对（affected relative pair，ARP）分析中的一个重要概念，它表示患病个体的亲属相对于群体平均水平的患病优势（Odds）。

Risch 在其文章中(文献[1−3])提出了这个概念,并基于该指标将受累同胞对分析扩展至一般亲属关系的非参数连锁分析。其基本思想为:由于亲属对在疾病的性状位点上更倾向于共享相同的等位基因,因此在已知亲属对其中一人患病的条件下,另一人同时患病的条件概率应该高于群体的现患率(prevalence rate)。

2 复发风险比的计算

2.1 复发风险和复发风险比的定义

复发风险(recurrence risk)通常定义为在亲属对中其中一个亲属患病的条件下,另一亲属患病的条件概率。如果以 Y_i 表示亲属对中第 i 个个体的患病情况($i=1$ 或 2),$Y_i=1$ 表示第 i 个亲属患病,$Y_i=0$ 表示第 i 个亲属不患病,并以 K_R 表示复发风险,则复发风险可用以下条件概率表达式表示:

$$K_R = \Pr(Y_2=1 \mid Y_1=1) \tag{1}$$

其中,K_R 中的下标 R 表示亲属关系,如同胞对、父子对、叔侄对等。

复发风险比(recurrence risk ratio)是复发风险与群体现患率的比值,在有的文献中也被称为 Risch's λ 系数,表示为 λ_R(R 表示亲属关系)。复发风险比可用式(2)表示:

$$\lambda_R = \frac{K_R}{K_P} \tag{2}$$

其中,K_P 表示群体现患率。群体现患率是遗传流行病学上的一个重要概念,表示从群体中随机抽取一个个体,该个体患所研究疾病的概率。群体现患率可通过基因型频率和外显率计算,但在实际工作中,群体现患率的信息主要是通过流行病学调查或人群普查等方式获取。

2.2 两位点复发风险比计算

两位点复发风险比的计算相比单位点要复杂,因为需要考虑两位点间的交互作用(如上位效应)。目前应用较多的交互作用模型有两种,乘积模型和加性模型。乘积模型反映位点间的上位互作,加性模型假定位点间基因效应累加,不存在位点间的互作。两种模型的外显率 $f(G_1,G_2)$ 可定义为:

$$乘积模型:f(G_1,G_2)=\Pr(Y=1 \mid G_1,G_2)=f_1(G_1) \cdot f_2(G_2)$$
$$加法模型:f(G_1,G_2)=\Pr(Y=1 \mid G_1,G_2)=f_1(G_1) + f_2(G_2)$$

其中,$Y=1$ 表示个体患病,G_1、G_2 分别表示位点 1 和 2 的基因型,$f_1(G_1)$ 和 $f_2(G_2)$ 分别表示位点 1 和位点 2 某基因型的外显率。而两种模型对应的复发风险比为:

$$乘积模型:\lambda_R=\lambda_{1R} \cdot \lambda_{2R}$$
$$加法模型:\lambda_R=\left(\frac{K_{1P}}{K_P}\right)^2(\lambda_{1R}-1)+\left(\frac{K_{2P}}{K_P}\right)^2(\lambda_{2R}-1)$$

其中,λ_{1R} 和 λ_{2R} 分别表示位点 1 和位点 2 的边际复发风险比,K_{1P} 和 K_{2P} 分别表示位点 1

和位点 2 的边际群体现患率，均通过 $f_1(G_1)$ 和 $f_2(G_2)$ 来计算。可以看出，乘积模型下的两位点复发风险比为两单独位点复发风险比的乘积，加法模型下两位点复发风险比为两单独位点复发风险比的一个加权求和。

2.3 复发风险比与亲缘系数和共享 IBD 概率的关系

利用条件概率公式，复发风险 K_R 可变换为：

$$K_R = \frac{\Pr(Y_1=1, Y_2=1)}{\Pr(Y_1=1)} = \frac{EY_1Y_2}{K_P} = \frac{K_P^2 + \text{cov}(Y_1, Y_2)}{K_P} \tag{3}$$

其中，$\text{Cov}(Y_1, Y_2)$ 表示亲属间的协方差，可表示为

$$\text{Cov}(Y_1, Y_2) = 2r_R\sigma_a^2 + z_{R,2}\sigma_d^2 \tag{4}$$

其中，r_R 为亲属关系为 R 时的亲缘系数，σ_a^2 和 σ_d^2 分别表示加性和显性遗传方差，$z_{R,2}$ 为亲属关系为 R 时亲属对共享 2 个同源等位基因的概率。因此，结合式（2）～（4），复发风险比 λ_R 可写成关于亲缘系数、遗传方差、共享 IBD 概率和群体现患率的一个函数

$$\lambda_R - 1 = \frac{1}{K_P^2}(2r_R\sigma_a^2 + z_{R,2}\sigma_d^2) \tag{5}$$

3 不同亲属关系的复发风险比

由式（5）可以看出，在遗传方差和群体现患率已知的情况下，复发风险比是关于亲缘系数和遗传方差的函数。亲缘系数经推导后可写成关于共享 IBD 概率的函数：

$$r_R = \frac{1}{4}\Pr(IBD=1) + \frac{1}{2}\Pr(IBD=2) = 0.25z_{R,1} + 0.5z_{R,2}$$

其中，$z_{R,1}$ 和 $z_{R,2}$ 分别表示亲属关系为 R 时亲属对共享 1 个和 2 个同源等位基因的概率。因此，可通过表 1 所示的亲属间共享 IBD 等位基因的概率分布（见"血缘一致性与状态一致性等位基因"）计算各亲属对的复发风险比。

表 1 不同亲属关系共享 IBD 等位基因的概率分布

亲属对类型(R)	共享 IBD 等位基因的概率		
	$z_{R,0}$	$z_{R,1}$	$z_{R,2}$
同卵双生子(M)	0	0	1
全同胞(S)	1/4	1/2	1/4
父母－子女(O)	0	1	0

假定用 $R=M$、$R=S$ 和 $R=O$ 分别表示同卵双生子、全同胞和父母－子女关系，各亲属关系的共享 IBD 概率见表 1。此时可以计算各亲属对的亲缘系数：

$$r_M = 0.25z_{M,1} + 0.5z_{M,2} = 0.5, \quad r_S = 0.25z_{S,1} + 0.5z_{S,2} = 0.25,$$
$$r_O = 0.25z_{O,1} + 0.5z_{O,2} = 0.25$$

相应地可以计算各自的复发风险比 λ_M、λ_S 和 λ_O：

$$\lambda_M - 1 = \frac{1}{K_P^2}(\sigma_a^2 + \sigma_d^2), \quad \lambda_S - 1 = \frac{1}{K_P^2}(\frac{1}{2}\sigma_a^2 + \frac{1}{4}\sigma_d^2), \quad \lambda_O - 1 = \frac{\sigma_a^2}{2K_P^2}$$

容易看出，$\lambda_M \geqslant \lambda_S \geqslant \lambda_O$，且 $\lambda_M = 4\lambda_S - 2\lambda_O - 1$。

4 各种疾病的复发风险比

由于复发风险比与疾病的现患率关系密切，因此不同疾病具有不同的复发风险比。表 2 综合了不同的二分类性状疾病在同胞对中的复发风险比。

表 2 各种疾病在同胞对中的复发风险比

疾病表型	复发风险比	疾病表型	复发风险比
自身免疫性甲状腺疾病	16.9	高血压	4
酒精依赖	4	胰岛素依赖型糖尿病	15
哮喘	3	多发性硬化	20～30
孤独症	75	开角型青光眼	8
双相情感障碍	15	骨关节炎	23
克罗恩病	25～35	前列腺癌	2.3～3
霍奇金氏病(淋巴肉芽肿病)	7	银屑病	4
色素沉着病(男性)	41	类风湿性关节炎	5～8
色素沉着病(女性)	65	精神分裂症	9～10

参考文献

[1] Risch N. Linkage strategies for genetically complex traits. I. Multilocus models. Am J Hum Genet, 1990, 46(2)：222−228.

[2] Risch N. Linkage strategies for genetically complex traits. II. The power of affected relative pairs. Am J Hum Genet, 1990, 46(2)：229−241.

[3] Risch N. Linkage strategies for genetically complex traits. III. The effect of marker polymorphism on analysis of affected relative pairs. Am J Hum Genet, 1990, 46(2)：242−253.

[4] 李照海，覃红，张洪. 遗传学中的统计方法. 北京：科学出版社，2006：21−24.

[5] Haines JL, Pericak-Vance MA. Approaches to gene mapping in complex human diseases. New York：Wiley-Liss, 1998：275−277.

[6] Ziegler A, König IR, Pahlke F. A statistical approach to genetic epidemiology：concepts and applications. Weinheim：Wiley−VCH, 2006：140−141.

（左晓宇　张　凡　饶绍奇）

外 显 率

1 定义

在遗传学上,外显率(penetrance)指携带某一特定基因突变(一个或两个等位基因突变)而显示预期相关表型的个体百分比;或具体为,对于显性遗传,外显率为该基因型杂合子的个体表达相关表型的百分比,而对于隐性遗传,则为该基因型纯合子的个体表达相关表型的百分比。取值范围为0~1之间,一般用%表示。例如,某一导致常染色体显性遗传病的突变位点外显率为95%,即在携带该突变的人群中有95%将会得病,5%不会。应与表现度(expressivity)区别,后者指不同个体携带同一基因突变在相关表型上表达的差异,同一家系或不同家系的个体之间均可出现。

2 相关概念

2.1 完全外显(complete penetrance)

若某等位基因的外显率为100%,即个体只要携带该位点,必定会出现相关表型,则称为完全外显。

2.2 高外显能力(highly penetrant)

若某等位基因有很高的外显率,即携带该等位基因的个体通常明显拥有其表达的性状,则称为高外显能力。

2.3 不完全外显(incomplete penetrance, reduced penetrance)

若有部分个体虽然携带某等位基因,但不表达其相关的性状,则称为不完全外显。通常可见于家族性癌症综合征,如大多数携带 BRCA1 或 BRCA2(乳腺癌基因)突变的人会得乳腺癌,但部分人却不会;又如携带 SHFM1 基因的突变不一定会发生发展为掌裂/足畸形等。不完全外显通常是由于该疾病发生与否受基因、环境和生活行为多因素共同影响所致,这种现象给遗传学家解释个体的遗传家族病史及预测下一代致病可能性带来困难。

2.4 低外显(low penetrance)

若携带某等位基因的个体只是少部分偶尔表达其在可测范围内的相关性状,则称为低外显。具有该特点的疾病往往难以辨认其致病因素是环境因子还是基因。

3 外显率的影响因素

大部分遗传病的发生发展不仅与年龄有关,而且受不同环境因素的影响,如营养状况、吸烟等生活行为习惯,因此即使是单基因遗传病,其外显率也是难以明确测定的。

3.1　年龄相关累积频率(age-related cumulative frequency)

外显率通常随着年龄增长而逐渐增加,即表现为与年龄相关的累积频率。比如,多发性内分泌瘤(MEN 1),由常染色体 11q13 上 menin 基因的一个位点突变所致,在 10 岁的人群中外显率为 7%,在 60 岁中外显率则上升至 100%(见文献[2])。

3.2　环境影响因子(environmental modifier)

部分遗传病的发生发展受环境因素的影响,表现为携带同一突变位点的不同群体拥有明显差异的外显率。比如,乳腺癌和卵巢癌的高危致病基因,BRCA1 和 BRCA2 的外显率受孕龄、哺乳史、吸烟、饮食等生活行为习惯影响。

3.3　遗传影响因子(genetic modifier)

如果某遗传病存在基因-基因间交互作用,则一等位基因的外显率受其他基因突变情况的影响。基因组关联分析即试图评估这些位点对某一等位基因外显率的影响。

3.4　表观遗传调控(epigenetic regulation)

遗传印记(genetic imprinting)是近年来发现的新的遗传现象,指来自双亲的基因或染色体存在着功能上的差异,因而子女中来自父方与来自母方的基因表达可以不同,推测 DNA 的甲基化可能是遗传印记的分子机制之一。正是这种表观遗传的调控使虽然个体携带同一基因类型,但外显率不同。

4　年龄依存外显率(age-dependent penetrance)

年龄是常见的引起外显率差异的一个重要因素。除了多发性内分泌瘤外,又如亨丁顿舞蹈症(Huntington's disease),是一种常染色体显性遗传所导致的脑部退化疾病,每人发病的时间都不同。青年期的亨丁顿舞蹈症会在 20 岁前,成年或典型的亨丁顿舞蹈症则在中期发病,虽然并不是每个携带致病等位基因的个体均会得病,但随着年龄的增长,他们得病的可能性则越大。

因此研究疾病发病年龄分布(age-of-onset distribution)有着重要意义:首先,发病年龄分布为遗传咨询提供重要信息;其次,发病年龄分布可用于识别同一疾病表型潜在的不同病因,主要是针对致病遗传基础未知而家族史和年龄可能会增加致病风险的疾病而言。如乳腺癌患者,只有小部分个体携带有已知易感基因,大部分则没有,因此发病年龄是判断遗传风险的重要因素,在 30 岁之前发病,则年龄别相对风险为 100;若发病年龄在 80 或 80 岁以上,则年龄别相对风险则降至 2。同样的,一个家系中越多人罹患前列腺癌,发病年龄越早,则该家系发病风险越高。有趣的是,对阿尔茨海默氏症和帕金森病的研究发现,尽管二者都很可能由单一主效基因所致,但另一常见的突变可能是二者共同的控制发病年龄的因素。此外,考虑发病年龄还有助于连锁分析或/和关联分析中确定致病基因。如通过对乳腺癌家系的研究就发现,一个位于 17 号染色体的位点只与发病年龄早的家系存在连锁,在晚发病的家系中则被排除。相继研究确认该位点为 BRCA1 基因。

若在未来的研究中,加以考虑发病年龄的信息,可达到两种不同的目的:一是,传统的用于发现可能的致病位点,若忽略致病年龄的差异,可能导致偏倚;二是,用于发现控制发病年龄的基因,该基因也可能不与致病基因相同。欲达到上述目的,均须首先估计发病年龄的分布。第一种估计年龄分布的方法是用一个由独立先证者构成的样本估计发病年龄的分布,不需要假设疾病的遗传模式,但准确地估计发病年龄,仍需适当处理来自观察性研究的局限性。其中,一个典型的局限是存在领先时间偏倚,即由于个体只有在发病后才纳入研究,因此会低估发病年龄而与真实情况存在偏离。单纯的增加样本中年长的病例的个体并不能纠正该偏倚。因此,需要明确假设易感人群中发病年龄的分布,通常假设基于一般人群或先证者的其他家系成员。第二种估计发病年龄的分布是基于家系数据,要求数据来自经证实独立的先证者家系中的其他人。由于未得病的个体属于数据删失(censored),因此需要针对删失进行校正,并考虑确证偏倚(ascertainment bias)。

5　外显率函数(penetrance function)

用函数描述一个性状和其潜在遗传基础之间的关系,即为外显率函数,定义为携带基因型 g 的个体表达其相关性状 y 的条件概率。若性状为离散型变量,则外显率函数表示为 $\Pr(y|g)$;反之,连续型变量则表示为 $\phi(y|g)$,其中 ϕ 为概率密度函数。假设一与某疾病相关的基因,致病等位基因为 D,非致病等位基因为 N,则三种基因型的外显率可表示如下:

$$f_0 = P(\text{受累}|NN), f_1 = P(\text{受累}|DN) \text{ 和 } f_2 = P(\text{受累}|DD)$$

特别地,f_0 反映了拟表型的频率,即未携带有致病等位基因而获病的个体占所有该基因型个体的比率。

若结合考虑疾病的遗传模式,外显率如表 1 所示。可见在孟德尔显性遗传模式下该性状为完全外显,没有拟表型。即若携带该致病等位基因 D 即一定会表现出相应性状;反之,则不会患病。

表 1　某遵循简单孟德尔遗传性状的外显率

基因型	通式	遗传模式	
		隐性	显性
NN	f_0	0	0
ND	f_1	0	1
DD	f_2	1	1

除了显性和隐性两种遗传模式,共显性遗传也常见于某些性状。所谓共显性(codominance),是指可以明显区分杂合和纯合基因型所表达的性状。如表 2 所示 ABO 血型系统,3 个等位基因决定 4 种不同的血型。等位基因 A 和 B 均对 O 显性,而杂合基因型 AB 则表达为 AB 血型,因此,等位基因 A 和 B 为共显性。

若某性状存在拟表型,即 $f_0 > 0$,则可以计算基因型相对风险(genotypic relative risks,GRR),用 f_0、f_1 和 f_2 表示为:

$$\gamma_1 = GGR_1 = \frac{f_1}{f_0} = \frac{P(y|DN)}{P(y|NN)}$$

$$\gamma_2 = GRR_2 = \frac{f_2}{f_0} = \frac{P(y|DD)}{P(y|NN)}$$

表 2　ABO 血型系统的外显率

基因型	表型			
	A	B	AB	O
AA	1	0	0	0
AO	1	0	0	0
AB	0	0	1	0
BB	0	1	0	0
BO	0	1	0	0
OO	0	0	0	1

因此，3 个参数（f_0、f_1 和 f_2）减少为 2 个参数（γ_1 和 γ_2），可见 GRRs 表示具有特定基因型个体与没有携带致病等位基因的个体相比，增加的患病风险。若结合考虑特定疾病遗传模式，如表 3 所示，则可以再减少一个参数。以加性遗传为例，按照定义，$f_1 = (f_0 + f_2)/2$，则 $\gamma_2 = 2\gamma - 1$。

表 3　假设存在拟表型的基因型风险

基因型	基因型相对风险（GRR）	遗传模式			
		隐性	显性	加性	乘法
DD	γ_2	γ	γ	$2\gamma - 1$	γ^2
DN	γ_1	1	γ	γ	γ

GRR 的定义有重要意义：首先，明确某个疾病在家系中传递的特征，服务于遗传咨询；其次，可用于遗传咨询有效样本量的计算。

6　外显率估计（*penetrance estimation*）

理论上，对疾病来说，外显率是描述易感群体中患病个体的比例。但实际上，易感人群并不容易收集，给外显率的估计带来了困难。目前，外显率的估计与分离分析（segregation analysis）方法有关（详见"分离分析"条目）。这里仅针对几个简单的方法做简介。

6.1　已知遗传模式

当一个罕见的显性遗传的疾病在亲属中传递时，通常认为只有父母一方携带有致病等位基因，而且可能患病或不患病。其子代平均有一半机会携带有致病等位基因，而其中又有 f（f 表示外显率）比例的人会表现出该疾病相关性状。因此，受累子类的比例 $P_A = f/2$，估计外显率转变求成求 $2P_A$。P_A 可以通过直接计数同胞对中受累的个体的比例求得。

实际上，通过先证者收集同胞对容易实现，但会忽略包含携带致病基因却没有患病个体的同胞对而导致确证偏倚。如果还按上述方法估计外显率，确证偏倚将难以被校正。最简单的校正方法是在所有的计算中都不把先证者计入在内（Weinberg's proband method），比如，若第 i 个同胞对有 n_i 个个体，有 k_i 个患病，则患病个体比例的估计经校正如下：

$$\hat{P}_A = \sum_i \frac{k_i - 1}{n_i - 1} \tag{1}$$

外显率的估计即为 P_A 的 2 倍。若 f 的估计值超过 1，则外显率为 1。对于显性遗传的疾病，大家系的数据的收集通常是通过一个或几个先证者的证实，并不是因为这个家系有较多患者，因此确证效应较小。因此，外显率也可以用连锁分析的方法进行估计，通过重复计算 f 的似然值，直到找到 f 的最大似然估计。

　　对于罕见的隐性遗传疾病，因为大多数父母双方都只是致病基因的携带者而不发病，因此不能通过父母来确认同胞对，外显率的估计相对复杂，但在某些方面与前述的显性遗传疾病相似。当父母双方都是致病基因的杂合子，子代为纯合子的概率是 1/4，因此，子代中患病的比例期望值为 $P_A = f/4$，外显率即为 $4P_A$，同样用上述公式(1)进行外显率的校正。

　　目前，我们只是讨论了一个位点的外显率估计，但是，通常加入遗传标记位点（连锁位点，可以提供表型的信息）是有利的。比如，在一个大家系中，有些父母是不患病的，因此很难确定他们子代患病的概率，遗传标记位点的信息可以帮助确定未患病个体的致病基因的携带状态。

6.2　未知遗传模式

　　根据家系数据收集方法的不同，研究设计可以分为以下两种，一种是群体设计（population design），通过登记的病人（即先证者）信息来证实家系，收集先证者和其亲属的信息；一种是临床设计（clinic design），通过临床咨询的家系成员收集数据。如果可能，收集家系成员的 DNA，用于对感兴趣的位点（一个或多个）的检测。因此，家系成员包括已知和未知基因型的家系成员。有些方法便是基于似然函数和引进全模型利用上述收集的家系数据估计某个给定基因型的风险，即外显率。对于群体设计的数据，给定先证者表型 Y_0，家系表型 Y 和观察的家系基因型 G 的概率为：

$$\Pr(Y, G_{obs} \mid Y_0) = \frac{\Pr(Y, G_{obs})}{\Pr(Y_0)} = \frac{\sum_{G_{unobs}} \Pr(G) \Pr(Y \mid G)}{\sum_{G_0} \Pr(G_0) \Pr(Y_0 \mid G_0)}$$

其中，G 包括家系成员观察到或没有观察到的基因型（G_{obs}，G_{unobs}），外显率依赖于模型中参数 $\Pr(Y \mid G)$ 的估计。基于上述公式的似然值也称为前瞻似然值（prospective likelihoods）。

　　对于临床设计的数据，用上述公式估计外显率会产生偏倚，因此通过给定家系表型，估计观察到的家系基因型的条件概率来建模，如下所示：

$$\Pr(G_{obs} \mid Y) = \frac{\sum_{G_{unobs}} \Pr(G) \Pr(Y \mid G)}{\sum_G \Pr(G) \Pr(Y \mid G)}$$

基于该公式的似然值称为回顾似然值（retrospective likelihoods）。

　　上述 2 个公式中 $\Pr(G)$ 是在哈代-温伯格平衡和孟德尔遗传的假设下，对风险基因的

频率进行定义。而 $\Pr(Y|G)$ 的定义则比较困难,各种外显率估计方法,因对在某个给定基因型,家系成员之间表型的关联程度定义和结局变量类型(生存数据或二分类变量)的不同而不同。有些方法假设在给定基因型下,表型是独立的,但忽略了由未检测的疾病相关基因和共同的生存环境引起的表型相关,产生有偏估计。因此,有些方法假设部分疾病相关(partial disease correlation),在指定某个成员的表型(index member)下,认为成员之间的表型是条件独立的等等。估计方法虽各有不同,但都可以用以下通式表示:

$$U(\phi) = \sum_{k=1}^{K} U_k(\phi) = 0$$

$U_k(\phi)$ 表示来自第 k 个家庭的信息,而参数向量 ϕ 可以是风险比 β(生存数据)的对数值、优势比 β_{bin} 或相对风险 R(二分类变量)的对数值。各种方法详见参考文献[5]。

参考文献

[1] http://en. wikipedia. org/wiki/Penetrance.

[2] Bassett JH, Forbes SA, Pannett AA, et al. Characterization of mutations in patients with multiple endocrine neoplasia type 1. Am J Hum Genet, 1998, 62(2): 232—244.

[3] Elston RC, Olson JM, Palmer L. Biostatistical Genetics And Genetic Epidemiology. Chichester: John Wiley & Sons Ltd, 2002: 621—622.

[4] Ott J. Analysis of Human Genetic Linkage. Johns Hopkins University Press, 1991.

[5] Gong G, Hannon N, Whittemore AS. Estimating Gene Penetrance from Family Data. Genet Epidemiol, 2010, 34(4): 373—381.

(张　凡　林美华　高　永)

血缘一致性与状态一致性

1 基本概念

血缘一致性(identical by descent,IBD)等位基因是指家系中的两个个体具有相同的等位基因,且等位基因来源于同一祖先,也称为同源等位基因。与之对应的是状态一致性(identical-by-state, IBS)等位基因,它是指两个体间的等位基因相同,但不要求来源于相同的祖先,也称为同态等位基因。容易看出,对于二倍体生物,一个基因多态位点的 IBD 和 IBS 的可能取值为 0,1 和 2。例如一个双等位基因位点,等位基因分别为 A 和 a,并且亲代与子代基因型均为 Aa(见图 1)。根据孟德尔分离定律,图 1 所示家系中 II 代父亲的等位基因会传递一个到后代（A 或 a），因此Ⅲ代子女的两个等位基因中有且只有一个来源于Ⅱ代父亲，且该等位基因均来源于相同的祖先（Ⅰ代中的父亲或母亲），父子间 IBD 为 1，IBS 为 2（母子的情况相同）。同理可以知道同卵双生子（monozygotic，MZ）的 IBD 和 IBS 均为 2。IBS 只考虑家系成员之间遗传标记或等位基因的相似性，而不管其是否来源于一个共同的祖先，也不需进行亲代的等位基因分型。而 IBD 需要考虑 IBS 等位基因是否来源于同一祖先，因此判定条件较 IBS 要严格，实际中常难以判断亲属对间的 IBD 值。简单地说，IBD 一定为 IBS，但 IBS 不一定为 IBD。

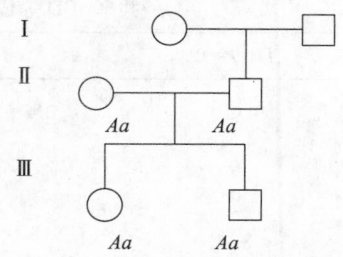

图 1　某家系亲代和子代基因型示意图

2　IBS 值与 IBD 值的计算

经上述例子可知父（母）子和同卵双生子间的 IBD 值为常数，但对于其他亲属对，IBD 值常难以确定。现以全同胞对（这里关注的是非同卵双生子）的一个双等位基因位点为例说明 IBS 值和 IBD 值的计算。仍考虑图 1 所示家系，该家系Ⅱ、Ⅲ代基因均为 Aa（即父亲、母亲、儿子和女儿的基因型均为 Aa）。易知Ⅲ代的全同胞对中共享 IBS 值为 2，但具体的 IBD 值无法确定。假定以 A_F、A_M、a_F 和 a_M 分别表示父亲和母亲的等位基因，即父亲为 $A_F a_F$，母亲为 $A_M a_M$。Ⅲ代的全同胞对的可能基因型组合有 3 种，分别为 $A_F a_M \times A_F a_M$、$A_F a_M \times A_M a_F$ 和 $A_M a_F \times A_M a_F$，其概率分别为 1/4、1/2 和 1/4，相应的 IBD 值为 2、0 和 2。因此，该全同胞对的共享 IBD 可能为 0 和 2，概率各为 1/2。

以上仅为特定例子下的 IBD 取值计算，实际上，在遗传标记与疾病位点无连锁的零假设下，亲属对间遗传标记上的等位基因传递应该满足孟德尔分离定律和自由组合定律，因此可以推导亲属对共享 IBD 值的概率分布。表 1 列出了图 1 所示的Ⅲ代全同胞对所有可能的基因型组合及对应的 IBD 值。

表 1　全同胞对基因型组合及对应 IBD 值

女儿基因型	儿子基因型			
	$A_F A_M$	$A_F a_M$	$A_M a_F$	$a_M a_F$
$A_F A_M$	2	1	1	0
$A_F a_M$	1	2	0	1
$A_M a_F$	1	0	2	1
$a_M a_F$	0	1	1	2

在 16 种基因型组合中,有 4 种的 IBD 为 2,8 种的 IBD 为 1,4 种的 IBD 为 0。如果用 z_0、z_1 和 z_2 分别表示 IBD 为 0、1 和 2 的概率,全同胞对共享 IBD 的概率分布可表示为:

$$(z_0, z_1, z_2) = (\frac{1}{4}, \frac{1}{2}, \frac{1}{4}) \tag{1}$$

各亲属对共享 IBD 的概率分布见表 2。

表 2   不同亲属关系共享 IBD 等位基因的概率分布

亲属对类型	共享 IBD 等位基因的概率		
	$IBD = 0$	$IBD = 1$	$IBD = 2$
同卵双生子	0	0	1
全同胞	1/4	1/2	1/4
父母一子女	0	1	0
第一代堂(表)兄妹	3/4	1/4	0
双重亲表兄妹	13/16	1/8	1/16
祖父母一孙子,半同胞,叔侄	1/2	1/2	0

IBD 和 IBS 是遗传学中两个重要的概念,是亲属间相似性度量(见"亲属间相似性"条目)、亲属间基因型联合分布(见"亲属间基因型联合分布"条目)和非参数连锁分析(见"极大 LOD 计分检验"条目)的理论依据。

3   共享 IBD 值与重组率的关系

在亲代为非近亲婚配且相互独立的前提下,全同胞对间同线型(见"连锁"条目)的两个位点共享 IBD 的概率会受它们之间距离的影响。两个位点的距离越短,它们的 IBD 值相关性越强。如果用 θ 表示两位点 A 和 B 间的重组率,Z_A 和 Z_B 表示全同胞对位点 A 和位点 B 的 IBD 值,则给定 A 位点 IBD 值,B 位点 IBD 值的条件分布 $P(Z_B | Z_A)$ 如表 3 所示。

表 3   全同胞对 IBD 值的条件分布

Z_A	$P(Z_B | Z_A)$		
	$Z_B = 0$	$Z_B = 1$	$Z_B = 2$
$Z_A = 0$	Ψ^2	$2\Psi(1-\Psi)$	$(1-\Psi)^2$
$Z_A = 1$	$\Psi(1-\Psi)$	$1-2\Psi(1-\Psi)$	$\Psi(1-\Psi)$
$Z_A = 2$	$(1-\Psi)^2$	$2\Psi(1-\Psi)$	Ψ^2

注:$\Psi = \theta^2 + (1-\theta)^2$。

表 3 反映了 Z_A 和 Z_B 之间的相关为 $2\Psi - 1$,取值范围为 0~1,当 $\theta = 1/2$ 时相关为 0,$\theta = 0$ 时相关为 1。紧密连锁位点的共享 IBD 值间的正相关是受累同胞对分析的依据,即与疾病位点连锁的标记位点在受累同胞对中共享 IBD 的值会高于期望。

4　实例

计算图 2 所示家系的全同胞的共享 IBS 和 IBD 值。

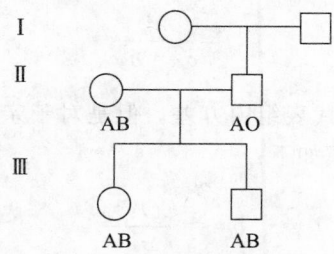

图 2　IBS 与 IBD 计算示意图（ABO 血型遗传）

如图 2 所示，父亲的基因型为 AO，母亲的基因型为 AB，儿子的基因型为 AB，女儿的基因型为 AB。容易看出，由于儿子和女儿的基因型相同，因此共享 IBS 值为 2。

可以看出，儿子和女儿的基因型中均有 B 等位基因，且该等位基因均来源于母亲，由于母亲基因型中仅含 1 个 B 等位基因，因此 B 为 IBD 等位基因；根据孟德尔分离定律，儿子和女儿的 A 等位基因来源于父亲，由于父亲基因型中仅含 1 个 A 等位基因，因此 A 也为 IBD 等位基因。所以 IBD 值也为 2。

参考文献

[1]　鲁立刚，金深逊，张建英，等. 同源相同（IBD）定位在 QTL 精细定位中的研究进展. 家畜生态学报，2010，31(2)：83—86.

[2]　Haines JL, Pericak-Vance MA. Approaches to gene mapping in complex human diseases. New York：Wiley-Liss, 1998：275—277.

[3]　Suarez BK, Rice J, Reich T. The generalised sib-pair IBD distribution：its use in the detection of linkage. Ann of Hum Genet, 1978, 42(1)：87—94.

（左晓宇　韩丽珍　高　永）

亲属间相似性

1　基本原理

在哈代-温伯格平衡群体中，亲属之间在表型上往往存在一定的相似性。亲属之间的这种相似性是数量性状的基本遗传现象之一。在实际分析中，我们常常用相似度来简单地度量亲属间的相似性。亲属间的相似性可以看作组内个体间的相似,也可以看作是不同组间个体间的差异。组内相似性越大,意味着组间的差异性也就越大。因此,相似度可以用组内相关系数来表示,如式(1):

$$t = \frac{\sigma_B^2}{\sigma_B^2 + \sigma_W^2} \tag{1}$$

式(1)中,σ_B^2 代表组间方差,σ_W^2 代表组内方差。但是对于亲子而言,相似度则常常用子代对亲代的回归来表示,计算公式如下:

$$b_{OP} = \frac{COV_{OP}}{\sigma_P^2} \tag{2}$$

式(2)中,分母 σ_P^2 表示亲本的方差,分子 COV_{OP} 表示亲子间的协方差。

我们在探讨具有不同亲缘关系的亲属间相似度时,表型值的协方差随亲缘关系类型的不同而不同。同时,亲属间的相似性还会受遗传和环境因素的共同影响。表型值的协方差等于遗传协方差和环境协方差之和。亲缘关系的类型可由亲缘系数来定义。

2 遗传协方差

假定群体处于哈代-温伯格平衡状态,则亲属间的遗传协方差可以用以下公式表明:

$$COV = \gamma V_A + \mu V_D \tag{3}$$

式(3)中,V_A 代表加性遗传方差,V_D 代表显性方差,γ 代表加性遗传方差的系数(或分数),μ 代表显性方差的系数(或分数)。不同类型的亲缘关系具有不同的 γ 值或 μ 值,常见的亲缘关系的 γ 值或 μ 值见表1。

表1 亲属间协方差组分的系数及亲属间的表型相似度

亲缘关系	γ	μ	协方差	回归(b)或相关(t)
子代与一个亲本	1/2	0	$V_A/2$	$b = V_A/2V_P$
子代与中亲	1/2	0	$V_A/2$	$b = V_A/V_P$
半同胞	1/4	0	$V_A/4$	$t = V_A/4V_P$
全同胞	1/2	1/4	$V_A/2 + V_D/4 + V_{EC}$	$t = (V_A/2 + V_D/4 + V_{EC})/V_P$

3 环境协方差

亲属间的相似性除了受遗传因素的影响外,还受气候、文化、饮食等环境因素的影响,因此,我们在研究亲属间相似性时,必须考虑环境协方差(COV_E)的大小。环境协方差主要来源于亲属间的共享环境,称为共同环境方差(V_{EC}),是环境方差(V_E)组分之一。在考察亲属相似性的过程中,总的环境方差(V_E)可分为 V_{EC} 和 V_{EW}(环境方差的剩余部分,由差异性因素引起)两个组分。只有 V_{EC} 对亲属间的相似性(协方差)有贡献。在实际分析中,除了全同胞外,我们常常忽略 V_{EC},从而简化分析。

4　表型相似性

遗传协方差和环境协方差计算出来后,我们就可以将两者相加,得到表型值的协方差,进而可计算不同类型的亲属间的相似性。常见的亲属间的相似性可参见表1。

参考文献

[1]　Falconer DS, Mackay TFC. 数量遗传学导论. 储明星,译. 4 版. 北京:中国农业科技出版社,2005:115−125.
[2]　伍新尧. 高级法医学. 2 版. 郑州:郑州大学出版社,2011:395−397.
[3]　胡永华. 遗传流行病学. 北京:北京大学医学出版社,2008:114−115.

(韩丽珍　刘正辉　左晓宇)

亲缘系数

1　概念

群体遗传学中,亲缘系数(coefficient of relationship/coefficient of relatedness)又称关系系数,由 Sewall Wright 于 1922 年定义,是个体之间由于共同祖先或直系亲属的关系而具有同源基因的概率,用于衡量个体之间亲缘关系远近,一般用 R 表示,为共祖系数的两倍。在人类遗传学中,亲缘系数可用作估计亲属的复发风险。

2　计算

亲缘关系有两种,一种是直系亲属即祖先与后代的关系,另一种是旁系亲属的关系,即两个体有共同祖先,但既不是直系祖先又不是直系后代的关系。

2.1　直系亲属间的亲缘系数

$$R_{xA} = \sum \left(\frac{1}{2}\right)^n \sqrt{\frac{1+F_A}{1+F_x}}$$

式中,R_{xA}:个体 x 和祖先 A 之间的亲缘系数;F_A:祖先 A 的近交系数;F_x:个体 x 的近交系数;n:由 A 到 x 的世代数。

2.2　旁系亲属间的亲缘系数

$$R_{xy} = \frac{\sum \left[\left(\frac{1}{2}\right)^n (1+F_A)\right]}{\sqrt{(1+F_x)(1+F_y)}}$$

式中，R_{xy}：个体 x 和 y 亲缘系数；n：个体 x 和 y 分别到共同祖先的世代数之和，即等于 $n_1 + n_2$；F_A：共同祖先本身的近交系数；F_x：个体 x 的近交系数；F_y：个体 y 的近交系数。

以上计算均假定在基础群体中个体的近交系数为 0。

2.3 不同亲属关系间的亲缘系数

A. 亲子关系

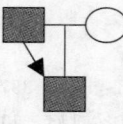

$$R = \sum \left(\frac{1}{2}\right)^n = \left(\frac{1}{2}\right)^1 = \frac{1}{2}$$

B. 祖孙关系

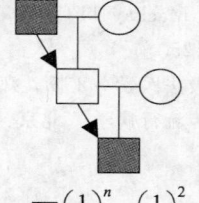

$$R = \sum \left(\frac{1}{2}\right)^n = \left(\frac{1}{2}\right)^2 = \frac{1}{4}$$

C. 同胞

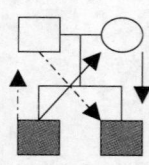

$$R = \sum \left(\frac{1}{2}\right)^n = \left(\frac{1}{2}\right)^2 + \left(\frac{1}{2}\right)^2 = \frac{1}{2}$$

D. 半同胞

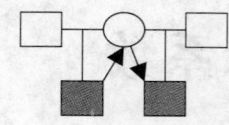

$$R = \sum \left(\frac{1}{2}\right)^n = \left(\frac{1}{2}\right)^2 = \frac{1}{4}$$

E. 叔侄

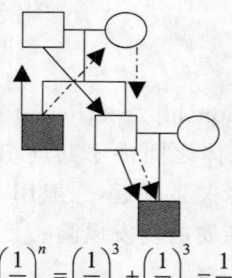

$$R = \sum \left(\frac{1}{2}\right)^n = \left(\frac{1}{2}\right)^3 + \left(\frac{1}{2}\right)^3 = \frac{1}{4}$$

F. 堂（表）亲

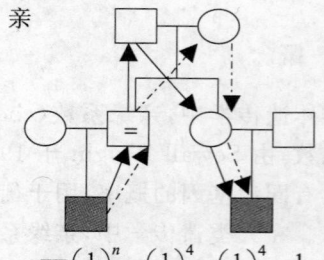

$$R = \sum \left(\frac{1}{2}\right)^n = \left(\frac{1}{2}\right)^4 + \left(\frac{1}{2}\right)^4 = \frac{1}{8}$$

G. 从堂（表）亲

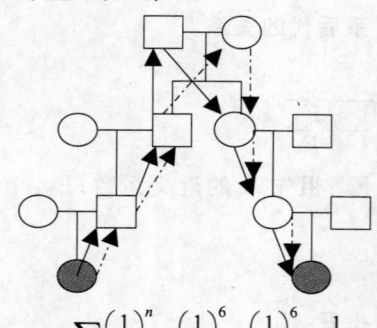

$$R = \sum \left(\frac{1}{2}\right)^n = \left(\frac{1}{2}\right)^6 + \left(\frac{1}{2}\right)^6 = \frac{1}{32}$$

R 的大小可衡量血缘的远近，一般将 $R=1/2$ 的亲缘关系称为一级亲属，指父母、子女及同胞；$R=1/4$ 的亲缘关系称为二级亲属，指祖孙、半同胞、叔侄等；$R=1/8$ 的亲缘关系称为三级亲属，指堂兄妹、姑表兄妹、姨表兄妹等；以此类推，$R=1/16$ 为四级亲属，指堂表叔侄；$R=1/32$ 为五级亲属，指从堂表亲等。

参考文献

[1]　刘红英，杨利丽，王培承，等．亲缘系数与近交系数的区别与联系．西北医学教育，2007，15(5)：843－845.

[2]　http://en. wikipedia. org/wiki/Coefficient_of_relationship.

（张　凡　林美华）

家庭相关

1　简述

家系研究中，如果所研究性状具有家族聚集性，各家庭成员的表型性状往往具有相似性，这种家庭相似性可以用家庭各成员间的表型相关来衡量。一般来说，家庭相关(familial correlation)越大，性状具有遗传因素影响的证据越强。除家庭相关大小外，进一步还可以研究家庭相似性的模式。例如，如果一级亲属间相关高于二级亲属间相关，提示遗传因素有重要的作用；如果同胞之间的相关高于父母相关，提示可能存在未知基因的显性效应；如果母亲和子女的相关高于父亲和子女的相关，提示遗传机制可能不是简单的常染色体遗传等等。所以家庭相关的估计和检验不仅可以判断家族聚集性，还可以为进一步的遗传机制研究提供线索。根据所研究的性状类型不同，有不同的家庭相关测量方法。下面简要介绍连续型性状的积矩相关系数和类内相关的测量，对二分类性状，可用边际 OR 描述家庭相关，具体可参见"边际模型"条目。

2　家庭相关的测量

对于连续型性状，Pearson 提出亲子对(parent-offspring)家庭相关可以用类间积矩相关系数测量，同胞对(sibling)家庭相关可用类内积矩相关系数测量。假设 y_i 是第 $i(i=1, 2, \cdots, k)$ 个家系中亲代的响应变量，x_{ij} 是第 i 个家系中第 $j(j=1, 2, \cdots, n_i)$ 个子代的响应变量，则定义亲子对家庭相关 r_{po} 和同胞对家庭相关 r_s 分别为：

$$r_{po} = \frac{\sum_{i=1}^{k}(y_i - \bar{y}_n)\sum_{j=1}^{n_i}(x_{ij} - \bar{x}_n)}{\left[\sum_{i=1}^{k}(y_i - \bar{y}_n)^2\right]^{1/2}\left[\sum_{i=1}^{k}\sum_{j=1}^{n_i}(x_{ij} - \bar{x}_n)^2\right]^{1/2}}$$

$$r_{ss} = \frac{\sum_{\substack{i=1 \\ m=1 \\ j \neq m}}^{k}\sum_{j=1}^{n_i}(x_{ij} - \bar{x}_n)(x_{im} - \bar{x}_n)}{\sum_{i=1}^{k}(n_i - 1)\sum_{j=1}^{n_i}(x_{ij} - \bar{x}_n)^2}$$

其中，$\bar{y}_n = \sum_{i=1}^{k}n_i y_i / \sum_{i=1}^{k}n_i$，$\bar{x}_n = \sum_{i=1}^{k}n_i \bar{x}_i / \sum_{i=1}^{k}n_i$，$\bar{x}_i = \sum_{j=1}^{n_i}x_{ij}/n_i$。

当考虑协变量对响应变量影响时，可定义家庭各成员间两两的积矩相关系数，同时建立边际均数和边际相关的边际模型。在边际相关模型中，指定家庭中两两成员对的亲缘关系，运用 GEE2 的方法估计各亲缘关系的家庭关联参数。

除积矩相关系数外，Fisher 提出正态分布假设下可用方差分析的原理估计类内相关，用于反映同胞对的家庭相关。定义 x_{ij} 为第 i 个家庭中第 j 个同胞，可表示为：

$$x_{ij} = \mu + a_i + e_{ij}, a_i \sim N(0, \sigma_a^2), e_{ij} \sim N(0, \sigma_e^2)$$

式中，μ 为性状表型的总体均数；a_i 为家庭的随机效应，相当于家庭性状偏离总均数 μ 的离差；e_{ij} 为个体的随机误差，相当于个体偏离家庭内均数 μ_i 的离差，且和 a_i 独立。由表型性状的方差分析表（表 1）可以导出类间效应和类内效应的方差分别为 $\sigma_a^2 = (MS_B - MS_W)/k$，$\sigma_e^2 = MS_W$，则类内相关系数可以定义为类间随机效应方差与类间随机效应方差和个体随机效应方差之和的比值，即：

$$r_{ss} = \frac{\sigma_a^2}{\sigma_a^2 + \sigma_e^2} = \frac{MS_B - MS_W}{MS_B + (k-1)MS_W}$$

如果家庭同胞数不同时，可以用 $\left(\sum n_i - \left(\sum n_i^2 / \sum n_i\right)\right)/(k-1)$ 代替 k。

表 1　表型性状的方差分析表

变异来源	平方和	自由度	均方
同胞间	$SS_B = \sum_i n_i(\bar{x}_i - \bar{x})^2$	$df_B = k - 1$	$MS_B = SS_B/df_B$
同胞内	$SS_W = \sum_{ij}(x_{ij} - \bar{x}_i)^2$	$df_W = \sum_i(n_i - 1)$	$MS_W = SS_W/df_W$

当家庭结构不均衡时，如家庭同胞数不同时，研究者发展了加权的积矩相关系数和由方差分析估计类内相关的方法：结合第 i 个家庭的权重 v_i，α_i 和 β_i，定义 $\bar{x}_v = \sum_i v_i x_i / \sum_i v_i$，$SS_i = \sum_j(x_{ij} - \bar{x}_i)^2$，则各方差分量表示为 $SX_v = \sum_i v_i(\bar{x}_i - \bar{x}_v)^2$，$SE_\alpha = \sum_i \alpha_i SS_i$，$SE_\beta = \sum_i \beta_i SS_i$。依据权重的选择，$\tilde{r}_v = \frac{SX_v - SE_\alpha}{SX_v + SE_\beta}$ 可以表示积矩相关系数或类内相关系数的方

差分析估计量。如 $v_i = n_i(n_i - 1)$，则为 Pearson 积矩相关系数；如 $v_i = n_i$，则为 Fisher 定义的同胞类内家庭相关。

假设 y_i 表示第 i 个家庭亲代的表型值，加权的积矩相关系数和类内相关系数的方差分析估计量都可以表示为

$$\tilde{r}_{po} = \frac{\sum_i v_i (y_i - \bar{y}_v)(\bar{x}_i - \bar{x}_v)}{\left[\sum_i v_i (y_i - \bar{y}_v)^2\right]^{1/2}} \times \frac{1}{\left[\sum_i v_i (\bar{x}_i - \bar{x}_v)^2 + \sum_i \beta_i SS_i\right]^{1/2}}$$

如定义 $\bar{y}_v = \sum_i v_i y_i / \sum_i v_i$。设 $\beta_i = v_i / n_i$，上式为 Pearson 积矩相关系数；如定义 $v_c = \sum_i (v_i - v_i^2 / \sum_i v_i)/n_i$，$v_o = (\sum_i v_i - \sum_i v_i^2 / \sum_i v_i)/v_c$，$\beta_i = v_c(v_o - 1)/(N - k)$，上式则为类内相关的方差分析估计量。

此外，在均衡和非均衡家系结构中，家庭相关系数的最大似然估计也被提出，具体可参见文献[4]、[5]。

参考文献

[1] Keen KJ. Estimating the correlation among siblings. Annals of Human Genetics，1993，57(Pt4)：297－305.

[2] Karlin S，Cameron EC，Williams PT. Sibling and parent-offspring correlation estimation with variable family size. Proc Natl Acad Sci USA，1981，78(5)：2664－2668.

[3] Smith，CAB. On the estimation of intraclass correlations. Annals of Human Genetics，1957，21(4)：363－373.

[4] Rao DC，Vogler GP，McGue M，et al. Maximun-likelihood estimation of familial correlations from multivariate quantitative data on pedigrees：a general method and examples. Am J Hum Genet，1987，41(6)：1104－1116.

[5] Wette R，McGue MK，Rao DC. On the properties of maximum likelihood estimators of familial correlations under variable sibship size. Biometrics，1988，44(3)：717－725.

（部艳辉）

家族聚集性的测量指标

1 简述

对于家族研究，通常可分为两步：首先，我们需检验某种疾病是否存在家族聚集性；然后，我们再利用一定的方法来识别导致疾病家族聚集性的原因。而描述疾病是否存在

家族聚集性的指标,可以是发病率、患病率等,也可以是家族史得分,根据不同的研究设计,我们应选取相对应的指标。

2 常见的测量指标

2.1 相对比和率差

首先,通过确证待研究疾病的病例和对照样本,我们可确定欲研究的家系样本,从而根据病例和对照的亲属的患病情况构建两个队列人群,将数据进行整理可得到如表 1 所示的四格表。但对于迟发性疾病,不宜简单地比较病例和对照亲属的患病率,因为调查时可能存在许多个体尚未达到发病年龄,从而使资料存在潜在的删除偏倚。此时,可用寿命表法或生存模型来估计其终身危险性。

表 1　构建的队列人群的个体疾病状况的资料整理

	患病	未患病	合计
病例的亲属	m_{11}	m_{12}	m_{10}
对照的亲属	m_{21}	m_{22}	m_{20}
合计	m_{01}	m_{02}	M

用于描述个体的疾病家族史和发病危险度之间关联作用的测量指标,可以是相对比,如比值比(OR),相对危险度(RR),也可以是率差(RD)。在传统病例对照研究中,当计算这些测量指标时,需假定各个观测值间相对独立且服从同一分布。但对于家系资料,由于存在家族间的变异及家族内成员间的依存关系,这一假定通常不能成立(除非亲属间的发病风险不受遗传和共同环境因素的影响),因此,对于 OR 和 RR 值等的计算,应当是人群患病率、疾病遗传机制和亲属类型的一个函数。

所谓外显率(penetrance),是指群体中所有携带致病基因(显性或隐性纯合)的个体表现出相应病理表型的比例。而遗传归因分值(AR)表示人群中由于遗传原因引发的病例占全部病例的比例,即病例亲属的发病率与人群发病率的比值。对于不完全外显的常染色体显性遗传病,上述指标间有如下关系:随着致病基因外显率的降低,归因分值的降低或人群患病率的增加,RR 值都减小;而在某些情况下,由于这几个因素的综合影响,RR 的估计值可接近于1。因此,仅根据 RR 值判断疾病是否存在家族聚集性,有时会比较困难。

当实验设计为病例对照 1:1 匹配时,单纯将所有病例和对照的亲属资料合并到一个四格表中,会因忽略每个对子的分层而低估 OR 值。此时,可根据每个对子的亲属资料产生一个单独的四格表,并据此估计总的 OR 值。计算总的 OR 值的回归模型可表述为:$\ln OR = \alpha + \beta Z_i$,其中向量 Z_i 代表第 i 层的协变量(如对子间的匹配变量),α 代表基线的 OR(或各层间 OR 相同的部分)。当没有协变量的影响时($\beta = 0$),用这种方法估计的 OR 会小于用 Mantel-Haenszel 法估计的 OR。但是,当 OR 随着病例或对照的某些特征(如种族、性别等)变化时,就突出了对 β 进行无偏估计的重要性。

当用 RD 来检验分类性状疾病的家族聚集性时,测量的是疾病组(暴露组)和对照组亲属发病率的差值。通常利用相对比和率差所得到的反映疾病家族聚集性强度的结果并不完全一致,因此,对其结果的解释需综合考虑疾病基本的病因模式和遗传模式。

2.2　家族史得分

当不能对个体的家族史信息进行分层时,可采用量化的方法来描述具有不同类型患病亲属的危险度。假定有两个均为 45 岁的个体 A 和 B,其中 A 的父亲 56 岁时死于心脏病,惟一的姐姐也于 60 岁之前患了冠心病,而 B 的父亲则在 75 岁时才死于心脏病,并且有四个健康的同胞,只有一个姐姐 68 岁时得了心绞痛。虽然都有一级亲属患病,但考虑到患病亲属的年龄分布,那么 A 将来患上的心脏病危险性显然要比 B 大。

下面介绍一种量化家族史的方法,其中需用到人口学资料(如年龄、性别等)来计算期望的患病家族成员数。用累积发病率与家族总的危险人年的乘积作为家族中期望病例数的估计值。当性别是该病的危险因素时,应分性别计算人年数。其中危险人年可利用如下信息计算:1)检查或调查时未患病亲属的年龄;2)患病亲属疾病诊断时的年龄;3)死亡亲属死亡时的年龄等。在计算期望病例数时,要尽可能地利用性别、种族和特定时间的发病率等信息。

第 i 家族总的家族史得分(family history score, FH)计算如下: $FH = (O_i - E_i)/(E_i)^{1/2}$,其中 O_i 为该家族中观察到的病例数,E_i 为该家族期望的病例数。对于家系的所有成员 j,有 $O_i = \sum O_{ij}$,$E_i = \sum E_{ij}$。通常,需对家族史得分进行校正(FH_i^*),具体方法如下:

1)当 $|O_i - E_i| > 0.5$ 且样本量较小时,$FH_i^* = \dfrac{|O_i - E_i| - 0.5}{(E_i)^{1/2}} \times \dfrac{|O_i - E_i|}{O_i - E_i}$;

2)当 $|O_i - E_i| \leqslant 0.5$ 时,$FH_i^* = 0$。

当家系较小和/或亲属的年龄偏小而导致家系中期望的病例数较少时,校正后的家族史得分也不稳定。如当家系中只有亲属患病时,即使家族史得分很高,经过校正后的家族史得分也常常小于 1。

家族史得分的大小直接量化了家族中疾病的发病风险,可根据得分大小对家族史进行分类:$FH < 0.5$ 时为阴性家族史,$0.5 \leqslant FH < 1$ 时为中度阳性家族史,$1 \leqslant FH < 2.0$ 时为明确的阳性家族史,$FH \geqslant 2.0$ 时为强阳性家族史。

多项研究发现,对于大部分的慢性病(包括冠心病、糖尿病和高血压等),人群中大多数家族的家族史得分接近于 0,这就引发了如何对家族史得分的统计学意义进行评估的问题:在较小的家系中,如果在发病风险较低的年龄或性别组内出现了一两个病例,它可能就是一个高危家族;而在大家系中,即使发病风险较高的年龄或性别组内均出现病例,也不应直接将其归类为高危家族。

参考文献

[1]　谭红专. 现代流行病学. 北京:人民卫生出版社,2001.

[2]　陈竺. 医学遗传学. 北京:人民卫生出版社,2005.

[3]　胡永华. 遗传流行病学. 北京:北京大学医学出版社,2008.

(范　安　梁　岩)

家族聚集性研究中的调查方法

1 简述

为了证实疾病或性状是否存在家族聚集性,可通过多种途径:1)比较患者亲属与普通人群的患病率或发病率;2)比较患者亲属与对照亲属的发病率或患病率;3)比较不同类型亲属的患病率或发病率;4)比较有家族史患者亲属与人群中随机抽取的患者的亲属的发病风险;5)比较数量性状疾病亲属间与非亲属间的相关性等。为了获取相应的测量指标,需根据研究目的的不同,进行不同的家系研究设计。

2 调查方法分类

2.1 家族史法

对于疾病的家族史,研究人员通常可通过先证者获取其亲属的患病情况。当先证者无法找到时(如病人已死亡),家族史信息可从家系中的其他个体(如配偶、父母或子女)处获得。对于在儿童期发作的疾病(如出生缺陷或精神发育延缓),家族史信息通常可从病例的父母处获得。根据调查时所询问信息的详细程度不同,家族史法可分为两类:简化的家族史法和详细的家族史法。

2.1.1 简化的家族史法

所谓简化的家族史法,是指在对先证者进行调查时,仅询问其亲属的患病状况,而不调查亲属的其他信息。该方法将家族史信息集中在一两个问题当中,而不需要对亲属中存在的其他危险因素进行测量,此时阳性家族史仅被当作病例或对照的一个暴露变量,用 OR 值来检验疾病是否存在家族聚集性。但通常 OR 值的估计会受到家系规模和结构的影响,并且病例和对照间潜在的回忆差异也会影响到 OR 值的估计,因此在估计家族聚集性时得到的结果比较粗略,但十分简便快捷。

2.1.2 详细的家族史法

详细的家族史法是指研究者不但需要收集先证者亲属的患病情况,还需收集其所有某类亲属(如一级亲属)的其他详细资料,而不论其是否患病。详细的信息包括:人口统计学资料(如性别、出生日期等)、生命状况信息等。与简化的家族史法相比,详细的家族史法明显费时费力,因此执行起来难度较大。但它也有简化家族史法不可比拟的优点:可根据亲属是否"暴露"于病例或对照而构建队列,这样就可计算并比较两组人群的疾病频率;如果能得到患者发病年龄的信息,还可对资料采用生存分析。

　　对于先证者亲属的患病情况，最初都是通过对先证者调查或直接对其亲属进行调查而获得。但是，两类方法都会受到潜在回忆偏倚的影响。因此，有时需要通过查找住院或医疗记录对报告的亲属的患病情况进行证实。

2.2　家族研究法

　　对于家族研究法，对患者亲属的调查会更为详细。通常研究人员利用病例对照设计首先募集先证者的亲属，然后为了获取更为详细的资料，还需做以下调查：对先证者亲属的直接询问、查找医疗记录来证实报告的病例、对于疾病关联的生理特征或遗传标志进行临床或实验室的评价等。这种研究设计的花费很高，随访和收集亲属的队列需要相当多的资源。

　　这种设计具有许多优点：1）可以直接检查所有亲属的疾病结局；2）可收集到每个亲属的危险因素和暴露的信息；3）如果进行实验室检查，还可以更全面地评价遗传和环境因素，并对家系资料进行分离分析和连锁分析。而不足之处在于：1）确证偏倚，因为所有家系都是通过患病或未患病的个体确证的，因此在遗传学模型的分析中必须考虑到确证的偏倚；2）参与研究的亲属中存在选择和参与偏倚，和非患者的亲属相比，患者亲属的优先参与可能导致真实的疾病频率被高估，同时还存在病例亲属和对照亲属参与率不同的可能性。

2.3　双生子研究

　　研究疾病家族聚集性的另一种方法是抽取固定的亲属组，而不管其患病状况，其中最著名的固定亲属组设计即双生子研究。这类研究设计具有如下优点：1）所有抽样单位的大小相同且提供的信息量相等；2）允许对可观察的环境危险因素进行控制；3）可以用校正的统计方法进行分析。其主要的缺点在于：1）该类设计得到的研究结果难以向一般人群外推；2）难以收集到足够数量的样本。

　　双生子研究提供了一种简单的分离遗传因素和环境因素的方法。因为同卵双子（monozygotic，MZ）间共享 100% 的基因，而异卵双生子（dizygotic，DZ）间和全同胞一样平均只共享 50% 的基因。研究者可通过比较 MZ 和 DZ 间患病的一致性（为质量性状时）或相关系数（为数量性状时）来评估环境和遗传因素的相对重要性。

　　双生子研究包含两种基本类型：双生子队列研究和双子一致性研究。在双生子队列研究中，可利用双生子的出生登记系统建立双生子的出生队列，并随访获得其疾病结局。而在双生子一致性研究中，首先通过待研究疾病的登记系统确证双生子的一方，然后通过广告或其他方法获得另一个双生子的疾病状况。双生子也可用来研究表型为连续型的变量，此时，选择随机的双生子对作为样本较合适，具体分析方法可看作是方差组分方法的一个特例。

　　双生子研究设计可用于许多情况：

　　1）同卵双生子对极可能是相同基因的携带者，是分离分析和连锁分析确定遗传家系极其有效的方式；

　　2）双生子及其配偶为传统的病例对照设计提供了一种新的变形，可在病例和其未患病的孪生、双生及配偶间进行比较分析；

　　3）可将异卵双生子和其非孪生同胞进行比较，这两类人共享相同的遗传变异；

4)可以比较患病一致和不一致的双生子对的共同环境因素,将每个双生子对作为一个观察单位,患病一致的双生子对中共同的因素可被认为是危险因素。

双生子研究中存在的问题除了较难判断是否为同卵双生子外,还有一些来源于出生前/后的潜在混杂因素难以控制。和 DZ 相比,MZ 间可能存在植入模式、宫内位置、分裂次数、产前循环和生存模式及分娩结局等的差异。即使遗传因素是决定该疾病的主要危险因素时,上述的差异也可能降低 MZ 间的一致性。另一方面,和 DZ 相比,MZ 因为身体和相貌上的相似性,出生后的偏倚可能包含了环境暴露方面的相似性。这可能导致在和 DZ 间的一致率比较时,即使在决定危险性的因素中遗传的比重很小的情况下,也会高估 MZ 间的一致率。

2.4 养子研究

养子研究也可将遗传因素和环境因素的影响作用分开。该类研究需要具有较系统和完整的收养记录。一种方法是从确证有孩子被收养的父母开始,确证那些放弃孩子抚养权利的患病和未患病的父母,然后对这两组人被收养的子女的疾病频率进行比较。如果患病父母的孩子疾病频率显著高于健康父母的孩子的疾病频率,则可推断疾病受遗传因素的影响。另一种方法是回溯性的,首先确证被收养的孩子,按被收养者是否患病来判定病例和对照,然后追溯被收养者的生物学父母,并比较他们之间疾病频率的差异。同样,研究者也可比较病例和对照的养父母间疾病频率的差异。如果病例的养父母较对照的养父母有高的疾病频率,则环境因素可能是决定危险度的主要因素。当前养子研究已被成功应用于精神性疾病、高血压、肥胖甚至早逝等疾病的研究当中。

面对只包含一种亲属关系(如亲—子)的随机样本的养子研究,对连续性状的分析原则上可以进行 4 种比较:1)父母与他们抚养的亲生子女(共享遗传与环境影响)间的比较;2)父母与他们亲生但寄养出去的子女(只共享遗传影响)间的比较;3)父母与他们收养的子女(只共享环境影响)间的比较;4)养父母与被收养者未被寄养的同胞(无共享遗传与环境影响)间的比较。实际上,第四种比较的期望值为 0,因此观察到的估计值不能提供任何额外的有用信息。

养子研究的特例包括双生子分开抚养和半同胞分开抚养的研究。养子研究的成功很大程度上依赖于记录的可获得性和重建生物学关系的能力。如果这类记录没有系统地保留,存在倾向于识别患病的养子、养父母和生物学父母的选择偏倚,则可能会高估这三类人群的患病率。养子研究中存在的问题还包括:对收养记录的保密、生物学父母情况信息的限制及其他一些问题,如小样本、缺乏对混杂因子的调控等。

参考文献

[1] 陈竺. 医学遗传学. 北京:人民卫生出版社,2005.

[2] Muin JK, Terri HB, Bernice HC. Fundamentals of Genetic Epidemiology. New York: Oxford University Press, 1993.

[3] 胡永华. 遗传流行病学. 北京:北京大学医学出版社,2008:43—50.

(范 安 钟寿强)

遗　传　度

1　简述

遗传度又称为"遗传力"、"遗传率"。多基因遗传病的发生受遗传因素和环境因素的双重影响，其中遗传因素的影响程度称为遗传度，一般用百分率（％）表示。可分为广义遗传度和狭义遗传度，前者是指所有的遗传方差与总的表型方差的比值（$h^2 = V_G/V_p$），即表型差异归因于个体间所有的基因型差异的程度；后者是指一个或多个位点等位基因的加性方差与总的表型方差的比值（$h^2 = V_A/V_p$），即表型差异归因于一个或多个位点等位基因间差异的程度。若 h 为 $70\% \sim 80\%$，遗传度高，说明该病的发生遗传因素起主要作用；h 为 $30\% \sim 40\%$，遗传度低，说明该病的发生遗传因素的作用不显著。

2　计算方法

2.1　简单线性回归模型

Galton 于 1987 年首次提出线性回归的概念，并用其描述双亲与成年子女之间的数量性状的关系，假定某数量性状（如身高）在子女（Y_0）与父母（Y_p）之间的简单线性关系可如下表示：

$$Y_0 = \mu_0 + \beta(Y_p - \mu_p) + e \tag{1}$$

其中，μ_0、μ_p 分别表示为子女和父母该数量性状的平均值，e 代表由随机因素导致的子女身高的实际值与期望值的偏差，回归系数 β 表示父母该性状对子女性状表达的影响程度，即根据条件概率的定义，在已知父母一方该性状值的条件下，其子女的性状期望值及期望的方差可表示为：

$$E(Y_0 | Y_p) = \mu_0 + \beta(Y_p - \mu_p) \tag{2}$$

$$\mathrm{Var}\{E(Y_0 | Y_p)\} = \mathrm{Var}\{\beta(Y_p - \mu_p)\} = \beta^2 \mathrm{Var}(Y_p) \tag{3}$$

则子女该性状总变异 $\mathrm{Var}(Y_0)$ 可以表示为如下两部分：

$$\mathrm{Var}(Y_0) = \mathrm{Var}\{E(Y_0 | Y_p)\} + E\{\mathrm{Var}(Y_0 | Y_p)\} \tag{4}$$

等号右边第一部分反映了子女性状的总变异中可以用父母该性状变异解释的部分；第二部分则反映了不能直接归因于父母该性状变异的剩余变异部分。

由上述方差分解过程可得出回归系数 β 和确定系数 D 之间（评价线性回归模型所提

供信息量的指标)之间的关系,如下所示:

$$D=1-\frac{E\big[\mathrm{Var}(Y_0\mid Y_p)\big]}{\mathrm{Var}(Y_0)}=\frac{\beta^2\mathrm{Var}(Y_p)}{\mathrm{Var}(Y_0)} \tag{5}$$

因此,回归系数 β 既能起到预测的作用,又能反映由于父母身高的影响而使子女的身高变异减少的部分,确定系数可衡量亲属之间的表型相似性。由于此处假设为已知父母一方性状值条件下,因此回归系数的二倍称为经验遗传度(empirical heritability),即 $h^2=2\beta$。若以父母双方表型的平均值作为自变量,则经验遗传度($h^2=\beta$)可由下列回归模型得到:

$$Y_0=\mu+\beta\frac{(Y_m+Y_f)}{2}+e \tag{6}$$

其中 $(Y_m+Y_f)/2$ 称为中亲值(midparent value),回归系数的平方(β^2)反映了子女性状的总变异中可以用父母双方该性状值解释的部分。

值得注意的是,该简单线性模型不涉及任何有关的生物机制(包括遗传因素、环境因素或二者同时存在)的假设,完全根据公式(1)估计,常数项的误差方差随着父母观察值范围的变化而变化。

2.2 方差组分模型

方差分析法是根据亲属表型之间的协方差和相关系数,将测量到的表型方差分解为不可测量的遗传和环境因素的线性函数,即:

$$Y_{kl}=\mu+g_k+c_l+e_{kl}$$

其中,各基因型效应(g_k,其中 $k=1,\cdots,K$)和各环境因素效应(c_l,其中 $l=1,\cdots,L$)都无法直接观察到。由于经典方差分析关注的参数是遗传和环境方差,因此属于随机效应模型。

若基因型和环境因素之间相互独立,则性状 Y 的总方差可表示为:

$$\mathrm{Var}(Y)=\sigma^2=\sigma_g^2+\sigma_c^2+\sigma_e^2$$

即各组分方差之和。则广义遗传度 $h^2=\sigma_g^2/\sigma^2$

若遗传因素和环境因素之间存在相关,总方差增加了二者协方差的 2 倍,即

$$\sigma^2=\sigma_g^2+\sigma_c^2+2\mathrm{cov}(gc)+\sigma_e^2$$

若基因型和环境之间存在交互作用(在不同环境下,不同基因型个体表型均数之间的关系不一致,有时也被称为"不同环境条件下基因型的不稳定性"),则总方差应表示为

$$\sigma^2=\sigma_g^2+\sigma_c^2+2\mathrm{cov}(gc)+\sigma_{ge}^2+\sigma_e^2$$

若忽视协方差或交互作用,将会高估或低估广义遗传度。

2.1.1 遗传方差组分

遗传方差组分 σ_g^2 可以分解为:

$$\sigma_g^2=\sigma_a^2+\sigma_d^2+\sigma_i^2$$

反映作用方式不同的各遗传组分之和。其中,$\sigma_a{}^2$ 代表等位基因间和非等位基因间的

累加作用引起的效应,被称为加性遗传方差或加性效应(additive genetic variance);$\sigma_d{}^2$代表同一位点等位基因间的非加性相互作用,被称为显性方差或显性效应(dominance variance);$\sigma_i{}^2$代表不同位点等位基因间的非加性相互作用,被称为上位性方差或上位效应(epistatic variance)。假设某位点上有一对等位基因 A 和 a,它们可以构成 3 种基因 AA,Aa,aa。此时,该等位基因的加性效应为纯合子偏离 2 种纯合子基因型平均值的大小,反映可由亲代遗传给子代的表型变异,因此该组分是形成亲属间协方差或相关的基础,用于计算狭义遗传度($h^2=\sigma_a{}^2/\sigma^2$)。显性效应为杂合子与两纯合子平均值的离差,反映同一位点 2 个等位基因间的非线性相互作用产生的变异,仅引起血缘一致性(identical by descent,IBD)基因型的亲属主要是全同胞和双生子之间的协方差或相关。上位性方差是非加性遗传方差的另一种形式,是不同位点的基因间所有非加性交互作用的总和。值得注意的是,这些遗传方差本身涉及的位点数量并没有限制,可以是一个位点上的 2 个等位基因,也可以是多个彼此独立的位点,每个位点对表型的效应相等(即多基因效应)。

2.2.2　方差组分的估计

当根据亲属资料估计方差组分时,由于我们主要关注的是加性遗传、显性遗传、共同环境和个体特殊环境 4 个因素有关的方差组分,因此线性模型下亲属对之间的协方差比单个个体的表型具有更大的应用价值,根据公式(1),相关系数为标准化的协方差。在线性模型下,任意两亲属 i 和 j 之间的期望协方差可写成:

$$\mathrm{Cov}(Y_i,Y_j)=2\varphi_{ij}\sigma_a^2+\Delta_{ij}\sigma_d^2+\gamma_{ij}\sigma_c^2+\delta_{ij}\sigma_e^2$$

其中,φ_{ij} 是个体 i 和 j 之间的共祖系数(或称血缘系数),即个体 j 随机选取的一个等位基因与个体 i 在同一位点随机选取的等位基因为 IBD 等位基因的概率;Δ_{ij} 为个体 i 和 j 常染色体上某个位点的 2 个等位基因都是 IBD 的概率;γ_{ij} 为两亲属共享某环境因素的概率。根据亲属对之间的实测协方差或相关系数的简单比较,可对遗传因素的作用大小进行初步判断。

研究的设计类型有:固定亲属集分析(analysis of fixed sets of relatives),主要优势在于对"家系集"(family set)成员的年龄、性别及某些可观测危险因素进行了匹配,但并未改变成员间遗传、环境因素的相对关系;此外,还有双生子研究,通过比较同卵(monozygotic,MZ)和异卵(dizygotic,DZ)双生子间的相似性和/或差异,从而估计遗传效应的大小。最大似然法(maximum likelihood estimators,MLE)常用于方差组分的估计,常用的软件有 Mx(Neale 1997)、SOLAR 和 ACT(详见文献[3])。

除了方差组分模型外,通径分析也可以用于分解遗传和非遗传组分,与方差组分分析不同的是通径分析把观察到的表型相关分解为共同的遗传组分和共同的环境组分,方便直观地构建可观测表型的因果模型。通径分析在生物学机制上也较容易解释,但缺乏明确的数学表达形式,影响假设检验和统计推断的进行,带有一定的主观性。

参考文献

[1]　胡永华．遗传流行病学．北京:北京大学医学出版社．2008.
[2]　http://en.wikipedia.org/wiki/Heritability.

[3] Allison DB，Neale MC，Zannolli R，et al. Testing the robustness of the likelihood-ratio test in a variance-component quantitative-trait loci-mapping procedure. Am J Hum Genet，1999，65(2)：531－44.

（张　凡　林美华）

方差的遗传组分

1　简述

　　数量性状遗传学以其变异的研究为中心，也正是因为采用了变异的分析方法才使主要的遗传学问题得以系统的阐述。变异研究的基本思想是将其分剖为归属于不同原因的组分。这些组分的相对大小决定了群体的遗传特性，尤其是亲属间的相似程度。变异的大小可度量并以方差表示：当以偏离群体平均值的离差表示数量性状值时，方差简单地说就是该值平方的平均值。比如按方差分剖的组分，基因型方差就是基因型值的方差，环境方差就是环境离差的方差。总方差是表型方差，或是表型值的方差，也是各个组分的总和。方差组分以及它们所度量的方差所隶属的数值列于表 1：

表 1　方差组分

方差组分	符号	被度量方差所隶属的数值
表型	V_P	表型值
基因型	V_G	基因型值
加性	V_A	育种值
显性	V_D	显性离差
互作	V_I	互作离差
环境	V_E	环境离差

　　于是，在某些限制条件下（忽略基因环境互作），数量性状表型的总方差是各个组分的总和，即：

$$V_P = V_G + V_E$$
$$= V_A + V_D + V_I + V_E$$

　　但是，仅将其分剖成基因型方差和环境方差并没有完全明确亲属间相似的原因。基因型方差根据基因型值还可再细分成育种值、显性离差和互作离差。我们有：

$$
\begin{array}{lccccccc}
\text{数值} & G= & A & + & D & + & I \\
\text{方差组分} & V_G= & V_A & + & V_D & + & V_I \\
& & \text{（基因型）} & \text{（加性）} & & \text{（显性）} & & \text{（互作）}
\end{array}
$$

即方差的遗传组分包括：加性方差、显性方差和互作方差，其中，显性和互作组分一起构成非加性遗传方差。

加性方差是育种值的方差，是遗传方差中最重要的组分，也是数量性状主要的遗传特征以及群体对选择反应的主要决定因素。而且它是最易从群体（通常家系群体）获得性状观测值从而迅速得到估计值的惟一组分。加性方差的估计依赖于对亲属间相似程度的分析。遗传方差的所有组分均依赖群体基因频率，因此它们的估计值仅适用于被估计的群体。

2 基本原理

估计方差组分的方法有 R 法、REML（restricted maximum likelihood，约束最大似然）、MCMC（Markov Chain Monte Carlo，马尔克夫链-蒙特卡洛）法和贝叶斯法。这里主要介绍 R 法，该法需要计算 R 值，可依据由全数据集预测的随机效应值对由同一数据集的随机亚集预测的随机效应值的回归模型进行计算。R 值的概念来源于研究者利用最近的遗传评定对基于较少数据的历史遗传评定的回归分析。研究表明，如果用于遗传评定的参数准确，回归因子也就是回归系数的值应为 1。随后，Reverter 等将这一概念用于估计方差组分。因为群体的遗传评定是连续的，如果将用于最近的遗传评定的数据集作为一个全数据集，那么用于以往历次遗传评定的各个数据集相当于亚数据集，通过计算全数据集对亚数据集的回归，并调整有关的参数使得回归因子等于 1，便可得到准确的方差组分估值。

3 基本步骤

3.1 统计模型

用于方差组分估计的混合模型可用矩阵形式表示为：

$$
y= Xb+Zu+e \tag{1}
$$

式中，y 为 $n\times1$ 维观察值向量，b 为 $p\times1$ 维固定效应向量，u 为 $q\times1$ 维随机效应向量，e 为 $n\times1$ 维随机残差效应向量，X 和 Z 分别为 b 和 u 的 $n\times p$ 和 $n\times q$ 阶关联矩阵。

对有关参数的均数和方差做如下标准设置：

$$
E\begin{bmatrix} y \\ u \\ e \end{bmatrix}=\begin{bmatrix} Xb \\ 0 \\ 0 \end{bmatrix}; \mathrm{Var}\begin{bmatrix} y \\ u \\ e \end{bmatrix}=\begin{bmatrix} Z'GZ+R & ZG & R \\ GZ' & G & 0 \\ R & 0 & R \end{bmatrix} \tag{2}
$$

其中，G 为遗传方差-协方差矩阵，且有 $G=A\sigma_a^2$；R 为残差方差-协方差矩阵，且有 $R=I\sigma_e^2$。A 为由个体间亲缘关系组成的血缘相关矩阵，I 为单位矩阵，σ_a^2 和 σ_e^2 分别为加性遗传方差和残差方差。

3.2 用于方差估计的 R 值的计算

R 值的计算需要利用随机效应的估计值，对于全数据集可通过利用 Henderson 的混合模型方程组：

$$\begin{bmatrix} X'X & X'Z \\ Z'X & Z'Z+A^{-1}\lambda \end{bmatrix} \begin{bmatrix} \hat{b} \\ \hat{u} \end{bmatrix} = \begin{bmatrix} X'y \\ Z'y \end{bmatrix} \tag{3}$$

求得。其中，$\lambda = \sigma_e^2/\sigma_a^2 = (1-h^2)/h^2$。

对于亚数据集，估计随机效应前应就全数据集中的固定效应进行校正，也就是说亚数据集中的数据(y_p)是由$y-Xb$随机选取而得。其随机效应的估计值$(\hat{u}_p)$可通过如下方程组求解而得：

$$[Z'_p Z_p + A^{-1}\lambda]\hat{u}_p = Z'_p y_p \tag{4}$$

其中，Z_p为与随机选取的观察值有关的个体效应的关联矩阵。

基于全数据集计算的随机效应值$(\hat{u})$对基于亚数据集计算的随机效应值$(\hat{u}_p)$的回归因子r可用下式计算：

$$r = \frac{\mathrm{Cov}(\hat{u},\ \hat{u}_p)}{\mathrm{Var}(\hat{u})} = \frac{\hat{u}'A^{-1}\hat{u}_p}{\hat{u}'_p A^{-1}\hat{u}_p} \tag{5}$$

定义方差比$s = \sigma_e^2/\sigma_a^2$，Reverter等证明，$E[r(s)] = 1$。同时发现方差比应用不当，可导致回归系数偏离其期望值。如果计算的r值大于1，说明对方差比进行了低估，即σ_a^2太大；如果计算的r值小于1，说明对方差比进行了高估，即σ_a^2太小。利用迭代技术，每次迭代都对方差比进行调整，直到r值等于1。当r值在一定的精确度下接近于1时，便可得到适宜的方差组分估计值。

多种情况，如记录数太少、亚样本抽样比例不理想、亚样本在不同效应上的分布比例不合适，或者随机效应内某一水平的记录数太多等都会使R法方差组分估值不理想，因此，Druet等认为应谨慎使用R法。尽管如此，R法因计算成本低，在大数据集的遗传分析中有着较大优势。通过探讨在遗传和残差效应属于不同分布假设下R法遗传率估值的无偏性，Reverter认为非正态的不均匀分布对遗传和残差效应的R法估值的无偏性和计算效率的影响不是很大。这似乎说明R法可以应用于呈非正态分布的性状，如阈性状、分类性状等，但尚缺乏相应的仿真和应用研究，其可靠性有待于进一步评价。随着对R法有关特性的深入了解，以及计算方面软、硬件条件的进一步改善，我们相信R法会在遗传研究和动植物育种实践中，特别是针对基于显性遗传效应的复杂混合模型和基因组模型的大规模数据的方差组分估计、多性状的国际联合遗传评定等诸多方面得以广泛应用。

参考文献

[1] Falconer DS, Mackay TFC. 数量遗传学导论. 储明星, 译. 北京：中国农业科技出版社, 2000：99－104.

[2] Reverter A, Golden BL, Bourdon RM, et al. Technical note: detection of bias in genetic predictions. J Anim Sci, 1994, 72：34～37.

[3] Druet T, Misztal I, Duangjinda M, et al. Estimation of genetic covariances with Method R. J Anim Sci, 2001, 79：605～615.

[4] Reverter A. Empirical evidence of the optimality of Method R estimates. Proceedings 6th Word Congress on Genetics Applied to Livestock Production, 1998, 25: 533~536.

（丁元林　刘　敏）

方差分量模型

1　简述

如疾病表型存在显著的家庭相关,则说明遗传或共享的环境因素对疾病的家庭相关有重要影响。方差分量模型用于评价遗传因素和共享的环境因素对疾病的家庭相关的作用。1918年,Fisher首次引进了环境方差(environmental variance)和遗传方差(genetic variance)的概念,为推断某性状是否存在遗传病因以及估计遗传效应提供了基础。

2　基本模型

在传统的数量遗传学中,表型性状的遗传效应可分为多基因加性遗传效应(additive effect)和显性遗传效应(dominance effect)。加性遗传效应能稳定传递给后代。显性遗传效应存在于特定的基因型组合中,指同一位点上等位基因之间的非加性效应,主要反映在同胞之间的表型变异中。因为在大多数设计中显性遗传效应的估计总是和同胞共享的环境效应混杂在一起,所以也称同胞共享效应。环境效应可分为家庭内教养环境(family cultural environment)和外环境的作用。在各种表型变异的影响因素中,遗传因素和家庭内教养环境因素随机地分布在各个家庭中,难以直接测量。这些因素对表型的作用大小可由其方差的大小来度量,称为方差分量或方差组分(variance component)。一般的说,对连续性状,最基本的方差分量模型可用线性模型的形式表示:

$$Y_i = \mu_i + G_i + C_i + E_i \tag{1}$$

式中,G、C、E 表示三个相互独立且均数为 0 的随机效应,分别表示遗传因素、亲属共享的环境因素和个体的测量误差。因此 Y 的方差可以表示为

$$\mathrm{Var}(Y) = \sigma^2 = \sigma_g^2 + \sigma_c^2 + \sigma_e^2$$

其中遗传因素 G 又可以分解为加性遗传效应 A 和显性遗传效应 D,其遗传方差 σ_g^2 可以相应的分解为加性遗传方差 σ_a^2 和显性遗传方差 σ_d^2。对同一家庭中的两个个体 i 和 j,$\mathrm{Cov}(A_i, A_j) = \phi\sigma_a^2$,$\phi$ 为亲缘系数,如父母、同胞间的值为 1/2,配偶间亲缘系数为 0。而显性遗传效应表现为同胞间共享的效应,即如果同一家庭中的个体 i 和 j 为全同胞,则

$Cov(D_i, D_j) = \sigma_d^2$，否则为 0。$\sigma_c^2$ 为亲属间共享的环境方差，对一起生活的亲属可定义 $Cov(C_i, C_j) = \sigma_c^2$，否则为 0。

模型(1)中三个随机效应的方差和协方差反映了围绕模型固定部分的残差的分布，遵循条件独立性假设，即家庭内反应变量相关，但家庭间反应变量独立。表示每个因素作用的方差分量占总分量的比例可以用来说明该因素在总方差中所起的作用。对于家庭中每一种亲缘关系结构，都可以分别估计遗传加性效应、同胞共享效应、家庭内共享环境和随机误差作用的相对大小。如通常说的广义遗传度（broad heritability）是指遗传因素占表型总方差的比例为 σ_g^2/σ^2；而遗传加性方差占总方差的比例 σ_a^2/σ^2，则称为狭义遗传度（narrow heritability）。

在上述的方差分量模型基础上，还可进一步扩展，如方差分量本身可拟合为已知协变量如性别、年龄或地理位置等的函数，来反映基因－环境交互作用。也可扩展到包含异位显性（epistasis）的作用（通常定义为上位效应），或将已知的遗传标记信息结合到方差分量模型中进行数量性状位点（quantitative trait locus，QTL）连锁分析等。

对上述方差分量模型，可采用方差分析、限制性最大似然法（restricted maximum likelihood，REML）和贝叶斯法等算法估计方差分量。方差分析法常用于最简单的平衡设计如双胞胎设计；当家系结构复杂时，可采用限制性最大似然法或贝叶斯法。

参考文献

[1] Henderson CR. Estimation of variance and covariance components. Biometrics，1953，9（2）：226—252.

[2] Hopper JL. Variance components for statistical genetics：applications in medical research to characteristics related to human disease and health. Statistical Methods in Medical Research，1993，2（3）：199—223.

[3] Guo SW，Thompson EA. Monto Carlo estimation of variance component models for large complex pedigrees. IMA Journal of Mathematics Applied to Medicine and Biology，1991，8(3)：171—189.

（部艳辉）

一元方差组分模型

1 简述

方差组分模型在统计学中有着悠久的历史，最早的两篇相关论文可以追溯到 1861 年和 1863 年，其方差组分模型用于含随机效应的方差分析。1918 年 Fisher 在遗传学中引入了环境方差与遗传方差的概念。目前方差组分模型已被广泛应用于不同的领域和遗传数据分析，其中包括连锁分析和关联分析。本条目主要介绍一元方差组分模型在连锁分析中的应用。

2　一元方差组分模型

对于数量性状，连锁分析的假设：共享 IBD(identity by descen) 等位基因的同胞对（或其他亲属对）比不共享 IBD 等位基因的同胞对（或其他亲属对）倾向于有较强的表型相似性，共享两个 IBD 等位基因的表型相似性更强。IBD 指两个同胞间有相同的等位基因，且来源于共同的祖先。对于某一位点，两个同胞共有的等位基因可以是 0 个、1 个或者 2 个，即 IBD 的可能取值为 0、1、2。

现假设有一个包含 n 对同胞对的样本（不同同胞对之间相互独立），同胞对中两个个体的某数量表型的差值服从正态分布，即 $x_{i1}-x_{i2}$ 服从正态分布，$i=1,2,\cdots,n$。Haseman 和 Elston 曾提议用数量性状差值的平方表示同胞对间表型的差异，即 $y_i=(x_{i1}-x_{i2})^2$。当给定 IBD 取值时，数量表型差值平方的期望值为 $E((x_{i1}-x_{i2})^2\,|\,IBD_i)$，可解释为 IBD 取某值时，$x_{i1}-x_{i2}$ 的条件方差，于是我们可以检验方差 $\mathrm{Var}((x_{i1}-x_{i2})\,|\,IBD_i=j)$ 与非条件方差(σ^2)之间是否有差异，$j=0,1,2$。或者说，检验假设 $H_0:\sigma_j^2=\sigma^2$ 和 $H_1:\sigma_j^2\neq\sigma^2$，$j=0,1,2$。

为了使问题简单化，我们假设同胞对的 IBD 值已知，n_j 表示共享 j 个 IBD 等位基因的同胞对对子数，则 σ_j^2 可由下式估计：

$$\hat{\sigma}_j^2=\frac{1}{n_j}\sum_{i=1}^{n_j}y_{ij}$$

其中 y_{ij} 表示 IBD 值为 j 的第 i 个同胞对表型差值的平方。类似地，总的表型方差 σ^2 的估计值为 $\hat{\sigma}^2=\frac{1}{n}\sum_{i=1}^{n}y_i$。为了检验方差是否相等，应用似然比检验(likelihood ratio test，LRT)，检验统计量为 $T=\sum_{j=0}^{2}n_j\hat{\sigma}_j^{-2}\hat{\sigma}^2$，$T$ 近似服从自由度为 2 的 χ^2 分布。

在实际应用中 IBD 值常不能明确确定，需要用 EM 算法估计方差。另外，在加性遗传模型的假设下，有 $\sigma_1^2=(\sigma_0^2+\sigma_2^2)/2$，因此检验统计量服从自由度为 1 的 χ^2 分布。

参考文献

[1] Searle SR, Casella G, McCullOCH CE, et al. Variance Components. New York：Wiley, 1992：19—43.

[2] Haseman JK, Elston RC. The investigation of linkage between a quantitative trait and a marker locus. Behav Genet, 1972，2(1)：3—19.

[3] Andreas Z, Inke RK. A Statistical Approach to Genetic Epidemiology：Concepts and Applications. Weinheim：Wiley-VCH, 2006：237.

[4] Wright FA. The phenotypic difference discards sib-pair QTL linkage information. Am J Hum Genet, 1997，60(3)：740—742.

[5] Fulker DW, Cherny SS. An improved multipoint sib-pair analysis of quantitative traits. Behav Genet, 1996，26(5)：527—532.

（修良昌　丁元林）

多元方差组分模型

1 简述

相关研究表明,多元(多因素或多性状)连锁分析方法可以提高遗传效应估计的准确度和检验功效。De Andrade 等和 Almasy 等将方差组分模型进行改进并用于多元连锁分析。多元方差组分模型最早主要被用于应用性数据分析,而没有对假设检验和参数估计问题进行详细的讨论。Todorov 等构建了一个更广泛的理论框架,将方差组分分析进行延伸,作为结构方程模型的一个特例。下面简要介绍多元方差组分模型在多元连锁分析中的应用。

2 多元方差组分模型

假设有一个包含 n 对同胞对的样本(不同同胞对之间相互独立),第 i 对同胞对的表型值用 x_{it} 表示,$i=1,\cdots,n;t=1,2$。根据方差分析模型,x_{it} 被分解为总体均数 μ、数量位点的遗传效应 g_{it} 和误差项 e_{it},即

$$x_{i1}=\mu+g_{i1}+e_{i1}, \quad x_{i2}=\mu+g_{i2}+e_{i2} \tag{1}$$

该模型为简单遗传模型,也称作 Falconer 模型。在模型中,未单独列出多基因组分和共享的环境效应,而是将它们归入误差项,所以残差是相关的,即造成表型相关且 $\mathrm{Corr}(x_{i1},x_{i2})=\mathrm{Corr}(e_{i1},e_{i2})$。进一步假设残差项 e_{it} 服从正态分布,$\mathrm{E}(e_{it})=0$,$\mathrm{Var}(e_{it})=\sigma_e^2$。

我们假定数量位点有 A_1 和 A_2 两个等位基因,基因频率分别为 p 和 q,满足随机婚配和 Hardy-Weinberg 平衡,且非等位基因间不存在交互效应。定义 Falconer 模型中的遗传效应 g_{it} 为

$$g_{it}=\begin{cases}a & \text{个体的基因型为} A_1A_1 \\ d & \text{个体的基因型为} A_1A_2 \\ -a & \text{个体的基因型为} A_2A_2\end{cases} \tag{2}$$

如果 $a=d$,称为显性遗传模型;如果 $d=0$ 称为加性遗传模型。$d\neq0$ 时,数量位点的遗传方差被分解为加性遗传方差 σ_a^2 和显性遗传方差 σ_d^2。

我们将 Falconer 模型进一步延伸。假设有一个包含 n 个家庭的样本(不同家庭之间相互独立),家庭成员的编号为 $t,t=1,2,\cdots,T_i,i=1,2,\cdots,n$。表型值 x_{it} 可进一步

分解为总体均数 μ、数量位点的遗传效应(随机效应)g_{it}、多基因背景组分(随机效应)G_{it}、p 个协变量效应(固定效应)u_{it} 和误差项 e_{it},即

$$x_{it} = \mu + g_{it} + G_{it} + \beta' u_{it} + e_{it} \tag{3}$$

式(3)虽未列出共享环境效应项,但事实上已经通过协变量将之包括进去了。模型(3)中仅包含一个关注的数量性状位点,但也可以推广到多个数量性状位点的情况。

为了使模型能够被识别并且不失一般性,我们假设主基因效应、多基因效应和误差项两两不相关,并且 $E(g_{it}) = E(G_{it}) = E(e_{it}) = 0$。在该假设条件下,个体表型值 x_{it} 的均数和方差分别为

$$E(x_{it}) = \mu + \beta' u_{it}, \quad \mathrm{Var}(x_{it}) = \sigma_a^2 + \sigma_d^2 + \sigma_G^2 + \sigma_e^2 = \sigma_g^2 + \sigma_G^2 + \sigma_e^2 \tag{4}$$

σ_a^2 和 σ_d^2 为上文提到的加性遗传方差和显性遗传方差,σ_G^2 多基因组分方差,σ_e^2 为误差方差。

第 i 个家庭中个体 t 与 $t'(t \neq t')$ 表型值的协方差可表示为

$$\mathrm{Cov}(x_{it}, x_{it'} \mid IBD_{i,tt'}) = f_{i,tt'}(\theta, \tau_{i,tt'}) \sigma_a^2 + h_{i,tt'}(\theta, \tau_{i,tt'}, z_{i1,tt'}) \sigma_d^2 + 2c_{i,tt'} \sigma_G^2 \tag{5}$$

θ 为分子标记位点和性状位点间的重组率,$\tau_{i,tt'}$ 表示个体 t 与 t' 共享 IBD 等位基因的比例,$z_{i1,tt'}$ 表示亲属对共享 1 个 IBD 等位基因的概率,$c_{i,tt'}$ 则是 t 与 t' 的亲缘系数。$f_{i,tt'}$ 和 $h_{i,tt'}$ 分别为重组函数和 tt' 亲属对 IBD 概率的函数,对于同胞对

$$f_{i,tt'}(\theta, \tau_{i,tt'}) = \frac{1}{2} + (1-2\theta)^2 (\tau_{i,tt'} - \frac{1}{2})$$

$$h_{i,tt'}(\theta, \tau_{i,tt'}, z_{i1,tt'}) = 4\theta^2 (1-2\theta)^2 + (1-2\theta)^2 \tau_{i,tt'} + (1-2\theta)^4 z_{i1,tt'}$$

如果想估计出式(4)中所有的方差组分,则需要不同的亲属对。将第 i 个家庭所有家庭成员的表型值 $x_{i1}, \cdots, x_{iT_i}$ 用列向量 x_i 表示,相应的均数向量用 $\mu_i = E(x_i)$ 表示,家系的方差矩阵用 Σ_i 表示。一般假设表型值服从多元正态分布,则对数似然函数的核为

$$L(\sigma_a^2, \sigma_d^2, \sigma_G^2, \theta) = \frac{1}{n} \sum_{i=1}^{n} (\mathrm{lndet}(\Sigma_i) + (x_i - \mu_i)' \Sigma_i (x_i - \mu_i))$$

对数极大似然估计可以由标准的统计软件完成,连锁分析可以用似然比检验方法进行检验。例如,对 σ_a^2 是否为 0 进行检验,将 $-2L(\sigma_a^2, \sigma_d^2, \sigma_G^2, \theta)$ 和 $-2L(\sigma_a^2 \mid_{\sigma_a^2=0}, \sigma_d^2, \sigma_G^2, \theta)$ 进行比较,检验统计量近似服从自由度为 1 的 χ^2 分布。

该方法的优点是在分析过程中可以调整不同类型的协变量,缺点则是要求表型值满足多元正态分布,若不满足会增大 I 型错误并且几乎不能检出连锁。

参考文献

[1] Boomsma DI, Dolan CV. A comparison of power to detect a QTL in sib-pair data using multivariate phenotypes, mean phenotypes, and factor scores. Behav Genet, 1998, 28(5): 329-340.

[2] Schmitz S, Cherny SS, Fulker DW. Increase in power through multivariate analyses. Behavior Genetics, 1998, 28(5): 357-363.

［3］ de Andrade M，Thiel TJ，Yu L，et al. Assessing linkage on chromosome 5 using components of variance approach：univariate versus multivariate. Genet Epidemiol，1997，14(6)：773－778.

［4］ Almasy L，Dyer TD，Blangero J. Bivariate quantitative trait linkage analysis：pleiotropy versus co-incident linkages. Genet Epidemiol，1997，14(6)：953－958.

［5］ Todorov AA，Vogler GP，Gu C，et al. Testing causal hypotheses in multivariate linkage analysis of quantitative traits：general formulation and application to sibpair data. Genet Epidemiol，1998，15(3)：263－278.

［6］ Andreas Ziegler，Inke R Koenig. A Statistical Approach to Genetic Epidemiology：Concepts and Applications. Weinheim：Wiley－VCH，2006：237.

（修良昌　丁元林）

通径分析

1　简述

通径分析（path analysis）可用于分析多个自变量与因变量之间的线性关系，是回归分析的拓展，可以处理较为复杂的变量关系。当自变量数目比较多，且自变量之间的相互关系比较复杂（比如，自变量之间有时是相关关系，有时则可能是因果关系）或者某些自变量是通过其他的自变量间接地对应变量产生影响时，可以采用通径分析。

2　基本概念

2.1　通径模型（path model）

通径模型是以多元线性回归方程为基础的反映自变量、中间变量、潜变量和因变量之间的相互关系的模型，通常由一组线性方程组成。

2.2　通径图（path graph）

通径图（如图1）可以直观地表现各个变量之间的相互关系。通径图中的单箭头线称为直接通径（如 A 到 D），简称通径（path），表示因果关系，方向由原因指向结果。双箭头线称为相关线（correlation line），表示变量间互为因果，是平行关系（如 A 与 B），其中 e 为误差项。

2.3　外生变量和内生变量

通径分析中只受到模型之外的其他因素影响的变量称为外生变量，如图1中的 A、B、C、e，通径图中没有单箭头指向它们。外生变量之间如果有相关关系，则用双箭头线表示。

通径分析中受到模型中某些变量影响的变量称为内生变量，如图1中的 D，通径图中有朝内的箭头指向它们。

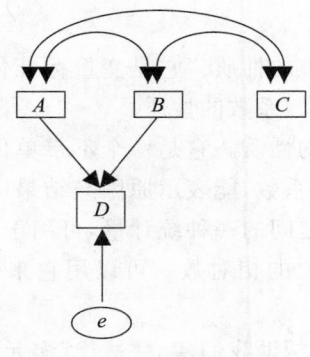

图1　通径图

2.4　通径系数(path coefficient)

通径系数是用来表示相关变量因果关系的统计量,是标准化的偏回归系数,也称作通径权重。通径系数一般用最小二乘法(ordinary least squares,OLS)或极大似然估计法(maximum likelihood estimation,MLE)来估计。

2.4.1　通径系数的数学表达式

如果我们估计的线性回归方程为:

$$\hat{y}=b_0+b_1x_1+b_2x_2 \tag{1}$$

或

$$y=b_0+b_1x_1+b_2x_2+e\ (e\ 为残差) \tag{2}$$

由于 b_1 和 b_2 带有量纲,我们不能通过 b_1,b_2 来比较 x_1 和 x_2 对 y 的影响大小。如果要比较 x_1 和 x_2 对 y 的影响,需要将 x_1 和 x_2,y 及 e 标准化,从而消除量纲的影响。

由 $y=b_0+b_1x_1+b_2x_2+e$ 可得:

$$\bar{y}=b_0+b_1\bar{x}_1+b_2\bar{x}_2 \tag{3}$$

公式(2)与公式(3)相减得:

$$y-\bar{y}=b_1(x_1-\bar{x}_1)+b_2(x_2-\bar{x}_2)+e \tag{4}$$

公式(4)可变换为下式:

$$\frac{y-\bar{y}}{s_0}=b_1\frac{s_1}{s_0}\cdot\frac{x_1-\bar{x}_1}{s_1}+b_2\frac{s_2}{s_0}\cdot\frac{x_2-\bar{x}_2}{s_2}+\frac{s_e}{s_0}\cdot e \tag{5}$$

公式(5)中 s_0,s_1,s_2,s_e 分别表示 y,x_1,x_2 及 e 的标准差。$b_1\dfrac{s_1}{s_0}$ 和 $b_2\dfrac{s_2}{s_0}$ 分别为自变量 x_1,x_2 的标准化偏回归系数。$\dfrac{s_e}{s_0}$ 表示除自变量以外的其他因素对因变量的影响大小。如果我们以 $p_{0.1},p_{0.2},p_{0.e}$ 分别表示 x_1,x_2 和 e 到 y 的通径系数,那么:

$$p_{0.1}=b_1\frac{s_1}{s_0},\ p_{0.2}=b_2\frac{s_2}{s_0},\ p_{0.e}=\frac{s_e}{s_0}$$

当我们估计的线性回归方程有多个自变量,且自变量间两两相关时,各自变量及残差到应变量的通径系数的数学表达式同上。

2.4.2　通径系数的性质

1)通径系数具有偏回归系数的性质。它是变量标准化后的偏回归系数,能够表示变量间的因果关系,故仍具有偏回归系数的性质。

2)通径系数具有相关系数的性质。它是一个不带单位的相对数,因而又具有相关系数的性质,是具有方向性的相关系数,能表示原因与结果(自变量与因变量)之间的关系,它是介于回归系数和相关系数之间的一种统计量,可用于各种性状间的相关分析。

3)通径系数是一个不带单位的相对数。可以用它来估计自变量对因变量直接影响效应的大小,比较其相对重要性。

4)利用通径系数分析,可以帮助我们建立"最优"多元回归方程。

2.5　决定系数(determination coefficient)

通径系数的平方称为决定系数,表示自变量或误差能够解释因变量总变异的程度。

3　通径分析的显著性检验

通径分析的显著性检验包括以下四项:

1)回归方程显著性检验:采用 F 检验法;

2)通径系数显著性检验:采用 F 检验法或 t 检验法;

3)通径系数差异显著性检验:采用 F 检验法或 t 检验法;

4)两次通径分析相应通径系数显著性检验:采用 F 检验法或 t 检验法。

一般情况下,第 3)种检验和第 4)种检验在一般的多元线性回归分析中无法实现,因为不同偏回归系数带有不同量纲,但是在通径分析中,这两种检验可以实现。

参考文献

[1]　卜向东. 通径分析理论及其在遗传流行病学中的应用. 国际遗传学杂志,1985,6:285－291.

[2]　陈东周. 通径分析在流行病学描述性研究中的应用. 疾病控制杂志,2003,7(4):344－346.

[3]　赵铁牛. 通径分析及其在医学研究中的应用. 山西医科大学硕士论文,2004.

(韩丽珍　修良昌　高　永)

易患性-阈值模型

1　简述

在多因子遗传病中,遗传因素和环境因素的共同作用决定了一个个体是否易于患某种疾病,这种易于或不易于患病的属性变量称为易患性(liability)。人类易患性的变异在群体中呈正态分布，即大部分个体的易患性均接近于平均值，易患性很低和很高者很少。当易患性超过一定值时，就出现疾病或形状，该值称为阈值（threshold），此即易患性-阈值模型。由于 Falconer 最早将易患性-阈值模型用于人类遗传学的研究，所以也称为 Falconer 易患性-阈值模型（Falconer's liability-threshold model）。

易患性-阈值模型的目的是根据某种疾病在某个群体中易患性的分布，计算个体发病的概率。常用的模型有三种，即多因子模型、混合模型和多阀值模型。

2　基本思想

令 l 表示在某个群体中某种疾病易患性，D 表示某个个体患病状态，并假设 $D=1$ 表示个体患病，$D=0$ 表示个体正常。则个体发病的概率可以表示为：

$$P(D=1) = \int_{-\infty}^{+\infty} f(l)S(l)\,\mathrm{d}l$$

其中，$f(l)$ 是易患性的概率密度函数，$S(l)$ 是风险函数，也即在易患性 l 已知的前提下个体发病的条件概率。对于 n 个个体，假设每个个体的患病状态为 $D_1, D_2, \cdots, D_n$，$D_i=1$ 表示第 i 个个体患病，反之，$D_i=0$ 表示第 i 个个体正常，则这 n 个个体的患病状态（$D_1, D_2, \cdots, D_n$）的概率可以表示为：

$$P(D_1, D_2, \cdots, D_n) = \int_{-\infty}^{+\infty} \cdots \int_{-\infty}^{+\infty} f(l_1, l_2, \cdots, l_n) \prod_{i=1}^{n} S(l_i)^{D_i} \left[1-S(l_i)\right]^{1-D_i} \mathrm{d}l_1 \cdots \mathrm{d}l_n$$

其中，$f(l_1, l_2, \cdots, l_n)$ 为 n 个易患性随机变量的联合密度函数，$S(l_i)$ 是风险函数，任何对数据拟合得好的风险函数都可以应用于此，例如可取 logit 变换 $S(l) = \left[1+\exp(-l)\right]^{-1}$。

3　各种模型的计算方法与步骤

3.1　多因子模型

在多因子模型中，取风险函数为 $S(l) = \begin{cases} 1 & l>T \\ 0 & l \leqslant T \end{cases}$，其中 T 为阀值，当个体的易患性大于 T 时，个体发病，当个体的易患性小于 T 时，个体不发病。在多因子模型中仍然假设易患性服从均值为 μ，方差为 σ^2 的正态分布，所以对于单个个体，其发病的概率为

$$P(D=1) = \int_{-\infty}^{+\infty} f(l)S(l)\,\mathrm{d}l = \int_{T}^{+\infty} f(l)\,\mathrm{d}l = P(l>T)$$

$$= 1 - P(l \leqslant T) = 1 - \Phi\left(\frac{T-\mu}{\sigma}\right)$$

不失一般性，设 $\mu=0, \sigma^2=1$，用该群体个体患病率代入 $P(D=1)$，可以计算出该群体的易患性阀值 T。在此基础上，假定 n 个个体的易患性服从相关系数矩阵为 R 的多元正态分布，则这 n 个个体的患病状态（$D_1, D_2, \cdots, D_n$）的概率可以表示为：

$$P(D_1, D_2, \cdots, D_n) = \int_{-\infty}^{+\infty} \cdots \int_{-\infty}^{+\infty} f(l_1, l_2, \cdots, l_n) \prod_{i=1}^{n} S(l_i)^{D_i} \left[1-S(l_i)\right]^{1-D_i} \mathrm{d}l_1 \cdots \mathrm{d}l_n$$

$$= \int_{I_1} \int_{I_2} \cdots \int_{I_n} \Phi_n(l_1, l_2, \cdots, l_n; R)\,\mathrm{d}l_1 \cdots \mathrm{d}l_n$$

其中 $\Phi_n(\cdot\ ;R)$ 是多元正态分布的密度函数,其对应的相关系数矩阵为 R,开区间 $I_j(j=1,2,\cdots,n)$ 当 $D_j=0$ 时为 $(-\infty,T_j)$,当 $D_j=1$ 时为 $(T_j,+\infty)$,而 T_j 则为上面计算得到的第 j 个群体的易患性阀值。只要求出 R,则可求 $P(D_1,D_2,\cdots,D_n)$。令 τ_{ij} 表示来自第 i 个群体和来自第 j 个群体的两个个体同时患病的概率,它可由数据计算得出,而 T_i 和 T_j 均已在上面求出,设第 i 和第 j 个群体的易患性的相关系数为 ρ_{ij},则由二元正态分布的密度函数知 $\tau_{ij}=\Phi(-T_i,-T_j,\rho_{ij})$,由此解出 ρ_{ij},再由各个 ρ_{ij} 构成 R,进而求出 $P(D_1,D_2,\cdots,D_n)$。

3.2　混合模型

混合模型假设存在两个等位基因 A 和 a,它们对该疾病的影响特别大,从而个体的易患性 l 可以分解为两部分,一部分是与等位基因 A 和 a 对应的易患性 g_m,另一部分为个体除了等位基因 A 和 a 外其他因素产生的易患性 ε,简称剩余易患性,即 $l=g_m+\varepsilon$。对于等位基因 A 和 a,它们产生三种不同的基因型 AA,Aa,aa,假设每种基因型对应的个体的易患性服从不同的正态分布,则由全概率公式可知,n 个个体的患病状态 $(D_1,D_2,\cdots,D_n)$ 的概率可以表示为:

$$P(D_1,D_2,\cdots,D_n)=\sum p(g_1,g_2,\cdots,g_n)\times\int_{I_1}\int_{I_2}\cdots\int_{I_n}\Phi_n(l_1,l_2,\cdots,l_n;g,R)\mathrm{d}l_1\cdots\mathrm{d}l_n$$

其中 $p(g_1,g_2,\cdots,g_n)$ 为当 n 个个体基因型为 $(g_1,g_2,\cdots,g_n)$ 的概率,Φ_n 为当 n 个个体基因型为 $(g_1,g_2,\cdots,g_n)$ 时剩余易患性的密度函数,它是多元正态分布函数,均值为 g,相关系数矩阵为 R,当剩余易患性互不相关时,上式可以化简为:

$$P(D_1,D_2,\cdots,D_n)=\sum p(g_1,g_2,\cdots,g_n)\times\int_{I_1}\int_{I_2}\cdots\int_{I_n}\Phi_n(l_1,l_2,\cdots,l_n;g,R)\mathrm{d}l_1\cdots\mathrm{d}l_n$$

$$=\sum p(g_1,g_2,\cdots,g_n)\times\prod_{i=1}^{n}\int_{I_i}\Phi(l_i,g_i)\mathrm{d}l_i$$

3.3　多阀值模型

有些疾病不能用患病和不患病来描述,这些疾病有严重性程度不同之分,患病状态不止两种,比如有三种,当 $D=0$ 时表示没有患病,当 $D=1$ 时,表示轻度患病,当 $D=2$ 时表示严重患病。此时个体的易患性仍然可假设为正态分布,但是易患性有两个阀值 T_1 和 T_2,当易患性 $l\leqslant T_1$ 时 $D=0$,当 $T_1<l\leqslant T_2$ 时 $D=1$,当 $l>T_2$ 时 $D=2$。

参考文献

[1] 李立明,叶冬青,詹思延. 流行病学. 6 版. 北京:人民卫生出版社,2007:331-346.

[2] Falconer DS. The inheritance of liability to certain diseases, estimated from the incidence among relatives. Annals of Human Genetics,1965,29(1):51-76.

（赵　忠　修良昌　高　永）

分 离 比

1　孟德尔的分离定律中的分离比

1.1　历史背景

格雷戈·孟德尔(公元 1822～公元 1884)是现代遗传学的奠基人,在他的有生之年,他是奥地利的一名修道士。作为一名业余的科学家,1865 年,他根据著名的豌豆实验结果发表了题为《植物杂交试验》的论文,提出了遗传单位是遗传因子(现代遗传学称为基因)的论点,并揭示出遗传学的两大基本定律——分离定律和自由组合定律,成为遗传学的起点。

然而,孟德尔的发现在当时似乎显得太过超前。直到 1900 年,孟德尔的研究成果才引起同行们的重视,当时有三位不同的科学家(荷兰的雨果·德·弗里斯,德国的卡尔·考伦斯,奥地利的埃里克·冯·车尔麦克)各自独立工作,却都意外地发现了孟德尔的文章。遗传学的研究从那时很快地发展起来。

1.2　分离现象的发现

1.2.1　性状

性状(traits)是指生物体所有特征的总和。这些特征包括很多方面,比如,有的性状是形态结构特征(如人的眼睛的颜色,豌豆种子的形状),有的是生理特征(如人的 ABO 血型,植物的抗病性)。从另一个方面,性状也可以分为数量性状(如人的身高,牛的泌乳量)和质量性状(如人是否有酒窝,植物种子是否有绒毛)。

1.2.2　显性性状与隐性性状

在孟德尔的杂交试验中,他研究了 7 对相对性状的遗传规律。所谓相对性状(relative trait),即指同种生物同一性状的不同表现类型,如豌豆种子颜色有黄色和绿色之分,形状有圆粒与皱粒之分等等。在《植物杂交试验》一文中,孟德尔用纯种的高茎豌豆与矮茎豌豆作亲本(亲本以 P 表示)进行杂交发现,无论是以高茎作母本,矮茎作父本(正交),还是以高茎作父本,矮茎作母本(反交),它们杂交得到的第一代植株(简称"子一代",以 F1 表示)都表现为高茎(如图 1 所示)。也就是说,就这一对相对性状而言,F1 植株仅表现出双亲中的一个亲本的性状——高茎。又如,纯种的红花豌豆和白花豌豆进行杂交试验时,无论是正交还是反交,F1 植株全都是红花豌豆。于是,孟德尔就把在这一对性状中,F1 能够表现出来的性状,如高茎、红花,叫做显性性状(dominant trait),而把 F1 未能表现出来的性状,如矮茎、白花,叫做隐性性状(recessive trait)。孟德尔所研究的豌豆的其他 5 对相对性状都有易于区别的显性性状和隐性性状。

1.2.3　分离现象

由于在杂种 F1 时只表现出相对性状中的显性性状，那么，隐性性状会就此消失吗？答案是否定的。孟德尔将上述 F1 高茎豌豆自花授粉，然后把所结出的 F2 豌豆种子于次年再播种下去，结果杂种 F2 的豌豆植株出现了两种类型：一种是高茎的豌豆（显性性状），一种是矮茎的豌豆（隐性性状），即一对相对性状的两种不同表现形式在 F2 代中都表现出来了，孟德尔把这种现象称为分离现象（segregation）（如图 1 所示）。

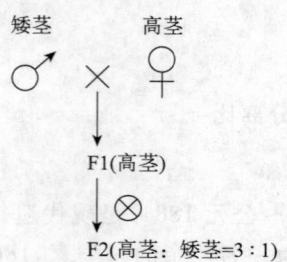

图 1　孟德尔分离现象

1.3　分离现象中的分离比

接下来的疑问是 F2 的高、矮茎豌豆的数目各有多少呢？孟德尔的数字统计中发现：在 1064 株豌豆中，高茎的有 787 株，矮茎的有 277 株，两者数目之比近似于 3∶1。孟德尔将 F2 表现出显性性状与隐性性状的比例叫做分离比（segregation ratio）。

那么，3∶1 的分离比是随机出现的还是一种遗传上的普遍规律？孟德尔以同样的试验方法，进行了红花豌豆的 F1 自花授粉。在杂种 F2 的豌豆植株中，同样也出现了两种类型：一种是红花豌豆（显性性状），另一种是白花豌豆（隐性性状）。对此进行数字统计，结果表明，在 929 株豌豆中，红花豌豆有 705 株，白花豌豆有 224 株，二者之比同样接近于 3∶1。更令人惊奇的是，其他 5 对相对性状的结果也都是如此。于是，将这些实验结果进行总结得到结论：在 F2 的群体中，常常表现出一定的分离比，其比值近似于 3∶1。

1.4　对性状分离比的解释

以豌豆茎高矮性状的遗传为例：

1）豌豆是高茎还是矮茎是由遗传因子（遗传因子后来被称为基因）决定的。

2）遗传因子在体细胞内成对存在，其中一个来自父本，另一个来自母本。在形成配子时，成对的遗传因子又彼此分离，并且各自进入到一个配子中。因此，每一个配子中含且仅含成对遗传因子中的一个。

3）在杂种 F1 的体细胞中，两个遗传因子不同，分别来自高茎和矮茎的亲本，简称其为 D、d（后来被称为等位基因）。然而，仅有来自高茎亲本的遗传因子（D）表现出性状，因而有显性因子和隐性因子之分，也就有了显性性状与隐性性状之分。

4）杂种 F1 所产生的配子中有的含有 D，有的含有 d，二者数目相等，而雌雄配子的结合又是随机的，即各种不同类型的雌配子与雄配子的结合机会均等。因此，上述两种雌雄配子的结合便产生了三种组合（后来称为基因型）：DD、Dd 和 dd，它们之间的比接近于

1：2：1，而在性状表现上则接近于 3（高茎）：1（矮茎）（如图 2 所示）。

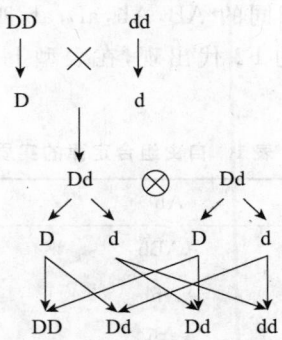

图 2　孟德尔分离现象的实质

1.5　分离规律的验证——测交中的分离比

孟德尔不仅能清楚地解释他所得到的试验结果，他还用实验的方法对结果进行了验证。验证实验的方法叫测交法（testcross）。测交就是让杂种子一代（Dd）与隐性纯合个体（dd）相交。由于 F1（Dd）会产生带有 D 和 d 的两种配子，并且两者的数目相等，而隐性纯合个体（dd）只能产生一种带有 d 的配子，所以，测交产生的后代应当一半是高茎（Dd）的，一半是矮茎（dd）的，即分离比为 1：1。实验的结果正如孟德尔所料：子一代高茎豌豆（Dd）与矮茎豌豆（dd）相交，得到的后代共 64 株，其中高茎的 30 株，矮茎的 34 株，即分离比接近 1：1（如图 3 所示）。

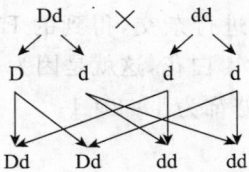

图 3　孟德尔测交实验

2　孟德尔的自由组合定律中的分离比

孟德尔的分离定律仅针对一对相对性状，被称为孟德尔第一定律。那么，在遗传过程中，不同性状之间的关系是怎样的呢？

2.1　自由组合现象的发现

豌豆种子的黄色和绿色是一对相对性状，而种皮的圆和皱是另一对相对性状。当纯种的黄色圆粒与绿色皱粒豌豆杂交时，F1 代的种子全都是黄色圆粒的。孟德尔播种了 F1 代的种子，让其自花传粉，收集 F2 代的种子。结果发现，除了两种亲本类型外又出现了两种新类型：黄色皱粒与绿色圆粒，性状分离分离比为黄圆：黄皱：绿圆：绿皱＝9：3：3：1。孟德尔将这种现象称为自由组合现象（independent assortment）。

2.2　自由组合现象中的分离比

自由组合现象中 9：3：3：1 性状分离比的解释是：决定两对相对性状的两对基因

独立遗传,互不干扰。当 F1 代形成配子时,每对等位基因 A 和 a 或 B 和 b 分离,分别进入不同的配子,因此形成数量相同的 AB,Ab,aB,ab 四种类型的配子。在配子随机结合的情况下,会有 9 种基因型的 F2 代出现,在表型上分为四种,性状分离比为上述的 9∶3∶3∶1(如表 1 所示)。

表 1　自由组合定律的实质

	AB	Ab	aB	ab
AB	AABB	AABb	AaBB	AaBb
Ab	AABb	AAbb	AaBb	Aabb
aB	AaBB	AaBb	aaBB	aaBb
ab	AaBb	Aabb	aaBb	aabb

3　复杂情况下的分离比

3.1　等位基因间的相互作用

最基本的等位基因间的相互作用表现为上述的显隐性的关系,但后来人们慢慢发现,由一对等位基因决定的相对性状中,有时显性是不完全的,或是存在等位基因相互作用的其他遗传现象。在这些复杂情况下,基因型的分离比并不改变,但表型的分离与经典情况不同。

3.1.1　不完全显性或部分显性

纯种的红花茉莉与白花茉莉进行杂交,得到的 F1 代全部为粉色茉莉。当 F1 代自交,F2 中有 1/4 红花,1/2 粉花,1/4 白花,这就是因为 F1 中 D 基因对于 d 的不完全显性所致。F2 的表型分离比 3∶1 被修饰为 1∶2∶1。

3.1.2　纯合致死

黑色与黄色鼠的后代黄色与黑色小鼠的分离比为 1∶1,而黑色小鼠之间交配的后代全部是黑色的,这说明黑色是隐性纯合类型,黄色为杂合类型。但是黄色皮毛的小鼠之间交配后黄色与黑色小鼠的分离比为 2∶1,而不是孟德尔所认为的 3∶1。而且,黄色的小鼠间交配的后代总是有黑色的,也就是说找不到纯种的黄色小鼠。后来研究发现,黄色的纯合个体在胚胎时期就死亡了。当然,除了显性纯合致死外,有的情况是隐性纯合致死。

3.1.3　复等位基因

人的 ABO 血型就是由 I^A,I^B,i 三个复等位基因控制的。由于人是二倍体,所以仅可能携带三个等位基因中的两个,从而表现出一种特定的血型。

3.2　非等位基因间的相互作用

生物的大多数性状都不是仅有一对等位基因控制的,基因之间相互作用从而控制生物体的各种性状是一种更为普遍的方式。当考虑到基因相互作用的时候,两对非等位基因在自由组合定律中经典的 9∶3∶3∶1 的分离比被修饰。

参考文献

[1] Castle WE. MENDEL'SLAW OF HEREDITY. Science，1903，18(456)：396－406.

[2] Mertens TR. Teaching Mendel's second law. J Hered，1971，62(1)：48－52.

[3] Monaghan F，Corcos A. On the origins of the Mendelian laws. J Hered，1984，75(1)：67－69.

[4] Czihak G，Rassem T. Dawn of human genetics. NTM，1994，2(3)：175－182.

（李　扬　田小利）

家系的确证

1　简述

在遗传流行病学中，可通过多种途径进行家系确证(ascertainment of families)。但在大多数研究中，家系的确证通常不是随机抽样，而是从先证者(proband，指在对某种疾病进行家系调查时，家庭中首个被确诊的患者)开始的，由此而产生的偏倚称为确证偏倚(ascertainment bias)。如果对确证偏倚不加以校正，就会产生错误的参数(如分离比)估计。例如在常染色体隐性遗传疾病的分离分析中，子女患病的概率，即分离比 $\pi=1/4$，如某病疑为常染色体单基因隐性遗传，需检验假设 H_0：$\pi=1/4$。在实际的调查中，收集到的家系往往通过患病的子女，即先证者确证，所以样本家系中至少有一人患病。这样的样本并不能代表具有隐性致病等位基因的家系总体。因为对常染色体隐性遗传疾病来说，具有隐性致病等位基因的家系总体除包括子女中有患者的家系外，还应包括父母表型正常，但基因型为杂合子，而子女也表型正常的家系。但这样的家系由于无人患病，所以在我们的调查中就被遗漏了。这种遗漏的后果是如果只按照收集到的家系样本来估计分离比，势必造成估计值大于 1/4，而最终得到不正确的判断。

这个问题最早被 Weinberg(1912)认识到，但校正的方法由 Fisher(1934)提出。Fisher 提出一个新的概念，即确证概率 π，用来表示患病个体被选为先证者的概率。不同的确证方式可以用来形容不同的抽样模式。假设某个家庭，共有 s 个子女，其中有 r 个患病，a 个是先证者。π 的含义是患者是先证者(被识别，被确证)的概率，则 $1-\pi$ 的含义是患者不是先证者的概率。如果某家庭有 r 个患者，$(1-\pi)^r$ 表示 r 个患者都没有被确证的概率，如果 r 个患者都没有被确证，就表示这个家系没有被确证，也就是这个家系在调查中被遗漏了。$1-(1-\pi)^r$ 表示 r 个患者中至少 1 个被确证的概率，即有 r 个患病个体的家庭被确证的概率。

对常染色体隐性遗传疾病而言，目标总体应该是携带致病等位基因的家系，即包括两部分:1)至少有一个患者的家系,称"家系一";2)虽没有患者,但父母是致病等位基因携带者的家系,称"家系二"。但是实际抽样时,只能通过将患者作为先证者来确证这些家系。所以,无论采用何种先证者确证方式,都只能从"家系一"中得到样本,而遗漏"家系二"。但采用不同确证方式得到的样本对"家系一"的代表性也有所区别。

2 不同确证方式

2.1 完全确证(complete ascertainment)

当确证概率 $\pi = 1$,即每个患者都是先证者,每个患者都被确证时,称为完全确证(complete ascertainment)。这时样本是"家系一"的随机样本,每个家系计数一次,"家系一"不会被遗漏,也不被重复。有 r 个患病个体的家庭被确证的概率为 $1-(1-\pi)^r=1$。也就是只要这个家庭中有患者,这个家庭就会被确证,与患者数 r 的大小无关。但是将"家系二"完全遗漏了,所以也叫截断确证(truncate ascertainment)。实际情况中比如在人群中进行普查,每个患者都能找到,通过这些患者调查到的家系中,每个患者都是先证者,就是完全确证,此时 $a=r$。

2.2 多重确证(multiple ascertainment)

当确证概率 $0<\pi<1$,由于 $1-(1-\pi)^r$ 是 r 的凹函数,r 越大,有 r 个患者的家庭被确证的概率越大。这样得到的样本是,患病人数多的家系容易被确证,r 个患者中只有部分患者(r 个患者中先证者的数目为 a)被确证为先证者,这种情况称为多重确证(multiple ascertainment)。这样得到的样本除了遗漏掉没有患者的家系外,还可能将部分有患者的家系遗漏掉,每个家系被遗漏的概率和家系中患者的多少有关,患者少的家系更容易被遗漏。实际情况中,如果是通过医院就诊的病例来确证的,不能保证每个患者都能确证,而且某些家庭可能被不止一次确证,或被确证过 a 次,即先证者个数 $a>1$,这种调查就是多重确证。

2.3 单一确证(single ascertainment)

当确证概率 $\pi \approx 0$,即患者是先证者的概率接近 0 时。这时有 $1-(1-\pi)^r \approx r\pi$,所以有 r 个患者的家庭被确证的概率和家庭中的患者数成正比,r 越大,这个家庭越有可能被确证。而只有一个患者的家庭,被确证的概率最低。由于患者被确证的概率很低,因此即使一个家系中有多个患者,一般也只有一个被确证,这样收集到的每个家系中一般都只有一个先证者,所以称为单一确证(single ascertainment),这时 $a=1$。这样得到的样本不仅遗漏无患者的家系,而且部分有患者的家系也被遗漏,但没有家系被重复确证。

多重确证和单一确证也称为不完全确证(incomplete ascertainment)。

总之,不同确证方式的主要区别在于收集到的样本对有患者的家系的代表性不同,完全确证可认为是有患者家系的随机样本,所以在分析时只需调整对没有患者,但有致病等位基因携带者的家系的遗漏造成的偏倚。而在不完全确证时,除了要调整无患者家系的遗漏造成的偏倚外,还要调整由于确证概率不等于 1,造成"家系一"中的家庭不能有同等的机会进入样本而形成的偏倚。

表 1　在常染色体隐性单基因遗传疾病的家系调查中不同抽样确证类型的比较

抽样确证类型	$\pi = a/r$	$1-(1-\pi)^r$ 以及和 r 的关系	a	家系一	家系二	分离分析方法
完全确证	$\pi = 1$	1,和 r 无关	$a = r$	没有遗漏,无重复确证	遗漏	先验法或单病例法(Li-Mantel-Gart 法)
不完全确证　多重确证	$0 < \pi < 1$	<1,是 r 的凹函数,随 r 的增大而增大	$1 < a < r$	部分遗漏,有重复确证	遗漏	先证者法
不完全确证　单一确证	$\pi \approx 0$	$r\pi$,和 r 成正比	$a = 1$	部分遗漏,无重复确证	遗漏	同胞法

注:家系一指至少有一个患者的家系;家系二指没有患者,但父母为致病等位基因携带者的家系。

参考文献

[1]　Muin J Khoury, Terri H Beaty, Bernice H Cohen. Fundamentals of Genetic Epidemiology. New York:Oxford University Press,1993.
[2]　胡永华. 遗传流行病学. 北京:北京大学医学出版社,2008:43—50.

(郜艳辉)

经典分离分析

1　单基因遗传疾病和多基因遗传疾病

符合孟德尔遗传定律的人类的遗传疾病为单基因疾病(monogenic disease)。目前,已知的人类单基因疾病大约有 6000 多种。除单基因疾病外,我们所熟知的大多数疾病都属于多基因疾病(polygenic disease),例如冠心病,高血压,糖尿病等。

我们可以通过系谱分析来确定那些不明遗传方式的疾病。若其符合孟德尔遗传方式,则认为其是单基因疾病,进而,我们还可以判断是常染色体显性遗传,还是常染色体隐性遗传或是伴性遗传;若不符合孟德尔遗传方式,但又显示与遗传因素密切相关,则提示该病可能为多基因遗传病。单基因遗传疾病分类如下:

1)常染色体显性遗传病(autosomal dominant disorder)。致病基因位于常染色体上且表现为显性。如软骨发育不全、多指(趾)症等。此类疾病中,患病者通常为杂合子。双亲有一个杂合子患病,后代发病率为 50%;若亲代患者为纯合体,则后代发病率为 100%,但这种情况比较少见。

2）常染色体隐性遗传病（autosomal recessive disorder）。致病基因为隐性并且位于常染色体上。如先天性聋哑、苯丙酮尿症。此类疾病中，患者为隐性纯合子。

3）X 染色体连锁显性遗传病（X-linked dominant disorder）。致病基因为显性并且位于 X 染色体上。此类疾病中，男性发病率低于女性。这是因为女性两条 X 染色体有一条即有症状，而男性只有一条 X 染色体。

4）X 染色体连锁隐性遗传病（X-linked recessive disorder）。致病基因为隐性并且位于 X 染色体上。此类疾病中，男性发病率高于女性。这是因为女性杂合体不显示症状，为携带者；男性 X 染色体带有致病基因则发病。男性患者的致病基因一定来自母亲，将来一定传给女儿。

5）Y 染色体连锁遗传病（Y-linked disorder）。致病基因位于 Y 染色体上。由于正常男性有且仅有一条 Y 染色体。因此，Y 连锁遗传病没有显隐性之分。另外，由于只有男性有 Y 染色体，此类疾病只遗传男性。

2　经典分离分析

2.1　简述

分离分析（segregation analysis）是指当怀疑某种疾病为单基因遗传病时，统计检验实际得到的子代分离比与某特定遗传方式所决定的理论分离比是否存在显著性差异，来判断所研究疾病是否符合假定的遗传方式。分离分析可以分为经典分离分析（classical segregation analysis）和复杂分离分析（complex segregation analysis）（现代分离分析）。经典分离分析相对比较简单。

经典分离分析假定一种疾病是由一个存在于常染色体上的基因突变所导致的，并且等位基因之间的关系是完全显性的。以显性突变为例，若用 D，d 代表等位基因，那么从正常的 d 变为 D 的改变就是这个疾病的致病改变。如表 1 所示，实际共有 9 种可能的交配方式，每一种交配方式都对应着一种特定的后代的基因型和表现型的分离比。这些特定的分离比可以用来检验一种疾病是否是由常染色体的单基因显性突变所致。

表 1　不同基因型后代分离比

亲代基因型		子代分离比	
父	母	基因型	表现型
DD	DD	DD	突变体
DD	Dd	DD：Dd＝1：1	突变体
DD	dd	Dd	突变体
Dd	DD	DD：Dd＝1：1	突变体
Dd	Dd	DD：Dd：dd＝1：2：1	突变体：野生型＝3：1
Dd	dd	Dd：dd＝1：1	突变体：野生型＝1：1
dd	DD	Dd	突变体
dd	Dd	Dd：dd＝1：1	突变体：野生型＝1：1
dd	dd	dd	野生型

2.2 方法

假设亲本一个是正常的，另一个是患病的。由于常染色体显性突变病人通常是杂合体，所以亲本的基因型为 dd 和 Dd。按照孟德尔定律，后代表型的理论分离比应该是 1：1。假设总共有 n 个后代，r 个患病的，可以用不同的统计方法检验这个实际分离比是否符合 1：1。下面介绍两种常用的统计方法：

2.2.1 χ^2 检验

χ^2 检验是最常用的统计检验之一，用以检验多个率（或构成比）之间差异是否具有显著性，当然也适合于两组比较。针对我们要做的检验，H_0 假设是实际分离比符合 1：1；H_1 是实际分离比不符合 1：1；检验水准通常定为 $\alpha=0.05$。如上所述，我们观察到的实际值为 r，理论值为 $n/2$（如表 2 所示），检验统计量 $\chi^2=\sum(E-O)^2/E=(n/2-r)^2/(n/2)+[n/2-(n-r)]^2/(n/2)=(n-2r)^2/n$。

表 2 χ^2 检验统计量

	正常子代	患病子代	总数
理论(E)	$n/2$	$n/2$	n
实际(O)	$n-r$	r	n
$(E-O)^2$	$(n/2-r))^2$	$(n/2-r)^2$	
$(E-O)^2/E$	$(n/2-r)^2/(n/2)$	$(n/2-r)^2/(n/2)$	$(n-2r)^2/n$

2.2.2 二项式分布检验

如果满足如下条件：1)在每一次试验中，某事件发生的概率为 p；2)每次实验是独立的，与其他各次试验结果无关；3)p 这个概率在整个系列试验中保持不变；那么在整个系列试验中，事件发生的次数为一随机事件，它服从二项分布。若现在重复试验 n 次，该事件发生 k 次的概率为：$P=C(k,n)\times p^k\times(1-p)^{(n-k)}$。$C(k,n)$ 表示组合数，即从 n 个事物中拿出 k 个的方法数。

在疾病遗传过程中，后代患病情况是只具有两种互斥结果（患病或不患病）的离散型随机事件，称为二项分类变量。同时，每一个后代是否患病是独立的，而且每一个后代患病的概率是不变的。因此，完全满足二项分布的条件。这样 n 个后代，有 k 个后代患病的概率 $P=C(k,n)\times p^k\times(1-p)^{(n-k)}$。

在二项式分布检验中，我们通常所用的是零假设 H_0：每一个后代患病的概率 $p=1/2$，备择假设 H_1：$p\neq1/2$。在零假设下，若实际观测到的 $k<n/2$，那么不大于 k 个后代患病加不少于 $n-k$ 个后代患病的概率即为检验量

$$P=\sum_{x=0}^{k}C(x,n)(\frac{1}{2})^x(\frac{1}{2})^{n-x}+\sum_{x=n-k}^{n}c(x,n)(\frac{1}{2})^x(\frac{1}{2})^{n-x}=(\frac{1}{2})^{n-1}\sum_{n=0}^{k}C(x,n)$$

2.3 经典分离分析实例

以常染色体显性遗传为例。有学者对疑为多指病的 100 个家庭调查发现，父母一方

患病而配偶无此病的家庭共有子女 248 人，其中 135 人患病（观察值）。试求证本病是否为常染色体显性遗传。

根据常染色体显性遗传的特点，此婚配型子女发病的概率约为 0.5，预期应为 248/2＝124 人发病（理论值）。作 χ^2 检验，结果如表 3，$\chi^2＝1.95$，$df＝1$，查表得 P 值＝0.15。观察值与理论值差异不显著，表明该病符合常染色体显性遗传。

表 3　χ^2 检验统计量计算实例

	正常子代	患病子代	总数
理论(E)	124	124	248
实际(O)	113	135	248
$(E-O)^2$	121	121	—
$(E-O)^2/E$	0.975	0.975	1.95

3　经典分离存在的问题

经典分离分析的基础是假设患者均为杂合体，但是如果群体中显性基因频率较高，则患者有可能是纯合体发病，此时若用以上方法分析可造成较大偏差。在这种情况下，应采用其他方法来检验常染色体显性遗传假设。如果显著性检验结果观察值与理论值差异显著，则应查明原因，包括遗传方式的假设是否有错误，是否存在偏倚，以及是否存在遗传异质性、表现型模拟（phenocopy）等等。

参考文献

［1］ Fisher RA. The effect of methods of ascertainment upon estimation of frequencies. Annals ofHuman Genetics，1934，6(1)：13－25.

［2］ Haldane JBS. The estimation of the frequencies of recessive conditions in man. Annals of Human Genetics，1938，8(3)：255－262.

［3］ Gart JJ. A simple nearly efficient alternative to the simple sib method in the complete ascertainment case. Annals of Human Genetics，1967，31(3)：283－291.

［4］ Li CC. A simple method of estimating the segregation ratio under complete ascertainment. Am J Hum Genet，1968，20(1)：61－81.

［5］ Elston RC，Stewart J. A general model for the genetic analysis of pedigree data. Hum Hered，1971，21(6)：523－542.

［6］ Elston RC，Rao DC. Statistical modeling and analysis in human genetics. Annu Rev Biophys Bioeng，1978，7：253－286.

（李　扬　田小利）

复杂分离分析

1 复杂分离分析简介

1.1 复杂分离分析与经典分离分析的异同

复杂分离分析(complex segregation analysis)的基本原理与经典分离分析相似,它也是一种评估性状在家系间遗传的方法。

复杂分离分析与经典分离分析不同之处在于,它考虑了有多种交配方式的情况,而不是像经典分离分析,需要假定一种交配方式。所谓"复杂",还有一方面是指这种分离分析所考虑的性状都是那些多因素的性状,比如多基因所控制的疾病,基因和环境共同控制的疾病等等。目前,我们所发现的绝大部分性状都是复杂性状,其遗传较之于孟德尔性状也更为复杂。可以说,复杂分离分析是在家系内评估性状传递,检测复杂性状的主基因的一般方法。

1.2 复杂分离分析的任务

现代遗传的主要任务是理清影响复杂性状的各个因素,从而找出影响疾病的遗传因素。大多数影响复杂性状的基因的贡献都是比较小的,尽管它们共同作用时的影响可能比较大。然而,在某些特定情况中,也有一些遗传因素的作用效果会比较明显,以至于在家系中或家系之间可以检测到其孟德尔遗传方式的信号。发现这些主要的遗传因素就是复杂分离分析的任务。

1.3 复杂分离分析的基本策略

通常,复杂分离分析用相应的遗传模型来对相应的遗传参数进行估计。它的基本策略就是试验多种模型,从中找到一种能解释和估计现实数据的模型。基本的遗传模型有三种,它们之间的差别主要在于定量上,并不绝对。当一个表型被一个染色体位点控制,并且没有证据显示还有其他遗传因素的影响,这种遗传模式称为单基因遗传;如果被研究的性状受到少数几个位点共同影响,那么这种遗传模式称为寡基因遗传;最后,如果这种性状受到很多位点的影响,并且每个位点的影响都很小,我们称它为多基因遗传。在我们的研究中,为了解释复杂表型的遗传结构,首先需要找到那些具有较大遗传贡献的位点。因此,对于那些单基因遗传和寡基因遗传的性状,我们希望找到那些对于表型贡献较大的基本位点。

1.4 复杂分离分析的对象

复杂分离分析的方法被用于分析许多不同类型的性状,从连续的性状到对称的性状,再到不连续的性状,尽管一些潜在的连续分布经常会和不连续的性状联系在一起。

2 复杂分离分析的模型

2.1 基本参数

假设在一个包含两个等位基因 A 和 B 的主位点模型中,A 是易感等位基因。相应的三种基因型 AA,AB 和 BB 的传递遵循孟德尔遗传规律。相应的易感基线参数用 β_{AA}、β_{AB}、β_{BB} 表示。而传递参数用 τ_{AA},τ_{AB} 和 τ_{BB} 表示,代表不同基因型的亲代能将易感等位基因 A 传递给子代的条件概率

2.2 散发或无主效基因模型

在这个模型中,家系关系和主效基因的传递都没有提前的假设。模型只有一个基线参数($\beta_{AA} = \beta_{AB} = \beta_{BB}$)。

2.3 有家系关系的无主效基因模型

这个模型包括在不存在主效基因传递情况下估计家系关系的参数。家系关系又可以细分为三类:1)亲子关系;2)兄弟姐妹关系;3)亲子和兄弟姐妹关系。

2.4 没有家系关系的主效基因模型

这个模型假设有主效基因的传递但没有家系关系。当传递参数假定符合孟德尔定律时,这个模型可以估计易感基因的频率。

2.5 有家系关系的孟德尔共显性模型

这个模型假设主效基因的传递和家系关系都存在。传递参数假定为符合孟德尔定律($\tau_{AA} = 1.0, \tau_{AB} = 0.5, \tau_{BB} = 0.0$)。在这个和其他的孟德尔模式检验中可以估计等位基因频率(q_A),家系关系(γ_{OP})以及基线易感性($\beta_{AA}, \beta_{AB}, \beta_{BB}$)。

2.6 孟德尔显性模型

除了基因型 AA 和 AB 的易感性参数 $\beta_{AA} = \beta_{AB}$ 外,该模型与孟德尔共显性模型相似。

2.7 孟德尔隐性模型

除了基因型 AB 和 BB 的易感性参数 $\beta_{AB} = \beta_{BB}$ 外,该模型与孟德尔共显性模型相似。

2.8 孟德尔加和模型

在这个模型中 $\beta_{AB} = (\beta_{AA} + \beta_{BB})/2$。

2.9 孟德尔下降模型

$\beta_{AA} \geqslant \beta_{AB} \geqslant \beta_{BB}$。

2.10 孟德尔上升模型

$\beta_{AA} \leqslant \beta_{AB} \leqslant \beta_{BB}$。

2.11 环境模型

这个模型假设没有易感等位基因的传递。

参考文献

[1] Houlston RS, Collins A, Slack J, et al. Genetic epidemiology of ovarian cancer: segregation analysis. Ann Hum Genet, 1991, 55(Pt 4): 291—299.

[2] Jarvik GP. Complex segregation analyses: uses and limitations. Am J Hum Genet, 1998, 63(4):

942—946.

[3] Elston RC. Methods of linkage analysis-and the assumptions underlying them. Am J Hum Genet, 1998, 63(4): 931—934.

[4] Hopper JL, Bishop DT, Easton DF. Population-based family studies in genetic epidemiology. Lancet, 2005, 366(9494): 1397—1406.

（李　扬　田小利）

连　锁

1　简述

连锁（linkage）是一种生物学现象，是指在染色体上呈线性排列的基因，在遗传过程中存在的一种共分离现象，即两个或者多个的基因有一起遗传的趋势，且不同基因在染色体上的距离越近，共分离的趋势越大。连锁分析就是通过寻找与位置已知的遗传标记共分离的证据来确定易感基因在染色体上的大致位置的过程（见"连锁分析"条目）。遗传标记与易感基因的连锁关系可用统计方法予以度量，一般使用的是直接计数法（见"直接计数法"条目）和基于似然比检验的 LOD 记分法（见"LOD 记分法"条目）。连锁分析实质上属于相关分析的方法，描述和检验疾病位点与标记位点间的重组率从而实现易感基因的定位。在多位点基因定位中，连锁分析通过估计疾病位点与多个标记位点间的重组率，经由特定的多位点排序算法，构建具备最大似然的多位点图谱函数，从而实现多标记位点的基因定位。

2　连锁的遗传学原理

在亲代传递遗传物质（如 DNA）至子代的过程中，经历了生殖细胞的减数分裂过程（meiosis）。减数分裂是人体产生生殖细胞的过程，所产生的生殖细胞也称为配子（gamete）。每个配子含有父本或母本的一条染色单体，在染色单体上两个位点的等位基因的线型排列称为相型（phase），也可称为单体型（haplotype，见"单体型"条目）。

生殖细胞的减数分裂是父源和母源两条同源染色体首先各自复制形成父/母源姐妹染色单体，然后四条染色单体分别形成四个生殖细胞的过程，见图1。在减数分裂过程中，非姐妹染色单体可出现染色单体片段互换（crossing over）的现象。这种现象会导致父源和母源的染色单体上的等位基因进行了交换，从而改变了配子中染色单体的相型。在减数分裂过程中，同一片段的互换可发生多次，对于双杂合位点而言（即个体的单体型

为 AB/ab），如果互换发生了奇数次，则产生的配子会有如下的相型：AB、Ab、aB、ab。其中，AB 和 ab 称为非重组配子，aB 和 Ab 称为重组配子。如果互换发生了偶数次，则仅产生非重组配子。因而，奇数次的互换或产生重组配子的现象也被称为发生了重组（recombination）。

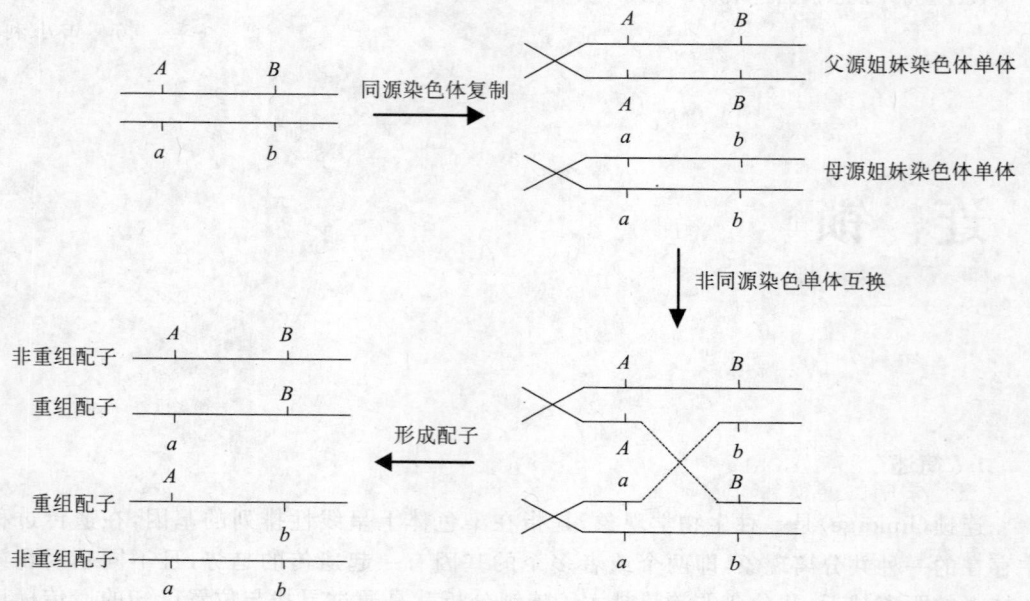

图 1　生殖细胞的减数分裂过程

值得注意的是，由于重组是发生于片段与片段之间的互换现象，因此距离不同的两个位点间发生重组的概率并不一致。两个物理距离较近的位点将有更大的可能同时位于同一个重组片段内，更倾向于同时传递到配子中，形成非重组配子。描述两位点间发生重组事件的概率称为重组率（recombination rate 或 recombination fraction）。重组率的大小与两位点间的物理距离成反比。根据孟德尔定律，两个相互独立的位点间（如物理距离相隔较远）发生重组与非重组的可能性一样，概率均为 0.5。一般而言，互换和重组只针对同一条染色体的两个位点，不同染色体间的位点间可以视为物理距离正无穷远，其重组的概率为 0.5。因此，连锁可以解释为，位于同一染色体的两位点，由于距离接近，具有更大的可能性同时传递至后代的现象。

现在，假定在某条染色体上有两个杂合子标记位点 A 和 B。假如某个致病基因 C 位于位点 A 和 B 之间，且与 A 和 B 间的物理距离不一样。由于患病个体中倾向于出现 C 的某个突变等位基因，根据连锁现象的原理，位点 A 和 B 的某等位基因应更倾向于出现于患病个体。此时通过统计学方法，估计最大似然的重组率，可以将致病基因定位于标记位点的附近，缩小了基因定位的宽度。

如果个体的两位点中有一个或两个均为纯合子，如 AB/Ab 或 AB/AB 相型组合，无论在减数分裂中是否发生了重组现象，其可观察到的配子相型均为非重组配子。因此，连锁现象一般只见于双杂合子（doubly heterozygous）个体。

3 连锁与重组分数

重组分数(recombination fraction)是描述连锁现象的一个测度,表示亲代能产生重组体后代的概率,通常用 θ 表示。如前所述,染色体片段的互换可以发生多次,仅奇数次会产生重组体,因此重组率 θ_{AB} 也可理解为位点 A 和 B 发生奇数次互换的概率,θ_{AB} 的取值范围为 $0 \leqslant \theta_{AB} \leqslant 1/2$。$\theta_{AB} = 1/2$ 时,表示两位点位于不同染色体上或在同一染色体上但无连锁,出现重组体的概率与非重组体概率相等。$\theta_{AB} = 0$ 时为完全连锁,表明后代不会产生重组体。θ_{AB} 越小,表明连锁的程度越大,产生重组体的概率越小。

现有常染色体位点 A 和 B,假定亲代(父亲或母亲)的相型为 AB/ab(双杂合子),位点间重组率为 θ_{AB},其产生的不同相型配子的概率分别为

$$P(AB \mid AB/ab) = \frac{1-\theta_{AB}}{2}, \quad P(Ab \mid AB/ab) = \frac{\theta_{AB}}{2}$$

$$P(aB \mid AB/ab) = \frac{\theta_{AB}}{2}, \quad P(ab \mid AB/ab) = \frac{1-\theta_{AB}}{2}$$

因此,通过估计重组率 θ_{AB} 可以反映连锁程度的大小。

遗传学中的连锁分析和基因作图(genetic mapping)通过估计疾病位点和标记位点间的重组率,再通过图谱函数将重组率换算为染色体中的物理距离,从而实现疾病位点在染色体中的定位。通常用厘摩(centiMorgan,cM)作为连锁的测度单位,1 厘摩为 1 个图谱单位,约为 1/100 摩根(Morgan),对应于染色体中发生 1‰ 重组率的片段。当重组率很小时,重组率约等于图谱距离,因此小的重组率可以看作是小的图谱距离的叠加。

从遗传统计学的角度来讲,估计连锁的程度即为估计重组率 θ,因此,理解重组率的涵义对理解连锁分析和基因定位意义重大。

4 连锁的统计学检验

连锁的统计学检验一般采用似然比检验的方法。构建检验假设,令零假设为 $H_0: \theta_{AB} = 1/2$(无连锁),备择假设 $H_1: \theta_{AB} < 1/2$(存在连锁),然后构建如下的对数似然比统计量

$$Z(x) = \lg\left[\frac{L(\text{pedigree} \mid \theta = x)}{L(\text{pedigree} \mid \theta = 0.5)}\right]$$

式中,$L(\text{pedigree} \mid \theta = x)$ 表示当重组率 θ 为 x 时出现当前家系重组体后代的似然值,$L(\text{pedigree} \mid \theta = 0.5)$ 表示零假设下出现当前家系情况的似然值。选 x 取不同值($0 \leqslant x < 1/2$)时的最大 Z 值,令为 $Z_{\max}$,根据 Morton 提出的显著性水平公式

$$P = P[Z_{\max} \geqslant Z_0 \mid H_0] \leqslant 10^{-Z_0}$$

对 θ 进行统计推断。这里的 Z_0 表示显著性阈值(critical value),一般对于常染色体位点取 $Z_0 = 3$,性染色体位点取 $Z_0 = 2$。简单地说,$Z_{\max}$ 高于阈值 Z_0 表示连锁的强证据,其 P 值小于 10^{-Z_0}。该检验即著名的 LOD 记分法。

5 连锁群与同线型

连锁群(linkage group)与同线型(synteny)是与连锁有关的两个概念。连锁群是指同一条染色体上线型排列的多个位点由于相互连锁,使得这些位点上的亲代相型倾向于传递给后代的现象。换言之,连锁群内的多个位点在传递过程中倾向于形成非重组体。因此连锁群的数目等于染色体中单体型的数目。例如,黑腹果蝇的染色体对数是4,它的基因连锁群也是4;玉米的染色体对数是10,它的基因连锁群也是10等。

同线型是指位于同一条染色体上线型排列的多个位点。区别于连锁和连锁群,同线型描述的仅是排列在同一染色体上的多个位点,不考虑这些位点间是否存在连锁或是否形成连锁群。因此,连锁的多个位点可以形成连锁群,同时也可称为同线型;但同线型的多个位点间可以不存在连锁,也可以不形成连锁群。

6 连锁与连锁不平衡

连锁与连锁不平衡(linkage disequilibrium)是两个不同的概念,在实际应用中不应将二者混淆。连锁不平衡是与连锁有关的另一个重要遗传学概念(详见"连锁不平衡"条目)。连锁与两个位点间的物理距离有关,同时也跟疾病位点的遗传模式有关系,因此连锁仅能在家系数据中观察和检验。而连锁不平衡反映两个位点的等位基因非独立地同时出现,即非独立分离,因此与遗传模式无关,其刻画的是等位基因间的关联,因此在家系数据和群体数据中均可观察到。在家系数据中观察到的位置接近的位点间的连锁不平衡可归因于连锁。但连锁既不为连锁不平衡的充分条件,也非其必要条件。

简单地说,二者的关系可以表达如下:连锁反映了两位点的位置关系,可以通过重组率进行度量,一般基于家系数据。连锁不平衡描述两位点等位基因间的关联,仅用群体数据即可推断。

参考文献

[1] Elston RC, Olson JM, Palmer L. Biostatistical genetics and genetic epidemiology. Hoboken: John Wiley & Sons Inc, 2002: 231－232.

[2] Haines JL, Pericak-Vance MA. Approaches to gene mapping in complex human diseases. New York: Wiley-Liss, 1998: 80－82.

[3] Ott J. Analysis of human genetic linkage, revised edition. Maryland: Johns Hopkins University Press, 1991: 54－68.

[4] Morton NE. Analysis of crossing over in man. Cytogenet. Cell Genet. 1978, 22: 15－36.

[5] 李照海,覃红,张洪. 遗传学中的统计方法. 北京:科学出版社,2006:3－11.

(左晓宇　钟寿强　饶绍奇)

相型已知时与相型未知时

连锁的依据是减数分裂配子分配,对于连锁的遗传标记来说,相型是指两个连锁位点的等位基因之间的关系是相互偶联还是相互排斥。如果等位基因 A_1 与等位基因 B_1 位于相同的染色体上,那么 A_1 与 B_1 的关系是偶联;如果 A_1 与 B_1 来自不同的亲本,那么它们是相排斥的。相型已知时(phase-known pedigree)就是根据连锁情况能够判断家系中各等位基因间关系,能够判断家系中的减数分裂情况;而相型未知时(phase-unknown pedigree)则指不能够确定家系中各等位基因的来源,对减数分裂情况是不清楚的,相关实例参见文献[1]。

参考文献

[1] Lathrop GM, Lalouel JM, Julier C, et al. Multilocus linkage analysis in humans: detection of linkage and estimation of recombination. Am J Hum Genet, 1985, 37(3): 482−498.

(欧阳平　梁　岩)

连锁分析

1　简述

连锁分析(linkage analysis)是遗传流行病学研究中常用的基因定位方法,通过分析在染色体上位置已知的遗传标记(标记基因)和某种性状(或疾病)的易感基因(目的基因)的连锁关系,从而将易感基因在染色体上定位。

连锁分析的生物学基础是连锁现象(linkage),即由于物理距离接近,同一染色体上的两个位点的亲代等位基因组合倾向于共同传递至后代,导致非重组型单倍体出现的频率高于期望。连锁分析实质上属于相关分析的方法。参数连锁分析(parametric linkage analysis)或称基于模型的连锁分析(model-based linkage analysis)通过似然比的思想,估计疾病位点与标记位点的最大似然的重组率,对遗传标记与易感基因的连锁关系予以度量。非参数连锁分析(non-parametric linkage analysis)或称模型非依赖的连锁分析(model-free linkage analysis)则借助亲属间标记位点等位基因血缘一致性(identify by descent,IBD)和状态一致性(identify by state,IBS)的概率进行连锁推断,此法不需要遗传模型假设和估计重组率,因而属非参数方法。

就复杂疾病而言,其发病受多个基因调控,每个基因的影响可能是中效甚至微效的。因此,在使用连锁分析寻找复杂疾病易感基因的时候,需要事先使用分离分析方法分析疾病是否是主基因遗传的。如果分离分析的结果提示疾病的遗传易感性是主基因遗传的,那么可以使用统计学方法来检验假设存在的主基因和遗传标记之间是否连锁,如LOD记分法。

2　连锁分析的基本思路

一般来说,连锁分析使用基于家系的研究设计。以 LOD 值法为例,进行连锁分析的过程如下:针对某一性状(或疾病)收集一定数量的家系资料,运用分离分析的方法(包括简单分离分析和复杂分离分析)确定其可能的遗传模式;通过文献检索确定决定这一性状(或疾病)的基因座可能的染色体区域,然后选取这一区域的遗传标记(微卫星或SNP),确定家系成员遗传标记的基因型;通过连锁分析估计某种表型与遗传标记在子代中重组的发生率,计算 LOD 值,确定重组分数及相应的遗传距离并进行假设检验,判断易感基因是否与遗传标记连锁。

3　连锁分析的类别

根据是否需要估计重组率、利用疾病位点的遗传模式和外显率信息,连锁分析大致分为参数连锁分析和非参数连锁分析。

3.1　参数连锁分析

参数连锁分析主要用于已知遗传方式、基因频率和外显率的单基因性状的基因定位,适用于以孟德尔传递方法遗传的单基因疾病的分析。其主要目的是研究一个或多个遗传标记与研究性状或疾病易感基因位点之间是否连锁以及在连锁状态下重组分数的大小。参数连锁分析包括直接计数法以及 LOD 值法。在这里我们主要介绍 LOD 值法。我们通过一个例子来说明。图 1 显示一个双等位基因疾病位点引起的显性遗传疾病在一个有三代人的家系中的发病情况。M 和 m 为遗传标记位点的两种等位基因,黑色表示患者,疾病位点等位基因 D 对 d 是完全外显的,即 $P($患病$|DD)=P($患病$|Dd)=1$,$P($患病$|dd)=0$。

由图 1 可见,母亲和祖母均为正常,疾病位点基因型只能为 dd,标记位点基因型为 mm,则联合基因型只能为 dm/dm。因为父亲必须要从祖母那里遗传一个 dm,父亲为患者且标记位点的基因型为 Mm,所以不论祖父疾病位点基因型是 DD 还是 Dd,父亲的基因型只能是 DM/dm。每个子女都要从母亲那里遗传一个 dm,由此可以推得子女的联合基因型。

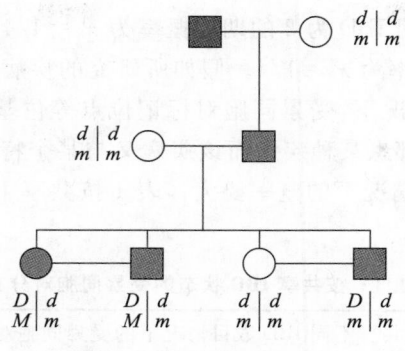

图 1　某三代家系图

由子女和父母的基因型及相型可知，只有第 2 个儿子属于重组体，则该家系在特定重组率 θ 值下的 Z 值可以由下式获得：

$$Z=\lg\frac{L(\hat{\theta})}{L(\theta=0.5)}=\lg\frac{\hat{\theta}(1-\hat{\theta})^3}{(\frac{1}{2})(1-\frac{1}{2})^3}$$

一般的，当 $Z>3$ 时可以认为存在连锁（$P<0.001$）。连锁分析中重组率 θ 值的意义为：$\theta\leqslant0.10$ 为紧密连锁，$\theta\geqslant0.20$ 为松弛连锁，$0.10<\theta<0.20$ 为中度连锁。此外，如果将 LOD 值 Z 乘上一个系数 $2(\ln 10)\approx4.6$ 后，会渐近服从自由度为 1 的 χ^2 分布。此时 P 值 0.001 对应的界值为 $\chi^2=4.6\times3=13.8$。

目前能够实施 LOD 值法连锁分析的软件有很多，常用的有 LINKAGE，Mendel 和 Mlink 等。

3.2　非参数连锁分析

非参数连锁分析是一种在分析前不需要确定疾病或性状的遗传模式、基因型频率和外显率信息的分析方法。非参数连锁分析在进行复杂疾病的连锁分析时具有一定的优势。大多数非参数连锁分析的方法是建立在假定可能的遗传模型基础上的，实际上是一种参数或半参数的分析方法。按研究性状不同可分为分析定量性状和定性性状的分析方法；按分析的手段可分为血缘一致性（identify by descent，IBD）和状态一致性（identify by state，IBS）的分析方法；按分析的对象可分为受累同胞对、受累亲属对、寻找差异大的同胞对等分析方法。在这里我们主要介绍受累同胞对方法。现在常用的连锁分析软件有 LINKAGE、SAGE 和 Genehunter 等。

如果疾病是一种罕见疾病，那么与人群中随机的个体相比，受累个体很有可能携带一个或多个突变等位基因，相比而言，非受累个体携带突变等位基因的可能性会稍低。因此受累个体比非受累个体能提供更多的信息。为此，在研究二分类疾病中，使用最广泛的亲属对方法是基于受累同胞对的。同胞对方法的检验假设是有相似表型（因而更有可能在疾病位点有一个或一对相同的等位基因）的同胞对趋向于有相同的标记位点等位基因（假如标记位点与疾病位点连锁）。也可表述为：受累同胞对比随机同胞对的标记位点等位基因更有可能为 IBD。

随机的同胞对等位基因 IBD 为 2 的期望概率为 $\pi_2 = 1/4$，IBD 为 1 的期望概率为 $\pi_1 = 1/2$，IBD 为 0 的期望概率为 $\pi_0 = 1/4$。假如所研究的疾病位点与标记位点不连锁，那么，在不考虑疾病状态的情况下，受累同胞对标记位点等位基因为 IBD 的概率应符合期望分布。但如果两个同胞都患某种疾病而该疾病又与某个特定的标记有关，那么他们共享 IBD 的概率就会比随机情况下的概率要大。表 1 按共享 IBD 的状态列出了受累同胞对数的观察和期望分布。

表 1　按共享 IBD 状态的受累同胞对分布

	共享不同 IBD 数目情况下的受累同胞对数			
	0	1	2	总数
观察值	A	B	C	N
期望值	$N/4$	$N/2$	$N/4$	N

值得注意的是，表 1 中观察所得共享 IBD 的数目时，不能把那些不明确的对子排除在外，而应该用分数来计算。如 IBD 共享的情况不能确定（$IBD=0$ 或者 $IBD=2$），我们统计的时候应该计算为有 $1/2$ 个 $IBD=0$ 及 $1/2$ 个 $IBD=2$。

对观察分布和期望分布的差别的显著性检验可使用一个自由度为 2 的 χ^2 检验：

$$\chi^2 = [4(A-N/4)^2 + 2(B-N/2)^2 + 4(C-N/4)^2]/N \sim \chi_2^2$$

而检验效能更高的另一个检验是一个用于检验比例趋势的自由度为 1 的 χ^2 检验，即

$$\chi^2 = (A-C)^2/(A+C) \sim \chi_{1,\alpha}^2$$

该检验使用的是双侧检验，当 χ^2 值很大，超过一定界值时，提示疾病位点与标记位点连锁。

4　多个位点的连锁分析

两位点的连锁分析就是估计两位点之间的重组率 θ 和检验两位点是否连锁，一般用重组配子的频率作为 θ 的一个估计。重组配子的频率可以通过数重组配子和非重组配子的个数得到。我们用下标 m 和 f 来区别一个配子的两个位点上等位基因的来源。例如配子 $A_f B_m$ 表示该配子在 A 位点上的等位基因来源于父体，在 B 位点上的等位基因来源于母体。如果一个配子的两个等位基因的下标不一样，则表示这两个等位基因的来源不一样，因此该配子为重组配子，否则为非重组配子。我们将这种用下标来表示等位基因来源的方法推广到多个位点的情形。例如三个位点分别记为：A、B 和 C。那么 $A_f B_f C_m$ 表示 A、B 位点上的等位基因来源于父体，而 C 位点上的等位基因来源于母体。

对于一个含 k 个位点的配子，我们可用一个 $k-1$ 维取值为 0 或 1 的向量来表示它的重组状态。该向量用如下方法生成：以第一个位点上的等位基因作为参考，如果其他位点上的等位基因与第一个位点上的等位基因来源相同则定义为 0（即非重组的），如果来源不同则定义为 1（即重组的），例如 $A_f B_f C_m$ 可以用向量 $(0,1)'$ 来表示。对于 k 个位点，联合配子的联合重组共有 2^{k-1} 种状态，这些重组状态互不相容，且各种状态的概率之和

为 1。下面我们来估计在三个位点情形下的配子概率和重组率,此时共有 4 种联合配子的联合重组状态。我们用四种配子的频率来估计对应的配子概率,然后利用配子概率与成对重组率 θ_{AB},θ_{AC} 和 θ_{BC} 之间的关系来得到重组率的估计(见表 2)。

表 2　应用四种配子的频率来估计对应的配子概率

配子	概率	AB	AC	BC
0 0	r_{00}	0	0	0
0 1	r_{01}	0	1	1
1 0	r_{10}	1	0	1
1 1	r_{11}	1	1	0

假定 A 位点的等位基因来源于父体,当一个配子的联合重组状态为 $(1,0)'$ 时,可知 AB 配子为重组的,BC 配子也为重组的,而 AC 配子为非重组的。由表 2,我们可得到成对重组率与配子概率的如下关系:

$$\begin{cases} \theta_{AB} = r_{11} + r_{10} \\ \theta_{BC} = r_{01} + r_{10} \\ \theta_{AC} = r_{01} + r_{11} \end{cases}$$

四种联合配子的概率也可以用成对重组率来表示:

$$\begin{cases} r_{11} = \dfrac{1}{2}(\theta_{AB} + \theta_{BC} - \theta_{AC}),\text{当 } \theta_{AC} \leqslant \theta_{AB} + \theta_{BC} \text{ 时} \\ r_{10} = \dfrac{1}{2}(\theta_{AB} - \theta_{BC} + \theta_{AC}),\text{当 } \theta_{BC} \leqslant \theta_{AB} + \theta_{AC} \text{ 时} \\ r_{01} = \dfrac{1}{2}(-\theta_{AB} + \theta_{BC} + \theta_{AC}),\text{当 } \theta_{AB} \leqslant \theta_{BC} + \theta_{AC} \text{ 时} \\ r_{00} = 1 - \dfrac{1}{2}(\theta_{AB} + \theta_{BC} + \theta_{AC}) \end{cases}$$

当 $\theta_{AC} = \theta_{BC} = \theta_{AB} = \dfrac{1}{2}$ 时,$r_{11} = r_{10} = r_{01} = r_{00} = \dfrac{1}{4}$。与两位点的连锁分析类似,我们可以用观察所得到的基因数据来检验零假设 $H_0 : \theta_{AC} = \theta_{BC} = \theta_{AB} = \dfrac{1}{2}$,从而判断位点间是否存在连锁。

参考文献

[1] 胡永华. 遗传流行病学. 北京:北京大学医学出版社,2008:109—145.

[2] 方积乾. 生物医学研究的统计方法. 北京:高等教育出版社,2007:461—465.

[3] 李照海,覃红,张洪. 遗传学中的统计方法. 北京:科学出版社,2006:162—172.

(华　琳　左晓宇　高　永)

Elston-Stewart 算法

1 简述

Elston-Stewart 算法（Elston-Stewart algorithm）是一种递归计算家系成员遗传信息的算法，以核心家系为单位从最低辈份至最高辈份计算，算完一个家系，削去一个。该算法使整个家系似然值的计算量随家系成员个数的增长呈线性增长趋势，但随标记位点数目的增长呈指数增长趋势。另一种广泛应用于家系数据的遗传分析的算法是 Lander-Green 算法，该算法是基于几个有序位点上遗传模式的隐马尔可夫链，它使得家系中似然值的计算量随标记位点数目的增长呈线性增长，随家系成员个数的增长呈指数级增长。

2 基本思想

假设有 n 个成员的家系中，每一个成员的父母或者都在家系中（称为非始建者），或者都不在家系中（称为始建者）。假设家系中前 n_1 个人都是始建者，记 g_i 和 y_i 分别为第 i 个人的基因型和表型，并假设给定基因型 g_i 下，y_i 之间相互独立。则给定观察值 y_i 下，家系的似然为

$$L(\theta) = \sum_{g_1} \sum_{g_2} \cdots \sum_{g_n} \prod_{i=1}^{n_1} \Pr(g_i) \prod_{i=n_1+1}^{n} \Pr(g_i \mid g_{i_M}, g_{i_F}) \prod_{i=1}^{n} \Pr(y_i \mid g_i)$$

其中，$\Pr(g_i)$ 是第 i 个始建者基因型的概率，$\Pr(g_i \mid g_{i_M}, g_{i_F})$ 是第 i 个非始建者在其父母的基因型给定的情况下的基因型概率（转移概率）$\Pr(y_i \mid g_i)$ 是基因型 g_i 表达成表型 y_i 的概率（即外显率）。当考虑多基因遗传的家系中，其似然函数类似于上式，仅仅需要将多重求和换成多重积分即可。

由于计算过程涉及到多重求和，计算家系似然的时间随着家系成员个数和标记位点数目的增长呈指数增长趋势，Elston 和 Stewart 在简单家系（这种家系中没有循环，而且家系中每一个成员都可追溯到同一祖先）的基础上，利用递归算法将求和运算分解，降低必要的计算时间。

如图 1 所示，若记

$$h(g_i) = \Pr(y_i \mid g_i) \Pr(g_i)$$
$$h(g_M, g_F, g_i) = \Pr(y_i \mid g_i) \Pr(g_i \mid g_M, g_F)$$

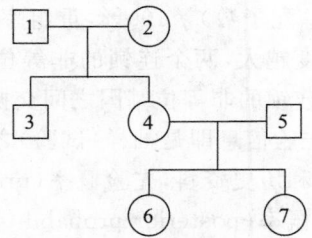

图1　利用 Elston-Stewart 算法计算家系似然示例

显然地

$$L = \sum_{g_1} \sum_{g_2} \cdots \sum_{g_7} h(g_1)h(g_2)h(g_1,g_2,g_3)h(g_1,g_2,g_4)h(g_5)h(g_4,g_5,g_6)h(g_4,g_5,g_7)$$

根据 Elston-Stewart 算法知

$$L = \sum_{g_1} h(g_1) \sum_{g_2} h(g_2) \sum_{g_3} h(g_1,g_2,g_3) \sum_{g_4} h(g_1,g_2,g_4) \sum_{g_5} h(g_5) \sum_{g_6} h(g_4,g_5,g_6)$$
$$\times \sum_{g_7} h(g_4,g_5,g_7)$$

Elston-Stewart 算法适用于有少量标记为点的成员较多的家系中,目前在 LINKAGE 和 FASTLINK 中均有此算法。

参考文献

[1] Elston RC, Stewart J. A general model for genetic analysis of pedigree data, Human Heredity, 1971, 21: 523−542.

[2] Lander ES, Green P. Construction of multilocus genetic linkage maps in humans. Proc Natl Acad Sci USA, 1987, 84(8): 2363−2367.

[3] Elston RC, Olson JM, Palmer L. Biostatistical genetics and genetic epidemiology. Hoboken: John Wiley & Sons Inc, 2002: 231−232.

[4] Elston RC, George VT, Severtson F. The Elston-Stewart algorithm for continuous genotypes and environmental factors. Human Heredity, 1992, 42(1): 16−27.

（王学钦　郭小波　温灿红）

重组率的先验与后验概率

1　简述

重组率(recombinant fraction)是指同源染色体的非姊妹染色单体间有关基因的染色体片段发生交换的频率,用一般利用重新组合配子数占总配子数的百分率进行估算。重组率(%)=(重新组合配子数/总配子数)×100%,重组率的幅度经常变化于 0%～50% 之间。当重组率趋向 0,连锁强度越大,两个连锁的非等位基因之间交换越少;当重组率趋向 50%,连锁强度越小,两个连锁的非等位基因之间交换越大。所以,交换值的大小主要与基因间的距离远近有关。先验信息即是抽样(试验)之前有关统计问题的一些信息。一般说来,先验信息来源于经验和历史资料,先验概率(prior probability)往往作为"由因求果"问题中的"因"出现。后验概率(posterior probability)是指在得到"结果"的信息后重新修正的概率。先验概率与后验概率有不可分割的联系,后验概率可以通过贝叶斯公式,用先验概率和似然函数计算出来。

2 贝叶斯法估计两个位点连锁分析的遗传重组率

以常见的回交群体为例,设样本容量为 n,其中任两个位点重组个体数为 n_r,则由经典的统计理论可知 n_r 服从二项分布,其概率函数为

$$\Pr(n_r \mid n, r) = \binom{n}{n_r} r^{n_r}(1-r)^{n-n_r}, \quad n_r = 0, 1, \cdots, n$$

其中遗传重组率 r 的极大似然估计为 $\hat{r} = n_r/n$,标准差为 $\sqrt{\hat{r}(1-\hat{r})/n}$。

位点间连锁的显著性则由似然比测验统计量

$$LR = 2\{n\ln(2\hat{r}) + (n-n_r)\ln[2(1-\hat{r})]\}$$

或 LOD 值

$$LOD = r\lg(2r) + (n-r)\lg[2(1-r)]$$

确定。而在贝叶斯理论中,需要计算后验概率 $p(r \mid n_r, n)$,即基于现有观察数据下 r 发生的条件概率。因此需要了解 r 和 n_r 同时发生或相继发生的概率,即

$$p(r, n_r \mid n) = p(r)p(n_r \mid n, r) = p(n_r)p(r \mid n_r, n)$$

进而有

$$p(r \mid n_r, n) \propto p(r)p(n_r \mid n, r)$$

其中,$p(r)$ 是遗传重组率 r 的先验概率,因而贝叶斯分析可将先验信息包括其中。这里选取 β 分布作为 r 的先验分布,该分布由两个参数 α 和 β 决定,其核为

$$p(r) \propto r^{\alpha-1}(1-r)^{\beta-1}$$

从而有遗传重组率 r 的后验分布的核为

$$p(r \mid n_r, n) \propto r^{n_r+\alpha-1}(1-r)^{n-n_r+\beta-1}$$

显然,该后验分布也是一个 β 分布,其参数为 $(n_r+\alpha)$ 和 $(n-n_r+\beta)$。

在导出遗传重组率 r 的后验分布后,可通过 Monte Carlo 方法方便地获得 r 的渐近估计。即从后验分布中抽取 k 个独立样本,r 的后验平均数和方差渐近为

$$E[r \mid n_r] \approx \bar{r} = \frac{1}{k}\sum_{i=1}^{k} r^{(i)}$$

和
$$V[r \mid n_r] \approx \frac{1}{k} \sum_{i=1}^{k} (r^{(i)} - \bar{r})^2$$

　　同样地,描述 r 分布特征的其他统计数也可相应给出。所有这些参数的计算均可在 SAS/IML 中编制相应的程序完成。首先从 r 的后验分布中抽取大量的 Monte Carlo 样本,使用 PROC CAPABILITY 对 r 的后验样本进行分析,根据其分布情况,以平均数或中位数作为 r 的贝叶斯估计。如此,依据 n 以及任两位点间的 n_r,就可获得全基因组上任两个位点间的遗传重组率的贝叶斯估计。

参考文献

[1] 汤在祥,王学枫,吴雯雯,等.基于贝叶斯统计的遗传连锁分析方法.遗传,2006,28(9):1117—1122.

[2] Gelman A, Carlin JB, Stern HS, et al. Bayesian Data Analysis. New York: Chapman & Hall/CRC, 2003:1—688.

(欧阳平　饶绍奇)

遗传图谱距离

1　简述

　　如果将位于同一染色体上的连锁的基因,按其排列顺序以及相互间的遗传距离线性排列,就可以得到基因的连锁图谱(linkage map)或遗传图谱(genetic map)。基因之间的遗传距离,即图距(map function)以每次减数分裂中染色单体产生的平均互换数来度量,但由于在实际情况中互换个数难以观察,作为替代,一般情况下,用在配子形成过程中发生重组的概率,即重组率来度量。由于重组率不大于交换值,因此要通过图距与重组率之间的函数关系(即图谱函数)来得到图距。用来衡量遗传图谱的单位为厘摩(centi-Morgan),厘摩表示的图谱距离反映了一个染色单体在减数分裂时期发生在这些标记之间的互换平均数。现已有多种图谱函数,其中最常用的是 Haldane 图谱函数和 Kosambi 图谱函数。

2　Haldane 图谱函数和 Kosambi 图谱函数

2.1　Haldane 图谱函数

Haldane 图谱函数是 Haldane 在他 1919 年的论文提出的,用于表示图谱距离与重组

率 θ 之间的关系。他推导出在没有互换干扰的假定下的图谱函数及其反函数,推导了经验反图谱函数来证明交叉干扰在数据上是适用的,并且介绍了建立各种图谱函数微分方程的方法。

假设两个位点在同一条染色体上,其单体型分别是 ab 和 AB(即相型为 $ab|AB$)。假如所有染色体在减数分裂中被完整传递而没有发生互换和重组,那么我们就只会观察到两种被传递的单体型:ab 和 AB。通过观察标记的传递,就能找出所寻找的基因在哪条染色体上,但是由于缺乏对整条染色体的直接测序,我们无法确定它位于染色体的哪个位置。

在减数分裂过程中,染色单体上的单体型会经历多次的互换过程,且奇数次的互换会出现重组现象。这个过程会随机发生在染色体上多个位置上,而且重组现象与位点间的距离关系密切。距离较远的位点间基本上是随机发生重组现象的,可将其视为位于不同染色体的独立位点。距离非常近的位点发生重组的概率相当低,后代一般仅观察到非重组体。而在中等距离的位点间,重组和非重组的现象均有可能观察到,即可观察到四种可能的单体型,但它们的概率不均等。重组的概率随两位点之间的物理距离增加而增加,在无干扰等其他条件下,一般取值范围为 $0 \sim 0.5$。重组概率的这种梯度使得连锁分析能确定一个基因可能的位置。假定互换的发生是相互独立的,并且假定图距为 x 时两位点之间的互换次数 t 服从 Poisson 分布,则

$$p(t) = \frac{x^t \mathrm{e}^{-x}}{t!}$$

易知预期互换的数目与位点之间的物理距离 x 成比例。由于我们只能知道发生了奇数次还是偶数次的互换(各代表重组或者非重组事件),因此,用所有奇数次交换的概率和来表示重组的概率 θ 为

$$\begin{aligned}\theta &= \Pr(c=1|x) + \Pr(c=3|x) + \Pr(c=5|x) + \cdots \\ &= \mathrm{e}^{-x}(x + x^3/3! + x^5/5! + \cdots) \\ &= \mathrm{e}^{-x}\sinh(x) \\ &= (1 - \mathrm{e}^{-2x})/2\end{aligned}$$

其中,$\sinh(x) = (\mathrm{e}^x - \mathrm{e}^{-x})/2$,反函数是 $x = -\ln(1-2\theta)/2$。

这就是 Haldane 图谱函数,如果设 $m = 2x$,当 m 很小时,Haldane 近似于直线方程,斜率近似于 $1/2$。

Kosambi 于 1944 年提出了常用的 Kosambi 图谱函数,该函数考虑了不同基因座之间的交换存在干扰的情况,其函数式为

$$\theta = \tanh(2x)/2 = \frac{1}{2}\frac{\mathrm{e}^{4x}-1}{\mathrm{e}^{4x}+1}$$

$$x = \tanh^{-1}(2x)/2 = \frac{1}{4}\ln(\frac{1+2\theta}{1-2\theta})$$

其中,θ 和 x 的含义同 Haldane 函数。

虽然理论上图谱函数应该能让我们估计出重组分数和确定所寻找基因精确的物理

位置,但实际上对 θ 的估计非常的不精确,因此真正的图谱函数也是很不确定的,以至于在定位基因的时候它们并不能起多大的作用。除了干扰现象外,基因组本身的重组分数也是不一致的。因此,一般情况下,我们要在所关注的区域中寻找更多的标记,直到易感基因与遗传标记间不可能发生进一步重组。这时候,我们就可以运用其他一些精细基因定位的技术,把需要定位的基因所在的范围从一个区域缩窄到一个点,这样就可以通过直接测序最终定位基因。

3 实例

通过测交已获得某两个基因之间的重组率为 27.5%,但由于双交换的存在,此值需校正,由 Haldane 图谱函数知

$$0.275 = \frac{1}{2}(1 - e^{-2x})$$

解出 $x = 0.4$,所以两个基因座间的图距为 0.4M(即 40cM)。

而由 Kosambi 图谱函数可得

$$0.275 = \frac{1}{2} \frac{e^{2x} - e^{-2x}}{e^{2x} + e^{-2x}}$$

解出 $x = 0.26$,所以在 Kosambi 图谱函数下的两个基因座间的图距为 0.26M(即 26cM)。

参考文献

[1] Haldane JBS. The combination of linkage values, and the calculation of distances between the loci of linked factors. J Genet, 1919, 8: 299−309.

[2] Kosambi DD. The estimation of map distance from recombination values. Annals of Human Genetics, 1943, 12(1): 172−175.

[3] Elston RC, Olson JM, Palmer L. Biostatistical genetics and genetic epidemiology. Hoboken: John Wiley & Sons Inc, 2002: 491−494.

(王学钦　郭小波　温灿红)

直接计数法

基因频率是指在一个种群基因库中,某个基因占全部等位基因数的比例。种群中某一基因位点上各种不同的基因频率之和以及各种基因型频率之和都等于1。对于一个种群来说,理想状态下,种群基因频率在世代相传中保持稳定,然而在自然条件下,由于受

基因突变、基因重组、自然选择、迁移和遗传漂变的影响,种群基因频率处于不断变化之中,从而使生物不断向前发展进化。因此,通过计算某种群的基因频率有利于理解该种群的进化情况。理想状态下的种群就是处于遗传平衡状况下的种群,遵循"Hardy-Weinberg 平衡定律"(见"哈代-温伯格平衡"条目)。遗传平衡指在一个极大的随机自由交配的种群中,在没有突变发生,没有自然选择和迁移的条件下,种群的基因频率和基因型频率在代代相传中稳定不变,保持平衡。

在一个人群中,随机抽取一个等位基因,这个等位基因是 A 的概率记为 $P(A)$。这一等位基因的概率可以通过随机抽样,用等位基因频率来估计。例如 $P = P(A) = 0.3$,表示在给定位点上的等位基因是 A 的可能性是 30%。注意到,在人群中抽样时,首先抽取的是一个个体。每个个体有一种基因型,基因型由两个等位基因组成。因此可以把等位基因抽样看为两步随机抽样:第一步随机抽取一个个体;第二步,从被抽取到的人的两个等位基因中随机抽取一个等位基因,每个等位基因有相等的概率被抽取到。假定某一位点上有两个等位基因 A 和 a,三种基因型概率为

$$P(AA) = p_{AA}, P(Aa) = p_{Aa}, P(aa) = p_{aa}$$

利用两步随机抽样的思想和全概率公式可以导出

$$P(A) = p_{AA} + \frac{1}{2} p_{Aa}, P(a) = p_{aa} + \frac{1}{2} p_{Aa}$$

考虑一个有等位基因 A 和 a 的位点,研究者随机抽取了 n 个个体,其中具有基因型 AA、Aa 和 aa 的个体数目分别为 n_{AA}、n_{Aa} 和 n_{aa}($n_{AA} + n_{Aa} + n_{aa} = n$),则等位基因概率可由

$$\hat{p}_A = \frac{2n_{AA} + n_{Aa}}{2n} = \frac{n_{AA}}{n} + \frac{n_{Aa}}{2n}$$

来估计。n_{AA}/n 是基因型 AA 的频率,n_{Aa}/n 是基因型 Aa 的频率,公式中分母为 $2n$ 而不是个体数 n,是因为每个个体有两个等位基因。等位基因频率的估计量 $\hat{p}_A$ 的方差为

$$\mathrm{Var}(\hat{p}_A) = \frac{p_A(1 - p_A)}{2n}$$

例 人类 MN 血型位点上有两个等位基因 M 和 N,现有 MN 血型的数据:1029 名中国香港地区的居民接受了调查,获得的结果见表 1:

表 1 血型调查结果

血型	MM	MN	NN	总数
数目	342	500	187	1029

可以估计等位基因 M 的频率为

$$\hat{P}_M = \frac{2 \times 342 + 500}{2 \times 1020} = \frac{1184}{2058} = 0.5753$$

参考文献

[1]　李照海，覃红，张洪．遗传学中的统计方法．北京：科学出版社，2008：2—3.

（左晓宇　刘伟伟）

LOD 记分法

1　LOD 简述

LOD 记分法（LOD score method），又称对数优势记分法（log odds score），是基于遗传模式的连锁分析方法，用于分析基因之间的连锁关系，多应用于疾病易感基因定位（gene mapping）。该方法由 Morton 首先提出，随后得到广泛应用。LOD 记分法的理论依据是重组和连锁现象，而重组和连锁现象的观测或推断需要借助家系（pedigree）的基因型信息，因此该方法需在家系数据中实施。

在应用这个方法之前，通常要事先假设疾病的遗传模式（显性、隐性或加性模式）、等位基因频率和每种基因型的外显率（penetrance）等。一般来说，这些信息很难精确得到。在人类遗传连锁分析中，人们通常利用最大似然法，先对未知参数（这里是指重组率，通常用 θ 表示）进行不同的假设，进而在现有观测数据下对未知参数进行最大似然估计，最后用统计学常用的似然比方法对 θ 作假设检验。

2　LOD 记分法介绍

2.1　计算及判定方法

在应用 LOD 记分法前，常先假定疾病的遗传模式、等位基因的数目以及各基因型的外显率等信息，在这个前提下计算 LOD 得分（LOD score）。LOD 得分是在一定重组率 θ 下，两位点连锁的似然性与不连锁的似然比的对数值。令零假设为 $\theta=0.5$，备择假设为 $\theta<0.5$，那么检验统计量为

$$Z(\hat{\theta})=\lg\frac{L(\hat{\theta})}{L(\theta=0.5)}$$

其中，$\hat{\theta}$ 为 θ 的最大似然估计值。通过计算 $\hat{\theta}=0.0$（完全连锁）到 $\hat{\theta}=0.5$（无连锁）的一系列 Z 值，对应最大 Z 值的 $\hat{\theta}$ 值即为所求的重组率。传统上用于判断连锁分析显著性的临界值为 $Z(\hat{\theta})\geqslant3$（即连锁存在），与之对应的 P 值为 0.001，表示当前两基因座发生连锁的可能性是不连锁的 10^3 倍。连锁分析中重组率 θ 值的意义为：$\theta\leqslant0.10$ 为紧密连锁，$\theta\geqslant$

0.20 为松弛连锁,0.10<θ<0.20 为中度连锁。

2.2　LOD 记分法的具体运用

LOD 记分法在质量性状(qualitative trait,如是否患病)和数量性状(quantitative trait,如身高和体重)中的应用相似。

2.2.1　相型已知家系(phase-known pedigrees)的 LOD 记分法

一般情况下,两基因座间的相型很难直接观察到,但有时可以通过一些样本的信息推导个体的相型。我们假设数据类型是基因型的形式,所以得到的家系可能性为:

$$L(\hat{\theta}) = \text{Pr}(基因型_{父母}) \times \text{Pr}(基因型_{后代} \mid 基因型_{父母})$$

因此对数优势比分数(LOD score)可以表示为:

$$\lg \frac{L(\hat{\theta})}{L(\theta=0.5)} = \lg \frac{\text{Pr}(基因型_{父母}) \times \text{Pr}(基因型_{后代} \mid 基因型_{父母};\hat{\theta})}{\text{Pr}(基因型_{父母}) \times \text{Pr}(基因型_{后代} \mid 基因型_{父母};\theta=0.5)}$$

在这个比值中,可以提取公因数 $\text{Pr}(基因型_{父母})$,由于这个因子的重组率是独立的,基因型是已知并且相同的,那么假设我们可以从 n 个减数分裂的个体中计算出 k 个重组体(剩下的非重组体为 $n-k$ 个),似然性为 $L(\hat{\theta}) = \hat{\theta}^k (1-\hat{\theta})^{n-k}$。

例　一个有三代人的家系中,已知各个成员的标记位点基因型(双等位基因 M/m),如图 1 所示。疾病位点位于常染色体上,有两种可能的等位基因 A 和 a,其中等位基因 A 对 a 完全外显,即

$$P(患病 \mid AA) = P(患病 \mid Aa) = 1, P(患病 \mid aa) = 0$$

试判断疾病位点与标记位点是否连锁。

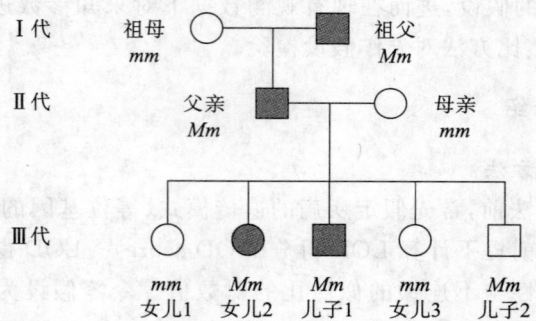

图 1　三代人家系患病情况

虽然无法得到每一成员的疾病基因型,但是根据上面一系列假定,可以对他们的基因型做出合理推断。祖母和母亲均正常,因此,祖母和母亲的联合基因型均为 am/am. 由于父亲必须从祖母那里获得一个 am,并且 5 个孩子中有 3 个正常,所以,无论患病的祖父的基因型是 Aa 还是 AA,父亲的联合基因型一定为 AM/am。5 个子女中每个子女都从母亲那里得到一个 am,从而可推得 5 个孩子的基因型分别为:

女儿 1:am/am;女儿 2:AM/am;儿子 1:AM/am;女儿 3:am/am;儿子 2: aM/am。如图 2。

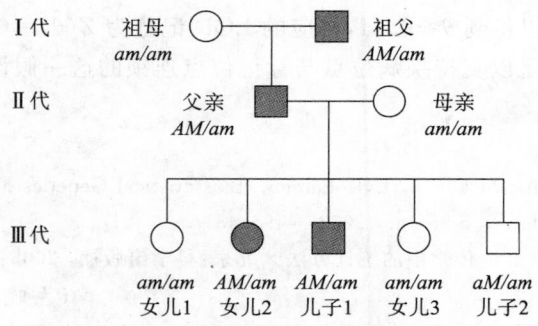

图2 三代人的家系患病基因型推断

从而可知，只有儿子2为重组体。则该家系在特定重组率下的LOD得分为：

$$Z(\hat{\theta}) = \lg \frac{L(\hat{\theta})}{L(\theta=0.5)} = \lg \frac{\hat{\theta}(1-\hat{\theta})^4}{L(\theta=0.5)} = \lg \frac{0.2(1-0.2)^4}{0.5^5} = 0.4185$$

（当子代重组体个数为1，个体总数为5时，可验证得到的最大似然估计＝1/5＝0.2）。

由于 $Z(\hat{\theta}) < 3$，可以认为该疾病位点与标记位点不连锁。

2.2.2 相型未知(phase unknown pedigrees)家系的LOD记分法

实际中家系成员的相型并不容易确定。例如，如果祖父母基因型未知或为纯合子个体。考虑家系中没有祖父母的基因型，那么在这种情况下对父亲来讲有两种可能的相型，即 AM/am 或者 Am/aM，而5个孩子的相型不变（见图3）。如果父亲相型（相型1）为 AM/am，则由父亲产生的5个配子中有一个为重组配子，其余4个均为非重组配子；如果父亲相型（相型2）为 Am/aM，则由父亲产生的5个配子中有4个为重组配子，另一个为非重组配子。

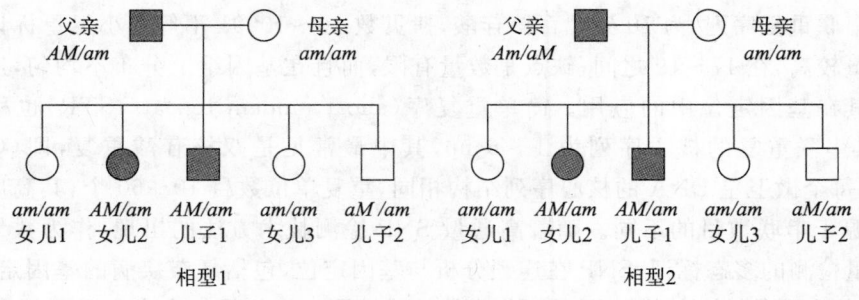

图3 祖父母相型未知家系的两种推断

假定父亲的两种相型是等概率出现的，那么这个家庭的似然函数为

$$L(\hat{\theta}) = P(数据) = P(数据|相型1)P(相型1) + P(数据|相型2)P(相型2)$$

$$= \frac{1}{2}\hat{\theta}(1-\hat{\theta})^4 + \frac{1}{2}\hat{\theta}^4(1-\hat{\theta})$$

由此可知，θ 的最大似然估计 $\hat{\theta}$ 没有解析表达式，因此需要用计算程序来估计（如

LINKAGE 程序），可以得到 $\hat{\theta} \approx 0.21$，相应的 LOD 记分为 $Z(\hat{\theta}) = 0.1249$。由于 $Z(\hat{\theta}) <$ 3，因此该家庭数据不足以支持疾病位点与标记位点连锁的这一假设。

参考文献

[1] Robot C Elston, Jane M Olson, Lyle Palmer. Biostatistical Genetics and Genetic Epidemiology. Hoboken：John Wiley & Sons Inc，2002：449－451.

[2] 李照海，覃红，张洪. 遗传学中的统计方法. 北京：科学出版社，2006：36－39.

（左晓宇　刘　轲　韩丽珍）

多态信息含量

1　简述

多态信息含量（polymorphism information content，PIC）是指连锁分析中一个遗传标记多态性可提供的信息量的度量。它是一个亲本为杂合子，另一亲本为不同基因型的概率，现常用来作为衡量座位多态性高低程度的指标。小卫星和微卫星因其高度多态性而被广泛用于疾病诊断和遗传病的连锁分析。小卫星 DNA（minisatellite DNA）是数目可变的串联重复序列，为 10 到几百核苷酸，拷贝数 10～10001 不等。小卫星标记的多态信息含量较高，在 17～19 之间；缺点是数量有限，而且在基因组上分布不均匀，这就极大地限制其在基因定位中的应用。简单重复序（short tandem repeats，STR）也称微卫星 DNA，其串联重复的核心序列为 1～6 bp，其中最常见是双核苷酸重复，即（CA）n 和（TG）n，每个微卫星 DNA 的核心序列结构相同，重复单位数目 10～60 个，其高度多态性主要来源于串联数目的不同。随着高通量 SNP 检测技术方法的出现，作为数量最多且易于批量检测的多态标记，SNP 在连锁分析与基因定位，包括复杂疾病的基因定位、关联分析，个体和群体对环境致病因子与药物的易感性研究中将发挥愈来愈重要的作用。

2　计算方法

对于连锁分析我们需要获得减数分裂的信息，在双亲均为纯合子或相同的杂合子时，连锁得出的遗传标记提供的减数分裂信息量不足。以两个等位基因为例，如果父母双方的基因型均是杂合子 A_1A_2，那么他们孩子的基因型有 50% 的几率是 A_1A_2。如果孩子的基因型恰好是 A_1A_2，那么就不能判定 A_1、A_2 分别来自父亲或母亲，这个多态提供的信息量就不足。

通常，一个多态信息含量可以由以下公式推导：

$$PIC = 1 - \sum_{i=1}^{n} p_i^2 - \sum_{i=1}^{n} \sum_{j=i+1}^{n} 2 p_i^2 p_j^2$$

在这里 p_i 指第 i 个等位基因的频率。对于大多数来说，一个遗传标记的平均杂合率通常被认为是信息量的度量。如果这里有一些遗传等位基因标记 A_1，A_2，$A_3 \cdots$，而且其频率是 p_1，p_2，$p_3 \cdots$，那么可以获得杂合的频率是 $1 - (p_1^2 + p_2^2 + p_3^2 + \cdots)$。对于 X 连锁的遗传标记，多态信息含量和杂合率是相同的；对于常染色体遗传标记，特别是对两等位基因来说，杂合率一定程度上大于多态信息含量，其杂合频率为 0.5，但是其多态信息含量只有 0.375。

参考文献

[1] Joy N, Prasanth VP, Soniya EV. Microsatellite based analysis of genetic diversity of popular black pepper genotypes inSouth India. Genetica, 2011, 139(8): 1033－1043.

[2] Shimizu T, Yano K. A post-labeling method for multiplexed and multicolored genotyping analysis of SSR, indel and SNP markers in single tube with bar-coded split tag (BStag). BMC Res Notes, 2011, 4: 161.

（袁满琼　欧阳平）

极大 LOD 记分检验

1　简述

极大 LOD 记分检验（maximum LOD Score test，MLS 检验）是受累同胞对分析中常用的检验方法。受累同胞对（affected sib-pair，ASP）分析是目前最常用的非参数连锁分析方法（non-parametric linkage analysis）。它是一种模型非依赖（model-free）的方法，其优点为可利用同时受累或非受累同胞对的基因分型信息、不严格要求亲代的基因型已知、不需要事先假定性状位点的遗传模式和估算重组率，在实际操作中可行性高，因此受到广泛应用。受累同胞对分析的理论依据是血缘一致性（identity by descent，IBD）等位基因。MLS 检验是检验亲属间共享 IBD 概率分布偏离理论分布程度的一种似然比检验。

2　MLS 检验的基本思想

当处于同一染色体上的性状位点与标记位点距离较近，两个位点间会出现连锁现象。受性状位点的影响，重组事件发生概率降低，亲代的相型倾向于传递至后代全同胞，使得受累的全同胞间共享标记位点 IBD 等位基因的概率和期望值会升高。MLS 检验的基本思想是通过比较零假设(无连锁)和备择假设(存在连锁)下受累同胞对 IBD 分布的似然比,可对实际观测的 IBD 概率分布偏离理论分布的程度进行检验,从而推断两位点的连锁情况。

不同亲属间共享 IBD 的概率分布可参见"血缘一致性与状态一致性"条目中的表 2。已知受累同胞对(全同胞)间共享 IBD 为 0,1 和 2 的理论概率分布分别为 1/4,1/2 和 1/4。令 z_0、z_1 和 z_2 分别表示共享 IBD 为 0,1 和 2 的概率,则可以建立如下检验假设:

$$H_0:(z_0,z_1,z_2)=\left(\frac{1}{4},\frac{1}{2},\frac{1}{4}\right), \quad H_1:(z_0,z_1,z_2)\neq\left(\frac{1}{4},\frac{1}{2},\frac{1}{4}\right) \tag{1}$$

MLS 检验可以通过估算最大似然下受累同胞对共享 IBD 的概率分布及相应的最大对数似然比值,进行两位点连锁的统计推断。

MLS 检验使用了最大似然估计的思想,其基本思想与参数连锁分析中的 LOD 记分法相似。MLS 值的实质是一种 LOD 值,与 2ln10 的乘积服从 χ^2 分布。尽管二者均被称为 LOD 检验,但二者不同之处为:1) LOD 记分法要估计的参数为重组率 θ,参数个数为 1 个,因此其最大似然统计量服从自由度为 1 的 χ^2 分布;而 MLS 检验要估计的参数为共享 IBD 的概率 z_0、z_1 和 z_2,其中可变参数为 2 个(因为 $z_0+z_1+z_2=1$),因此其检验统计量服从自由度为 2 的 χ^2 分布。2) LOD 记分法需要假定遗传模型(model-based),而 MLS 不需事先知道遗传模型(model-free)。

3 受累同胞对的 MLS 检验

对于多态性很强的标记位点,人们常可以直接推导出观测到的受累同胞对间共享 IBD 的概率分布,这样的位点称为完备信息标记位点(completely informative marker)。此时,所有同胞对的 IBD 取值均可惟一确定,可以通过拟合优度的 χ^2 检验(goodness-of-fit χ^2 test)检验观测的 IBD 分布与理论分布的偏离程度。实际数据中常不能明确同胞对共享 IBD 的情况,此时需要对 IBD 的概率分布进行估算。根据标记位点信息是否完备,MLS 检验的实施如下。

3.1 完备信息标记位点的 MLS 检验

当标记位点信息完备时,每个同胞对的 IBD 值惟一确定,实际观测数据的似然核(kernel of likelihood)可写成 $\hat{z}_0^{n_0}\hat{z}_1^{n_1}\hat{z}_2^{n_2}$,其中 n_0、n_1、n_2 和 $\hat{z}_0$、$\hat{z}_1$、$\hat{z}_2$ 分别表示共享 IBD 为 0、1 和 2 的同胞对数目和概率估计值。建立上述检验假设,构建以下 MLS 统计量:

$$MLS=\lg\left(\frac{\hat{z}_0^{n_0}\hat{z}_1^{n_1}\hat{z}_2^{n_2}}{(1/4)^{n_0}(1/2)^{n_1}(1/4)^{n_2}}\right) \tag{2}$$

与 LOD 值相似,$\chi^2=2\cdot\ln10\cdot MLS\sim\chi^2_{(2)}$,因此

$$P=P(2\cdot\ln10\cdot MLS\geqslant\chi^2_{(1-\alpha),2})$$

例 1 研究人员对 50 对患病的同胞及其父母进行某多态标记位点的基因分型,由于该位点信息完备,在 50 对同胞中有 26 对同胞共享 IBD 为 2,18 对同胞共享 IBD 为 1,6

对同胞共享 IBD 为 0。试检验该位点与疾病位点是否存在连锁。

n_0、n_1 和 n_2 分别为 6、18 和 26,总同胞对数 n 为 50。由于该位点信息完备,因此 z_0、z_1 和 z_2 的最大似然估计值为:

$$\hat{z}_0 = n_0/n = 6/50$$
$$\hat{z}_1 = n_1/n = 18/50$$
$$\hat{z}_2 = n_2/n = 26/50$$

建立式(1)所示检验假设,设检验水准 α 为 0.05,根据式(2)计算 MLS 为:

$$MLS = \lg\left(\frac{\hat{z}_0^{n_0}\,\hat{z}_1^{n_1}\,\hat{z}_2^{n_2}}{(1/4)^{n_0}\,(1/2)^{n_1}\,(1/4)^{n_2}}\right) = \lg\left(\frac{(6/50)^6\,(18/50)^{18}(26/50)^{26}}{(1/4)^6\,(1/2)^{18}\,(1/4)^{26}}\right) = 3.789$$

由此计算的 χ^2 值为 17.449,P 值为 1.62×10^{-4},拒绝零假设,可认为该位点与疾病位点存在连锁。

3.2 非完备信息标记位点的 MLS 检验

实际应用中,标记位点一般很难做到信息完备,即并非所有的全同胞对均能惟一确定共享 IBD 值。此时,每一个全同胞对共享 IBD 的值可以概率分布形式表示,如式(1)所示的 IBD 概率向量。此时,MLS 检验的似然核可扩展为:

$$\prod_{i=1}^{n}(\hat{z}_{i0} \cdot \hat{z}_0 + \hat{z}_{i1} \cdot \hat{z}_1 + \hat{z}_{i2} \cdot \hat{z}_2) = \prod_{i=1}^{n}\left(\sum_{j=0}^{2}\hat{z}_{ij} \cdot \hat{z}_j\right) \tag{3}$$

其中,n 表示受累同胞对的数目,$\hat{z}_{ij}$ 表示第 i 对同胞对共享 j 个 IBD 的概率。$\hat{z}_j$ 表示共享 j 个 IBD 的概率估计值。式(3)表示对全部同胞对共享 IBD 值的加权乘积。此时,MLS 值的计算公式可推广为:

$$MLS = \lg\left[\frac{\prod_{i=1}^{n}\left(\sum_{j=0}^{2}\hat{z}_{ij} \cdot \hat{z}_j\right)}{\prod_{i=1}^{n}\left(\sum_{j=0}^{2}\hat{z}_{ij} \cdot z_{j,H_0}\right)}\right]$$

$$= \lg\left[\frac{\prod_{i=1}^{n}(\hat{z}_{i0} \cdot \hat{z}_0 + \hat{z}_{i1} \cdot \hat{z}_1 + \hat{z}_{i2} \cdot \hat{z}_2)}{\prod_{i=1}^{n}\left(\hat{z}_{i0} \cdot \frac{1}{4} + \hat{z}_{i1} \cdot \frac{1}{2} + \hat{z}_{i2} \cdot \frac{1}{4}\right)}\right] \tag{4}$$

其中,z_{j,H_0} 表示 H_0 成立下共享 j 个 IBD 的概率。同理,可计算 $\chi^2 = 2 \cdot \ln 10 \cdot MLS \sim \chi^2_{(2)}$。

式(4)中待估的参数仍为 $\hat{z}_j$,由于 $\hat{z}_{ij}$ 权重的出现,使得 $\hat{z}_j$ 的最大似然估计变得困难。此时常用期望最大似然算法(expected maximization algorithm,EM 算法)来估计 $\hat{z}_j$。在 EM 算法中,$\hat{z}_j$ 的 k 步到 $k+1$ 步的迭代公式为:

$$\hat{z}_j^{(k+1)} = \frac{1}{n}\sum_{i=1}^{n}\left(\frac{\hat{z}_{ij} \cdot \hat{z}_j^k}{\hat{z}_{i0} \cdot \hat{z}_0^k + \hat{z}_{i1} \cdot \hat{z}_1^k + \hat{z}_{i2} \cdot \hat{z}_2^k}\right) \tag{5}$$

例 2 研究人员收集了 84 对的受累同胞对基因分型信息，由于该标记位点并非信息完备，根据研究人员推断后，可以得到表 1 所示的同胞对共享 IBD 概率分布。试检验该位点与疾病位点是否存在连锁。

表 1　84 对同胞对共享 IBD 的概率分布

同胞对数目	IBD 概率		
	$\hat{z}_{i0}$	$\hat{z}_{i1}$	$\hat{z}_{i2}$
20	0	0.5	0.5
5	0.5	0	0.5
7	0.5	0.5	0
6	0.25	0.5	0.25
18	0	0	1
16	0	1	0
12	1	0	0

由表 1 可知第 i 对同胞对共享 IBD 的概率 $(\hat{z}_{i0}, \hat{z}_{i1}, \hat{z}_{i2})$。首先通过 EM 算法估计实际观测数据中共享 IBD 值的概率 $\hat{z}_j$。设定初始值为：

$$\hat{z}_0^0 = 0.25, \quad \hat{z}_1^0 = 0.5, \quad \hat{z}_2^0 = 0.25$$

然后根据式（5），对 $\hat{z}_j$ 的估计值进行迭代。表 2 显示了在设定的终止条件为 10^{-5} 时的迭代结果。在 $k=9$ 时迭代终止，得 $\hat{z}_0 \approx 0.20064$，$\hat{z}_1 \approx 0.41019$，$\hat{z}_2 \approx 0.38917$，MLS 值为 1.065。根据计算，$\chi^2$ 值为 4.899，P 值为 0.086，不拒绝零假设，暂不认为该位点与疾病位点存在连锁。

表 2　EM 算法迭代结果

迭代次数 k	IBD 概率分布的估计值			MLS
	$\hat{z}_0$	$\hat{z}_1$	$\hat{z}_2$	
0	0.25	0.5	0.25	0
1	0.21230	0.45238	0.33532	0.92032
2	0.20299	0.42843	0.36858	1.04358
3	0.20094	0.41785	0.38121	1.06165
4	0.20059	0.41336	0.38606	1.06448
5	0.20057	0.41148	0.38795	1.06494
6	0.20060	0.41070	0.38870	1.06501
7	0.20062	0.41038	0.38900	1.06502
8	0.20063	0.41025	0.38912	1.06503
9	0.20064	0.41019	0.38917	1.06503

参考文献

[1] Suarez BK，Rice JP，Reich T. The generalised sib-pair IBD distribution：Its use in the detection of linkage. Annals of Human Genetics，1978，42(1)：87－94.

[2] Haines JL，Pericak-Vance MA. Approaches to gene mapping in complex human diseases. New York：Wiley-Liss，1998：275－277.

[3] Sham S，Zhao J. Linkage analysis using affected sib pairs // Bishop MJ. Guide to Human Genome Computing. 2nd ed. London：Academic Press，1998：75－88.

（左晓宇　饶绍奇）

期望最大 LOD 记分

在遗传学中，LOD 记分法（LOD score method）是应用于连锁分析中一种统计检验的方法，计算观察数据在两位点（标记位点和疾病位点）确实连锁下出现当前值和完全随机下出现当前值的似然比。当 $LOD>0$，表示存在连锁的可能性；反之，则认为连锁的可能性小（具体见"LOD 记分法"条目）。由于收集的家系数据可能来自各种不同家庭类型，因此我们通常会关心一种特定家庭类型所能提供的期望连锁的信息。期望最大 LOD 记分（expected maximum LOD score，EMLS）即可用于度量连锁分析的信息量或某种设计的优劣，由统计学中的 Kullback-Leibler 散度定义。

1　Kullback-Leibler 散度

1.1　定义

Kullback-Leibler 散度（K-L 散度）是两个完全确定的概率分布的非相似性度量。

设 P 和 Q 是一离散型随机变量的概率分布，则 P 和 Q 之间的 K-L 距离定义为：

$$D_{KL}(P \parallel Q) = \sum_i P(i) \log \frac{P(i)}{Q(i)}$$

设 P 和 Q 是一连续型随机变量的分布，则 P 和 Q 之间的 K-L 距离定义为：

$$D_{KL}(P \parallel Q) = \int_{-\infty}^{\infty} p(x) \log \frac{p(x)}{q(x)} \mathrm{d}x$$

其中，p 和 q 分别是 P 和 Q 的密度函数。

1.2　性质

1）K-L 散度总是非负的：$D_{KL}(P \parallel Q) \geqslant 0$，当且仅当 $P=Q$，$D_{KL}(P \parallel Q)=0$；

2）K-L 散度不是关于 P 和 Q 对称的；

3)如果 P_1, P_2 两分布独立，即 P_1, P_2 的联合分布 $P(x,y) = P_1(x) P_2(y)$，且 Q_1, Q_2 两分布亦独立，则有：

$$D_{KL}(P \parallel Q) = D_{KL}(P_1 \parallel Q_1) + D_{KL}(P_2 \parallel Q_2)$$

D_{KL} 度量了密度函数 $P(i)/p(x)$ 和 $Q(i)/q(x)$ 之间的分辨率，即当 K-L 散度越大，概率密度函数之间的差别就越大。因此若用于统计学中假设检验，D_{KL} 越大，就越容易区分这两个密度函数。科学家们在设计研究方案时，需要寻找一个方案使得零假设（H_0：密度函数为 $P(i)/p(x)$）和对立假设（H_1：密度函数为 $Q(i)/q(x)$）具有最大的 K-L 距离，以便作统计上的假设检验。

2 期望最大 *LOD* 记分

期望最大 LOD 记分（EMLS），即是用 K-L 散度描述 LOD 中两个似然函数的距离。

2.1 已知遗传模型

若已知要研究性状的遗传模型、性状控制位点的等位基因数目及每种基因型的外显率，LOD 统计量表示为：

$$Z(\hat{\theta}) = \log_{10} \frac{L(\hat{\theta})}{L(\theta = 1/2)}$$

则期望最大 LOD 记分为：

$$EMLS = E[z_{\max}] = E[\max_{\theta} z_k(\theta)] = \sum_{k=0}^{n} P(k; r) \max_{\theta} z_k(\theta)$$

其中，r 为重组率的真实值，n 为能够被计数的重组率事件，$k = 0, \cdots, n$，为可能发生重组的个体数，k 的每个取值为一个结果，该结果的可能性服从二项分布，其概率表示为 $P(k; r) = \binom{n}{k} r^k (1-r)^{n-k}$。$z_{\max}$ 表示当 k 值固定时，$z(\theta)$ 相对于 θ 的曲线上的最大值点所对应的 LOD 计分。因此，EMLS 为每个 k 值对应的 $z_{\max}$ 与其对应概率的乘积和。

2.2 未知遗传模型

若未知待研究位点的遗传模型但已知标记位点的基因数据，则对于某患病亲属对（affected relative pair, ARP）出现当前基因数据的似然函数可以表示为：

$$L = P(\text{标记位点的基因数据} \mid ARP) = \sum_{i=0}^{2} w_i z_i$$

其中，$w_i = P(\text{标记位点的基因数据} \mid IBD_M = i)$，$z_i = P(IBD_M = i \mid ARP)$，$i = 0, 1, 2$ 为亲属对在标记位点的同源等位基因个数。

注意到在零假设（没有连锁）下，$z_i = \alpha_i$，有 N 对 ARP 的基因数据，则 LOD 统计量表示为：

$$T = \lg \prod_{j=1}^{N} \frac{\sum_{i=0}^{2} w_{ij} \hat{z}_i}{\sum_{i=0}^{2} w_{ij} \alpha_i} = P(\text{标记位点的基因数据} \mid IBD_M = i)$$

其中，$\alpha_i = P(IBD_M = i)$，对于常见的亲属对，如兄弟对、叔侄对等，该概率分布已知。假设标记位点有 m 个等位基因，它们的概率分别为 $P(A_i) = p_i, i = 1, \cdots, m$，患病亲属对 IBD 有 7 种组合类型，这 7 种组合类型的概率和 LOD 计分如表 1 所示。

表 1　7 种不同 IBS 组合的概率和 LOD 计分

序号	组合类型	概率	LOD 计分
(1)	$A_i A_i - A_i A_i$	$z_2 p_i^2 + z_1 p_i^3 + z_0 p_i^4$	$\lg \dfrac{z_2 + z_1 p_i + z_0 p_i^2}{\alpha_2 + \alpha_1 p_i + \alpha_0 p_i^2}$
(2)	$A_i A_i - A_i A_j$	$z_2 (2 p_i^2 p_j) + z_0 (4 p_i^3 p_j)$	$\lg \dfrac{z_1 + 2 z_0 p_i}{\alpha_1 + 2 \alpha_0 p_i}$
(3)	$A_i A_i - A_j A_j$	$z_0 (2 p_i^2 p_j^2)$	$\lg \dfrac{z_0}{\alpha_0}$
(4)	$A_i A_i - A_j A_k$	$z_0 (4 p_i^2 p_j p_k)$	$\lg \dfrac{z_0}{\alpha_0}$
(5)	$A_i A_j - A_i A_j$	$z_2 (2 p_i p_j) + z_1 p_i p_j (p_i + p_j) + z_0 (4 p_i^2 p_j^2)$	$\lg \dfrac{2 z_2 + z_1 (p_i + p_j) + z_0 (4 p_i p_j)}{2 \alpha_2 + \alpha_1 (p_i + p_j) + \alpha_0 (4 p_i p_j)}$
(6)	$A_i A_j - A_i A_k$	$z_1 (2 p_i p_j p_k) + z_0 (8 p_i^2 p_j p_k)$	$\lg \dfrac{z_1 + 4 z_0 p_j}{\alpha_1 + 4 \alpha_0 p_i}$
(7)	$A_i A_j - A_k A_l$	$z_0 (8 p_i p_j p_k p_l)$	$\lg \dfrac{z_0}{\alpha_0}$

则 EMLS 为表 1 第 3 列和第 4 列的乘积和，即：

$$EMLS = \left(\lg \frac{\hat{z}_2 + \hat{z}_1 p_i + \hat{z}_0 p_i^2}{\alpha_2 + \alpha_1 p_i + \alpha_0 p_i^2} \right) (\hat{z}_2 p_i^2 + \hat{z}_1 p_i^3 + \hat{z}_0 p_i^4)$$

$$+ \left(\lg \frac{\hat{z}_1 + 2 \hat{z}_0 p_i}{\alpha_1 + 2 \alpha_0 p_i} \right) (2 \hat{z}_2 p_i^2 p_j + 4 \hat{z}_0 p_i^3 p_j) + \cdots + \left(\lg \frac{\hat{z}_0}{\hat{\alpha}_0} \right) (8 \hat{z}_0 p_i p_j p_k p_l)$$

上述公式中，给定亲属对的血缘关系后，$\alpha_2, \alpha_1, \alpha_0$ 是已知的，只需要用基因数据得到 z_2, z_1, z_0 的 EM 估计 $\hat{z}_2, \hat{z}_1, \hat{z}_0$，就可以得到 EMLS 的值。

应注意的是，除了患病亲属对的基因数据外，其他家庭成员的基因数据有助于确定亲属对的同源等位基因的个数，主要是改变 w_i 的取值。Risch 通过仿真各种患病亲属对的数据、加或不加入其他亲属信息和标记位点的多态信息含量（ploymorphic information，简称 PIC）比较不同的 EMLS 结果，指出：

1）若没有其他家庭成员的辅助信息而只有患病亲属对的基因数据情况下，当 IBS 的多态信息含量不高，则 EMLS 大大降低，即该方法效果不是很有效。例如，对于同胞对，PIC>0.7 才能有较高的功效；而对于亲缘关系较远的如二级或三级亲属，PIC>0.85 才能有较高功效。

2）在有其他家庭成员的基因数据的情形下，当复发风险比和多态信息含量加大时，远亲亲属对比兄弟对有效；反之，兄弟对最有效，即 EMLS 较大。

参考文献

[1] Kullback S, Leibler RA. On information and sufficiency. Ann Math Statist, 1951, 22(1):79—86.

[2] Jurg Ott. Analysis of Human Genetic Linkage. 3rd ed. Maryland: Johns Hopkins University Press, 1999:89—91.

[3] 李照海, 覃红, 张洪. 遗传学中的统计方法. 北京: 科学出版社, 2006:72—80.

[4] Risch N. Linkage strategies for genetically complex traits. Ⅲ. The effect of marker polymorphism on analysis of affected relative pairs. Am J Hum Genet, 1990, 46(2):242—253.

（袁满琼　张　凡　饶绍奇）

三角形检验

1　简述

在受累同胞对(affected sib-pair, ASP)分析中, 遗传统计学家一直致力于发展高功效和效率的检验方法。Holmans 在其 1993 年的一篇文献中提出对 Risch's 的患病亲属对检验(也称为极大 LOD 记分检验, 见"极大 LOD 记分检验"条目)中共享 IBD 概率的最大似然估计进行约束(constraint)后可以提高检验的功效, 并提出了改进的似然比统计量的渐近分布。由于约束后的共享 IBD 概率估计值取值范围会落在一个三角区域内, 因此这种改进的似然比检验方法也被称为三角形检验(triangle test)。

2　基本思想

如令 $\hat{z}_0$、$\hat{z}_1$ 和 $\hat{z}_2$ 分别表示共享 IBD 值为 0、1 和 2 的概率估计值。传统的极大 LOD 记分检验中对共享 IBD 概率估计的约束条件为限定估计值之和为 1, 即 $\hat{z}_0 + \hat{z}_1 + \hat{z}_2 = 1$。该条件表明 $\hat{z}_i(i=0、1$ 或 2)的可能取值为 $0 \leqslant \hat{z}_i \leqslant 1$。但 Holmans 认为部分 $\hat{z}_i$ 的组合不能反映可能的遗传模式, 而符合可能遗传模式的 $\hat{z}_i$ 的组合应该满足以下不等式:

$$\hat{z}_0 \geqslant 0, \quad \hat{z}_0 \leqslant \frac{1}{2}\hat{z}_1, \quad \hat{z}_1 \leqslant \frac{1}{2} \tag{1}$$

由于 $\hat{z}_2$ 的值可由 $\hat{z}_0$ 和 $\hat{z}_1$ 决定, 所以式 1 所示的 $\hat{z}_i$ 组合在 $\hat{z}_0$ 和 $\hat{z}_1$ 的二维平面上的分布呈三角形。以上不等式对性状位点和标记位点同样适用, 且与它们之间的重组率大小无关。

理论上可以证明, 经三角形约束后的似然比检验的功效比传统似然比检验功效要高。经约束后的似然比检验称为三角形检验,其似然比统计量称为三角形检验统计量(triangle test statistic,TTS),在受累同胞对分析中可通过下式计算:

$$TTS = \lg\left(\frac{(\hat{z}_0^{tri})^{n_0} \cdot (\hat{z}_1^{tri})^{n_1} \cdot (\hat{z}_2^{tri})^{n_2}}{(1/4)^{n_0} \cdot (1/2)^{n_1} \cdot (1/4)^{n_2}}\right) \tag{2}$$

式中,$\hat{z}_0^{tri}$、$\hat{z}_1^{tri}$ 和 $\hat{z}_2^{tri}$ 分别表示经约束后的共享 IBD 值为 0、1 和 2 的概率估计值。

由于约束了参数空间,TTS 统计量不再服从标准的 χ^2 渐近分布,而渐近服从一个混合 χ^2 分布:

$$TTS \sim \left(\frac{1}{2} - c\right)\chi_0^2 + \frac{1}{2}\chi_1^2 + c\chi_2^2 \tag{3}$$

混合分数为 c。由于 χ_0^2 的值为 0,因此式(3)也可以看成是自由度为 1 和 2 的 χ^2 分布的混合分布。混合分数 c 的值与数据的信息量有关(如等位基因个数、亲代基因型信息等),因此 c 的大小在不同数据中会有变化。如果假定位点信息完备(completely informative),可采用以下较为保守的逼近结果来计算 TTS 统计量的 P 值:

$$P = \frac{1}{2}\Pr(\chi_1^2 > 2\ln(10) \cdot TTS) + \frac{\arccos(\sqrt{2/3})}{2\pi}\Pr(\chi_2^2 > 2\ln(10) \cdot TTS) \tag{4}$$

即混合分数 $c = \dfrac{\arccos\sqrt{2/3}}{2\pi}$。

3 基本步骤

三角形检验可按以下步骤进行:

1)首先采用未约束的极大 LOD 记分检验方法,通过最大似然估计(如 EM 算法)估计 $\hat{z}_0$、$\hat{z}_1$ 和 $\hat{z}_2$ 值。

2)如果在步骤 1)中估计出的 $\hat{z}_1 > 1/2$,则固定 $\hat{z}_1 = 1/2$ 后再对 $\hat{z}_0$ 和 $\hat{z}_2$ 进行最大似然估计。如果再次估计后的 $\hat{z}_0 > 1/4$,则分别取 $\hat{z}_0$、$\hat{z}_1$ 和 $\hat{z}_2$ 为(1/4,1/2,1/4),即受累同胞对分析中的零假设。

3)如果在步骤 1)中估计出的 $\hat{z}_1 < 2\hat{z}_0$,则增加限制条件 $\hat{z}_1 = 2\hat{z}_0$ 后再次估计。如果再估计后的 $\hat{z}_0 > 1/4$,则与步骤 2)一样,将 $\hat{z}_0$、$\hat{z}_1$ 和 $\hat{z}_2$ 的取值设为与零假设等同。

4)如果在步骤 1)中估计出的各估计值满足式(1)的约束,则继续进行后续检验。

5)利用步骤 1)~4)计算的 $\hat{z}_0$、$\hat{z}_1$ 和 $\hat{z}_2$ 值,通过式 2 计算似然比统计量 TTS,并采用式(4)计算相应的 P 值。

例 某研究者研究了 100 对受累同胞对的某标记位点信息,并发现其中 10 对同胞共享 0 个 IBD 等位基因,55 对同胞共享了 1 个 IBD 等位基因,35 对同胞共享 2 个 IBD 等位基因。试问疾病位点是否与标记位点存在连锁。

由于所有同胞对均能惟一确定共享 IBD 等位基因的情况,因此该位点信息完备。建立零假设:两位点无连锁。各共享 IBD 值概率的最大似然估计可直接计算:

$$\hat{z}_0 = 10/100 = 0.1, \quad \hat{z}_1 = 55/100 = 0.55, \quad \hat{z}_2 = 35/100 = 0.35$$

这里估计的 $\hat{z}_0$、$\hat{z}_1$ 和 $\hat{z}_2$ 均为未约束前的估计值。由于 $\hat{z}_1 > 0.5$，因此根据步骤 2)将限定 $\hat{z}_1 = 0.5$。再估算后的 $\hat{z}_0$ 和 $\hat{z}_2$ 分别等于 0.1111 和 0.3889。

根据式(2)计算 TTS 统计量，并根据式(4)计算 P 值

$$TTS = \lg\left(\frac{(0.1111)^{10} \cdot (0.5)^{55} \cdot (0.3889)^{35}}{(1/4)^{10} \cdot (1/2)^{55} \cdot (1/4)^{35}}\right) \approx 3.1942$$

$$P = \frac{1}{2}\Pr(\chi_1^2 > 2\ln(10) \cdot 3.1942) + \frac{\arccos(\sqrt{2/3})}{2\pi}\Pr(\chi_2^2 > 2\ln(10) \cdot 3.1942)$$

$$\approx 1.25 \times 10^{-4}$$

经检验，P 值 $< 10^{-3}$，因此可以认为两位点存在连锁。

参考文献

[1] Holmans P. Asymptotic properties of affected-sib-pair linkage analysis. Am J Hum Genet，1993，52(2)：362－374.

[2] Ziegler A, König IR, Pahlke F. A statistical approach to genetic epidemiology：concepts and applications. Weinheim：Wiley-VCH, 2006：129－131.

[3] Wang K. A note on the asymptotic properties of affected-sib-pair linkage tests. Ann Hum Genet，2004，68(Pt 4)：367－375.

[4] George AW, Thompson EA. Discovering disease genes：multipoint linkage analysis via a new Markov chainMonte Carlo approach. Stat Sci, 2003, 18：515－531.

（左晓宇　林美华　饶绍奇）

Haseman-Elston 回归

1　简述

Haseman-Elston 回归（也称 Haseman-Elston 线性回归方程、Haseman-Elston 方法），是一种研究数量性状的定量连锁分析统计方法。Haseman-Elston 回归利用家系中同胞对共享的遗传信息，建立同胞对数量性状差异值的平方与同胞对共享同源等位基因（identity by descent，IBD）概率之间的回归方程，以回归关系来研究标记位点和数量性状位点之间的连锁关系。Haseman-Elston 回归方程的提出是数量性状连锁研究的里程碑，Haseman-Elston 方法及推广模型已经广泛应用在复杂性状疾病的家系连锁研究中，是目前最常用的数量性状定量连锁分析方法之一。除 Haseman-Elston 回归模型

外,方差组分模型也是复杂疾病数量性状连锁分析中的常用方法。尽管 Haseman-Elston 回归没有对性状做任何的模型假设,但由于是对检验统计量的 t 分布假设常常导致夸大的假阳率;且在数量性状正态性分布的假设有效下,Haseman-Elston 回归不如方差组分模型。

2　基本思想

Haseman-Elston 回归的基本思想是:即若决定表型的数量性状位点与标记位点连锁,则表型相似的亲属间具有相似的标记位点。Haseman-Elston 回归方程将同胞对间表型差异用数量性状差异值的平方表示,以同胞对共享同源等位基因概率度量兄弟对的基因相似程度,如果被研究的位点就是控制表型的性状位点或者标志位点与控制位点之间存在连锁不平衡,则兄弟对该位点基因相似越高,表型差异就越小。Haseman-Elston 回归通过二者的回归分析,来研究标记位点和数量性状位点之间的连锁关系。

3　基本步骤

基于上述的基本思想,如果只有一个标记位点且为控制性状的位点时,Haseman-Elston 回归模型的基本公式如下:

$$E(Y_j \mid \pi_j) = \alpha + \beta \pi_j$$

其中 $\alpha = \sigma_e^2 + 2\sigma_g^2$, $\beta = -2\sigma_g^2$, σ_e^2 和 σ_g^2 分别为位点的残差平方和遗传方差。

往往标记位点不是控制性状位点,记 θ 为标记位点和性状位点间的重组率,Haseman-Elston 回归模型的公式如下:

$$E(Y_j \mid \hat{\pi}_{jm}) = \alpha_1 + \beta_1 \hat{\pi}_{jm} \tag{1}$$

其中 $\alpha_1 = \sigma_\epsilon^2 + 2(1 - 2\theta + 2\theta^2)\sigma_g^2$, $\beta_1 = -2(1 - 2\theta)\sigma_g^2$, $\hat{\pi}_{jm}$ 为兄弟对在标记位点同源等位基因比例的估计值(根据父母的基因型和兄弟对基因型采用最大似然估计法进行估计)。根据回归方程(1),对标记位点与性状位点是否存在连锁进行统计检验:

$$H_0 : \beta_1 = 0 \Leftrightarrow H_0 : \theta = \frac{1}{2}(\text{无连锁}) ; H_a : \beta_1 < 0 \Leftrightarrow H_a : \theta < \frac{1}{2}(\text{存在连锁})$$

如果回归直线的斜率 β 的 P 值小于显著性水平 α,则拒绝零假设,认为标记位点和性状位点之间存在连锁。

参考文献

[1]　Haseman JK, EIston RC. The investigation of linkage between a quantitative trait and a marker locus. Behavior Genetics, 1972, 2(1): 3—19.

(王学钦　郭小波　温灿红)

Risch-Zhang 极值兄弟对方法

1 简述

Risch-Zhang 极值兄弟对方法是一种用于定量性状连锁分析的方法。连锁分析通常需要家系数据,而家系数据的收集往往是比较困难的,在这种情况下研究者提出了基于简单的家庭结构(如兄弟对)的连锁分析方法。在早期测定基因型的试验费用很高的时候,如果采用随机方法抽取兄弟对,则所需要的兄弟对数目很大,花费的费用也很高。Lander 和 Botstein 提出用性状值比较极端的个体做研究可以减少所需样本量,减少测定基因型的实验工作量的想法。Risch 和 Zhang 将这一想法应用于兄弟对的方法,他们发现极值兄弟对方法可以有效地减少实验工作量,极值兄弟对可归纳为三种情形:① 两兄弟的性状值相差比较大;② 两兄弟的性状值与群体的分布相比都偏高;③ 两兄弟的性状值与群体的分布相比都偏低。

2 方法介绍

以两兄弟的性状值相差比较大的情形为例,假定 F 是群体性状分布函数,记其 0.1 和 0.9 分位数分别为 Z_{10} 和 Z_{90},即 $F(Z_{10})=0.10,F(Z_{90})=0.90$,寻找一个成员的性状值 $\leqslant Z_{10}$,另外一个成员的性状值 $\geqslant Z_{90}$ 的兄弟对样本,记这种抽样方法为 $T1B1$,即一个成员的性状值大于群体的上 10% 分位数(top 10%),另一个小于群体的 10% 分位数(bottom 10%)。假定 N 为抽取到的兄弟对数目,Z_i 为第 i 对兄弟同源等位基因数的 $1/2$,即:

$$Z_i = \frac{I_{1i} + I_{2i}}{2}, \ i = 1, 2, \cdots, N$$

其中

$$I_{1i}(I_{2i}) = \begin{cases} 1, & \text{第 } i \text{ 对兄弟从母亲(父亲)遗传的等位基因同源} \\ 0, & \text{第 } i \text{ 对兄弟从母亲(父亲)遗传的等位基因不同源} \end{cases}$$

我们可以用统计量 $\overline{Z} = \frac{1}{N}\sum Z_i$ 来检验性状位点与某一标记位点是否连锁。这是因为在零假设(即候选位点不控制定量性状)下,兄弟对同源等位基因的分布与抽样方式无关。因此在零假设下,Z_i 取值 $0,1/2,1$ 的概率分别为 $1/4,1/2,1/4$。那么有

$$E_{H_0}(Z_i) = \frac{1}{2}, \ \text{Var}_{H_0}(Z_i) = \frac{1}{8}$$

再假设不同兄弟对是独立的，则有

$$E_{H_0}(\overline{Z}_i) = \frac{1}{2}, \quad \mathrm{Var}_{H_0}(\overline{Z}_i) = \frac{1}{8N}$$

利用中心极限定理，$\overline{Z}$ 近似服从正态分布 $N(\frac{1}{2}, \frac{1}{9N})$。如果候选位点控制性状，则极值兄弟对的同源等位基因比例应该小于零假设下的比例，这是因为兄弟对的定量性状差别很大，它们的基因型差别也应该比较大。所以若 $\overline{Z}$ 小于某个常数，则拒绝零假设，认为候选位点对定量性状有影响。

参考文献

[1] 李照海，覃红，张洪．遗传学中的统计方法．北京：科学出版社，2006：50－54.

[2] Lander ES, Botstein D. Mapping mendelian factors underlying quantitative traits using RFLP linkage maps. Genetics，1989，121(1)：185－199.

[3] Rich N, Zhang H. Extreme discordant sib pairs for mapping quantitative trait loci in humans. Science，1995，268(5217)：1584－1589.

（袁满琼　饶绍奇）

Penrose 同胞对方法

1　简述

非参数连锁分析方法是一种在分析前不需要预先知道疾病或性状的遗传模式、等位基因频率、基因型外显率等参数的连锁分析方法。与参数连锁分析方法相比，其在复杂疾病的连锁分析时具有一定的优势。非参数连锁分析的方法有很多，大致可以分为以下几类：按研究的性状不同可分为分析定量性状（如 sage-sibpal-he）和定性性状（如 mapmaker-sib）的分析方法；按分析的手段可分为血缘一致性（identical by descent，IBD）（如 sage-sibpal-ASP）和状态一致性（identical by state，IBS）（如受累家系成员分析）的分析方法；按分析的对象可分为受累同胞对（如 sage-sibpal）、受累亲属对（如 genehunter-NPL）、寻找差异大的同胞对等等。

当研究性状或疾病的遗传模式未知时，适用非参数连锁分析。Penrose 同胞对方法为其中最基本的一种分析方法。它利用患病同胞对数据，构建同胞对两位点性状的列联表，并通过列联表关联性检验方法对两位点连锁进行检验。

2　基本思想

假定疾病位点和标记位点为双等位基因位点，其等位基因分别为 D、d 和 M、m。如其性状为二分类性状，并令 G、g 和 T、t 分别表示其性状值。一般情况下，如果亲代一方患病且标记位点基因型为 Mm，另一方不患病且标记位点基因型为 mm，可以假定婚配型为 $DM/dm \times dm/dm$ 或 $Dm/dM \times dm/dm$，其子代可能有四种表型，分别为 $G-T$、$G-t$、$g-T$ 和 $g-t$。容易推出，后代同胞对中两位点的可能性状值组合有 10 种，或称有 10 种类型的同胞对，见表 1。

表 1　10 种性状组合类型的同胞对

类型	同胞 1	同胞 2	类型	同胞 1	同胞 2	类型	同胞 1	同胞 2
第 1 型	GT	GT	第 5 型	GT	Gt	第 9 型	GT	gt
第 2 型	Gt	Gt	第 6 型	gT	gt	第 10 型	Gt	gT
第 3 型	gT	gT	第 7 型	GT	gT			
第 4 型	gt	gt	第 8 型	Gt	gt			

根据同胞间性状的相似情况，这 10 种类型又可以分为四组：

组 1：同胞对两成员的两种性状完全相同，表示无重组现象。（1～4 型）

组 2：同胞对两成员的第一种性状相同，第二种性状不同，表示有重组发生。（5、6 型）

组 3：同胞对两成员的第一种性状不同，第二种性状相同，表示有重组发生。（7、8 型）

组 4：同胞对两成员的两种性状皆不相同，表示无重组现象。（9、10 型）

如果疾病位点（G）和标记位点（T）相连锁，则无论亲本的双杂合体中连锁相是相偶（$GT/gt \times gt/gt$）或相斥（$Gt/gT \times gt/gt$），后代同胞对间均有更大的概率出现相同的表型，即组 1、4 的概率高于组 2、3。以相偶（$GT/gt \times gt/gt$）为例构建如表 2 所示的列联表，分析两位点的连锁可转化为分析同胞对中两同胞表型的关联程度。

表 2　同胞对表型联合分布列联表

同胞对表型	GT（或 gt）	Gt（或 gT）	总计
GT（或 gt）	a	b	$(a+b)$
gT（或 Gt）	c	d	$(c+d)$
总计	$(a+c)$	$(b+d)$	n

表 2 中 a、b、c 和 d 分别为第一、二、三、四组的同胞对数目。通过列联表的双变量关联性 χ^2 检验（见式 1），可对两位点的连锁进行检验。基本步骤如下：

(1) 建立检验假设：H_0：G 和 T 两位点不连锁。H_1：G 和 T 两位点连锁。

(2) 计算 χ^2 统计量：

$$\chi^2 = \frac{n(ad-bc)^2}{(a+b)(a+c)(c+d)(b+d)}, \quad v=1 \tag{1}$$

(3) 计算 P 值：

$$P = \Pr(\chi^2 > \chi^2_{a,v=1}) \tag{2}$$

3　实例

为研究决定 MN 血型的基因座位是否同决定 A 抗原的座位相连锁，共调查了 10 个家系，得到同胞组中 A 抗原、M 抗原的分布，见表 3。

表 3　10 个同胞组 A 抗原和 M 抗原表型分布

抗原	同胞组编号									
	1	2	3	4	5	6	7	8	9	10
A	＋＋＋＋	＋＋	－－	＋－＋	＋－－	＋＋＋	－－	－－－	＋－	＋＋
M	＋＋＋＋	＋＋	－＋	＋－＋＋	＋－＋＋	＋＋＋	－＋	＋＋－	＋－	＋＋

　　在表 3 中,"＋"表示抗原阳性,"－"表示抗原阴性。每个同胞组内的个体可以两两配对成同胞对,如同胞组 1 中有 4 个个体,他们互为同胞,可组成 6 对同胞对。因此,共有 28 对同胞对的数据,其表型联合分布情况可整理为表 4。

表 4　28 对同胞对的 A 抗原和 M 抗原表型联合分布

同胞对表型	A＋M＋(或 A－M－)	A＋M－(或 A－M＋)	总计
A＋M＋(或 A－M－)	16	5	21
A－M＋(或 A＋M－)	4	3	7
总计	20	8	28

　　欲检验 A 抗原编码位点和 M 抗原编码位点间是否存在连锁,可建立如下假设检验:H_0:A 抗原位点和 M 抗原位点间不连锁,和 H_1:A 抗原位点和 M 抗原位点间连锁。通过公式(1)计算检验统计量

$$\chi^2 = \frac{28(16\times3 - 5\times4)^2}{21\times7\times20\times8} = 0.9333, \quad v=1$$

P 值为 0.3340,不拒绝零假设,表明 A 抗原位点和 M 抗原位点间的连锁关系无统计学意义。

参考文献

[1]　SAGE. Statistical analysis for genetic epidemiology, Release 3. 0. Case Western Reserve University, Cleveland, 1997.

[2]　Kruglyak L, Lander ES. Complete multipoint sib-pair analysis of qualitative and quantitative traits. Am J Hum Genet, 1995, 57(2):439－454.

[3]　Kruglyak L, Daly MJ, Reeve-Daly MP, et al. Parametric and nonparametric linkage analysis: a unified multipoint approach. Am J Hum Genet, 1996, 58(6):1347－1363.

[4]　方积乾主编. 生物医学研究的统计方法. 北京:高等教育出版社, 2007:464－465.

[5]　Davis S, Weeks DE. Comparison of nonparametric statistics for detection of linkage in nuclear families: single marker evaluation. Am J Hum Genet, 1997, 61(6):1431－1444.

（邵　筱　左晓宇）

数量性状位点的区间定位

1 简述

数量性状位点(quantitative trait locus,QTL)是指一个性状由多个基因微效决定。QTL 定位就是采用类似单基因定位的方法将 QTL 定位在遗传图谱上,确定 QTL 与遗传标记间的距离,可以重组率表示。

2 基本方法

数量性状位点的区间定位(interval mapping,IM)是在 1989 年由 Lander 和 Botstein 等提出,建立在个体数量性状观测值与双侧标记基因型变量的线性模型的基础上,利用最大似然法对相邻标记构成的区间内任意一点可能存在的 QTL 进行似然比检测,从而获得其效应的极大似然估计。其遗传假设是,数量性状遗传变异只受一对基因控制,表型变异受遗传效应(固定效应)和剩余误差(随机效应)控制,不存在基因型与环境的互作。区间定位法可以估算 QTL 加性和显性效应值。与单标记分析法相比,IM 法具有以下特点:能从支撑区间推断 QTL 的可能位置;可利用标记连锁图在全染色体组系统地搜索 QTL,如果一条染色体上只有一个 QTL,则 QTL 的位置和效应估计趋于渐进无偏;QTL 检测所需的个体数大大减少。但 IM 也存在不足:QTL 回归效应为固定效应;无法估算基因型与环境间的互作(Q×E),无法检测复杂的遗传效应(如上位效应等);当相邻QTLs 相距较近时,由于其作图精度不高,QTLs 间相互干扰导致出现 Ghost QTL;一次只应用两个标记进行检查,效率很低。

3 相关软件

Lander 和 Botstein 的区间定位方法可以利用软件 Mapmaker/QTL 来实现,软件可以从网页 http://www. broad. mit. edu/genome_software/上下载。

参考文献

[1] Lander ES, Botstein D. Mapping mendelian factors underlying quantitative traits using RFLP linkage maps. Genetics, 1989, 121(1):185—99.

[2] Lincoln,SE,Daly MJ, Lander ES. Mapping genes controlling quantitative traits using MAPMAKER/ QTL version 1. 1:A Tutorial and Reference Manual. 2th ed. Cambridge Mass:Whitehead Institute for Biometrical Research,1993:7—43.

（苏伟扬　钟寿强）

连锁不平衡

1 简述

连锁不平衡(linkage disequilibrium,LD)是指相邻基因座上等位基因的非独立现象。当位于某一基因座上的某等位基因与同一条染色体另一基因座上的某等位基因同时出现的概率偏离随机情况下人群中的概率时,就称这两个位点处于LD状态。连锁不平衡是与连锁相关而有区别的另一个重要的遗传学概念。连锁只与两个位点的物理距离有关,而连锁不平衡只与两个位点上等位基因的概率有关。

假定位点 A 和位点 B 的两个等位基因 A 和 B 的频率分别为 $P(A)$ 和 $P(B)$,单体型 A-B 的频率为 $P(AB)$,当 $P(AB) \neq P(A) P(B)$ 时,我们就认为两位点连锁不平衡。设 D 表示连锁不平衡程度,那么有

$$D = P(AB) - P(A)P(B) \tag{1}$$

容易看出,$D \neq 0$ 表示单体型 A-B 的频率偏离了随机情况下的期望频率,即连锁不平衡现象。$|D|$ 越大,表示不平衡的程度越大。连锁不平衡有很多度量方法,目前常用的度量方法主要是 r^2 值和 D' 系数。

2 推导过程

如果联合基因型中的一个位点上的基因型是纯合的,则连锁($\theta < 1/2$)对产生联合配子的概率没有影响。如果两位点不连锁即 $\theta = 1/2$,各位点满足哈代-温伯格平衡定律,且第一代的联合基因型的概率等于边缘基因型概率的乘积,则该群体在两位点上处于联合平衡,即群体各代的联合基因型概率分布相同,由此可知群体各代的配子概率也一样。考虑两个位点 A 和 B 各自具有两个等位基因 A, a, B, b,两个位点的联合基因型共九种,如果联合基因型是 $AaBb$,则可能有两种相型 $AB/ab = \begin{Vmatrix} A \\ B \end{Vmatrix} \begin{Vmatrix} a \\ b \end{Vmatrix}$ 和 $Ab/aB = \begin{Vmatrix} A \\ b \end{Vmatrix} \begin{Vmatrix} a \\ B \end{Vmatrix}$,两种相型所对应的联合配子概率见表1:

表1 不同相型对应的联合配子概率

相型	配子			
	AB	Ab	aB	ab
AB/ab	$(1-\theta)/2$	$\theta/2$	$\theta/2$	$(1-\theta)/2$
Ab/aB	$\theta/2$	$(1-\theta)/2$	$(1-\theta)/2$	$\theta/2$

假定初始代的基因型概率矩阵和其配子概率矩阵分别为：

$$\begin{bmatrix} AABB(z_{11}) & AABb(z_{12}) & AAbb(z_{13}) \\ AaBB(z_{21}) & AaBb(z_{22}) & Aabb(z_{23}) \\ aaBB(z_{31}) & aaBb(z_{32}) & aabb(z_{33}) \end{bmatrix}$$

和

$$\begin{bmatrix} AB(g_{11}) & Ab(g_{13}) \\ aB(g_{31}) & ab(g_{33}) \end{bmatrix}$$

其中 z_{ij} 为相应基因型组合的概率，g_{ij} 为相应配子型的概率，则子一代的基因型概率矩阵为：

$$\begin{array}{c} \\ AA \\ Aa \\ aa \end{array} \begin{array}{ccc} BB & Bb & bb \\ \begin{bmatrix} g_{11}^2 & 2g_{11}g_{13} & g_{13}^2 \\ 2g_{11}g_{31} & 2(g_{11}g_{33}+g_{13}g_{31}) & 2g_{13}g_{33} \\ g_{31}^2 & 2g_{31}g_{33} & g_{33}^2 \end{bmatrix} \end{array}$$

子一代的配子概率矩阵为：

$$\begin{array}{c} \\ A \\ a \end{array} \begin{array}{cc} B & b \\ \begin{bmatrix} g'_{11} & g'_{13} \\ g'_{31} & g'_{33} \end{bmatrix} \end{array}$$

$$g'_{11}=g_{11}^2+g_{11}g_{13}+g_{11}g_{31}+(1-\theta)/2\times 2g_{11}g_{33}+\theta/2\times 2g_{13}g_{31}=g_{11}-\theta d_0$$

$$d_0=\begin{vmatrix} g_{11} & g_{13} \\ g_{31} & g_{33} \end{vmatrix}=g_{11}g_{33}-g_{13}g_{31} \text{ 为初始代连锁不平衡参数}$$

类似可得，$g'_{13}=g_{13}+\theta d_0$，$g'_{31}=g_{31}+\theta d_0$，$g'_{33}=g_{33}-\theta d_0$。

如果 $d_0=0$，则连锁平衡。连锁平衡 $d_0=0$ 等价于下列四个等式同时成立：$P(AB)=P(A)P(B)$，$P(Ab)=P(A)P(b)$，$P(aB)=P(a)P(B)$，$P(ab)=P(a)P(b)$。此时子一代的配子概率矩阵与初始代的配子概率矩阵完全一样，由此可得子二代的联合基因型概率矩阵与子一代的联合基因型概率矩阵完全相同，即在随即婚配的条件下，联合平衡代代相传。

如果 $d_0\neq 0$，连锁不平衡参数可以等价的定义为 $D=P(AB)-P(A)P(B)$，则子一代的连锁不平衡参数为：

$$d_1=\begin{vmatrix} g_{11}-\theta d_0 & g_{13}+\theta d_0 \\ g_{31}+\theta d_0 & g_{33}-\theta d_0 \end{vmatrix}=(1-\theta)d_0 \qquad (1)$$

重复以上步骤，可得子 n 代的连锁不平衡参数为 $d_n=(1-\theta)^n d_0$。当 n 趋向无穷时，d_n 收敛到 0，但是收敛的速度与 θ 有很大关系。当 θ 很小时，d_n 趋近于零的速度很慢。而当 θ 靠近 0.5 时，d_n 收敛到零的速度很快。

3　导致连锁不平衡的主要因素

导致连锁不平衡的主要因素有遗传漂变、人口增长与群体结构改变、重组率变化、突变率变化和基因转换等。

1）一般认为在一个小而稳定（人数不增加）的群体中遗传漂变会使 LD 程度增加，单体型种类减少。遗传漂变的另一种形式是"奠基者效应"，即一个小群体从一个大群体中分离出去并在此基础上逐渐发展起来，这是一种剧烈的漂变，可以形成强的 LD 效应。

2）快速的人口增长会降低遗传漂变，从而减弱 LD 的强度。群体结构的变化（群体的增长或再分）也会影响 LD 的程度。

3）重组是打断 LD 的主要原因，如式（2）所示，LD 程度与重组率成反比。

$$D_t = (1-r)^t D_0 \tag{2}$$

其中 t 为时间，r 为遗传标记位点的重组率，D_0 为连锁不平衡的初始强度，D_t 为后代的连锁不平衡强度。

4）一些单核苷酸多态性尤其是位于 CpG 岛上的 SNP 有很高的突变率，与邻近位点的遗传标记几乎不表现出 LD。

5）基因转换，如重组或突变也可打断 LD，现已证明人类基因转换的发生率较高，并且对紧密相邻遗传标记的 LD 影响较大。

4　连锁不平衡与关联分析

式（2）是遗传流行病学里关联分析的理论基础。事实上，致病位点可视为若干代前某个引起疾病的位点变异。经多个世代的群体遗传改变后，如果在群体中发现某标记与疾病关联，则可认为致病基因也在该标记附近。

假设一个控制某疾病性状的位点有两个等位基因 D 与 d，引起疾病的是等位基因 D，该疾病位点的具体位置未知。假如在这个疾病位点附近有一个标记位点，该标记位点有两个等位基因 A 和 a。如果 D 与 A 在同一条染色体上，当两位点距离很近时，A 和 D 倾向于出现在同一个配子上，这会导致今后子代的连锁不平衡，即 $P(AD) > P(A)P(D)$。由于患病人群中等位基因 D 的频率大于正常人群中等位基因 D 的频率，如果 D 与 A 正关联，则患病人群中 A 等位基因的频率也应高于正常人群，即等位基因 A 与疾病相关联。

值得注意的是，虽然连锁会引起若干后代的连锁不平衡，但是连锁不平衡不一定由连锁引起。连锁既不是连锁不平衡的充分条件，也不是连锁不平衡的必要条件。连锁不平衡仅描述两个位点上的等位基因的关联性。连锁描述两个位点的位置关系，可通过重组率来度量，因此一般用家庭数据来推断。而连锁不平衡描述的是群体在两个位点上的等位基因的关联性，因此用群体数据就可推断。

参考文献

[1]　李照海，覃红，张洪．遗传学中的统计方法．北京：科学出版社，2006：25－34.

[2] 胡永华. 遗传流行病学. 北京：北京大学医学出版社，2008：133－143.

[3] 李霞，李亦学，廖飞. 生物信息学. 北京：人民卫生出版社，2010：402－403.

（李豪丽　韩丽珍　梁　岩）

连锁不平衡的度量

连锁不平衡有很多度量方法，目前常用的度量方法主要是 r^2 值和 D' 系数。r^2、D' 的取值范围均在 0（连锁平衡）和 1（连锁不平衡）之间，但具有不同的意义。

1 r^2 值

r^2 代表两位点在统计学上的关系，表达式为：

$$r^2 = (P_{AB} - P_A P_B)^2 / P_A P_a P_B P_b \tag{1}$$

其中 P_{AB}、P_{Ab}、P_{aB} 和 P_{ab} 分别为单倍型 AB、Ab、aB 和 ab 的频率，P_A、P_B、P_a 和 P_b 分别是等位基因 A、B、a、b 的频率。可以验证，r 实质上为两位点等位基因之间的 Pearson 相关系数。

r^2 的数值表示一个位点可反映另一位点信息量的程度，$r^2 = 1$ 称为完全连锁不平衡，说明两位点没有被重组分开，这时两位点等位基因频率相同，只观察一个标记即可提供另一个标记的全部信息。另外，需要指出的是，r^2 在小样本中不会显著增加。

2 D' 值

D' 系数又称为连锁不平衡系数，表达式为：

$$D' = D / |D_{\max}|,$$

其中，D 是连锁不平衡时单倍体概率偏离期望值的部分，即

$$D = P_{AB} - P_A P_B$$

或采用 D 的等价形式

$$D = P_{AB} P_{ab} - P_{Ab} P_{aB}$$

因此，式（1）也可以写作

$$r^2 = D^2 / P_A P_a P_B P_b$$

或

$$r = D / \sqrt{P_A P_a P_B P_b}$$

其中，P_{AB}、P_{Ab}、P_{aB} 和 P_{ab} 分别为单倍型 AB、Ab、aB 和 ab 的频率，P_A、P_B、P_a 和 P_b 分别是

等位基因 A、B、a、b 的频率。在这里，

$$|D_{\max}| = \begin{cases} \min(P_A P_B, P_a P_b), & D<0 \text{ 时} \\ \min(P_A P_b, P_a P_B), & D>0 \text{ 时} \end{cases}$$

当 $|D'|=1$ 时，说明两个位点间没有发生重组，与 r^2 相比较，$|D'|$ 等于 1 时两位点等位基因频率并不需要相同，它只是反映最近一次突变发生后突变位点与邻近多态性位点的关系。如果 $|D'|<1$，则说明这两个位点间发生过重组或重新发生了突变，如果 $|D'|$ 值接近于 1，则两位点 LD 历史上发生重组的可能性很小，但如果 $|D'|$ 处于中间值，则不能用它来比较两位点 LD 程度的差别。

3　D 值的假设检验

除了以上的不平衡参数外，人们也常用 Pearson χ^2 检验进行总体参数 D 是否为 0 的假设检验。此时建立零假设：总体的连锁不平衡参数 D 为 0；和备择假设：总体的连锁不平衡参数 D 不等于 0。然后建立如下 χ^2 检验统计量：

$$\begin{aligned} \chi^2 &= ND^2/(P_A P_a P_B P_b) \\ &= Nr^2 \end{aligned}$$

这里的 N 数值上等于总样本例数，r^2 为两位点的相关系数。这里的 χ^2 统计量服从自由度为 1 的 χ^2 分布。

例　研究者欲研究人群中 S447X 和 HindⅢ 两个基因间的连锁不平衡程度，随机选取了 850 例样本进行了基因分型。两个基因的基因型分布见表 1：

表 1　S447X 和 HindⅢ 的基因分布

HindⅢ	S447X			合计
	SS	SX	XX	
$H^+ H^+$	587	56	4	647
$H^+ H^-$	145	23	1	169
$H^- H^-$	12	15	7	34
合计	744	94	12	850

从表 1 可以看出 S447X 多态性位点的等位基因 S 和 X 的频率分别为 93.1% 和 6.9%，HindⅢ 多态性位点的等位基因 H^+ 和 H^- 的频率分别为 86.1% 和 13.9%。在随机组合情况下，S 和 H^+ 组合的预期概率分别为 93.1%×86.1%＝80.2%，但实际计算得到的概率为 81.6%，故连锁不平衡参数 $D=0.816-0.802=0.014$，除去基因频率和样本大小影响后的标准化连锁不平衡参数为：

$$r^2 = 0.014^2/0.931 \times 0.069 \times 0.861 \times 0.139 = 0.025$$

$$D' = D/|D_{\max}| = 0.014/0.069 \times 0.139 = 0.236$$

$$\chi^2 = ND^2/(P_A P_a P_B P_b) = 21.25, \quad P = 4.06 \times 10^{-6}$$

从上述不平衡参数和检验结果可以看出,尽管不平衡检验提示总体的不平衡参数 D 不为 0,但 r^2 和 D' 值较低,提示 $S447X$ 和 $Hind$ Ⅲ 两个基因位点间的相关性较低,连锁不平衡程度较弱。

参考文献

[1] 胡永华. 遗传流行病学. 北京:北京大学医学出版社,2008:134—135.

[2] 方积乾. 生物医学研究的统计方法. 北京:高等教育出版社,2007:466—467.

(李豪丽　林美华　饶绍奇)

单体型和单体型区块

1 单体型

单体型(haplotype)即单倍体基因型,是指一条染色体上紧密连锁的多个等位基因的线性排列。SNP 单体型就是不同 SNPs 位点上核苷酸碱基的线性排列,每一种线性排列称为一种 SNP 单体型。如果在某一段 DNA 片段上发现 10 个 SNPs,理论上可能存在 1024 种单体型,但由于 LD 的存在,实际发现的单体型数目往往远远少于理论上的值。

2 单体型区块

单体型区块(haplotype block)是指基因组中单体型分布呈"块状"的结构。同一单体型区块中的 SNPs 间连锁不平衡,所有 SNP 有一同遗传的趋势。不同的单体型区块间 SNPs 的个数,单体型的种类,跨度都不同。这些块状区域内,发生过的重组的痕迹很少,也就是区域内的连锁不平衡程度比区域间紧密得多,而且少数几种高频率的单体型在整个群体中占主导地位。因为基因组中重组速度变化非常大,从而形成了间隔不同的单体型区块。单体型区块间的重组几率大,所以单体型区块间的区域被称为重组热点区;每个单体型区块内重组几率要小得多,所以单体型区块本身又被称为非重组热点区。在重组热点区域,LD 相对较低,单体型数目相对丰富;在非重组热点区域,LD 相对较高,单体型数目相对稀少。

3 应用

心血管疾病、癌症、肥胖、糖尿病、精神病等常见病都是由多个基因与环境共同作用的结果。利用人类基因组的 SNPs 与单体型信息来挖掘这些常见病的遗传因素将使人们对人类疾病的发病机理,诊断和治疗产生全新的认识。连锁分析已经成功定位了许多单基因疾病的遗传变异,然而在定位影响常见复杂疾病的遗传变异时连锁分析往往是失败的,这些遗传变异影响着个体的疾病风险。寻找遗传疾病风险因子的一个补充方法就是通过比较患病组与对照组来寻找遗传变异与疾病之间的相关性。SNP是人体DNA序列变异最普遍的形式,单体型与单体型区块的构建使我们可以用很少的标签SNP来代表全部的SNP或整个基因或染色体的单体型来进行相关的研究应用。通过基因组的标签SNPs与复杂性疾病或药物反应的相关分析,可以揭示复杂性疾病的致病机理与疾病的不同临床表型,也可作为实现个体化治疗的根据。

参考文献

[1]　胡永华．遗传流行病学．北京:北京大学医学出版社,2008.
[2]　李霞．生物信息学．北京:人民卫生出版社,2010.

(李豪丽　林美华)

一致性系数与干扰系数

　　在遗传学中,一致性系数(coefficient of coincidence,COC)是描述在减数分裂过程中,干扰现象对染色体交叉(互换)的影响的指标。在应用图谱函数时,常假定在一段染色体中最多发生有限次交叉,如果划分该段染色体为数个不相交区间,则其中一个区间发生了交叉,会降低相邻区间发生交叉的概率,这称为干扰现象(interference)。干扰现象使相邻位点在减数分裂中发生交叉现象不再独立,降低了二次交叉单体型的出现概率。在三个位点中,常用实际观测到发生两次交叉的频率与期望频率间的吻合程度表示干扰现象的影响程度,称为一致性系数。基于一致性系数,干扰系数(interference coefficient)可用 $1-coc$ 表示。

　　一致性系数描述的是三个位点中的干扰现象。假定在某段染色体上三个有序排列的位点 A、B 和 C,其单体型分别为 $A\text{-}B\text{-}C$ 和 $a\text{-}b\text{-}c$。在减数分裂后,由于发生了交叉,可能的配子有:非重组配子 $A\text{-}B\text{-}C$ 和 $a\text{-}b\text{-}c$,频率分别为 f_{ABC} 和 f_{abc};$A\text{-}B$ 重组配子 $A\text{-}b\text{-}c$ 和 $a\text{-}B\text{-}C$,频率分别为 f_{Abc} 和 f_{aBC};$B\text{-}C$ 重组配子 $A\text{-}B\text{-}c$ 和 $a\text{-}b\text{-}C$,频率分别为 f_{ABc} 和 f_{abC};$A\text{-}C$ 重组配子 $A\text{-}b\text{-}C$ 和 $a\text{-}B\text{-}c$,频率分别为 f_{AbC} 和 f_{aBc}。其中 $A\text{-}C$ 重组配子的产生是同时发生 $A\text{-}B$ 和 $B\text{-}C$ 两次交叉的结果。设 $A\text{-}B$、$B\text{-}C$ 和 $A\text{-}C$ 间的重组率分别为 θ_{AB}、θ_{BC} 和 θ_{AC},则:

$$\theta_{AB} = f_{Abc} + f_{aBC} + f_{AbC} + f_{aBc}$$
$$\theta_{BC} = f_{ABc} + f_{abC} + f_{AbC} + f_{aBc}$$
$$\theta_{AC} = f_{AbC} + f_{aBc}$$

假定 $A\text{-}B$ 和 $B\text{-}C$ 两个交叉事件相互独立,则两次交叉出现 $A\text{-}C$ 重组配子的期望概率,或 $A\text{-}C$ 的期望重组分数为:

$$\hat{\theta}_{AC} = \theta_{AB} \times \theta_{BC}$$

则一致性系数 coc 为实际观测到发生两次交叉现象的频率与期望出现两次交叉的频率的比值

$$coc = \theta_{AC}/\hat{\theta}_{AC}$$

干扰系数为 $1 - coc = 1 - \theta_{AC}/\hat{\theta}_{AC}$。

一致性系数或干扰系数的大小反映了干扰现象对位点间重组的影响,一致性系数越高或干扰系数越低表明干扰对二次交叉单体型的影响越低。这两个指标在构建图谱函数(mapping function)和在多位点连锁分析和区间定位分析中起着重要作用。

例 设果蝇同一染色体上有序相邻的三个位点 A、B 和 C,其中父本单体型为 $A\text{-}B\text{-}C$ 和 $a\text{-}b\text{-}c$,母本基因型为 $aabbcc$。观察其交配后产生的 500 个后代,共 1000 个单体型,得到如下单体型频数分布:

$A\text{-}B\text{-}C$：244	$a\text{-}b\text{-}c$：236;
$A\text{-}b\text{-}c$：152	$a\text{-}B\text{-}C$：148;
$A\text{-}B\text{-}c$：71	$a\text{-}b\text{-}C$：79;
$A\text{-}b\text{-}C$：23	$a\text{-}B\text{-}c$：27;

经分析可知,单体型 $A\text{-}B\text{-}C$ 和 $a\text{-}b\text{-}c$ 为非重组单体型,$A\text{-}b\text{-}c$ 和 $a\text{-}B\text{-}C$ 为 $A\text{-}B$ 重组单体型,$A\text{-}B\text{-}c$ 和 $a\text{-}b\text{-}C$ 为 $B\text{-}C$ 重组单体型,$A\text{-}b\text{-}C$ 和 $a\text{-}B\text{-}c$ 为 $A\text{-}C$ 双重组单体型。因此,期望的 $A\text{-}C$ 发生频率为

$$\begin{aligned}
\hat{\theta}_{AC} &= \theta_{AB} \times \theta_{BC} = (f_{Abc} + f_{aBC}) \times (f_{ABc} + f_{abC}) \\
&= (n_{Abc} + n_{aBC} + n_{AbC} + n_{aBc})(n_{ABc} + n_{abC} + n_{AbC} + n_{aBc})/N^2 \\
&= (152 + 148 + 23 + 27) \times (71 + 79 + 23 + 27)/1000^2 \\
&= 0.07
\end{aligned}$$

实际观测到的 $A\text{-}C$ 发生频率为:

$$\theta_{AC} = f_{AbC} + f_{aBc} = (23 + 27)/1000 = 0.05$$

因此,一致性系数 $c.o.c = \theta_{AC}/\hat{\theta}_{AC} = 0.05/0.07 \approx 0.71$,而干扰系数为 $1 - c.o.c = 0.29$。

参考文献

[1] Griffiths AJF, Wessler SR, Lewontin RC, et al. Introduction to Genetic Analysis. 9th ed. New York：W. H. Freeman and Company, 2008.

[2] 李照海,覃红,张洪. 遗传学中的统计方法. 北京：科学出版社,2006：162−168.

（左晓宇 饶绍奇）

近亲婚配系数

近亲婚配系数（inbreeding coefficient）是指共存于一个合子中一对等位基因来源于其双亲共同祖先的某一基因的频率，即一个个体中某一基因座上一对等位基因有共同来源的概率，常用 F 表示。其取值范围从 0 到 1，$F=0$ 表示没有近交，$F=1$ 表示完全的近交。近亲婚配系数作为衡量物种近亲交配群体中个体间近亲婚配程度大小在群体遗传学中广泛应用。

1　基本思想

群体遗传学的哈代-温伯格平衡（Hardy-Weinberg equilibrium）假设当一个大的孟德尔群体的个体间进行随机交（婚）配，即一种性别的任何一个个体有同样的机会与相反性别的个体交配的前提条件下，同时没有选择（selection）、没有突变（mutation）、没有迁移（migration）和遗传漂变（genetic drift）发生时，下一代基因型的频率将和前一代一样。以两个等位基因 A 和 a 为例，其等位基因频率分别为 p 和 q，且满足 $p+q=1$，则哈代-温伯格平衡群体中的三种基因型符合如下表 1 分布：

表 1　满足哈代-温伯格平衡的基因型频率分布

	基因型		
	AA	Aa	aa
频率	p^2	$2pq$	q^2

注：表中只给出了最简单的双等位基因位点的基因型频率分布，也可利用二项式分布推广至多等位基因位点的基因型频率分布。

交配的随机性是哈代-温伯格平衡定律的重要前提，在群体中遗传的等位基因及其频率和基因型频率的平衡关系是建立在随机交配（配子随机结合）的基础之上的。任何对随机交配的偏离哈代-温伯格平衡关系就不复存在，破坏平衡的非随机交（婚）配（nonrandom mating）的方式有两种，一是近亲交配（consanguineous mating）或近亲结婚（consanguineous marriage），这种交配方式是指那些有亲缘关系的个体间的交（婚）配，诸如在动物中常见的同胞兄妹、堂兄妹或人类中的表兄妹间的交（婚）配。另一种是选型交（婚）配（assortative mating），是以交配个体的表型相似性为根据的交（婚）配方式，例如在人类中，选择与自己的身材或发色、肤色相似甚至智力水平相当的个体作为配偶。

为了研究非随机的近亲交配群体中基因型分布的平衡,1921 年美国群体遗传学家 S. Wright 引入近亲婚配系数的概念,并推导出近亲繁殖的平衡定律(又被称之为莱特定律),近交系数 F 一定的近交群体两个基因的三种基因型符合表 2 分布:

表 2 近亲婚配中满足莱特平衡的基因型频率分布

	基因型		
	AA	Aa	Aa
频率	$p^2 + Fpq$	$2pq(1-F)$	$q^2 + Fpq$

与哈代-温伯格平衡比较可以看出,由于近交系数 F 的作用,若以 $0 < F < 1$ 正小数的 F 值为定值,每代作用于一对等位基因 (A, a),处于哈代-温伯格平衡群体时,使群体中的 AA 基因型频率由 p^2 增加了 Fpq,Aa 基因型频率由 $2pq$ 减少了 $2Fpq$,aa 基因型频率由 q^2 增加了 Fpq。

2 数学处理

近亲婚配系数在实际应用上采用计算个体在某个基因座位上的从上一代中获得两个完全相同的等位基因的概率。个体在某个基因位点为纯和子时,可以分为同源相同(identical by descent)和同型相同(identical by state)两种类型。同源相同指的是纯和基因位点两个等位基因来源于同一祖先。而同型相同指的是纯和基因位点两个等位基因来源于非共同祖先。以如下图 1 为例:

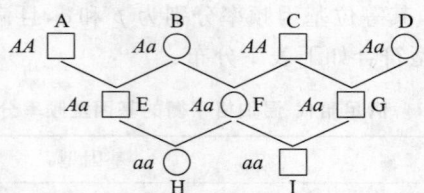

图 1 同源相同和同型相同

分析个体 H 和个体 I 的纯和基因型两个等位基因 a 的来源:
1) H 个体:$a(B)$ 到 $a(E)$,再 $a(E)$ 到 $a(H)$
　　　　　$a(B)$ 到 $a(F)$,再 $a(F)$ 到 $a(H)$
所以个体 H 的两个等位基因都来源于个体 B,所以这两个等位基因属于同源相同。
2) I 个体:$a(B)$ 到 $a(F)$,再 $a(F)$ 到 $a(I)$
　　　　　$a(D)$ 到 $a(G)$,再 $a(G)$ 到 $a(I)$
所以个体 I 的两个等位基因一个来源于个体 B,另一个来源于个体 D,所以这两个等位基因属于同型相同。

因为近亲婚配系数反映的是个体近亲婚配程度大小,所以只计算等位基因同源相同的概率。以动物育种中常用的兄妹交配为例,见图 2:

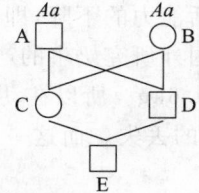

图 2 兄妹交配后代的近亲系数计算

个体 E 的近亲婚配系数计算为：

$$P_{AA} = \left(\frac{1}{2}\right)^4 + \left(\frac{1}{2}\right)^4 = \frac{1}{8}$$

$$P_{aa} = \left(\frac{1}{2}\right)^4 + \left(\frac{1}{2}\right)^4 = \frac{1}{8}$$

$$F_E = P_{AA} + P_{aa} = \frac{1}{8} + \frac{1}{8} = \frac{1}{4}$$

实际计算中为简化运算,常采用通径分析方法,统计经过共同祖先的通径数 n_{loops} 和每条通径上的节点数 n(不包括个体本身),以 $1/2$ 为通径系数,得到 F 的计算公式：

$$F = \sum_{1}^{n_{loops}} \left(\frac{1}{2}\right)^n$$

仍以图 2 中兄妹交配为例,经过共同祖先的通径有 2 条,分别可记为 CAD 和 CBD,两个通径的节点数(不包括个体 E 自身)都为 3。得到：

$$F_E = \sum_{1}^{2} \left(\frac{1}{2}\right)^3 = \frac{1}{4}$$

3 应用

近交有积极的意义,可以促进基因的纯合,使某些隐性的基因得到表达和使遗传性状稳定。在动植物育种中都采用近交来纯化供杂交用的亲本,如农作物的杂交育种和动物优良品种的纯化等。但同时近亲婚配通常在物种群体中容易造成如下三个消极的后果：

①纯合子频率增加,特别是隐性纯合子在群体中的频率增加,从而使得隐性遗传病的发病率提高。由以上的 Wright 定律可以看出隐性纯合子的频率由 q^2 增加到 $q^2 + Fpq$。以人类隐性致病基因为例,假设其隐性致病等位基因频率为 0.005,在表亲结婚情况下($F=1/16$),q^2 为 2.5×10^{-5},$q^2 + Fpq = 2.5\times10^{-5} + 1/16\times0.995\times0.005 = 3.3\times10^{-4}$,大约比随机婚配的频率高出 13 倍。近亲婚配后代中常染色体隐性遗传病的发病率比随机婚配后代的发病率显著增高,且亲缘关系越近,后代发病率越高。我国城市居民的近亲结婚率一般在 $0.6\%\sim1.7\%$,但在某些偏远农村可能高达 33.33%。分析中国汉族及少数民族的近亲结婚数据都显示,近亲结婚对子代有不良的遗传学效应,使流产、早产、先天畸形、智力低下等都有所增多。我国 1977 年颁布的《婚姻法》规定,禁止三代以内的近亲相互结婚。因此为了后代的健康,为了优生,要禁止近亲婚配。

②造成近交个体机体功能和存活能力的下降，即近亲退化现象。这一现象在动植物育种中有着极其重要的指导意义。国外研究奶牛的产奶水平与近亲婚配系数 F 的关系，发现 F 每增加 1%，牛奶产量下降 29.6kg。所以在动植物育种工作中既要保证品系的纯种，也要防止近亲退化造成所需性状的丢失。而这一点可以通过控制近交品系的近亲婚配系数 F 来实现。

③近交群体的遗传变异度下降。近交群体的遗传变异度（genetic variance）与随机交配群体的遗传变异度相比，满足如下等式：

$$VA（近亲交配）=(1-F)VA（随机交配）$$

两者比较可以明显看出，近亲交配的群体遗传变异度比随机交配的群体遗传变异度少 F。这个在物种多样性研究方面，尤其在濒临灭绝物种的保护性繁育方面有着重要的指导意义。

参考文献

[1] 徐晋麟，赵耕春. 基础遗传学. 北京：高等教育出版社，2009：277.

[2] 陈泽辉. 群体与数量遗传学. 贵阳：贵州科技出版社，2009：58－63.

[3] 戴灼华，王亚馥，粟翼玟. 遗传学. 2版. 北京：高等教育出版社，2008：480－488.

[4] 刘祖洞. 近亲结婚与优生的关系. 上海医学，1983，6(4)：237－239.

[5] 吴若甫. 中国 30 个名族的近亲婚配调查. 遗传与疾病，1987，4(3)：163－167.

[6] 刘清芬，姚珍恺，邹西水，等. 17608 对近亲婚配后代遗传学效应的调查. 遗传与疾病，1988，5(2)：105－106.

（田小利　吴　翀）

婚配不平衡检验

婚配不平衡检验（mating disequilibrium test）是基于家系数据的关联分析的一种假设检验方法，主要用于采用病例-配偶和病例-子女实验设计的家系数据，检验遗传标记是否与疾病相关联。该检验由于采用家系内正常人作为对照，且对照样品，特别对于发病年龄较晚的疾病关联分析中，收集的实际操作性较强，所以在家系数据的关联分析中可以作为传统的病例-父母对照（case-parents control）和病例-同胞对照（case-sibling control）的替代选择。

1　基本思想

在人类复杂疾病的遗传研究中，采用基于家系数据的关联分析在易感基因的鉴定中因为可以避免基于群体数据的关联分析中可能存在的人群分层混杂因素,因而得到广泛应用。基于家系数据的关联分析主要采用以病例-父母对照和病例-同胞对照的实验设计。但是这两种实验设计在样品收集方面都存在着一定的限制。病例-父母对照的实验设计在对发病年龄较晚的疾病关联分析中比较困难,因为经常的情况是病例的父母已经去世,无法得到样品。病例-同胞对照虽然可以在一定程度上克服以上设计的缺点,但也常有可能因为同胞不居住在一起而造成样品收集上的困难。也有可能病例甚至没有同胞,造成无法得到对照样品。

台大流行病学研究所的李文宗教授在 2003 年首次提出病例-配偶对照和病例-子女对照设计来作为上述两个设计的替代方案。两种设计都统一利用婚配不平衡检验进行关联分析。特别是对发病年龄较晚的疾病,如老年性痴呆等老年性疾病,病例基本都可能会有生活在一起的配偶或是后代,如此非常有利于样品的收集。

2 数学处理

先确定如下的基本统计量:

假设一个研究中包含 n 个病例的样品($i=1,\cdots,n$),对一个包含 A 和 a 两个等位基因的遗传标记进行基因分型。病例中 A 的数目记为 C_i,其配偶对照的 A 数目记为 S_i,定义如下统计量:

$$D_i = C_i - S_i$$

如果配偶对照数据缺失,但存在对照的后代数据,则可以计算后代中 A 的数目,定义为 O_i,并利用其计算缺失的 S_i($\hat{S}_i = 2O_i - C_i$)。若计算出的 S_i 小于 0,则直接调整为 0。以下为求方便,都只以病例－配偶对照数据为例。

我们以表 1 的数据作为例子,采用的是病例-配偶对照设计。病例基因型为 AA 时,C_i 等于 2;基因型为 Aa 时,C_i 等于 1;基因型为 aa 时,C_i 等于 0。对照基因型为 AA 时,S_i 等于 2;基因型为 Aa 时,S_i 等于 1;基因型为 aa 时,S_i 等于 0。两者相减,即可得到统计量 D_i。

表 1 病例－配偶对照设计的 Di 统计

i	Case	Spouse	C_i	S_i	$D_i = C_i - S_i$
1	AA	AA	2	2	0
2	AA	Aa	2	1	1
3	AA	aa	2	0	2
4	Aa	AA	1	2	-1
5	Aa	Aa	1	1	0
6	Aa	aa	1	0	1
7	aa	AA	0	2	-2
8	aa	Aa	0	1	-1
9	aa	aa	0	0	0
...	...	...	...	...	...

婚配不平衡检验存在两个基本的假设：

1）研究的遗传标记频率分布与性别无关，即遗传标记在两性之间的频率基本一致。由于性染色体与常染色体的随机分离，这一点假设对于绝大多数常染色体上的遗传标记而言都可以得到保证。

2）遗传标记不存在选择压力，即该遗传标记在世代间传递时保持稳定。这一假设与病例-父母对照和病例-同胞对照中的假设一致。如果遗传标记本身对个体的存活没有影响，也没有与影响个体存活的基因位点连锁不平衡，那么这一假设也基本可以得到满足。

上述两个假设得到满足后，则零假设为该遗传标记与疾病不相关，在满足上述两个基本假设，而且满足人群没有分层或是人群存在分层，但通婚双方在同一分层上的条件时，D_i 的期望值为 0。

假设检验量：

满足上述条件时，定义如下婚配不平衡检验统计量：

$$MDT = \frac{(\sum_{i=1}^{n} D_i)^2}{\sum_{i=1}^{n} D_i^2} \sim \chi^2(df = 1)$$

在零假设的条件下，符合自由度为 1 的卡方分布。

在病例-配偶对照设计中实际上与传统的病例-对照设计一样，需要避免由于人群分层造成的虚假关联，即如果配偶与病例分属不同的人群分层中，病例-配偶对照设计无法消除人群分层造成的假阳性。所以与病例-对照设计一样可以先对人群分层进行检验，若确实无法消除分层因素，需要对分层进行统计校正。

3 应用

对老年性疾病（adult-onset disease）采用病例-父母亲对照是不合适的，因为其父母可能去世了。有时，采用病例-同胞对照也常因同胞不居住在一起，甚至病例没有同胞，实施较困难。此时，可以采用健康配偶作为对照，即病例-配偶对照设计，或以健康子女作为对照，即病例-子女对照设计。

该设计的缺点是：未婚或丧偶的病例无法进入研究，配偶也患病者无法进入研究；不适用于有性别差异的疾病的研究；难以对夫妻共同暴露的因素进行评价，也不宜评价这些因素与基因间的交互作用。在夫妻年龄相差悬殊时应特别注意年龄协变量的控制。以健康子女为对照的设计，除年龄因素外，其他特点同上。

参考文献

[1] Wen-Chung Lee. Genetic Association Studies of Adult-Onset Diseases Using the Case-Spouse and Case-Offspring Designs. Am J Epidemiol, 2003, 158: 1023—1032.

[2] Reich DE, Goldstein DB. Detecting association in a case-control study while correcting for population stratification. Genet Epidemiol, 2001, 20(1):4—16.

[3] 陈峰，易洪刚，赵杨，等．危险度评价中的非传统病例－对照研究．中国卫生统计，2004，21(5)：269－273.

（田小利 吴 翀）

群体分层

1 简述

群体分层(population stratification)是统计遗传学中，特别是疾病与风险基因的关联分析研究中的一个重要概念。此时导致病例组和对照组中等位基因的频率出现差异的原因是系统性的祖先差异(ancestry differences)，而不是因为存在着基因与疾病之间的关联。也就是说，由于不同种族(子群体)间具有不同的基因型频率和发病率，使得某一遗传变异看似与疾病相关联，而这实际上是一种虚假关联。所以，群体分层是关联分析中一个非常重要的混杂因素(confounding factor)。造成群体分层这一现象的根本原因是群体间的非随机婚配。

2 纠正群体分层的方法

纠正群体分层的方法有很多种，有全基因组控制(genomic control)、结构关联(structure association)、偏最小二乘、主成分分析及方差分量模型等。由于结构关联计算量太大，目前在全基因组关联分析中(genome-wide association studies)常用来纠正群体分层的方法是全基因组控制和主成分分析。下面我们主要对这两种方法进行介绍。

全基因组控制和主成分分析方法都要用到一些与所研究的疾病没有关联且相互独立的 SNP 位点的基因型数据。假设我们有 n 个个体，包括 r 个病例和 s 个对照，其中用来纠正群体分层的 SNP 个数为 m 个。这 m 个位点的基因型数据为

$$\begin{bmatrix} g_{11} & g_{12} & \cdots & g_{1m} \\ g_{21} & g_{22} & \cdots & g_{2m} \\ \vdots & \vdots & \ddots & \vdots \\ g_{n1} & g_{n2} & \cdots & g_{nm} \end{bmatrix},$$

其中 g_{ij} 表示第 i 个个体在 j 个位点的基因型数据，$i=1,2,\cdots,n$，$j=1,2,\cdots,m$。对这 m 个突变位点，计算在可加遗传模型下的趋势性检验统计量，记为 $T_1,T_2,\cdots,T_M$，那么全基因组控制的扩大化影响影子(inflation factor，简记为 IF)为

$$IF = \text{median}(T_1,T_2,\cdots,T_m)/0.456$$

然后对所有的 SNP 计算其在可加遗传模型下的趋势性检验统计量 T。全基因组控制纠正分层的方法为 $\tilde{T}=T/IF$。在零假设成立时（此 SNP 与疾病没有关联），$\tilde{T}$ 近似服从标准正态分布。目前的全基因关联分析中用到的全基因组控制主要是计算 IF，直观上衡量群体分层的严重性程度。一般 $IF \geqslant 1$。$IF=1$ 说明研究的总体中没有群体分层，$IF>1$ 说明研究的总体中存在群体分层，IF 越大，群体分层对关联分析的影响越大，造成的假阳性一般越多。

实际的研究发现全基因组控制经常不能有效地纠正群体分层。因此一般采用主成分分析的方法来纠正群体分层对关联分析的影响。利用基因型数据阵 Q 计算体现个体之间的相似性矩阵 $S=(s_{ij})_{n \times n}$，其中 $s_{ij}=\dfrac{1}{m}\sum\limits_{l=1}^{m}\hat{g}_{il}\hat{g}_{jl}$ 体现了第 i 个个体与第 j 个个体之间的相似性，$\hat{g}_{il}=\dfrac{g_{il}-2\hat{p}_l}{\sqrt{\hat{p}_l(1-\hat{p}_l)}}$，$\hat{p}_l=\dfrac{1}{2n}\sum\limits_{i=l}^{n}g_{il}$。然后对 S 进行特征值分解，记其特征向量为 $\nu_1,\nu_2,\cdots,\nu_n$，相应的特征值为 $\xi_1 \geqslant \xi_2 \geqslant \cdots \geqslant \xi_n$。通过选取前 k 个特征向量 $\nu_1,\nu_2,\cdots,\nu_k$，把它们当成协变量放在 logistic 回归模型来纠正群体分层。怎么选取 k 是一个问题，k 太小，不能有效地纠正群体分层，太大，带来的计算量较大。Price 等推荐 $k=0$；Patterson 等通过计算特征值的统计显著性来选取 k；Li 等提出距离回归来判断群体分层是否存在和选取合理的主成分。

参考文献

[1] Freedman ML, Reich D, Penney KL, et al. Assessing the impact of population stratification on genetic association studies. Nat Genet, 2004, 36 (4): 388—393.

[2] Devlin B, Roeder K. Genomic control for association studies. Biometrics, 1999, 55(4): 997—1004.

[3] Zheng G, Freidlin B, Gastwirth JL. Robust genomic control for association studies. Am J Hum Genet, 2006, 78(2): 350—356.

[4] Pritchard JK, Stephens M, Donnelly P. Inference of population structure using multilocus genotype data. Genetics, 2000, 155(2): 945—959.

[5] Epstein MP, Allen AS, Satten GA. A simple and improved correction for population stratification. Am J Hum Genet, 2007, 80(5): 921—930.

[6] Price AL, Patterson NJ, Plenge RM, et al. Principal components analysis corrects for stratification in genome-wide association studies. Nat Genet, 2006, 38(8): 904—909.

[7] Kang HM, Sul JH, Service SK, et al. Variance component model to account for sample structure in genome-wide association studies. Nat Genet, 2010, 42(4): 348—354.

[8] Patterson N, Price AL, Reich D. Population structure and eigenanalysis. PLoS Genet, 2006, 2 (12): e190.

[9] Li Q, Wacholder S, Hunter DJ, et al. Genetic background comparison using distance-based regression, with applications in population stratification evaluation and adjustment. Genet Epidemiol, 2009, 33(5): 432—441.

（李启寨）

家系关联分析

1 简述

以家庭为基础的关联检验,家系关联分析(family based association test,FBAT)是 Rabinowitz 和 Laird 等在传递不平衡检验(transmission disequilibrium test,TDT)方法的基础上提出的一种基于核心家系资料的关联分析方法,该方法采用评分检验法(score test)计算检验统计量,并作出统计推断。FBAT 既保留了 TDT 可以避免人群分层影响的特点,又具有适用于多种家系类型、多种遗传模式以及疾病复杂性状的灵活性,因而值得推广和应用。

2 基本原理和计算

FBAT 基本原则与 TDT 类似,目的是比较观察到的"对象"基因型分布和零假设条件下的预期基因型分布,并且也要求等位基因的传递符合孟德尔遗传定律。该方法的零假设为:存在关联但不连锁,存在连锁但无关联,或者既不存在连锁也不存在关联。

基于患病子代及其父母构成的"三连体"资料,FBAT 的检验统计量构造如下:

$$U = \sum_i (S_i - E(S_i))$$

$$S_i = \sum_{j=1}^{n_i} X_{ij} T_{ij}$$

$$V = \sum_i V(S_i)$$

其中,i 表示家系($i=1,\cdots,N$),j 表示某家系中子代($j=1,\cdots,n_i$),X_{ij} 和 T_{ij} 分别为第 ij 个子代位点的基因型和表型,V 为统计量 U 的方差。定义统计量 $\chi^2 = U^T V^- U$,在零假设下服从自由度为 V 矩阵秩的卡方分布。因此 S_i 的均数如下所示:

$$E(S_i) = \sum_j E(X_{ij}) T_{ij}$$

$$E(X_{ij}) = \sum_g X(g) P_i(g_j = g) = \sum_g X(g) P(g)$$

其中,$P_i(g_i = g)$ 为在观察到的所有家系成员的表型和父母基因型情况下的第 j 个子代基因型为 g 的条件概率,$\sum_g$ 表示第 i 个家系所有可能的子代基因型的和。S_i 的方差如下所示:

$$\mathrm{Var}(S_i) = (\textstyle\sum_j T_{ij})^2 \sum_g \sum_{\widetilde{g}} \{X(g)(P(g\widetilde{g}) - P(g)P(\widetilde{g})X(\widetilde{g})^T)\} +$$

$$\sum_j T_{ij}^2 (\sum_g X(g)X(g)^T P(g) - \sum_g \sum_{\widetilde{g}} X(g)P(g\widetilde{g})X(\widetilde{g})^T)$$

其中，$\widetilde{g}$ 表示第 i 个家系第 k 个子代的基因型。具体基因型和表型的编码详见参考文献 [3]。目前该计算过程可通过 FBAT 软件实现（http://www. biostat. harvard. edu/~ fbat/default. html）。

参考文献

[1] Rabinowitz D, Laird N. A unified approach to adjusting association tests for population admixture with arbitrary pedigree structure and arbitrary missing marker information. Hum Hered, 2000, 50 (4): 211−223.

[2] Thomas DC. Statistical methods in genetic epidemiology. New York: Oxford Universality Press, 2004: 279−280.

[3] Horvath S, Xu X, Laird NM. The family based association test method: strategies for studying general genotype-phenotype associations. Eur J Hum Genet, 2001, 9(4):301−306.

（修良昌　田小利　吴　翀）

群体关联分析实验设计

1 简述

群体关联分析（population-based association）实验设计可分为病例对照研究设计（case-control study）和基于随机人群的关联分析（population-based association analysis）两种情况。前者主要用来研究质量性状（如是否患病），而后者主要用来研究数量性状（如血压）。根据研究设计不同和研究表型的不同，采用的统计分析方法亦不同。如病例对照研究设计（质量性状），比较每个 SNP 的等位基因频率在病例组和对照组中的差别可采用四格表的卡方检验，计算相对危险度（odds ratio，OR 值）及其 95% 的置信区间，进而可以计算归因分数（attributable fraction，AF）和归因危险度（attributable risk，AR）。需要调整主要的混杂因素，如年龄、性别等，则采用 logistic 回归分析，以研究对象患病状态为因变量，以基因型和混杂因素作为自变量进行分析。当研究设计是基于随机人群（数量性状）时，如研究 SNP 与某一疾病数量表型的关联时，如身体质量指数（body mass index，BMI），我们比较该位点 3 种基因型携带者 BMI 水平是否有差别（单因素方差分析），当需要调整混杂因素时，采用协方差分析或者线性回归方程。

2 主要设计思路

群体关联分析是目前研究多基因病的最为广泛使用的方法。一般是选择在染色体定位区域内的候选基因或文献报道的候选基因的多态性进行疾病关联分析。关联分析的核心是连锁不平衡分析（linkage disequilibrium，LD）。连锁不平衡表示两位点是紧密连锁的。标记位点与致病基因位点越靠近，则 LD 越强，用标记位点检出致病基因和易感基因位点的机率就越高。在群体水平上进行关联分析，通常称之为病例-对照分析，即在两组无亲缘关系的群体中随机选取一组患者，另选相同数量的健康者作为对照组，比较一个座位中某等位基因在患病组和对照组中出现的频率，若患病组中出现频率显著大于或小于对照组中出现的频率，则可认为该等位基因与疾病相关。关联分析为非参数分析且样本容易收集，适合于复杂性状多基因病易感基因的定位和鉴定，并且比较简单，仅需 2×2 列联表，进行 χ^2 检验即可，是近年来比较受推崇的一种分析方法。在家系中也可采用 LD，研究的对象是家系中的患者与作为内对照的正常成员，得出的结果是疾病表型与遗传标记位点之间是否存在关联及关联程度。

关联分析的效力取决于以下因素：a）被研究等位基因的危险度（risk ratio）；b）连锁不平衡的模式（linkage disequilibrium pattern）；c）标记病因性等位基因的频率；d）研究设计的合理程度。如果被研究的等位基因危险度和基因频率都大，则关联分析的效力也大，反之亦然。这两个指标是可以实测的，故在若干基因中选择候选基因时可以参照这些指标。连锁不平衡方式包括两种，一种是疾病发生与单一位点相关，另一种是疾病发生与多位点组成的单倍型相关。以 SNP 为例，如果某一 SNP 位点与疾病相关，则此 SNP 位点所在等位基因被认为与疾病发生相关，在关联分析中，这种分析叫做等位基因关联分析（allele association analysis）。同理，针对单倍型的分析叫做单倍型关联分析（haplotype association analysis）。一个单倍型可能只覆盖一个基因，也可能覆盖更大范围，其覆盖范围与疾病发生相关。必须指出，群体关联分析比较容易出现假阳性结果。因此，针对各种可能出现假阳性的因素，应在实验设计中予以足够重视。

通常，一个完整的群体关联分析试验设计大致如下：a）确定被研究群体：获取临床标本；b）选择候选基因：从定位区域或文献报道的候选基因中选择；c）多态性检测：采用测序法确定 SNP 或限制酶切片段长度多态性；d）基因分型（genotyping）：采用高通量方法对每个标本进行基因分型；e）单倍型分型（haplotyping）：采用软件算法（PHASE algorithm）、四配子试验；f）数据分析：等位基因关联分析，单倍型关联分析。在上述实验设计中，各个环节都有可能影响数据分析的结果的准确性，其中以被研究群体（临床标本）的质量和数量最为重要。在开放性的社会人群中，存在众多创始者（founder）和繁殖代数，存在不同群体间的混合，存在种族差异和产生不同分支的群体亚型，存在地域、性别比例和年龄结构的不同。如果被用于群体关联分析的标本在病例组和对照组不能保持上述各种因素的一致（即匹配），则可造成所谓的"群体分层"（population stratification）。群体分层对遗传分析的直接影响是使参与群体关联分析的有效人数（具有基本相同遗传背景者）减少，而由于处于不同分层的群体其连锁不平衡位点（区域）不一样，极易造成病例组和对照组之间多态性标记位点等位基因频率和易感基因频率的显著差异,得出该位点(区域)与疾病相关的假阳性结果。因此,为了克服假阳性结果,目前有 5 种解决途径:

1)尽可能选择一个相对同源的群体,如地区、年龄结构、种族、性别比例相同,人口流动性小、相对比较均一的隔离群。这是取样的事项,临床医生在其中起关键作用。

2)应用专门的软件分析一些与疾病无关的遗传标记在病例组和对照组间的分布比较差异是否存在显著意义,以判断群体分层程度和关联分析结果的真实性。

3)进行前瞻性研究,等待遗传流行病学结果来验证。

4)选择以受累家系为基础的内在对照组(由双亲及同胞组成),进行单倍型相对风险率分析(haplotype relative risk,HRR)及传递/不平衡试验(transmission/disequilibrium test,TDT),其中较受推崇的是 TDT。TDT 是一种基于连锁不平衡的分析方法,一般用于亲代的标记等位基因是杂合型,观察可能的易感标记等位基因传递给患病子代的概率。统计用 χ^2 检验,比较致病基因在传递与不传递等位基因中的频率。设 b 为父母传递相关等位基因 A1 的例数,c 为传递无关等位基因 A2 的例数,则 $\chi^2 = (b-c)/(b+c)$;无效假设:$\delta(1-2\theta)=0$(其中 δ 为连锁不平衡常数,θ 为重组率),拒绝无效假设就意味着两位点间存在连锁不平衡,即连锁关系。一般情况下,当病例-对照研究已揭示在人群水平上某标记位点与某些性状(如疾病)存在某种关联性(无论是真实的或虚假的关联)时,进行传递/不平衡检验可排除可能的虚假关联。

5)加大样本量。由于群体分层大大降低了参与关联分析的有效人数,使其难以反映标记位点与疾病发生的关联性。增加样本量可克服此弊端。按照国际通常的观点,用于群体关联分析的样本数应达到 10 数量级水平。这里举 2 个例子予以说明。

例 1 有作者曾采用 610 例心肌缺血男性患者和 733 名正常男性对血管紧张素-1 转换酶基因(ACE)插入/缺失多态性(I/D)与患该病的潜在危险的相关性进行关联分析,结果是,具有 ACE/DD 基因型者,其发生心肌缺血的危险性显著增加。后来别的作者采用大标本量(患者 4629 例,正常对照 5934 名)进行验证,否定了上述的结果(详见文献[2])。

例 2 在文献中,曾报道过 16 个基因与人 2 型糖尿病发生具有相关性的群体关联分析。后来,Altshuler 等采用大样本研究,只确定 PPARγ 基因 Pro12 Ala 与该病相关联。12Ala 型等位基因可降低 2 型糖尿病发生,而 12Pro 型等位基因可增加 2 型糖尿病的发生,其对 2 型糖尿病发生的相对危险度为 1.25,且较常见(该型等位基因发生率为 85%)。其余 15 个基因的多态性均与该病发生无相关性。

由于关联分析的主要因素是等位基因频率,而欲准确估测一个给定的座位中等位基因频率分布,其所需样本量随着等位基因数目的增加而增加,如具有 3 种以上等位基因者比具有 2 种等位基因者所需样本量更大,换言之,次要等位基因频率越低,所需样本量越大。而且,只有当被分析样本符合哈代-温伯格平衡时,关联分析结果才有效,所以在进行关联分析之前,先要进行哈代-温伯格平衡检验,否则易产生错误结论。

此外,正如以上所述,在很多情况下,某一疾病与某一单个位点并无相关性,而与多位点组成的单倍型具有相关性,故进行单倍型相关分析很有必要。在相同标本量的条件下,进行多位点相关分析比单位点相关分析所得结果更为可靠。基因分型的结果对等位基因关联分析和单倍型关联分析也会产生影响。由于在基因分型过程中经常可发生误差或错误,故需对基因分型的资料和数据进行校正,然后再进行关联分析。

3 群体分层及校正

以群体为基础的复杂疾病病例对照研究中最有可能出现的问题是"人群分层偏倚"或"人群分层混杂"。即由于病例和对照分属于不同种族、祖先来源、孤立人群或隔离人群,或病例对照人群中最近混入一些不同来源的人群而组成新的亚人群,以致出现了一种假的疾病同标记基因间的联系。这实际上是一种由于人群分层不同所导致的混杂现象,对此现象的解决办法之一是将锁选病例或随找人群的分层均衡起来,其次是在病例和对照人群中寻找一些同疾病候选位点无连锁关系的多态标记,即设一阴性对照,或采用家系内关联分析方法或传递不平衡检验法。基因组对照法和结构化关联法就是常用的两种对群体分层校正的方法。

4 群体关联分析的样本量

病例对照研究和其他抽样研究一样,也需要计算样本含量,即使研究对象是一个人群中某时期的全部病例,也需要估计其观察例数是否满足研究需要。可参考 Power and Sample Size Calculation 软件(http://biostat. mc. vanderbilt. edu/wiki/pub/Main/PowerSampleSize/pssetup3. exe)进行样本估计。在病例对照研究中,样本大小主要与下列因素有关:a)研究因素在对照人群(对照组)的估计暴露率(P_0);b)研究因素与疾病关联强度的估计值,即相对危险度(RR)或比值比(OR);c)第 1 类错误的概率(α),即假设检验的显著性水平;d)把握度($1-\beta$),β 为第 2 类错误的概率。一般来说,如果希望研究中出现第 1 类错误的概率 α 及第 2 类错误的概率 β 越小,则所需要观察的对象越多。α、β 和 P_0 一定时,RR 越远离 1,即因素对疾病发生的作用越强,所需的样本量越小;越趋向 1,所需样本量越大。对样本含量的影响要结合病例人群的暴露率 P_1 来考虑,P_0 与 P_1 差值越大,所需样本量越小。以不匹配或成组匹配病例对照研究样本的含量估计为例,病例数与对照数相等时的样本大小,可以通过公式(1)计算。

$$n = 2\overline{p}\overline{q}\,(u_\alpha + u_\beta)^2/(p_1 - p_0)^2 \tag{1}$$

式中 n 为病例组或对照组人数;u_α 和 u_β 分别为在不同 α 与 β 水平时的标准正态离差,$\alpha=0.05$时,u_α(双侧)$=1.96$,β 为 0.10 或 0.05 时,u_β(单侧)分别为 1.28 和 1.64;p_0 与 p_1 分别为病例组及对照组某因素的暴露率(或称暴露史的比例),p_1 可由 p_0 与比值比(OR)或相对危险度(RR)求得,p_1 与 OR 或 RR 常常是通过查阅文献和专项调查或预调查而得到的。

$$p_1 = p_0 RR/[1 + p_0(RR - 1)] \tag{2}$$
$$\overline{p} = (p_0 + p_1)/2, \quad \overline{q} = 1 - \overline{p}。$$

例如,某学生拟进行口服避孕药与脑卒中关系的病例对照研究,据调查该地区妇女口服避孕药的暴露率为15%,文献报道口服避孕药与脑卒中的相对危险度为 2.5,设 $\alpha=0.05$(双侧),$\beta=0.10$,计算样本量 n。

依照公式(2)，$p_1 = 0.15 \times 2.5/[1 + 0.15(2.5-1)] = 0.3061$，

由此得 $\bar{p} = (0.15 + 0.3061)/2 = 0.2281$，$\bar{q} = 1 - 0.2281 = 0.7719$。

依照公式(1)，$n = 2 \times 0.2281 \times 0.7719 \times (1.96 + 1.28)^2/(0.3061 - 0.15)^2 \approx 152$，即病例组和对照组各需 152 人。

对于个体匹配病例对照研究的样本大小估计来说，个体匹配病例对照研究同样可以用公式计算来估计样本含量。但因对照数目 R 有所不同。在此介绍 1∶1 匹配病例对照研究的样本含量估计。

在 1∶1 匹配病例对照研究中，病例与对照暴露情况可能一致也可能不一致。计算该类型病例对照研究的样本含量时，首先要计算病例和对照暴露情况不一致的对子数，Schlesselman 推荐的计算公式如下：

$$m = \left[u_\alpha/2 + u_\beta \sqrt{p(1-p)}\right]^2/(p - 0.5)^2 \tag{3}$$

式中 m 为病例与对照暴露情况不一致的对子数，$p = OR/(1 + OR)$

研究需要的总对子数 M 为：

$$M \approx m/(p_0 q_1 + p_1 q_0) \tag{4}$$

式中 p_0 与 p_1 分别为目标人群中对照组和病例组某因素的暴露率，$p_1 = p_0 RR/[1 + p_0(RR - 1)]$，$q_1 = 1 - p_1$，$q_0 = 1 - p_0$。

例 某学生用 1∶1 匹配病例对照研究方法，探讨某地 45 岁以上人群高血压等因素与脑卒中的关系。设 $\alpha = 0.05$（双侧），$\beta = 0.10$，该地 45 岁以上人群高血压患病率为 20%，OR 为 2.5，计算样本含量。

$$P = 2.5/(1 + 2.5) = 0.7143$$
$$m = \left[1.96/2 + 1.28\sqrt{0.7143(1 - 0.7143)}\right]^2/(0.7143 - 0.5)^2 \approx 53$$
$$p_1 = 0.2 \times 2.5/[1 + 0.2(2.5 - 1)] = 0.3846$$
$$q_1 = 1 - 0.384 = 0.6154, \quad q_0 = 1 - 0.20 = 0.80$$
$$M = 53/(0.20 \times 0.6154 + 0.3846 \times 0.80) \approx 123$$

计算结果表明，此项 1∶1 匹配病例对照研究需要 123 对病例和对照。

样本含量估计只有相对的意义，并非绝对精确的数值。实际研究中所用计算公式设想的是单一暴露因素，但病例对照研究往往同时探讨多个因素，甚至数十个因素。此时每个因素的 RR 值及 p_0 值有所不同，从理论上讲，估计样本大小应以它们之中最接近 1 的 RR 值，最适宜的 p_0 为准，以使所有被探讨的因素都能够在较严的检验水准（与 α 有关）下，以较高的效能或把握度（与 β 有关）进行检验并得到解释。但这种情况下，样本的需要量很大，因此要在客观实际情况与研究设想之间权衡利弊，不能死板地套用公式和机械地理解按公式计算的结果。通常可以从两个方面考虑：①通过努力，争取得到足够大的样本，保证高水准、高效能地检验假设，②根据研究的目的，结合研究的实际情况，舍弃探讨次要因素以及 RR 值接近 1 的因素，适当减少样本含量，使主要的研究因素在较严

格的水准下,进行高把握度检验。对于次要因素,则可适当放宽检验水准的要求,以较低的把握度进行检验。

参考文献

[1] 陈竺,傅继梁.医学遗传学.北京:人民卫生出版社,2007:122-145.

[2] 沈洪兵,徐飚.流行病学.北京:人民卫生出版社,2009:90-100.

[3] Altshuler D, Hirschhorn JN, Klannemark M, et al. The common PPARγ Pro12Ala polymorphism is associated with decreased risk of type 2 diabetes. Nat Genet, 2000, 26(1):76-80.

[4] 方福德.基因多态性与疾病相关性的遗传分析中某些值得注意的问题.中华医学杂志,2004,84(10):796-798.

(欧阳平　梁　岩　钟寿强)

基于群体数据的关联分析

基于群体数据的关联分析(population based association test)是利用遗传上不相关的人群的遗传数据,分析基因型与疾病表型的相关性的一种关联研究。与基于家系数据的关联分析不同,该类研究不需要收集家系样本,而是收集不相关的群体样本,适用于常见复杂疾病的易感基因鉴定。按照研究表型分类,可以划分为研究质量性状,即是否患病的病例-对照研究设计和研究数量性状的基于随机人群的关联分析。在实际的应用当中,因为病例-对照实验设计操作简单,且非常有效,所以得到最为广泛的应用。以下主要围绕病例-对照设计的基于群体数据的 SNP 关联分析进行介绍。

1 基本思想

基于群体数据的关联分析与基于家系数据的关联分析不同,比较的是病例组与对照组的遗传标记位点频率分布差异,其实质上依赖于遗传标记与致病位点的连锁不平衡(linkage disequilibrium)。由于真正致病位点在病例组与对照组中的频率分布存在差异,那么遗传距离上相近,与致病位点非随机分离,即与致病位点处于连锁不平衡状态的遗传标记也可以观察到频率分布差异。从而通过鉴定与疾病相关联的遗传标记,通过连锁不平衡分析,定位致病位点。

基于群体数据的关联分析,比较的是彼此之间"互不相关"的个体。但"不相关"实际上指亲缘关系未知从而假定亲缘关系遥远的情况。传统的鉴定罕见遗传疾病致病位点采用的家系连锁分析,通过观察遗传标记与疾病表型在家系的世代交替中的连锁或分离，从而定位致病位点。但由于基于群体数据的关联分析采用的是互不相关的人群数据，因此与家系连锁分析不同，我们无法在世代交替中追踪表型的传递，只能观察表型与遗传标记位点的相关关系。这种相关可能是因为有一组或是多组的病例的致病位点来源于同一个相对较近的祖先。从这个意义上讲，基于群体数据的关联分析是在一个时间断层上观察历史上已经发生过的多个世代交替的遗传标记与疾病表型的连锁或分离。

携带有相同致病位点的病例最近的共同祖先在致病位点附近发生的重组可以破坏致病位点与附近遗传标记的关联，但是最紧密连锁的遗传标记的关联却可以保留。如果遗传标记密度足够大的话，我们可以据此对致病位点进行精细定位。现在发展的高密度 SNP 芯片可以达到百万个 SNP/基因组，即每几千个碱基就有一个 SNP 覆盖，因此可以将致病位点定位在 kb 级范围内，与传统的家系连锁分析定位的 Mb 级范围相比，缩小了近千倍。

如果采用病例-对照设计，由于携带致病位点提高了患病风险，所以在病例组中致病位点的频率会比在对照组中高。据以上分析，致病位点来源于同一祖先的病例组中可以观察到与致病位点紧密连锁的遗传标记在病例组中的频率相应地高于对照组。通过这种方法，我们可以分析遗传标记与表型的相关性，从而对致病位点进行定位。

2 数学处理

基于群体数据的关联分析中的统计处理较为复杂，主要方法有人群哈迪-温伯格平衡（HWE）检验，人群分层控制和关联分析。以下将分述这三部分。

2.1 人群 HWE 检验

基于群体数据的关联分析采用随机人群，所以需满足群体遗传学的哈迪-温伯格平衡。通常偏离 HWE 的因素有近亲婚配、自然选择、人群分层等，而这些因素都是基于群体数据的关联分析中需要排除的混杂因素，所以研究当中这是在实验设计阶段就需要优先考虑的因素。

在控制住人群选择时，另外一个主要可能会造成 HWE 偏离的因素是 SNP 分型错误，如将杂合子错误地分型为纯合子。所以研究当中人群 HWE 检验也主要用来检验 SNP 分型是否无误。若某些 SNP 的基因型分布在人群中明显偏离 HWE，需要检验分型结果或直接舍弃这类 SNP。实际操作中，通常可以只检验对照组的 HWE，而不用检验实验组。

最常用的 HWE 检验统计方法是 Pearson 吻合度检验（或简称卡方检验）。但是需要注意的是，当某一类基因型数目很少时，卡方检验容易造成较大的偏差，这时通常选用 Fisher exact test 来进行检验。

2.2 人群分层控制

人群分层是基于群体数据的病例-对照分析虚假关联的主要来源，是实验设计中需要尽量避免的因素。实际操作中通常将收集样本限定在同一民族，甚或封闭的人群中。若收集的样本包括不同民族，则将不同民族的人群划分为不同的组分，分别进行分析。但实际上由于人群的迁移和通婚，即使是同一民族也很难保证人群的遗传同质性。统计学家针对这一现象，设计了不同的检验，以扣除人群分层对关联分析带来的假阳性。其主要原理都是利用成百个与疾病不相关的 SNP 的关联分析结果,对人群的结构进行分析和校正。主要包括 genomic control 和 structured association 两类方法。而在全基因组关联分析中,由于包含有百万个不相关 SNP,利用主成分分析(principle component analysis)对人群结构进行分析则更为方便。

2.3　关联分析

基于群体数据的关联分析的核心是遗传标记与疾病表型的关联分析。按照分析的对象可以分为单个 SNP 关联分析和多个 SNP 关联分析两种类型。

2.3.1　单个 SNP 关联分析

单个 SNP 关联分析包括等位基因关联分型(allelic association)和基因型关联分型(genotypic association)。单个等位基因关联分型可以利用 2×2 列联表,其数据形式如表 1:

表 1　单个等位基因关联分型可以利用 2×2 列联表

	病例组	对照组
等位基因 A	D_A	H_A
等位基因 a	D_a	H_a

其中 D_A 表示病例组中等位基因 A 的数目;D_a 表示病例组中等位基因 a 的数目。H_A 表示对照组中等位基因 A 的数目;Ha 表示对照组中等位基因 a 的数目。

等位基因与疾病表型的相关性检验的零假设是等位基因 a(通常分析 minor allele 的相关性)与疾病不相关,反映在表上也即病例组和对照组的频率分布相同。可以通过上述的卡方检验或 Fisher exact test 来完成。

基因型关联分型(genotypic association)可以利用 2×3 列联表完成,其数据形式如表 2:

表 2　2×3 列联表

	病例组	对照组
基因型 AA	D_{AA}	H_{AA}
基因型 Aa	D_{Aa}	H_{Aa}
基因型 aa	D_{aa}	H_{aa}

其中 D_{AA} 表示病例组中基因型 AA 的数目;D_{Aa} 表示病例组中基因型 Aa 的数目 D_{aa} 表示病例组中基因型 aa 的数目。H_{AA} 表示对照组中基因型 AA 的数目;H_{Aa} 表示对照组中基因型 Aa 的数目;H_{aa} 表示对照组中基因型 aa 的数目。

与等位基因关联分型类似,基因型关联分型的零假设是基因型频率分布与疾病不相关,利用卡方检验或 Fisher exact test 来完成。在实际操作中,基因型关联分析又可以按照 minor allele 的作用形式分为显性模型(dominant model),隐性模型(recessive model),加性模型(additive model)三种类型。其统计方法类似上述,不进行详细展开。

上面两个关联分析都只单独分析遗传标记与疾病表型的相关性,并未考虑其他风险因素的作用。罗杰斯蒂回归(logistic regression)分析则提供了可以在单个 SNP 水平上加入其他疾病相关风险因素的分析。

2.3.2　多个 SNP 关联分析

与利用罗杰斯蒂回归(logistic regression)分析将其他危险因素包含进去一样,也可以同样将多个 SNP 包含进回归分析中以考察它们之间的相互作用,这种分析可以用在研究相互之间具有"上位效应(epistatic effect)"的遗传位点。

位置上相近的 SNP 之间由于连锁不平衡处于相互关联从而构成一个单倍型区域,利用单倍型分析则可以减少统计分析中的自由度,并且更为重要的是,单倍型分析可以发现处于同一单倍型区域内位点共同作用下的效应。单倍型关联分析在人群数据中的应用实际上包括两个步骤:单倍型推断(haplotype inference)和单倍型关联检验。由于人群数据不可能像家系数据一样通过上下代传递来对单倍型分型(haplotype phase),所以实际采用的都是利用统计学方法进行推断,常用的算法包括 SNPHAP 和 PHASE 等。单倍型关联检验可以是简单的卡方检验或是更为复杂的可以整合到回归分析中的似然性推断分析

2.4　多重检验

关联分析通常需同时进行多重假设检验,特别是在 GWAS 中,对每一个位点的关联分析即意味着同时进行几百万个假设检验。为了控制假阳性率,多重检验是同时对多个位点的关联分析中必须要注意的地方。实际常用的校正方法包括 Bonferroni correction,permutation 和 false discovery rate (FDR)等方法。

3　应用

根据分析位点的不同规模,基于群体数据的关联分析可以分为:候选位点关联分析、候选基因关联分析、候选位点精细定位关联分析、全基因组关联分析。

3.1　候选位点关联分析

这类研究通常只对一个或少量几个可能与疾病相关联的 SNP 在人群中进行基因分型。该方法在选择遗传位点上有较大限制,通常需要在前期的工作已经证明或提示该遗传位点与疾病相关。

3.2　候选基因关联分析

这类研究通常在候选基因区域选择 10 个左右或以上的 SNP 在人群中进行基因分型。该方法主要的考虑因素在于候选基因的选择:候选基因可以是以前的连锁分析确定的基因,也可以是在细胞功能水平或模式动物功能水平上证明与疾病发生发展过程相关的基因。另外一个考虑因素在于 SNP 覆盖范围和密度。通常的做法会是保证所选 SNP 覆盖基因的外显子,内含子以及基因上下游可能的调节区域(如启动子和增强子)。

3.3　候选位点精细定位关联分析

这类研究通常在 1Mb 以上的候选区域内选择几十个甚至上百个左右或以上的 SNP 在人群中进行基因分型。该方法的考虑因素主要是候选区域的选择,候选区域可以是连锁分析中确定的位点,或者是全基因组关联分析定位的位点。

3.4　全基因组关联分析

这类研究在整个基因组范围内选择几百万个 SNP 在人群中进行基因分型。除了高通量的基因组范围的 SNP 分型,该方法与前面三种方法最大的差别在于全基因组关联分析不用预先分析哪些位点可能与疾病相关联,这样可以在没有假设的前提下发现全新的位点。令人惊讶的是,与疾病相关的 SNP 变异大多不是在编码蛋白质的 DNA 区域。相反,它们通常位于染色体上编码基因间的大型非编码区域上,或者位于编码基因的内含子上,该内含子通常在蛋白质的表达过程中被剪切掉。这些是有控制其他基因能力的可能的 DNA 序列。但通常,它们的蛋白质功能是不知道的。GWAS 为人们打开了一扇通往研究复杂疾病的大门,将在患者全基因组范围内检测出的 SNP 位点与对照组进行比较,找出所有的变异等位基因频率,从而避免了像候选基因策略一样需要预先假设致病基因。同时,GWAS 研究让我们找到了许多从前未曾发现的基因以及染色体区域,为复杂疾病的发病机制提供了更多的线索。

全基因组关联分析实际上是基于"常见病-常见位点(common disease-common variant ,CDCV)"假说。该假说认为人类的常见复杂疾病如冠心病,糖尿病等的遗传风险度构成包含许多人群中频率中等,但各自效用较小的遗传位点。从目前 GWAS 已经发现的位点来看,OR 值一般集中在 1.2～1.5 之间,也证实了这一点。与此相对应的"常见病-罕见位点(common disease-rare variant,CDRV)"假说则认为人类的常见复杂疾病的遗传风险度构成包含许多人群中频率稀少,但各自效用较大的遗传位点。已有的 GWAS 结果基本只能解释所研究疾病的遗传度的 20%～50%,其未能发现的位点很有可能是稀有但效用较大的位点。

一般来说,基于群体数据的关联分析只适用于发现常见的遗传位点。虽然对于"常见"的界定与所研究的样品数目大小和所选用遗传标记的频率不相关,但一般至少需达到 5% 以上。所以在检测稀有位点的贡献时,基于群体数据的关联分析还在不断发展。

参考文献

[1] Balding DJ. A tutorial on statistical methods for population association studies. Nat Rev Genet, 2006,7(10):781—791.

[2] Guo SW, Thompson EA. Performing the exact test of Hardy-Weinberg proportion for multiple alleles. Biometrics, 1992,48(2):361—372.

[3] Devlin B, Roeder K, Wasserman L. Genomic control, a new approach to genetic-based association studies. Theor Popul Biol, 2001,60(3):155—166.

[4] Hoggart CJ, Parra EJ, Shriver MD, et al. Control of confounding of genetic associations in stratified populations. Am J Hum Genet, 2003,72(6):1492—1504.

[5] Price AL, Patterson NJ, Plenge RM, et al. Principal components analysis corrects for stratification in genome-wide association studies. Nat Genet, 2006,38(8):904—909.

[6] Yu J, Pressoir G, Briggs WH, et al. A unified mixed-model method for association mapping that accounts for multiple levels of relatedness. Nat Genet, 2006,38(2):203—208.

[7] Clark AG, The role of haplotypes in candidate gene studies. Genet. Epidemiol, 2004,27(4):321—333.

[8] Dudbridge F, Gusnanto A, KoelemanBP. Detecting multiple associations in genome-wide studies. Hum Genomics, 2006, 2(5): 310—317.

（吴　翀　田小利）

同胞传递不平衡

1 简述

同胞传递不平衡（sib-transmission disequilibrium test, S-TDT）是由 Spielman 和 Ewans 根据传递不平衡的原则提出，即通过比较患病同胞的等位基因频率和零假设下（没有关联）的期望值之间的差别来检验遗传标记与疾病是否存在连锁。但要求每组同胞必须满足下面条件：a)每家同胞对中至少有一个患者和一个未患病的同胞；b)每家同胞中所有成员的基因型不能完全相同。将家系数据整理成表 1 的形式。

2 基本计算

S-TDT 检验统计量为：

$$Z=(Y-A)/\sqrt{\mathrm{Var}}\ 或\ Z'=(|Y-A|-1/2)/\sqrt{\mathrm{Var}} \tag{1}$$

Z 近似服从标准正态分布，式中：

$$Y=\sum n_{1i}+n_{2i}=\sum a_i,\ A=\sum (2r+s)a/t \tag{2}$$

$$\mathrm{Var}=\sum au[4r(t-r-s)+s(t-s)]/[t^2(t-1)] \tag{3}$$

a 表示患者数目，u 表示未患病同胞数目，家系中所有同胞的数目 $t=a+u$，r 表示基因型为 1/1 的数目，s 表示基因型为 1/2 的数目，i 代表第 i 个家庭。

表 1   s-TDT 分析的数据结构

患病状态	同胞数			合计
	1/1	1/2	1/3	
患病	n_{1i}	n_{2i}	…	a_i
未患病	n_{3i}	n_{4i}	…	u_i
合计	r_i	s_i	…	t_i

参考文献

[1] Spielman RS, Ewens WJ. A sibship test for Linkage in the presence of association: the sib transmission/disequilibrium test. Am J Hum Genet, 1998, 62(2): 450－458.

[2] Thomas DC. Statistical methods in genetic epidemiology. New York: Oxford Universality Press, 2004: 272.

（李启寨）

加性遗传值

1 简述

在数量遗传学中，加性遗传值（additive genetic value）通常也被称为育种值（breeding value，BV），描述的是后代的数量性状值中可由双亲遗传，并能在后代中稳定传递的部分。由于双亲各自传递一个等位基因给后代，因此后代可遗传的遗传效应为亲本双方等位基因平均效应的总和。加性遗传值的变异可归因于基因的加性效应。加性遗传值是以个体来度量的，同一群体中不同基因型的个体具有不同的加性遗传值。

2 计算

考察一个具双等位基因 A_1 和 A_2 的位点。当群体满足哈迪-温伯格平衡，每种基因型均有大量个体且处于同一环境条件下时，可以假定环境对表型值的平均效应约为 0，基因型值约等于表型值。假定纯合子 A_1A_1 和 A_2A_2 的基因型值分别为 a 和 $-a(a>0$，表示与纯合子基因型值均值的离差），杂合子 A_1A_2 的基因型值为 $d(0 < d \leqslant a)$，等位基因频率分别为 p 和 q。当群体满足哈迪-温伯格平衡时，每种基因型均有大量个体且处于同一环境条件下，群体的基因型平均值 M 为：

$$M = ap^2 - aq^2 + 2dpq = a(p-q) + 2dpq \tag{1}$$

如果考虑亲本传递的等位基因对后代表型值的作用的平均效应，可用等位基因 A_1 和 A_2 的平均效应描述，记作 α_1 和 α_2。平均效应表示携带等位基因 A_1 或 A_2 的配子与群体中的配子随机结合，产生的基因型的平均值与群体平均值的离差，即：

$$\alpha_1 = ap + dq - M = q[a + d(q-p)] \tag{2}$$

$$\alpha_2 = -aq + dp - M = -p[a + d(q-p)] \tag{3}$$

如果用 α 表示 α_1 和 α_2 的差值，即两个等位基因平均效应的差异，等位基因的平均效应可写成

$$\alpha = \alpha_1 - \alpha_2 = a + d(q-p)$$

$$\alpha_1 = q[a + d(q-p)] = q\alpha, \quad \alpha_2 = -p[a + d(q-p)] = -p\alpha \tag{4}$$

此时,不同基因型个体的加性遗传值为:

$$A_{A_1 A_1} = 2\alpha_1 = 2q\alpha, \quad A_{A_1 A_2} = \alpha_1 + \alpha_2 = (q-p)\alpha, \quad A_{A_2 A_2} = 2\alpha_2 = -2p\alpha \tag{5}$$

在实际中,人们难以获得各种基因型或等位基因平均效应值,因此加性遗传值常通过遗传度(heritability,h^2)(参考"遗传度和方差组分"条目)来估计。遗传度可以通过计算表型值和基因型的回归系数来估计。基于方差组分分解,加性遗传值等于加性效应方差 V_A 在总表型方差 V_P 中的比例与表型值的乘积,即

$$A = \frac{V_A}{V_P} P = h^2 P$$

由于加性遗传值表明了亲本传递后代的表型值,因此加性遗传值可看成是个体的期望表型值,在数值上等于双亲加性遗传值的平均值,

$$\bar{P}_S = \bar{A}_S = \frac{1}{2}(A_M + A_F)$$

其中,S、M、F 分别表示后代、母本和父本。

如果考虑多等位基因位点,加性遗传值的计算方式与双等位基因相同。在考虑多个位点的时候,总加性遗传值等于各个位点的加性遗传值的总和。

3 实例

考察某个双等位基因位点 A 对小鼠体重的影响,测定 3 种基因型 $A_1 A_1$、$A_1 A_2$ 和 $A_2 A_2$ 的小鼠 7 周龄时体重分别为 $14g$、$12g$ 和 $6g$,A_1 和 A_2 的频率 q 和 p 分别为 0.1 和 0.9。此时可算出纯合子基因型值 a 为 $4g$,杂合子基因型值 d 为 $2g$,根据式(1)计算群体平均值 M 为 $13.56g$。根据式(4)计算等位基因 A_1 和 A_2 的平均效应 α_1 和 α_2 分别为:

$$\alpha_1 = q[a + d(q-p)] = 0.1 \times [4 + 2 \times (0.1 - 0.9)] = 0.24$$

$$\alpha_2 = -p[a + d(q-p)] = -0.9 \times [4 + 2 \times (0.1 - 0.9)] = -2.16$$

根据式(5),可算出三种基因型 $A_1 A_1$、$A_1 A_2$ 和 $A_2 A_2$ 个体的加性遗传值分别为:

$$A_{A_1 A_1} = 2\alpha_1 = 0.48, \quad A_{A_1 A_2} = \alpha_1 + \alpha_2 = -1.92, \quad A_{A_2 A_2} = 2\alpha_2 = -4.32$$

参考文献

[1] Falconer DS, Mackay TFC 著,储明星译. 数量遗传学导论. 4 版. 北京:中国农业科技出版社,2005:91—92.

[2] 盛志廉,陈瑶生. 数量遗传学. 北京:科学出版社,1999:203—252.

(左晓宇　修良昌)

结构化关联分析

1　简述

结构化关联分析(structural association,SA)是采用随机选取的遗传标记来检测分层,与基因组对照不同的是,它不是通过利用这些遗传标记检测检验统计量的分布、估计偏离系数,而是通过估计亚人群的数目以及各个个体应属于哪个亚人群来进行校正。假设研究所选的病例对照群体为遗传异质性较高的人群,由几个同源的亚人群组成,则利用基因组内多个遗传标记的分布特点,将研究群体中在遗传上同类的个体重新分配到亚人群中,使各个亚人群内病例组和对照组间的匹配更佳,并在各个亚人群中分别进行疾病遗传标记的关联研究。最后,总体的关联研究结果是各个亚人群各自关联研究的综合。该方法利用全部所选遗传标记的数据来检测分层的存在,因此最大程度的利用了各个遗传标记的分型数据。

2　原理方法

结构化关联分析采用基于模型的贝叶斯聚类算法,假设每个亚人群都是一个参数模型,每个亚人群可通过各个遗传标记的一系列频率来区分,标记可以是微卫星多态、限制性片段长度多态性(restriction fragment length polymorphism,RFLP)和单核苷酸多态性(single nucleotide polymorphism,SNP)。通过对多个遗传标记的分型数据的分析,对群体结构进行推断,假设共有 K 个亚人群(K 未知),这样每个个体可通过概率估计,归类到各个亚人群中。假如基因型显示某些个体是混合型,也可能归到两个或多个亚人群中,因此对于近期混合的人群同样适用。该模型并不需要假定特定的突变进程,常见的大部分突变只要互相不关联、不是紧密连锁且在人群内遵循哈代-温伯格平衡的均可以用于该模型中。而且只要选择合适数量的位点,该方法都有较高的准确性。另外,该方法有很强的遗传学基础,并且考虑到了自然选择的作用。

采用 SA 方法进行亚人群的推定,其估算的准确性依赖于采用的算法、人群分层的程度以及数据量等。目前对 K 的推断主要有两种算法:一种是基于贝叶斯框架(Bayesian framework)的算法,并采用马尔科夫链蒙特卡罗(Markov chain Monte Carlo,MCMC)法从亚人群等位频率及个体祖先等的联合后验分布中抽样。该算法可将各种先验信息如某些个体的种族资料等直接整合,使得在遗传上相似的个体被确定为属于同一个亚人群。采用该算法校正群体分层可以通过在线运行 Sructure 和 STRAT 完成(www. stats.

ox. ac. uk/mathgen/software. html)。另一种是基于最大期望（expection maximum，EM)算法的最大似然法。K 的估计采用基于 AIC(Akaike information criterion)准则的最大罚分似然估计，其中罚分随着模型中参数的增加而增加。该算法与其他方法不同的是，它的出发点不是进行显著性检验，而是估计候选位点效应的大小，而且其前提是假设该效应可以在所有的亚人群中采用相同的参数进行模拟。另外该方法不允许亚人群间存在混杂。总之，在亚人群信息很充分时，采用上述两种方法都可以有效地对亚人群进行估算；但是，在大样本极限时，第二种方法容易导致对亚人群的估计偏差。

3 SA 法与基因组控制法（genomic control，GC)比较

1)可选择遗传标记不同。SA 法标记可以是微卫星多态、RFLP 和 SNP，对多个遗传标记的分型数据分析，而 GC 法是一系列中性的 SNP 标记。

2)适合群体范围不同。SA 法也适用于近期混合群体，但是 GC 法不适合。

3)自然选择因素。SA 法考虑了自然选择的作用，但 GC 法未考虑。

4)统计效能比较。当候选位点在不同人群中效应相同时，GC 统计效能略高于 SA；然而，由于 SA 法允许不同亚人群中等位基因型的效应不同，因此在这种情况下 SA 法的统计效能强于 GC 法。另外在可用的遗传标记较少或推断人群分层有一定困难时，GC 法有时会更好些。与 TDT 法相比较，当样本总数相同时（即 R 个病例与 R 个对照的关联研究和 $2R/3$ 个核心家系的研究），假设等位效应在所有亚人群中都相同时，GC 法与 SA 法的统计效能均强于 TDT，且 GC 法强于 SA 法；若与 R 个核心家系的分析相比较，则 TDT 的效能稍强。

参考文献

[1] 汤在祥，王学枫，吴雯雯，等．基于贝叶斯统计的遗传连锁分析．遗传，2006，28(9)：1117－1122.

[2] Pritchard JK, Donnelly P. Case-control studies of association in structured or admixtured populations. Theor Popul Biol, 2001，60(3)，227－237.

（欧阳平　梁　岩　钟寿强）

基因组对照

1 简述

人类复杂疾病遗传易感基因定位研究主要有连锁分析（linkage analysis)和关联分析（association study)两种方法。众所周知，连锁分析在符合孟德尔遗传的、具有明显主基

因效应的单基因遗传病(monogenic disease)的致病基因的定位等研究中取得了极大的成功。然而,由于受遗传异质性、基因-基因和基因-环境相互作用、外显不全和拟表型等因素的影响,连锁分析难以在复杂疾病易感基因的定位研究中发挥理想的作用。在此情形下,关联研究方法重新得到人们的重视。关联分析是在群体水平上研究某种疾病与某个特定等位基因的频率相关性,最常见的实验设计方法是病例对照研究(case control study)。它以某人群内一组患有某种疾病的人群(称为病例组)和同一人群内未患该病但在与患病有关的某些已知因素(包括社会人口学因素和环境暴露)方面与病例组相似的人群(称为对照组)作为研究对象,通过比较病例组和对照组间遗传标记频率的差异,推断该标记与该疾病易感性的相关关系;如果遗传标记的等位基因频率在病例组和对照组间具有显著的统计学差异,则可认为该等位基因型与疾病存在统计学关联,并可推断该标记存在于疾病易感基因座内,或者与疾病易感基因间存在连锁不平衡关系。它无需家系资料,避免了家系患病成员临床和人口学资料和 DNA 标本不易获取等限制因素。因此,相对于连锁分析而言,关联分析方法更灵活、适用范围更广泛,是检测等位基因与疾病之间非随机关联以及进行基因作图的有效工具,在复杂疾病易感基因的定位研究和药物基因组学研究等诸多领域皆有广泛的应用。值得注意的是,样本中的群体分层现象往往会导致病例对照研究关联研究结果出现偏倚甚至是假关联,而基于不相关基因组遗传标记的基因组对照(genomic control,GC)是人群分层的检出及校正的方法之一。

2　作用原理

由于受到遗传和进化等多方面因素的影响,基因组中任意一个遗传标记的等位频率在遗传背景不同的种族中可能不尽相同。因此,在进行基因型-表型的相关性研究中,如果对照组和病例组来自遗传背景不相同的人群,完全可以根据从基因组中随机选取的中性遗传标记等位基因频率的差异而检测出群体分层,并继而对群体分层进行校正。目前,应用随机选取的中性遗传标记进行群体分层的校正主要有两种途径,一是 Devlin 等人提出的"基因组对照"(genomic control,GC)方法。二是由 Pritchard 等提出的"结构化关联"(structured association,SA)方法。

基因组对照法采用卡方检验(或趋势检验)进行统计学分析,该方法不考虑环境因素对疾病的直接作用,并假设群体分层的效应在基因组水平上是一个常量,即选择若干不相关的遗传标记分别进行病例对照卡方检验时,若人群一定,则卡方值应是一个常量。在病例对照研究中,群体分层将导致检验统计量发生偏倚,并且引起错误的拒绝零假设(即导致检验统计量的零分布发生波动或膨胀)。采用基因组对照法,可以有效的检出这类偏差。Devlin 等人采用不相关的遗传标记估算出的偏离系数(或称膨胀因子,inflation factor)来估计出可能的分层效应,并且进一步用估算出的 λ 值去除 χ^2(即 χ^2/λ),以达到校正的目的。偏离系数代表了人群分层的程度,与人群分层呈正相关。

根据所选取的不相关的遗传标记的数据,可用两种方法估算偏离系数:1)采用参数途径进行估计,该方法是一个理想化的、纯统计的算法。具体做法是取各个卡方检验 χ^2 的中值,按如下公式计算:$\lambda = Median(Y_i^2)/0.456$。式中 Y_i^2 指第 i 个遗传标记在病例对照研究中的卡方值,0.456 是自由度为 1 时,卡方值理论上的中值。2)采用模拟的方法,结合 95％可信区间(confidence interval,CI)的上限进行估计。该方法估计的偏离系数为各个遗传标记 χ^2 值的平均值乘以相应的系数,选取的位点数目不同系数也不同,而且一般都大于 1,因此该方法估计的偏离系数较保守。此外,对于严重分层的病例对照群体,该方法无能力检出。随机选取的不相关的遗传标记数一般为几十个;同时,若候选标记等位频率小于 15％,在随机选取不相关标记时还需进行频率匹配,以减少偏差。采用基因组对照法检测群体分层的统计效能将会随着样本量的增大而提高,因此一些中等程度的分层情况在大的样本量中更易检测得到。该方法比较方便、灵活,但校正后的结果相对过于保守。对于近期混合人群,基因组对照法不适用。另外,要求这些作为"指示剂"的遗传标记是双等位型的,而且必须是随机选取、彼此互不相关,与被研究的位点之间不应存在连锁不平衡关系,符合 Hardy-Weinberg 平衡定律,一般要求杂合度大于 40％,标记所在基因组区域不受自然选择(positive selection)的作用等等。与传递/不平衡检验(TDT)分析相比较,当群体分层效应实际并不存在时,基因组对照法的统计效能要强于传递/不平衡检验;当分层事实上存在的情况下,传递/不平衡检验的统计效能强于基因组对照。Hao 等选取了 10000 个 SNPs 位点,分别在四个人群(包括 1 个亚洲人群、一个非洲裔美国人群和 2 个高加索人群)中进行了分型。基于这些数据,以两种不同的模式——不同的遗传标记数和不同的人群分层程度——评价 GC 法的性能。结果表明,当分层事实上存在时,两种模式都可以用 20～50 个随机的 SNP 位点检出人群分层,混合的个体将被分散在同类的亚人群;分层程度不是很明显时,两种方法都不敏感,但由分层引起的偏倚还是可以得到校正。由此可见,通过中性遗传标记推测的膨胀因子能够有效的校正由于人群分层导致的混杂效应。

参考文献

[1] 智联腾,周钢桥,贺福初. 人类复杂疾病关联研究中群体分层的检出和校正. 遗传,2007,29(1):3-7.

[2] Devlin B, Roeder K. Genomic control for association studies. Biometrics,1999,55(4):997-1004.

[3] Devlin B, Roeder K, Wasserman L. Genomic control, a new approach to genetic-based association studies. Theor Popul Biol,2001,60(3):155-166.

[4] Pritchard JK, Stephens M, Rosenberg NA,et al. Association mapping in structured population. Am J Hum Genet,2000,67(1):170-181.

[5] Pritchard JK, Stephens M, Donnelly P. Inference of population structure using multilocus genotype data. Genetics,2000,155:945-959.

[6] Hao K, Li C, Rosenow C,et al. Detect and adjust for population stratification in population-based association study using genomic control markers: an application of Affymetrix Genechip Human Mapping 10K array. Eur J Hum Genet,2004,12(2):1001-1006.

(欧阳平　梁　岩　钟寿强)

全基因组关联研究

1 简述

全基因组关联研究(genome-wide association study,GWA)是目前揭示疾病易患性遗传基础的一种策略,它利用人类基因组内广泛存在的丰富的单核苷酸多态(single nucleotide polymorphisms,SNPs)作为遗传标记,评价常见疾病(common disease)和人群中常见遗传变异(common variant)之间的关联。该方法基于常见疾病-常见变异(common disease-common variant,CD-CV)的假设思想,即人类常见疾病的遗传风险可由少数或中等数量等位基因的常见变异来解释,且每个位点独自对疾病的效应是比较微弱的。和候选基因关联研究相比,GWA 研究不用事先根据某种生物学基础或以往的研究结果指定任何研究假设。而同时研究数以百万计的 SNPs 和疾病表型的关联,也使全基因组关联研究需要更大的样本量(数以千计)。近年来人类基因组的测序工作和人类基因组单倍体图谱计划(International Human Haplotype Mapping (HapMap) Project)的完成发现了人类全基因组中存在数以百万的 SNPs 以及这些位点上等位基因间的相关结构或连锁不平衡(linkage disequilibrium, LD)信息,依据 HapMap 数据库平台,研究者可以筛选覆盖全基因组的常见 SNPs 代表人群中常见的遗传变异,使 GWA 研究成为可能。另一方面,高通量基因分型技术的迅猛发展和检测成本的快速降低,也使 GWA 研究越来越普遍,应用领域也越来越广泛。自 2005 年第一篇年龄相关的视网膜黄斑变性的 GWA 研究报道以来,陆续出版了一系列常见疾病如前列腺癌、乳腺癌、Crohn 病、糖尿病、肥胖、冠心病等的 GWA 研究结果,已发表的 GWA 研究结果的人类基因组图示信息可在 HapMap 网站(http://www. hapmap. org/karyogram/gwas)上得到。

2 GWA 研究设计和研究过程

当研究疾病表型为数量性状如血压、甘油三酯、体质指数(BMI)等时,GWA 研究可采用来自人群的随机样本;如研究的疾病表型为质量性状如疾病的状态(有和无),和候选基因的关联研究一样,GWA 研究最常用基于人群的病例对照研究设计。除为某研究特别设置的对照外,也可使用其他 GWA 研究中的对照。随着越来越多的 GWA 研究数据的公开(如 dbGaP,http://www. ncbi. nlm. nih. gov/gap,一个基因型表型关联的数据库;Illumina Control database),这种策略变得越来越可行。为保证 GWA 研究中有足够的检验效能识别疾病关联的遗传变异,GWA 研究常要求数以千计以上的样本含量,如此多的样本可能来自多个地区,很难保证所有个体的遗传同质性,因此基于人群的病例对照研究必须考虑人群混杂或人群分层(population stratification)的问题,即由于研究对象可能来自不同的遗传背景,从而导致 GWA 研究结果的假阳性或假阴性。为避免人群分层,也可采用基于家系的病例对照设计,但收集家系资料的难度和花费通常远高于基于人群的病例对照设计,尤其对于晚发性疾病,很难收集到包含父母和子代的家系资料。此外,研究显示家系资料关联研究的效能也弱于基于人群的病例对照关联研究。

GWA 研究的过程可简要如图 1 所示。收集每个研究对象的血样,提取 DNA,与设计好的包含常见 SNPs 的芯片杂交。目前市售用于 GWA 研究的试剂盒主要有 Affymetrix GeneChip 系列和 Illumina Infinium 系列(表 1),注意不同试剂盒按不同目的设计,如 Illumina human 1M BeadChip 包含 950000 个 TagSNPs,是基于 HapMap 图谱中 SNPs 的 LD 关系选择的,另外 100000 个并非来自 HapMap 的 SNPs。而 Affymetrix 系列选择的 SNPs 通常不依赖 HapMap 计划。样本 DNA 和基因芯片杂交后经过阵列扫描和影像分析可得到每个样品所有 SNPs 的信号强度,信号强度经标准化(normalization)后再经基因分型(genotype calling)的算法转化为基因型(AA,Aa 和 aa)的数据。基因分型后的数据需经过一系列质量控制处理后才能进行遗传关联统计分析,以比较病例和对照间等位基因或基因型频率的差异。

完成第一阶段的关联分析后,对发现的有意义的遗传变异还需经过第二阶段的 GWA 研究或独立的重复性研究来证实。

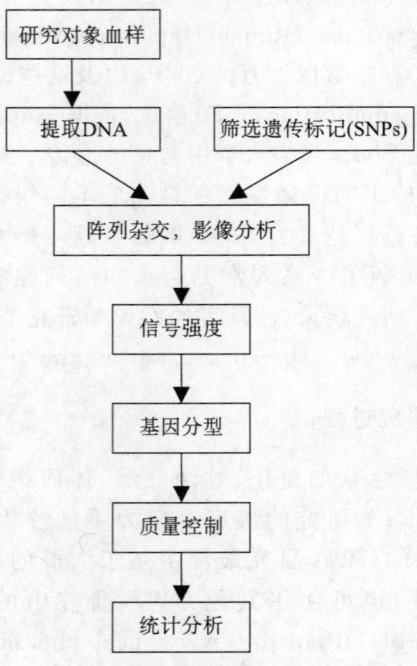

图 1　GWA 研究的主要过程

表 1　目前常见用于 GWA 研究的 SNPs 试剂盒

Illumina BeadChip 系列

 Illumina HumanHap550 Genotyping BeadChip：～550 000SNPs

 Illumina HumanHap650Y Genotyping BeadChip：～650 000SNPs

 Illumina Human1M BeadChip：～1 000 000SNPs

Affymetrix GeneChip 系列

 Affymetrix GeneChip Human Mapping 500K Array Set：～500 000SNPs

 Affymetrix Genome-Wide Human SNP Array 5.0：～500 000SNPs

 Affymetrix Genome-Wide Human SNP Array 6.0：～1 000 000SNPs

3　GWA 研究的质量控制

一项 GWA 研究中将同时涉及数千个个体的数十万甚至百万个 SNPs 数据，变量以高度自动化的形式产生，因此对数据的质量控制提出了很高的要求。在将每个个体的所有 SNPs 信号强度转化为基因型时，需要考虑接受基因分型的条件，过分严格的条件可能导致过多的 SNPs 基因型缺失，而过分宽松的条件又可能导致基因型的错误划分。如个体的样本质量过低，可导致无法明确分型的 SNPs 比例较高；经验上个体杂合子的比例高于某阈值，可能是因为个体 DNA 受到污染所导致。因此在个体水平上，统计分析前要将基因型缺失比例过高（如＞7％）的个体删除掉。在 SNP 水平上，如果由于 SNPs 的质量问题可能导致许多个体的 SNPs 基因型缺失比例过高，这些 SNPs 应该从分析中排除出去。由于 GWA 研究只对常见 SNPs 具有较高的效能，因此通常 minor allele frequency（MAF）过低（如 MAF＜1％～5％）的 SNPs 也不纳入统计关联分析。此外，统计关联分析前，还需要检验各 SNPs 是否满足 Hardy-Weinberg 平衡，对不满足的 SNPs 也应从分析中排除掉。

如果一项 GWA 研究中不只一个对照，需要比较对照组间的基因型频率，要求对照组间具有较好的同质性，基因型的趋势应该相同。另一个在质量控制中不能忽视的问题是人群混杂或人群分层。GWA 研究中需要判断是否存在人群分层，因为人群分层可导致关联检验的假阳性或假阴性，因此将所有关联检验的卡方统计量从小到大排序为横坐标，检验统计量的期望值（服从卡方分布）为纵坐标绘 quantile-quantile（Q-Q）图，如果偏离直线，暗指可能存在人群分层导致的混杂。如果样本中有地理位置或种族的信息，需采用分层的方法进行关联分析；如果没有地理学上的信息，目前常用的调整方法包括基因组对照法（GC），结构关联法或主成分分析等方法。

4　统计分析

GWA 研究中最基本的结果是报告每个 SNPs 和疾病的关联。由于 GWA 研究中解释变量数目巨大导致极大的计算量，因此多数单体型分析，基因-基因，基因-环境交互作用等分析都放在研究的第二阶段。数量性状的遗传关联分析可采用方差分析和线性回归模型的方法。在质量性状的人群基础的病例对照设计中，普通 χ^2 检验和 Cochran-Armitage 趋势检验都可分析不同遗传模型（显性、隐性和加性）时 SNPs 和疾病性状的关联。考虑到协变量的影响，可用标准的 logistic 回归模型。如采用家系基础上的病例对照设计，TDT(transmission disequilibrium test)方法及其在此基础上扩展的 FBAT(family based association tests)常用于 GWA 研究。

GWA 研究中需要同时分析大量的 SNPs 和疾病性状的关联，因此在经典的频率统计框架下，GWA 研究面临的一个重要问题是多重比较导致的 I 类错误增大。为控制 I 类错误，常采用 Bonferroni 校正的方法，根据比较的次数将检验水准进行调整，如同时研究 500 000 个 SNPs，全局检验水准为 0.05 时，单次检验水准应调整为 10^{-7}。由于 SNPs 间存在的连锁不平衡，Bonferroni 校正的方法往往趋于保守，因此研究者提出一系列较为宽松的校正方法，如根据 SNPs 间的 LD 估计有效的比较数目以调整检验水准，或发展一些准许大量相关检验时的多重比较的方法，或控制错误发现率(false discovery rate)法等等。但是无论采用何种校正方法，都不能从根本上解决多重比较中假关联的问题，而且校正检验水准的方法并没有考虑研究效能和可能的真正阳性关联的数目，而这些是综合评价 GWA 研究结果的重要组成部分。因此，很多研究者倡导使用 Bayesian 方法用于 GWA 研究，提出 Bayes 因子(Bayes factor,BF)，错误阳性报告概率(false-positive report probability，FPRP) 和 Bayesian 错误发现概率(Bayesian false discovery probability,BFDP)等概念，将可能的真关联数目，检验效能和先验信息合并到后验概率，根据后验概率作出推论。然而，由于 BF 和后验概率的计算量巨大，因此要对全基因组中所有 SNPs 进行 Bayesian 分析并不现实，因此 Bayesian 分析常用于 GWA 研究中确证性的研究阶段。

在单个 SNPs 和疾病的关联分析之后，对感兴趣的染色体区域或 SNPs 进行单体型分析和基因基因交互作用分析。由于 GWA 所针对的对象是海量数据，因此越来越多的数据挖掘的技巧被应用在 GWA 研究中。

常用 URLs：
HapMap project：http://www.hapmap.org
National Institutes of Health Policy for Sharing GWAs Data：
http://grants.nih.gov/grants/guide/notice-files/NOTOD-08-013.html，/NOT-OD-07-088.html
Catalog of published genome-wide association studies：http://www.genome.gov/26525384
dbGAP：http://www.ncbi.nlm.nih.gov/dbgap
ENCODE project：www.genome.gov/10005107
European Genotyping Archive (EGA)：http://www.ebi.ac.uk/ega
Genetic Association Information Network (GAIN)：http://www.genome.gov/19518664
Wellcome Trust Case Control Consortium：www.wtccc.org.uk

（郜艳辉）

全基因组显著性

1　简述

全基因组显著性（genome-wide significance）指遗传关联不是假阳性而极可能是真实的结果。随着分析的遗传位点的增多，在同一样本群体中进行的统计比较也随之增多，使得假阳性率（I 类错误）升高。若设定显著性水平为 0.05，在仅仅涉及 100 个位点的关联研究中，将会有超过 99% 的可能性观察到不少于一个位点与疾病显著关联。因此在统计分析中需要进行多重检验校正，进行校正的方法有多种，如 Bonferroni 方法、Benjamini-Hochberg FDR 方法等。当校正宽松时，导致假阳性上升；而当校正严格时，降低了发现真实致病位点的能力。作为一种普遍采用的方法，Bonferroni 校正保证假阳性不会超过设定的显著性水平，但是显得过于保守。对 1 万个 SNPs 的检测，并使用多个简单 Bonferroni 校正后得出的更为严格的全基因组显著性阈值 5×10^{-8} 被作为显著性标准。

2　Bonferroni 校正方法简介

统计学中一般以小概率作为判断差异是否显著的标准，通常都以 0.05 或 0.01 作为判断标准。在多重比较中，Bonferroni 方法是以 t 分布作为检验分布的，但多重比较时若均以 0.05 作为小概率的话，每次比较就会有 5% 犯 I 型错误的可能。但如果有 n 次比较，如有 4 个组要做 6 次比较，则有 $6 \times 5\%$ 的 I 型错误发生的概率，不符合小概率判断的原则。因此，Bonferroni 方法中，将小概率 0.05 或 0.01 除以要比较的次数 n，作为判断显著性的小概率，这样，多重比较总的 I 型错误发生的概率不会超过 0.05 或 0.01。

对于一个单个的基因组位点 t，可能是一个遗传标记位点，假定 $Z(t)$ 是标记连锁到位点 t 的值。名义上的显著性水平值为 b，那么 $P_0\{Z(t) \geqslant b\}$。在这里 P_0 表示致病位点与 t 不连锁的无效假设的可能性。假定基因组上有 k 个位点 $\{t_i : I = 1, \cdots, k\}$，每个与染色体上特定位置的距离由其基因组位置决定，用厘摩（cM）表示，这些位点全部进行连锁并记录为 $Z(t_i), i = 1, \cdots, k$。如果 $Z(t_i)$ 超过一定的阈值 b，那么就认为连锁到位点 t_i。全基因组显著性水平在检验这个假设时，如果没有一个位点与基因组位点连锁的等式是：

$$p_0\{\max_i Z(t_i) \geqslant b\} \tag{1}$$

这里 P_0 表示在理想化假设没有位点连锁的可能性。

公式（1）提供了一个基因组中的任何地方出现了假阳性错误的概率。

这个简单的 Bonferroni 不等式表示为

$$p_0\{\max_i Z(t_i)\geqslant b\}\leqslant\sum_{i=1}^{k}p_0\{Z(t_i)\geqslant b\} \tag{2}$$

举例说明采用 Bonferroni 法控制累积 I 类错误概率增大。

假设累积 I 类错误的概率为 α'，当有 k 个均数需作两两比较时，比较的次数共有 $c=k!/(2!\ (k-2)!)=k(k-1)/2$。设每次检验所用 I 类错误的概率水准为 α，累积 I 类错误的概率为 α'，则在对同一实验资料进行 c 次检验时，在样本彼此独立的条件下，根据概率乘法原理，其累积 I 类错误概率 α' 与 c 有下列关系：$\alpha'=1-(1-\alpha)^c$

设 $\alpha=0.05$，$c=3$（即 $k=3$），其累积 I 类错误的概率为 $\alpha'=1-(1-0.05)^3=1-(0.95)^3=0.143$。

采用 Bonferroni 法校正时，用 $\alpha=\alpha'/c$ 作为下结论时所采用的检验水准，c 为两两比较次数，α' 为累积 I 类错误的概率。在四个均值的 Bonferroni 法比较时设 $\alpha=\alpha'/c=0.05/6=0.0083$，由此 t 的临界值为 $t(0.0083/2,20)=2.9271$。

Bonferroni 法在比较次数不多时效果较好，但当比较次数较多（例如在 10 次以上）时，则由于其检验水准选择得过低，结论偏于保守。

参考文献

[1] 李彪, 陈润生. 复杂疾病关联分析进展. 中国医学科学院学报, 2006, 28(2): 271-277.

[2] Pompanon F, Bonin A, Bellemain E, et al. Genotyping errors: causes, consequences and solutions. Nat Rev Genet, 2005, 6(11): 847-859.

（欧阳平　梁　岩　钟寿强）

遗传异质性

1　遗传异质性简介

1.1　遗传异质性的定义

在遗传学上，遗传异质性（heterogeneity）是指表型一致的个体具有不同的基因型。在人类医学上，同种疾病临床表现相似或相同但病因或遗传基础不同也称为遗传异质性。遗传异质性随着人们对于遗传疾病不断认识的深入而产生，是遗传学和医学上一个极为重要的概念。

1.2　遗传异质性分类

遗传异质性可以分为等位基因异质性和位点异质性。等位基因异质性是指在同一个位点的不同等位基因对应相同的表型。位点异质性是指具有相同或相似表型的个体在染色体不同位点表现出不同。

2　遗传异质性举例

在现实中,大部分疾病都存在遗传异质性。马凡氏综合征(Marfan's syndrome)是常染色体显性遗传的结缔组织疾病,病变主要累及骨骼,眼睛和心血管系统。最先发现的马凡氏综合症致病基因是细胞外基质蛋白原纤维蛋白-1(FBN1)。由于马凡综合症的临床表现十分多样,发病时间和病情严重程度与年龄相关性强,因此马凡致病基因 FBN1 的发现为马凡氏综合症的诊断提供了一个有效的手段,许多马凡氏综合征患者需要基因诊断和临床诊断相结合才能确诊。然而,随着对该疾病的研究的深入,人们发现除了 FBN1 外,其他一些基因的突变如 TGFβR2 也有可能致病,也就是说,同样是马凡综合症的两个人,可能他们的遗传基础是完全不同的。

3　遗传异质性产生的原因

3.1　不同基因的突变或同一基因的不同突变结果相同或相似

人类的很多疾病是由于某些信号通路或代谢通路的改变而引起的。通常信号通路或代谢通路上的某个基因改变,整条通路都会受到影响。而不同基因的改变或同一基因的不同改变有可能对于整个通路的影响相同或相似,继而产生相同或相似的表型。例如,家族性高胆固醇血症(familial hypercholesterolemia,FH)是一种严重的常染色体显性遗传性疾病,其主要病理基础是编码低密度脂蛋白受体(low density lipoprotein receptor,LDLR)的基因突变,引起 LDLR 功能异常。最近的研究表明,FH 是一种遗传异质性非常高的疾病,除 LDLR 以外,目前已发现多种基因的突变同样可以导致 FH 样表型,这些基因在 LDL 的代谢及调节途径中都发挥关键性作用。

另外,目前所发现的人类疾病大多为复杂的多基因疾病,染色体上若干位点的变异都可能和某一种疾病相关,其遗传致病机制多样化。

3.2　非基因作用的表型与基因作用下的表型相同或相似

除遗传因素外,环境因素在个体发育中的作用也同等重要,不同的环境会使个体产生相应的表型。当这些表型与某一特定基因所产生的表型相同或相似时,我们会发现相同表型的遗传基础不同,因而认为这种表型具有遗传异质性。例如,妊娠前三个月中,母亲感染风疹病毒或使用药物(链霉素等)都可造成胎儿的先天性聋哑。在这种情况下,风疹病毒对发育中的胚胎细胞的影响类似于致病基因的作用,使其表型发生了改变。

3.3　相同基因对不同个体的作用差别大

遗传因素对于不同个体的作用程度不尽相同。有研究表明遗传因素在冠心病年轻患者中的作用要比老年人强,这可能是由于随着年龄的增大,非遗传因素在疾病发病中的作用随之增大从而淹没了遗传因素的作用;在收缩期高血压患者中,随着年龄增大,对高血压易感的遗传因素作用随之降低。性别差异对某些疾病的发病亦具有不同的作用。

女性绝经前冠心病发病率低于男性,但绝经期后女性冠心病发病率明显增高,与男性等同。也就是说,当男性和女性都携带相同易感基因时,两者的发病情况可能相差甚远。

4 遗传异质性的结果

在临床方面,遗传的异质性将会导致疾病种类的急剧增加。这种增加很大程度上是由于原有的一种疾病被分成若干种新的疾病亚型。不同的疾病亚型可能在发病年龄,严重程度等方面表现不同,但也可能从表型上看不到明显的差异。后者的情况对临床诊断,后续的治疗,用药准确性而言是极大的挑战。因而,基因诊断,准确识别遗传异质性是今后临床诊断、治疗的重要前提。

在科研方面,遗传异质性很大程度上影响了遗传连锁分析的可行性和准确性。对于相对罕见的疾病,通常是单基因疾病,同一个家系的不同成员所携带的突变基本是相同的,但是利用多个家系进行研究时问题就出现了,不同家系中导致出现相同或相似性状的基因突变并不相同;对于相对普遍的疾病,通常是多基因疾病,同一个家系的不同成员之间疾病的遗传基础就可能不尽相同,更不用说不同家系之间了。第二,遗传异质性也给基于人群的关联分析带来巨大的挑战。关联分析中,若病例人群组内部的遗传异质性过大,与所研究性状相关的众多因素可能都无法在病例组中得到集中的体现,因而也就无法找到病例组与对照组差别明显的因素。

5 遗传异质性的检验

研究遗传异质性选用的方法有很多,在此介绍其中的两种方法。

5.1 方差分析

该检验方法又称多样本比较的秩和检验。检验不需要事先假设检测值符合正态分布。假设一共有 k 个家系参与了检测,第 i 个家系检测了 $n(i)$ 个个体的某一个可测量的数值,分别计作 C_{i1} 到 C_{in},k 个家系共计 N 个个体,

$$N = \sum_{i=1}^{n} n_i$$

将所有被检个体的检测值按从小到大排列,并按 1 到 N 编号。再将检测值相同的个体的序号替换成全部具有该相同检测值个体序号的均值。用 R_i 表示第 i 个家系所有被检个体的编号之和,则可以用以下统计量 S 检验不同家系的该检测值之间是否有显著差异。

$$S = \frac{12}{N(N-1)} \sum_{i=1}^{k} \frac{R_i^2}{n_i} - 3(N+1)$$

s 近似符合自由度为 $df = (k-1)$ 的 χ^2 分布。

5.2 双峰检验

当检测值的分布存在双峰现象时,提示可能存在两种不同的遗传群组。因此还有一种检验双峰分布是否有统计意义的方法。

首先,将观测值等分为 k 段,记 n_i 为某观测值出现在第 i 段的频数。那么,当观测值在第 i 段有峰值的时候,n_i 将与 $1/2(n_{i-1}+n_{i+1})$ 有显著性差异。记

$$d_i = (n_{i-1} - 2n_i + n_{i+1})$$
$$N_i = (n_{i-1} + n_i + n_{i+1})$$

当 $D_i = (|d_i| - \frac{3}{2}) / \sqrt{2N_i} > 1.96$ 时，即可在 0.05 显著性水平上判定在第 i 段处分布有峰值。

参考文献

[1] Chiano MN, Yates JR. Linkage detection under heterogeneity and the mixture problem. Ann Hum Genet, 1995, 59(Pt1): 83—95.

[2] Whittemore AS, Halpern J. Problems in the definition, interpretation, and evaluation of genetic heterogeneity. Am J Hum Genet, 2001, 68(2): 457—465.

[3] McClellan J, King MC. Genetic heterogeneity in human disease. Cell, 2010, 141(2): 210—217.

（田小利　李　扬）

基因与基因或环境的交互作用

1 简述

基因与基因的交互作用（gene-gene interaction，简记为 $G \times G$）指生物体表现出的某种性状或发生某种疾病，不是简单的由单个基因决定，而是两个（或多个）基因之间相互影响（如增强或掩蔽），共同作用的结果（通常还应当考虑基因与环境的交互作用）。例如，基因 1（Aa）上的等位基因 A 可协同提高基因 2（Bb）上的等位基因 B 的活性，而等位基因 a 则不会，因此基因型中 A 和 B 同时存在的个体更倾向于出现某种特定的性状。

基因与环境的交互作用（gene-environment interaction，简记为 $G \times E$）指的是遗传因素与环境因素共同作用决定了生物体的性状、健康状态和疾病易感性。环境因素的种类很多，有化学因素（如水体污染和空气污染）、传染因素（传染性的病原体）、行为因素（如酗酒、缺乏锻炼）等。基因与环境交互作用的存在给复杂性状遗传学机制的研究带来了复杂性和不确定性。例如，遗传因素相近的两个人（例如同卵双生子）暴露在不同环境因素下，其疾病结局可能差异较大。

2 方法

识别 $G \times G$ 或 $G \times E$ 是提高疾病易感基因定位准确性的一种有效手段。衡量 $G \times G$ 的方法有较多，具体参见文献[1～9]。这里只介绍两种方法：标准的 logistic 回归方法和

CKMPW 方法。

2.1 Logistic 回归方法

考虑在病例—对照设计下两个 SNP 位点 G_1 和 G_2 的交互作用。假设病例数为 r，对照数为 s，样本中个体的疾病状态为 D（$D=0$ 表示对照，$D=1$ 表示病例），则 logistic 回归模型为

$$\text{logit Pr}(D=1|G_1,G_2)=\beta_0+\beta_1 G_1+\beta_2 G_2+\beta_{12} G_1\times G_2$$

或

$$\text{Pr}(D=1|G_1,G_2)=\frac{\exp(\beta_0+\beta_1 G_1+\beta_2 G_2+\beta_{12} G_1\times G_2)}{1+\exp(\beta_0+\beta_1 G_1+\beta_2 G_2+\beta_{12} G_1\times G_2)}.$$

其中 $G_1\times G_2$ 表示 G_1 和 G_2 的交互作用。根据观测数据 $\{D_i,G_{i1},G_{i2},i=1,\cdots,n\}$，其中 D_i,G_{i1},G_{i2} 分别表示样本中第 i 个个体的表型，G_1 的基因型数据和 G_2 的基因型数据，$i=1,\cdots,n$，样本的似然函数为：

$$L(\beta_0,\beta_1,\beta_2,\beta_{12})=\prod_{i=1}^{n}\left[\text{Pr}(D_i=1\mid G_{i1},G_{i2})\right]^{D_i}\left[1-\text{Pr}(D_i=1\mid G_{i1},G_{i2})\right]^{1-D_i}$$

和对数似然函数为：

$$l(\beta_0,\beta_1,\beta_2,\beta_{12})=\sum_{i=1}^{N}\{D_i\ln[\text{Pr}(D_i=1\mid G_{i1},G_{i2})]+(1-D_i)\ln[1-\text{Pr}(D_i=1\mid G_{i1},G_{i2})]\}$$

对数似然函数关于参数 β_0,β_1,β_2 和 β_{12} 求一阶偏导，令其为 0 得到似然方程，

$$
\begin{cases}
\sum_{i=1}^{n}\left[D_i-\dfrac{\exp(\beta_0+\beta_1 G_{i1}+\beta_2 G_{i2}+\beta_{12} G_{i1}\times G_{i2})}{1+\exp(\beta_0+\beta_1 G_{i1}+\beta_2 G_{i2}+\beta_{12} G_{i1}\times G_{i2})}\right]=0\\[3mm]
\sum_{i=1}^{n}\left[D_i G_{i1}-\dfrac{G_{i1}\exp(\beta_0+\beta_1 G_{i1}+\beta_2 G_{i2}+\beta_{12} G_{i1}\times G_{i2})}{1+\exp(\beta_0+\beta_1 G_{i1}+\beta_2 G_{i2}+\beta_{12} G_{i1}\times G_{i2})}\right]=0\\[3mm]
\sum_{i=1}^{n}\left[D_i G_{i2}-\dfrac{G_{i2}\exp(\beta_0+\beta_1 G_{i1}+\beta_2 G_{i2}+\beta_{12} G_{i1}\times G_{i2})}{1+\exp(\beta_0+\beta_1 G_{i1}+\beta_2 G_{i2}+\beta_{12} G_{i1}\times G_{i2})}\right]=0\\[3mm]
\sum_{i=1}^{n}\left[D_i G_{i1}\times G_{i2}-\dfrac{G_{i1}\times G_{i2}\exp(\beta_0+\beta_1 G_{i1}+\beta_2 G_{i2}+\beta_{12} G_{i1}\times G_{i2})}{1+\exp(\beta_0+\beta_1 G_{i1}+\beta_2 G_{i2}+\beta_{12} G_{i1}\times G_{i2})}\right]=0
\end{cases}
$$

求解得到参数的极大似然估计 $\hat{\beta}_0,\hat{\beta}_1,\hat{\beta}_2,\hat{\beta}_{12}$。再计算参数 $\beta=(\beta_0,\beta_1,\beta_2,\beta_{12})$ 的观测样本 Fisher 信息阵

$$\tilde{I}=-\frac{1}{n}\times\left.\frac{\partial^2 l(\beta_0,\beta_1,\beta_2,\beta_{12})}{\partial\beta\partial\beta'}\right|_{\beta=\hat{\beta}},\ \hat{\beta}=(\hat{\beta}_0,\hat{\beta}_1,\hat{\beta}_2,\hat{\beta}_{12})$$

$\hat{\beta}_0,\hat{\beta}_1,\hat{\beta}_2,\hat{\beta}_{12}$ 的方差依次对应于 $\frac{1}{n}\tilde{I}^{-1}$ 的主对角元素。

检验 G_1 和 G_2 之间的交互作用是否显著，即检验零假设 $H_0:\beta_{12}=0$，采用 Wald 检验统计量 $W=\dfrac{\hat{\beta}_{12}}{sd(\hat{\beta}_{12})}$，其中 $sd(\hat{\beta}_{12})$ 由 $\frac{1}{n}\tilde{I}^{-1}$ 的对应的元素给出。在上面的零假设成立条件

下 W 渐近服从标准正态分布 $N(0,1)$。当 Wald 检验的 P 值小于显著性水平 α 时拒绝零假设。该方法可推广至多个位点间交互作用的分析。

2.2　CKMPW 方法

Chatterjee 等人提出了一种既能捕捉某一基因中多个 SNP 的主效应,同时又可以捕捉到这些 SNP 与其他基因(或者环境因素)之间的交互作用的方法。假定 G_1 和 G_2 是感兴趣的候选基因,分别含有 K_1 和 K_2 个标记 SNP 位点。假设 G_1 和 G_2 基因型数据分别为 $S_1 = (S_{11}, S_{21}, \cdots, S_{K_1 1})$ 和 $S_2 = (S_{12}, S_{22}, \cdots, S_{K_2 2})$,每一个 S_{ij} 的取值为"0"、"1"或"2",对应该 SNP 位点感兴趣的等位基因(如低频等位基因)的数目。该方法假定基因 G_1 和 G_2 与疾病间的关联可通过其标记 SNP 位点构建的潜变量 Z_1 和 Z_2 来刻画,此时关联分析的模型为

$$Z_1 = \mu_1 + \sum_{i=1}^{K_1} \gamma_{i1} S_{i1} + \varepsilon_1, Z_2 = \mu_2 + \sum_{j=1}^{K_2} \gamma_{j1} S_{j2} + \varepsilon_2 \tag{1}$$

和

$$\text{logit}\{P(D=1)\} = \beta_0 + \beta_1 Z_1 + \beta_2 Z_2 + \beta_{12} Z_1, Z_2 \tag{2}$$

其中 $\varepsilon_1, \varepsilon_2$ 是均值为零的独立随机变量(误差项)。假定 $\varepsilon_1, \varepsilon_2$ 的方差很小,公式(1)和(2)可以整理成

$$\text{logit}\{P(D=1 \mid S_i, S_2)\} = \beta_0 + \sum_{i=1}^{K_1} \beta_{i1} S_{i1} + \sum_{j=1}^{K_2} \beta_{j2} S_{j2} + \theta \sum_{i=1}^{K_1} \sum_{j=1}^{K_2} \beta_{i1} \beta_{j2} S_{i1} S_{j2} \tag{3}$$

考虑零假设 $H_0^{(1)} : \beta_{i1} = 0, i = 1, \cdots, K_1$,即给定 G_2,疾病 D 与 G_1 条件独立。参数 β_{i1} 不仅仅表示位点 S_{i1} 的主效应,也夹杂着 S_{i1} 与 G_2 中全部 K_2 个位点之间的交互效应。当零假设成立时,参数 θ 从模型(1)中消失因而不能估计,因此标准的统计检验(如计分检验(score test)或似然比检验(likelihood-ratio test))在这种情况下变得不可行。但是,对于任意给定的 θ,模型(1)都能给出零假设 $H_0^{(1)}$ 的有效检验。由于一组不同的 θ 取值可以得到一组计分统计量,Chatterjee 等人采用这一组计分统计量中的最大值作为检验统计量。假定从人群中抽样了 n 例个体(其中有 r 个病例和 s 个对照),第 i 例个体的 G_1 和 G_2 基因上各 SNP 位点的分型数据分别为 $(S_{11i}, S_{21i}, \cdots, S_{K_1 1i})$ 和 $(S_{12i}, S_{22i}, \cdots, S_{K_2 2i})$,$i = 1, 2, \cdots, n$。利用以下步骤得到检验 $H_0^{(1)}$ 的检验统计量和其 P 值。

1)设定 θ 的取值区间 $[L, U]$,其中 L 和 U 分别是 θ 的下界和上界。

2)利用常用的 logistic 软件包在零假设 $H^{(1)_0}$ 下计算 β_0 和 $\beta_2 = (\beta_{12}, \beta_{22}, \cdots, \beta_{K_2 2})$ 的极大似然估计 $\hat{\psi} = (\hat{\beta}_0, \hat{\beta}_2)$。计算 $\hat{P}_{H_0^{(1)}}(S_2) = P(D=1 \mid S_1, S_2) = P(D=1 \mid S_2)$ 在 $\beta_1 = 0$ 和 $\psi = \hat{\psi}$ 时的值。

3)给定一个 θ,计算参数 $\beta_{i1}, i = 1, 2, \cdots, K_1$ 的得分函数在 $\beta_1 = 0$ 和 $\psi = \hat{\psi}$ 时的值

$$S_{\beta_{k1}}(\theta) = \sum_{i=1}^{n} \left[\left(1 + \theta \sum_{j=1}^{K_2} S_{j2i} \hat{\beta}_{j2} \right) S_{k1i} (D_i - \hat{P}_{H_0^{(0)}}(S_2)) \right]$$

4)计算 $I^{\beta_1\beta_2}(\theta)=[I_{\beta_1\beta_1}(\theta)-I_{\beta_1\psi}(\theta)I_{\psi\psi}^{-1}I_{\psi\beta_1}(\theta)]^{-1}$，其中
$I_{\beta_1\beta_1}(\theta)=\partial l/\partial\beta_1\partial\beta_1'$，$I_{\beta_1\psi}(\theta)=\partial l/\partial\beta_1\partial\psi'$，$I_{\psi\psi}=\partial l/\partial\psi\partial\psi'\mid_{\beta_1=0,\psi=\hat{\psi}}$，其中

$$l=\sum_{i=1}^{n}D_i\ln\left(\frac{\beta_0+\sum_{i=1}^{K_1}\beta_{i1}S_{i1}+\sum_{j=1}^{K_2}\beta_{j2}S_{j2}+\theta\sum_{i=1}^{K_1}\sum_{j=1}^{K_2}\beta_{i1}\beta_{j2}S_{i1}S_{j2}}{1+\beta_0+\sum_{i=1}^{K_1}\beta_{i1}S_{i1}+\sum_{j=1}^{K_2}\beta_{j2}S_{j2}+\theta\sum_{i=1}^{K_1}\sum_{j=1}^{K_2}\beta_{i1}\beta_{j2}S_{i1}S_{j2}}\right)$$

$$+\sum_{i=1}^{n}(1-D_i)\ln\left(\frac{1}{1+\beta_0+\sum_{i=1}^{K_1}\beta_{i1}S_{i1}+\sum_{j=1}^{K_2}\beta_{j2}S_{j2}+\theta\sum_{i=1}^{K_1}\sum_{j=1}^{K_2}\beta_{i1}\beta_{j2}S_{i1}S_{j2}}\right)$$

5)令 $S_{\beta_1}(\theta)=(S_{\beta_{11}}(\theta),S_{\beta_{21}}(\theta),\cdots,S_{\beta_{K_1}1}(\theta))^\tau$，计算 $T_1(\theta)=S_{\beta_1}(\theta)'I^{\beta_1\beta_1}(\theta)S_{\beta_1}(\theta)$。
检验统计量 $T_1^*=\max_{L\leqslant\theta\leqslant U}T_1(\theta)$。

6)采用置换检验方法(permutation test)给出 T_1^* 的经验 P 值。

上述模型框架亦可用于基因-环境交互作用检测，只需把 G_2 替换成环境因素即可。

参考文献

[1] Ritchie MD, Hahn LW, Moore JH. Power of multifactor dimensionality reduction for detecting gene-gene interactions in the presence of genotyping error, missing data, phenocopy, and genetic heterogeneity. Genet Epidemiol, 2003, 24(2): 150—157.

[2] Chatterjee N, Carroll RJ. Semiparametric maximum likelihood estimation exploiting gene-environment independence in case-control studies. Biometrika, 2005, 92(2): 399—418.

[3] Chatterjee N, Kalaylioglu Z, Moslehi R, et al. Powerful multilocus tests of genetic association in the presence of gene-gene and gene-environment interactions. Am J Hum Genet, 2006, 79(6): 1002—1016.

[4] Kraft P, Yen YC, Stram DO, et al. Exploiting gene-environment interaction to detect genetic associations. Hum Hered, 2007, 63(2): 111—119.

[5] Kooperberg C, LeBlanc M. Increasing the power of identifying gene×gene interactions in genome-wide association studies. Genet Epidemiol, 2008, 32(3): 255—263.

[6] Dong C, Chu X, Wang Y, et al. Exploration of gene-gene interaction effects using entropy-based methods. Eur J Hum Genet, 2008, 16(2): 229—235.

[7] Cordell HJ. Detecting gene-gene interactions that underlie human diseases. Nat Rev Genet, 2009, 10(6): 392—404.

[8] Lanktree MB, Hegele RA. Gene-gene and gene-environment interactions: new insights into the prevention, detection and management of coronary artery disease. Genome Med, 2009, 1(2): 1—28.

[9] Bhattacharjee S, Wang Z, Ciampa J, et al. Usingprincipal components of genetic variation for robust and powerful detection of gene-gene interactions in case-control and case-only studies. Am J Hum Genet, 2010, 86(3): 331—342.

（李启寨）

加性交互作用

1　简述

很多传统的交互作用分析方法需要基于一定的模型假设,例如多因素回归分析多以乘法模型为基础。常用的多因素 logistic 回归模型分析交互作用的前提条件之一是交互作用符合乘法模型。但是,乘法模型在公共卫生领域的意义不大,公共卫生学更感兴趣的是加法模型下的交互作用,即交互作用不存在时,同时暴露两个或多个因素的总效应等于单独暴露单个因素的效应总和。

2　基本思想

1)在队列研究中,两个危险因素 A 和 B 的交互作用可以表示为:

$$交互作用 = R_{AB} - R_A - R_B + R_0 \tag{1}$$

其中,R_{AB} 为同时暴露因素 A 和 B 的风险比,R_A,R_B 为分别单独暴露因素 A 和 B 的风险比,R_0 是两个因素都不暴露时的基线风险比。如果交互作用不存在,则有:

$$R_{AB} = R_A + R_B - R_0 \tag{2}$$

若公式(2)不成立,则存在加性交互作用。

2)在病例对照研究中,由于风险比无法估计,一般采用优势比(OR)来估算两暴露因素的交互作用:

$$交互作用 = (OR_{AB} - 1) - (OR_A - 1) - (OR_B - 1) \tag{3}$$

在无交互作用的情况下,

$$OR_{AB} = (OR_A - 1) + (OR_B - 1) + 1 \tag{4}$$

例如,在一项儿童肠炎沙门氏菌的病例对照研究中,季节,所进食鸡蛋的储存时间作为两个危险因素在病例对照中的暴露情况见表 1。

根据公式(4),若不存在交互作用则 $OR_{AB} = (0.91-1) + (2.63-1) + 1 = 2.74$,但从表 1 中可见,$OR_{AB} = 6.75$,二者之间的差值 $6.75 - 2.74 = 4.01$ 反映了加性交互作用大小,即倘若两个危险因素同时暴露,他们共同出现所引起的 OR 中生物学交互作用占 $60.7\%(4.01/6.75 \times 100\%)$。

表 1　两危险因素在病例对照中的暴露情况

季节	所进食鸡蛋的储存时间	病例	对照	*OR*
非夏季	小于两周	32	36	Ref
非夏季	大于两周	7	3	2.63
夏季	小于两周	52	64	0.91
夏季	大于两周	12	2	6.75

参考文献

［1］ Rothman KJ，Greenland S, Lash TL. Modern Epidemiology. 3rd ed. Philadelphia：Lipincott Williams and Wilkins，2008：71－87.

［2］ Kalilani L，Atashili J. Measuring additive interaction using odds ratios. Epidemiol Perspect Innov，2006，3：5.

［3］ Delarocque-Astagneau E，Desenclos JC，Bouvet P，et al. Risk factors for the occurrence of sporadic Salmonella enterica serotype enteritidis infections in children in France：a national case-control study. Epidemiol Infect，1998，121(3)：561－567.

（苏伟扬　高　永　饶绍奇）

多因子降维法

1　简述

多因子降维法（multifactor dimensionality reduction，MDR）是近年统计学中发展起来的一种新的分析方法，是一种非参数的数据挖掘方法。其中，"因子"即交互作用研究中的变量，"维"是指研究中因子的个数。MDR 广泛应用于遗传流行病学数据分析中，它通过对疾病易感性分类的方式建模，研究基因-基因与基因-环境之间的交互作用。与其他传统的统计学建模相比，多因子降维法的主要特点是不需要指定遗传模式（显性或隐性遗传）和交互作用模型（线性或非线性模型，加法或乘法模型），同时能弥补传统分析方法如 logistic 回归在处理高阶交互作用时的局限性。多因子降维法已广泛应用于识别高血压、糖尿病、心血管疾病和恶性肿瘤等复杂疾病的基因-基因和基因-环境交互作用。

2　基本思想

多因子降维法通过分类或组合的方法来降低数据的维度，例如，对于一个新的变量，通过分类器如贝叶斯分类或 logistic 回归来进行分类。采用交叉证实法对测试集进行分类，计算分类错误率和预测错误率。其最终目的是寻找能够预测研究结局的最优因子组合。多因子降维是一种数据降维技术,适合在有限样本量条件下,解决高维数据的交互作用识别问题。

3　基本步骤

多因子降维法主要由以下步骤构成:

1)采用 M 倍交叉证实法将数据分为 M 个集合,其中 $(M-1)$ 个子集作为训练集,1 个子集作为测试集;

2)根据总的因子数量确定组合因子数 n;

3)对每个训练集和测试集,选出最优的 n 因子组合(如使得测试集分类错误率最低);

4)重复步骤 3) k 次,最后根据平均最小预测错误率和最大的交叉验证一致性筛选出最优的 n 因子组合。如果具有最小预测错误率的 n 因子组合与具有最大交叉验证一致性的组合不一致,取 n 值较小的模型。

5)对每个 n 因子组合计算病例数与对照数之比。如果比值等于或超过事先界定的阈值(例如≥1),则认为该基因型组合为高风险组合,反之,则为低风险组合。

多因子降维法存在一定的局限性。首先,当因子数目增多时,相应基因型组合在病例和对照样本中的观测频数将变得稀少(甚至为零),此时容易得到假阳性或假阴性结果;其次,该方法仅能定性划分每种多位点基因型为高风险型和低风险型,不能量化描述风险大小,因此,该方法亦不能用于基因型之间疾病风险的比较。在实际应用中,人们通常希望能估计不同基因型的疾病风险大小(如 OR 值)。为此,有人提出了基于风险比的多因子降维法(OR-MDR)(见文献[2]),此方法可以量化计算每个基因型的 OR 值,并根据 OR 值的大小对风险基因型组合进行排序,因此较之传统的 MDR 方法有一定的优势。OR-MDR 法的步骤与MDR 方法基本相同,只是在第 5 步计算每个联合基因型的风险比。OR-MDR 流程见图 1。

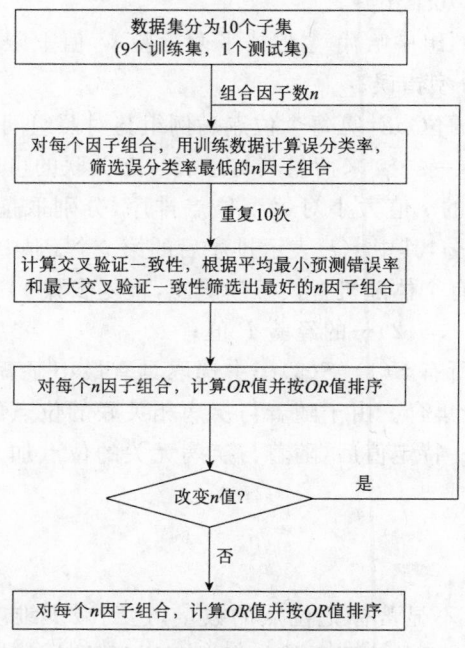

图 1　OR-MDR 分析流程图

参考文献

[1] Ritchie MD, Hahn LW, Roodi N, et al. Multifactor-dimensionality reduction reveals high-order interactions among estrogen-metabolism genes in sporadic breast cancer. Am J Hum Genet, 2001, 69(1): 138—147.

[2] Chung Y, Lee SY, Elston RC, et al. Odds ratio based multifactor-dimensionality reduction method for detecting gene-gene interactions. Bioinformatics, 2007, 23(1): 71—76.

（黄　珂　苏伟扬）

集合关联法

1　简述

集合关联法(set-association approach)能够综合位点频率和偏离哈代-温伯格平衡的程度,利用随机置换检验对多个位点进行显著性检验。

2　基本原理和步骤

集合关联法分为以下几个步骤:

1)删除位点:剔除对照组中哈代-温伯格平衡检验 χ^2 值上限 1% 的位点,因为过高的 χ^2 值提示可能存在基因分型错误;

2)加权计算:对剩下的位点计算每个位点病例组与对照组间的频率之差 τ 与哈代-温伯格平衡 χ^2 值 μ 的乘积 $s = \tau \cdot \mu$ 来衡量其与患病状态关联的可能性;

3)分组:按步骤 2)中的 s 值大小对每个位点排序,分别取前 $1, 2, \cdots$ 项的和 $S(1) = s(1), S(2) = s(1) + s(2), \cdots$,其中 $s(i)$ 表示排序后的第 i 个 s 值;

4)显著性检验:对所有个体随机置换患病病态,重复步骤 1)～步骤 3)10000 次,然后计算所观察到的这些 $S(1)$、$S(2)\cdots$ 的经验 P 值;

5)选取最佳集合:从所有 $S(1)$、$S(2)\cdots$ 中选取具有最小显著水平的位点的集合作为与疾病相关的位点的最佳集合。由于随着与疾病相关联的位点的数目增加,集合的显著水平会降低,但降低到某一特定值后,随着与疾病无关的位点加入集合,显著水平将不再降低甚至增加。

3　主要特点

集合关联法通过减少不显著标记位点的数量,达到减少维度的目的,并通过联合利用了等位基因关联和哈代-温伯格平衡等信息达到增强检验效能的效果。但集合关联法的一个主要局限是没有考虑位点间的交互作用,特别是弱主效应位点间的重要交互作用容易被遗漏。

参考文献

[1]　Thomas DC. Statistical methods in genetic epidemiology. New York:Oxford Universality Press,2004.

[2]　胡永华. 遗传流行病学. 北京:北京大学医学出版社,2008:211-212.

[3]　Hoh J, Wille A, Ott J. Trimming, weighting, and grouping SNPs in human case-control association studies. Genome Res,2001,11(12):2115-2119.

(苏伟扬　饶绍奇)

随机森林法

1　简述

随机森林(random forest)是一种组合分类器分析方法,它利用多个分类树对数据进行判别与分类,同时对各个变量(基因)的重要性进行评分,评估各个变量在分类中所起的作用。随机森林方法是解决基因表达谱数据分析中由样本少维数高引起的效能降低和错误率增高的一种有效方法。

2　基本原理

随机森林由 Leo Breiman(2001)提出,它通过自举法(bootstrap)重抽样技术,从原始样本集 N 中有放回地重复随机抽取 k 个样本生成新的训练样本集合,然后根据自助样本集生成 k 个分类树组成随机森林,新数据的分类结果按分类树投票多少形成的分数而定。其实质是对决策树算法的一种改进,将多个决策树合并在一起,每棵树的建立依赖于一个独立抽取的样品,森林中的每棵树具有相同的分布,分类误差取决于每一棵树的分类能力和它们之间的相关性。特征选择采用随机的方法去分裂每一个节点,然后比较不同情况下产生的误差。能够检测到的内在估计误差、分类能力和相关性决定选择特征的数目。单棵树的分类能力可能很小,但在随机产生大量的决策树后,一个测试样品可以通过每一棵树的分类结果经统计后选择最可能的分类。

2.1　随机森林算法

随机森林中的每一棵分类树为二叉树,其生成遵循自上向下的递归分裂原则,即从根节点开始依次对训练集进行划分;在二叉树中,根节点包含全部训练数据,按照节点不纯度最小原则,分裂为左节点和右节点,它们分别包含训练数据的一个子集,按照同样的规则节点继续分裂,直到满足分支停止规则而停止生长。若节点 n 上的分类数据全部来自于同一类别,则此节点的不纯度 $I(n)=0$。不纯度量方法是 Gini 准则,即假设 $P(\omega_j)$ 是节点 n 上属于 ω_j 类样本个数占训练样本总数的频率,则 Gini 准则表示为:

$$I(n) = \sum_{i \neq j} P(\omega_i) P(\omega_j) = 1 - \sum_{j} P^2(\omega_j)$$

具体实现过程如下:

1)原始训练集为 N,应用 bootstrap 法有放回地随机抽取 k 个新的自助样本集,并由此构建 k 棵分类树,每次未被抽到的样本组成了 k 个袋外数据(out of bag,OOB)。

2)设有 m_{all} 个变量,则在每一棵树的每个节点处随机抽取 m_{try} 个变量($m_{try} \ll m_{all}$),然后在 m_{try} 中选择一个分类能力最好的变量,变量分类能力的阈值通过检查每一个分类点确定。

3)每棵树最大限度地生长,不做任何修剪。

4)将生成的多棵分类树组成随机森林,用随机森林分类器对新的数据进行判别与分类,分类结果按树分类器的投票(voting)多少而定。

在随机森林构建过程中,自助样本集用于每一个树分类器的形成,OOB 数据集用来预测分类的正确率,对每次预测结果进行汇总得到错误率估计,然后评估组合分类器判别的正确率。由于在随机森林中,每一棵分类树所应用的自助样本集均从原始的训练集中随机选取,每一棵树所应用的变量也是从所有变量 m_{all} 中随机选取,从而使得随机森林有较稳定的错误率。

2.2 变量重要性评分

设原始样本大小为 N,表示各基因的变量为 $x_1, x_2, \cdots, x_m$。应用 bootstrap 法有放回地随机抽取 b 个新的自助样本,并由此形成 b 个分类树,每次未被抽到的样本则组成 b 个袋外数据。袋外数据作为测试样本可以用来评估各个变量在分类中的重要性,实现过程如下:

1)用自助样本形成每一个树分类器,同时对相应的 OOB 进行分类,得到 b 个 OOB 数据集中每一个样品的投票分数,记为 $rate_1, rate_2, \cdots, rate_b$;

2)将变量 x_i 的数值在 b 个 OOB 样本中的顺序随机改变,形成新的 OOB 测试样本,然后用已建立的随机森林对新的 OOB 进行分类,根据判别正确的样品数得到每一个样本的投票分数,所得结果可以表示为

$$\begin{bmatrix} rate_{11} & rate_{12} & \cdots & rate_{1b} \\ rate_{21} & rate_{22} & \cdots & rate_{2b} \\ \vdots & \vdots & \vdots & \vdots \\ rate_{p1} & rate_{p2} & \cdots & rate_{pb} \end{bmatrix} \tag{1}$$

3)用 $rate_1, rate_2, \cdots, rate_b$ 与矩阵(1)对应的第 i 行向量相减,求和平均后再除以标准误得变量 x_i 的重要性评分,即

$$score_i = \left(\sum_{j=1}^{b} (rate_j - rate_{ij})/b \right)/S_E, \quad 1 \leq i \leq p$$

随机森林的优点是可以产生高准确度的分类器。在构建森林时，它可以在内部对泛化误差（generalized error）进行无偏估计。相关计算和应用详见（http://www.stat.berkeley.edu/～breiman/RandomForests/cc_home.htm）。

参考文献

[1] Breiman L. Random Forests. Machine Learning，2001，45(1)：5－32.

[2] Liaw A，Wiener M. Classification and Regression by random Forest R News (2002)

[3] Thomas DC. StatisticalMethods in Genetic Epidemiology. New York：Oxford Universality Press，2004.

[4] 武晓岩，李康. 随机森林方法在基因表达数据分析中的应用及研究进展. 中国卫生统计，26(4)：437－410.

（郑卫英　饶绍奇）

互 信 息

1　定义

互信息（mutual information）是两个随机变量信息共享程度的一种度量，即给定其中一个变量的信息，能多大程度地减少另一个变量的不确定性；另一方面，它也是两个随机变量独立性的一种度量。假定 X、Y 是两个离散型的随机变量，那么它们的互信息可定义为：

$$I(X;Y) = \sum_{y \in Y} \sum_{x \in X} p(x,y) \log\left(\frac{p(x,y)}{p_1(x) p_2(y)}\right)$$

其中，$p(x,y)$ 是 X、Y 的联合概率分布，$p_1(x)$ 与 $p_2(x)$ 分别为 X、Y 的边缘概率分布。对于连续型的随机变量，互信息可定义为：

$$I(X;Y) = \int_Y \int_X p(x,y) \log\left(\frac{p(x,y)}{p_1(x) p_2(y)}\right) dx dy$$

显然，互信息是一个非负变量，且是对称的，即 $I(X,Y) = I(Y;X)$。如果 X、Y 是两个独立的随机变量，那么 $\log\left(\frac{p(x,y)}{p(x) p(y)}\right) = \log 1 = 0$，也就是独立变量间没有共享的信息。Brillinger 针对上述互信息定义，给出了其在两个变量独立的零假设下的理论分布为 $\chi^2(v)/n$，其中 $v = (\alpha-1)(\beta-1)$，α、β 分别为随机变量 X、Y 可取值的种类数，n 为样本总数。

2 互信息与相关系数的联系与区别

互信息与相关系数(correlation coefficient)都可用于度量两个变量间的关联性。当两个变量相互独立时,互信息与相关系数都为 0。相关系数是度量两个变量间的线性相关,取值介于 −1 与 1 之间。而互信息度量的相关性不局限于线性相关,它可以度量变量间的非线性关联,取值为 0 到正无穷。因此,相对于相关系数,互信息能挖掘出变量间的非线性关联,应用范围更为广泛。

3 互信息在生物信息学中的应用

互信息广泛地应用于生物信息学,用于挖掘各种生物因子(如 SNP,基因,蛋白质,通路等)之间的关联性。如 Zhao 等将互信息用于全基因组关联分析,挖掘与疾病相关的基因位点;Wu 等利用互信息挖掘基因与环境的交互作用;Li 等采用互信息分析了 GAW15 数据,并建立了关于类风湿性关节炎的基因网络。

例 我们考察某个位点与疾病的相关性,得到表 1 数据:

表 1 两位点基因型的分布

位点 2	位点 1			合计
	AA	Aa	Aa	
BB	113	55	14	182
Bb	95	113	28	236
Bb	41	37	4	82
合计	249	205	46	500

位点 1 和位点 2 间的互信息值为:

$$I(X;Y) = \frac{113}{500} \times \log_2\left(\frac{113 \times 500}{182 \times 249}\right) + \cdots + \frac{4}{500} \times \log_2\left(\frac{4 \times 500}{46 \times 82}\right) = 0.032445$$

在零假设两个位点独立情况下,互信息应服从 $\chi^2(4)/500(\alpha=\beta=3)$,计算得 $0.032445 \times 500 = 16.22$ 的 $\chi^2(4)$ 收尾概率为 0.0027,所以在 0.01 的显著性水平下,我们拒绝零假设,认为两个位点不独立。

参考文献

[1] Brillinger DR. Some data analyses using mutual information. Brazilian, J Probab Statist, 2004, 18: 163−183.

[2] Zhao J, Boerwinkle E, Xiong M. An entropy-based statistic for genomewide association studies. Am J Hum Genet, 2005, 77(1): 27−40.

[3] Wu X, Jin L, Xiong M. Mutual information for testing gene-environment interaction. PLoS One, 2009, 4(2): e4578.

[4] Li C, Zhang G, Li X. A systematic method for mapping multiple loci: an application to construct a genetic network for rheumatoid arthritis. Gene, 2008, 408(1−2): 104−111.

(袁满琼 苏伟扬)

决策树分析

1　简述

决策树分析最早起源于 20 世纪 60 年代 Morgan 和 Sonquist 的研究工作,是一种基于二元递归分割思想的数据分析方法。作为一种有力的数据挖掘工具,决策树分析应用于许多研究领域,如:流行病学研究及临床诊断,它为多元统计分析中基于模型的回归技术提供了有力的补充,可用于分析高维数据(如基因组学数据)的变量间交互作用。

2　基本思想

依据结局变量的性质,决策树可划分为分类树和回归树。分类树适用于分析结局变量为分类变量的数据(如患病或不患病),回归树则用于结局变量是连续型变量的数据分析。决策树的基本思想是二元递归分割。该方法构建一棵倒置的树,树结构由主干,树节和许多分支组成(图1)。通过二元递归分割,决策树连续地沿着预测变量坐标轴将数据划分为两个对结局变量保持较高同质性的数据子集。利用变量在决策树中的逻辑关系可判断变量间的相互作用情况。

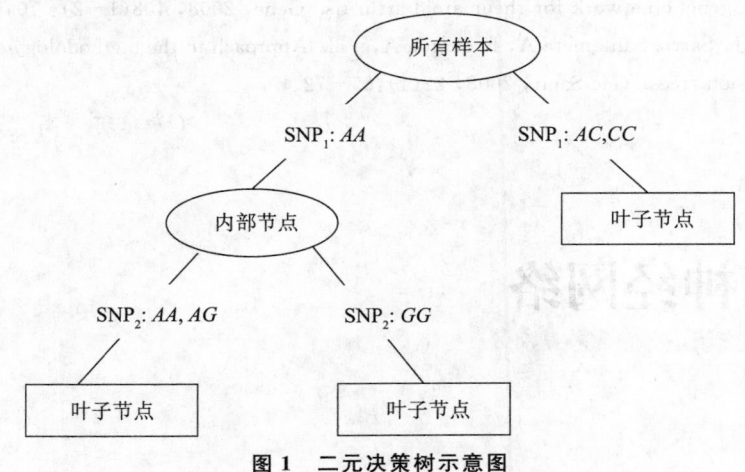

图 1　二元决策树示意图

3　基本步骤

以分类树为例,首先,利用递归分割算法对训练集建立二元决策树。树中最顶部的节点称为根节点;长方形框节点表示不再分割的节点,称为叶子节点(或终止节点);其他非叶子节点(又称为内部节点)用椭圆形框表示。在椭圆形框(即非叶子节点)下方标明了决策条件,树节点间用实线连接。

第二步,对于树中某一节点 t,度量节点 t 的纯度,如利用基尼指数(Gini index)来计算结点的纯度,计算如下:

$$\sum_{k \neq k'} p_k(t) p_{k'}(t) = \sum_{k=1}^{K} p_k(t)(1 - p_k(t)) \tag{1}$$

公式(1)中,$p_k(t)$ 表示在节点 t 中属于第 k 类结局的样本所占的百分比,$p_{k'}(t)$ 表示非 k 类结局的样本所占的百分比。基尼指数越小,节点的纯度越高。当基尼指数为 0 时,表示该节点只包含一种类别的样本,即节点是一个纯节点。通过以上算法,在每一个非叶子节点,确定最优的特征变量及其界值构成决策(如图 1 中:$\mathrm{SNP_1} = AA$ 时,个体判定为对照),使得该节点所分叉出的每一个节点的纯度达到最高。进行最优的分叉后,样本被分成没有重叠的亚集,即形成子节点。

最后,同样的过程连续地进行下去,直到当前节点的分叉不能够再提高节点的纯度,树就停止生长。节点的分叉对于提高节点纯度是否具有统计学意义采用 Bonferroni 校正的 P 值来进行判断。

参考文献

［1］ Hothorn T, Hornik K, Zeileis A. Unbiased Recursive Partitioning: A Conditional Inference Framework. J Comput Graph Stat, 2006, 15(3): 651－674.

［2］ Hill DA, Delaney LM, Roncal S. A chi-square automatic interaction detection (CHAID) analysis of factors determining trauma outcomes. J Trauma, 1997, 42(1): 62－66.

［3］ Li C, Zhang G, Li X, et al. A systematic method for mapping multiple loci: An application to construct a genetic network for rheumatoid arthritis. Gene, 2008, 408(1－2): 104－111.

［4］ Trujillano J, Sarria-Santamera A, Esquerda A, et al. Approach to the methodology of classification and regression trees. Gac Sanit, 2008, 22(1):65－72.

（黄　珂　高　永　饶绍奇）

人工神经网络

1　简述

当多个自变量不仅各自影响响应变量(response variable),而且这些自变量本身的相互作用也会影响响应变量时,响应变量对于自变量的依存关系就会呈现复杂的非线性。

在这种情况下,可应用人工神经网络(artificial neural network,ANN 或 NN)描述这种依存关系和影响规律。人工神经网络依靠系统的复杂程度,通过调整内部大量节点之间相互连接的关系,从而达到处理信息的目的。该网络具有自学习和自适应的能力,可以通过预先提供的一批相互对应的输入-输出数据,分析掌握两者之间的潜在规律,最终根据这些规律,用新的输入数据来推算输出结果。

2 基本思想

人工神经网络是模仿人的中枢神经系统的解剖结构和工作原理的一种算法,由一系列独立的基本单元(模仿神经元)构成。这些计算单元也称为人工神经网络的节点(node),并以分层(layer)的形式加以组织。同层中的神经元之间互不相连,但每一层中的每一个神经元和前一层及后一层中的所有神经元都是通过不同的权重系数(weight)相互联结的。人工神经网络由输入层(input layer)、一或多个中间层或隐蔽层(hidden layer)和输出层(output layer)构成。最简单的多层结构是三层,即只有一个隐蔽层,如图1:

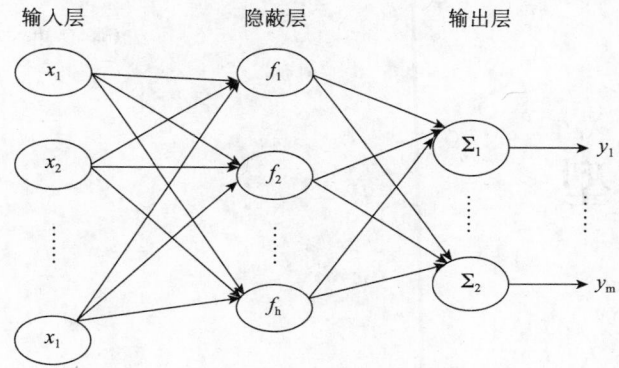

图 1 人工神经网络结构图

3 主要步骤

神经网络输入层从外部接受信息并将此信息向下传递,本身并不完成计算,该层中的每一个神经元相当于一个自变量(x_i)。输出层将计算所得的最终结果发送给外部,该层中的每一个神经元相当于一个响应变量(y_i),一个神经网络可以有多个输出层神经元,但对于用作回归分析的人工神经网络,通常只设一个输出层神经元,而将隐蔽层神经元用于分析。利用训练集的样本数据训练人工神经网络,通常以最小误差为原则,得到各隐蔽层神经元的权重系数,从而求解响应变量对于各个自变量的依存关系。

输入层的自变量通常限制在[0,1]区间内。对于数值型资料,可进行归一化处理,对于分类型资料,可采用一些适当方式(如样本频率等)将其转换后输入。

例 慢性肾功能衰竭患者在接受 PTCA 手术后可能会发生严重并发症。为了在治疗前评估并发症的风险,研究者决定采用神经网络模型进行预测。建立模型的数据来自于美国纽约州血管成形术数据库。在 16384 个 PTCA 患者中,276 个慢性肾功能衰竭患者平均年龄 65.2 岁,65% 为男性,82% 为白人,平均射血分数为 35%,其中 44% 有糖尿病,83%患高血压,52%有心肌梗史,8%吸烟,41%有充血性心衰,21%心肌缺血,4.3%需要主动脉内球囊反搏,3.3%发生休克。患者中有 7.2%发生严重并发症。

将 276 个样本随机分为两组:180 个样本为学习样本,96 个样本为测试集。参与训练的模型包括年龄,性别,种族,血管成形术种类,射血分数,冠脉部位等。考虑到样本量,对原始样本进行 10 次随机分组,分别进行训练和测试。以 ROC 曲线下面积 AUC 作为衡量模型预测性能的指标。AUC 越大,表示模型预测性能越好。采用三层神经网络结构,选择 10 个中间神经元,经 10 次分组训练得到的神经网络模型的 AUC 最高值为0.81,平均值为 0.61。分析结果表明,神经网络模型的预测结果要优于 logistic 回归,表明预测因子和预测结果之间存在着非线性的相互依存关系。

参考文献

[1] 胡永华. 遗传流行病学. 北京:北京大学医学出版社,2008:212-215.

[2] Hagan MT, Demuth HB, Beale MH. Neural Network Design. Boston:PWS Publishing Company, 1996.

(华 琳 郑卫英 高 永)

边际模型

1 简述

边际模型(marginal model)常常用于分析非独立资料,如纵向数据、重复测量数据和家系数据等。在这些研究中,每个个体经多次测量构成多个响应变量,或同一家庭内不同成员的响应变量构成多个响应变量,此时每个类(个体或家庭)内的多个响应变量常常是相关的。边际模型只拟合响应变量的边际分布,在一阶矩和二阶矩基础上描述边际均数和边际关联,其最主要特征是不需要完全指定多元响应变量的联合分布。当研究者只关心协变量对响应变量的影响时,将类内相关看作多余参数,直接拟合响应变量的边际分布为协变量的函数。回归系数的估计可用准似然估计方法在多变量情况下的扩展,术语称广义估计方程(generalized estimating equation,GEE)的方法。当主要研究兴趣包括多变量间的依赖程度时,可以同时建立二阶矩基础上的边际模型,同时对回归系数和关联参数作出推断。

2 边际模型

假设资料包括 n 个独立的类,每类中有 n_i 个响应。Y_{ij} 为第 i 类中第 j 个响应变量$(i=1,2,\cdots,n;j=1,2,\cdots n_i)$,$X_{ij}=(X_{ij1},X_{ij2},\cdots,X_{ijp})$ 为相应的 $p\times1$ 维协变量向量,

Z_{ijk} 为第 i 类中与第 j 和第 k 个响应对有关的 $q \times 1$ 维协变量向量。令 $\mu_{ij} = E(Y_{ij})$，为一阶（矩）均数向量；$\mu_{ijk} = E(Y_{ij}Y_{ik})$，为二阶（矩）均数向量。相应的，令 $\eta_{ij} = X'_{ij}\beta$ 为一阶线性预测量；$\eta_{ijk} = Z'_{ijk}\gamma$ 为二阶线性预测量。β 和 γ 分别为 $p \times 1$ 维和 $q \times 1$ 维的回归系数和关联参数向量。一阶均数结构和二阶均数结构的边际模型分别定义为：

$$h_1(\mu_{ij}) = \eta_{ij} = X'_{ij}\beta$$
$$h_2(\mu_{ijk}) = \eta_{ijk} = Z'_{ijk}\gamma$$

其中 $h_1(\cdot)$ 和 $h_2(\cdot)$ 为已知的连接函数。$h_1(\cdot)$ 决定了边际均数与协变量之间关系结构，$h_2(\cdot)$ 决定边际关联结构。$h_1(\cdot)$ 和 $h_2(\cdot)$ 的选择通常根据响应变量的性质，按照广义线性模型（generalized linear model，GLM）中的常规来指定。如 Y_{ij} 为连续变量，$h_1(\cdot)$ 可选用恒等连接函数；如 Y_{ij} 为二分类变量，$h_1(\cdot)$ 可选用 logit 连接函数等。连续变量的相关常用相关系数来测量，其边际模型及参数估计参见家庭相关（familial correlation）；当响应变量为二分类时，可用边际 OR 测量关联。边际模型的参数估计可用广义估计方程的方法来实现。

3　广义估计方程

GEE 是准似然估计方程在多变量情况下的推广，准似然估计方法是对因变量的分布假设要求很低的一种回归方法，可用于多种类型结局变量。在似然分析中需要指定分布的具体形式，但在准似然估计中，只需指定结局变量均数和协变量之间的关系，以及均数和方差之间的关系即可。

令 V_i 是一个 $n_i \times n_i$ 的加权矩阵，则对 β 的广义估计方程有如下形式

$$U_1(\beta) = \sum_{i=1}^{n} \left(\frac{\partial \mu_i}{\partial \beta}\right)' V_i^{-1}(Y_i - \mu_i) = 0 \tag{1}$$

式中，$V_i = A_i^{\frac{1}{2}} R(\alpha)_i A_i^{\frac{1}{2}}$，$A_i = \text{diag}(\text{Var}(Y_i))$，$R_i(\alpha)$ 为 $n_i \times n_i$ 的"工作"相关矩阵，α 为关联参数。上式称为一阶广义估计方程（first-order generalized estimating equation，GEE1），方程（1）的解 $\hat{\beta}$ 为 β 的一致估计，渐进正态分布，均向量为 β，协方差矩阵为 $\text{Cov}(\hat{\beta}) = I_0^{-1} I_1 I_0^{-1}$，其中 $I_0 = n^{-1} \sum_{i=1}^{n} \frac{\partial \mu'}{\partial \beta} V_i^{-1} \frac{\partial \mu_i}{\partial \beta}$，$I_1 = n^{-1} \sum_{i=1}^{n} \frac{\partial \mu'}{\partial \beta} V_i^{-1} \text{Cov}(Y_i) V_i^{-1} \frac{\partial \mu_i}{\partial \beta}$。这个方差估计为稳健的"夹心"（sandwich）方差协方差估计。如果 $V_i = \text{Cov}(Y_i)$，则 $\text{Cov}(\hat{\beta}) = I_0^{-1}$。Liang and Zeger 在（1）中用了 α 的矩估计，并且显示如果 $R_i(\alpha)$ 是 Y_i 真正的相关矩阵，则 V_i 就是 Y_i 的真正的方差协方差矩阵。即使没有正确指定 $R_i(\alpha)$，只要正确指定连接函数，对 β 的推断仍然是稳健的。Fitzmaurice and Laird 指出当 $\text{Cov}(Y_i)$ 被正确指定时，方程（1）相当于 Y_i 的对数线性模型中 β 的 score 方程。

当 α 是研究重点时，Prentice（1988）提出同时模拟响应变量 Y_i 和交叉乘积 $W_i = (Y_{i1}Y_{i2}, Y_{i1}Y_{i3}, \cdots, Y_{i1}Y_{in_i}, Y_{i2}Y_{i3} \cdots, Y_{in_{i-1}}Y_{in_i})'$。同时建立两个估计方程：

$$U_2(\beta, \alpha) = \sum_{i=1}^{n} \left(\frac{\partial(\mu_i, \upsilon_i)'}{\partial(\beta, \alpha)'}\right)' \text{Cov}^{-1} \begin{bmatrix} Y_i \\ W_i \end{bmatrix} \begin{bmatrix} Y_i - \mu_i \\ W_i - \upsilon_i \end{bmatrix} = 0 \tag{2}$$

式中 $v_i = E(W_i)$，(2)式称为广义估计方程 2(second-order generalized estimating equation,GEE2)。Liang，KY 等显示方程(2)的解 $\hat{\delta} = (\hat{\beta},\hat{\alpha})$ 无论对 β 还是 α，在大多情况下都是非常有效的。但是当类内样本量 n_i 的个数很大时，解方程(2)的计算量将非常大。因为矩阵 $B = \text{Cov}(Y_i,W_i)$ 的维数为 $(n_i + n_i(n_i-1)/2) \times (n_i + n_i(n_i-1)/2)$，而解 GEE2 时需要计算 $(n_i + n_i(n_i-1)/2) \times (n_i + n_i(n_i-1)/2)$ 阶 $\text{Cov}(Y_i W_i)$ 矩阵并求逆。例如当 $n_i = 4$ 时，B 的维数是 10×10；当 $n_i = 10$ 时，B 的维数等于 50×50；当 $n_i = 20$ 时，B 维数为 210×210。当响应变量为二分类变量，这时用成对 OR 测量关联时，每次 Newton-Raphson 迭代中，对每个类需要解立方和七次方多项式方程。因此对类内样本数较大时，GEE2 的求解在实际运算中是非常困难的。

4 替代 logistic 回归

当边际 OR 用于测量多个二分类变量的关联时，为解决 GEE2 在类内样本量较大时的计算困难，Carey 等提出一种替代 logistic 回归(alterative logistic regression，ALR)的方法。替代 logistic 回归程序合并了 GEE1 和一个新的 logistic 回归方程，用 GEE1 估计 β，用新的 logistic 回归方程估计 α。用 $GEE1$ 估计 β 是因为当 $\text{Cov}(Y_i)$ 的假设形式接近真的协方差矩阵时，它可以给出稳健且相当高效的估计。设计新的 logistic 回归方程来估计 α 则是为了避免 GEE2 的计算困难。该法的思想是用 $n_i(n_i-1)/2$ 个给定 $Y_{ik} = y_{ik}$ 时 Y_{ij} 的条件概率来估计 α。最简单的情况下，假设 $\log(OR(Y_{ij},Y_{ik})) = \alpha$，通过建立 Y_{ij} 对 Y_{ik} 的回归方程，并且取一个恰当的"抵消"(offset)变量来估计 α，并固定"抵消"变量的回归系数为 1。

替代 logistic 回归方法遵循了 Liang 等（文献[6]）讨论中 Firth(1992)和 Diggle(1992)的建议，主要目的是估计 α。令 γ_{ijk} 为结局变量 Y_{ij} 和 Y_{ik} 间的对数 OR，令 $\mu_{ij} = pr(Y_{ij} = 1)$ 且 $\mu_{ijk} = pr(Y_{ij} = 1,Y_{ik} = 1)$，则

$$\log it(pr(Y_{ij} = 1/Y_{ik} = y_{ik})) = \gamma_{ijk}y_{ik} + \log\left(\frac{\mu_{ij} - \mu_{ijk}}{1 - \mu_{ij} - \mu_{ik} + \mu_{ijk}}\right) \tag{3}$$

假设 $\gamma_{ijk} = \alpha$，那么成对对数 OR 值 α 就是 Y_{ij} 和 Y_{ik} 的 logistic 回归方程中的回归系数，只要(3)中右侧的第二项被看作一个'抵消'变量，固定回归系数为 1。注意，这个'抵消'变量依赖于当前 $\delta = (\beta',\alpha')'$ 的值，所以需用迭代方法计算。

更一般的，假设 $\gamma_{ijk} = Z'_{ijk}\alpha$，这里向量 Z_{ijk} 是已知的成对协变量向量。这里 α 仍然可以通过 Y_{ij} 对 $Z_{ijk}Y_{ik}$ 的回归估计得到，"抵消"变量同上。

一般情况下，替代 logistic 回归程序可以在下面两步中迭代进行直至收敛：

1)给定当前 $\hat{\delta}^{(t)}$ 值，计算 $V^{(t)}$，并且解估计方程(2)来得到更新的 $\hat{\beta}^{(t+1)}$。

2)给定 $\hat{\beta}^{(t+1)}$ 和 $\hat{\alpha}^{(t)}$，并且对总共 $\sum\limits_{i=1}^{n}(n_i(n_i+1)/2)$ 个观测，计算方程(4)中的"抵消"变量，并且作 Y_{ij} 对 $Z_{ijk}Y_{ik}$ 的 logistic 回归来获得 $\hat{\alpha}^{(t+1)}$。

Cray 等显示从替代 logistic 回归算法中得到的估计量 $\hat{\delta}_{ALR}$ 是一致的并且渐进正态分布，而且该法效能并不低于 GEE2，目前该法可利用 SAS/STAT 中的 PROC GEMMOD

过程实现。

参考文献

[1] Zeger SL，liang KY，Albert PS. Models for longitudinal data：a generalized estimating equation approach. Biometrics，1988，44（4）：1049－1060.

[2] Prentice RL，Zhao LP. Estimating equations for parameters in means and covariances of multivariate discrete and continuous responses. Biometrics，1991，47(3)：825－839.

[3] Liang KY，Zeger SL. Longitudinal data analysis using generalized linear models. Biometrika，1986，73(1)：13－22.

[4] Fitzmaurice GM，Laird NM，Rotnitzky AG. Regression models for discrete longitudinal responses. Statist Sci. 1993，8(3)：284－299.

[5] Prentice RL. Correlated binary regression with covariates specific to each binary observation. Biometrics，1988，44(4)：1033－1048.

[6] Liang KY，Zeger SL，Qaqish B. Multivariate regression analyses for categorical data. J R Statist Soc，1992，54(1)：3－40.

[7] Carey V，Zeger SL，Diggle P. Modelling multivariate binary data with alternating logistic regressions. Biometrika，1993，80(3)：517－526.

（郜艳辉）

多元生存时间的边际模型和脆弱模型

1 简述

在医学研究中，多变量生存时间（或称失效时间）的例子非常多，例如一个体经历某事件的多次发生，或匹配对中两个体的某生存时间，或家庭多个成员某疾病的发病年龄等等。这种资料中，多个生存时间往往是相关的，如果使用传统的统计方法将类内生存时间看作相互独立来处理，可能导致错误的结论。边际模型和脆弱模型是分析多元失效时间的主要统计方法。通常边际模型是将类内失效时间的依赖性看做多余参数而不予指定，比较调整依赖性后的参数标准误和独立假设下的参数标准误。另一方面，如果关联强度本身是研究的主要兴趣，则更常用到脆弱模型。脆弱模型通过引入一个共享的随机效应来描述类内失效时间之间的依赖性。

2 多元生存时间的边际模型

假设 $X_{ij}=(T_{ij}，\delta_{ij}，Z_{ij})$ 为样本中第 i 类内的第 j 个个体的观测资料（$i=1,2,\cdots,n$，

$j=1,2,\cdots,n_i)$。其中 T_{ij} 是失效时间$(\delta_{ij}=1)$或删除时间$(\delta_{ij}=0)$。$Z_{ij}=(Z_{ij1}, Z_{ij2}, \cdots,$ $Z_{ijp})$ 表示 ij 的 p 维协变量向量。在多变量计数过程框架下,定义 $Y_{ij}(t)$ 为时间 t 时,i 类中 j 个体是否处于危险集(risk set)的指示函数,当 $T_{ij} \geq t$ 即个体仍处于危险集中时,$Y_{ij}(t)=1$,否则为 0;$N_{ij}(t)$ 为多变量计数过程,当 $T_{ij} \leq t$ 且 $\delta_{ij}=1$ 时,$N_{ij}(t)=1$,否则为 0。因此样本资料又可以表示为 $X_{ij}=(N_{ij}, Y_{ij}, Z_{ij})$。

对多元失效时间资料,先定义两个基本假设:

1)独立的删除机制:即对所有 t 和每个 ij,在协变量的条件下,失效时间和删除时间是独立的。

$$\lim_{\Delta t \to 0}(\Delta t)^{-1}P\{T_{ij} \in [t,t+\Delta t], \delta_{ij}=1/T_{ij} \geq t, Y_{ij}(t)=1, Y_{ij}(u), Z_{ij}; 0 \leq u \leq t\}$$
$$=\lim_{\Delta t \to 0}(\Delta t)^{-1}P\{T^* \in [t,t+\Delta t]/T^* \geq t, Z_{ij}; 0 \leq u \leq t\}$$

这里 T^* 表示失效时间随机变量。

2)类间独立性假设:即 $X_1, X_2, \cdots, X_n$ 是独立的。

在两个基础假设条件下,当类内个体的基准危险函数相同时,利用 Cox 比例危险模型,对每个 ij,定义 $N_{ij}(t)$ 的边际强度过程为:

$$\lambda_{ij}^M(t)=Y_{ij}(t)\lambda_0(t)\exp(\beta'_M Z_{ij})$$

式中,$\lambda_0(t)$ 是未知的基准危险函数,$\beta_M=(\beta_{M1},\beta_{M2},\cdots,\beta_{MP})'$ 是待估的 p 维边际回归参数。

假设类内失效时间独立,对 β_M 的边际偏似然函数可以表示为:

$$L(\beta_M)=\prod_{i=1}^{n}\prod_{j=1}^{m}\left\{\frac{\exp(\beta'_M Z_{ij})}{\sum_{k=1}^{n}\sum_{l=1}^{m}Y_{kl}(T_{ij}^*)\exp(\beta'_M Z_{kl})}\right\}^{\delta_{ij}}$$

解 score 向量 $U(\beta_M)$ 方程 $\partial \ln L(\beta_M)/\partial \beta_M=0$,可以得到 β_M 向量的最大偏似然估计。尽管类内失效时间可能相关,但可以证明该估计量是一致的。然而二阶导数矩阵 $\{-\partial^2 \ln L(\beta_M)/\partial \beta_M^2\}_{\beta_M=\hat{\beta}_M}$ 并不能提供正确的样本方差协方差估计。通过近似 score 向量 $U(\beta_M)$ 为 n 个独立同分布(i.i.d.)的随机向量的和,可以获得 $U(\beta_M)$ 为渐进正态分布,均向量为 0,方差协方差矩阵为

$$B(\hat{\beta}_M)=\sum_{i=1}^{n}\sum_{j=1}^{m}\sum_{k=1}^{m}W_{ij}(\hat{\beta}_M)W_{ik}(\hat{\beta}_M)'$$

式中

$$W_{ij}(\hat{\beta}_M)=\delta_{ij}\left\{Z_{ij}-\frac{S^{(1)}(\beta_M,T_{ij})}{S^{(0)}(\beta_M,T_{ij}^*)}\right\}$$
$$-\sum_{k=1}^{m}\sum_{l=1}^{m}\frac{\delta_{kl}Y_{ij}(T_{kl})\exp(\beta'_M Z_{ij})}{S^{(0)}(\beta_M,T_{kl})}\left\{Z_{ij}-\frac{S^{(1)}(\beta_M,T_{kl})}{S^{(0)}(\beta_M,T_{kl})}\right\}$$

其中 $S^{(1)}(\beta_M,t)=\sum_{i=1}^{n}\sum_{j=1}^{m}Y_{ij}(t)\exp(\beta'_M Z_{ij})Z_{ij}$,$S^{(0)}(\beta_M,t)=\sum_{i=1}^{n}\sum_{j=1}^{m}Y_{ij}(t)$ $\exp(\beta'_M Z_{ij})$。

进一步,β_M 的估计量也渐进 p 维正态分布,均向量为 β_M,估计的方差协方差矩阵为

$A^{-1}(\hat{\beta}_M)B(\hat{\beta}_M)A^{-1}(\hat{\beta}_M)$，这里

$$A(\hat{\beta}_M) = \sum_{i=1}^{n} \sum_{j=1}^{m} \delta_{ij} \left\{ \frac{S^{(2)}(\beta_M, T_{ij})}{S^{(0)}(\beta_M, T_{ij})} - \frac{S^{(1)}(\beta_M, T_{ij})S^{(1)}(\beta_M, T_{ij})'}{S^{(0)}(\beta_M, T_{ij})^2} \right\}$$

其中，$S^{(2)}(\beta_M, t) = \sum_{i=1}^{n} \sum_{j=1}^{m} Y_{ij}(t)\exp(\beta'_M Z_{ij})Z_{ij}Z_{ij}'$。

这就是所谓的稳健'夹心'方差协方差估计。基于此方差，可以对参数 β_M 作出推断。

可以看到，这里的边际模型仍属于半参数的性质，它并没有指定失效时间随机变量的多变量分布，包括边际基准危险函数和类内失效时间的依赖性结构。但是，只要正确指定边际模型，仍可以获得稳健的回归系数估计。上述边际模型称为 LWA 边际模型，有优良的参数解释和易于计算等优点。

3 脆弱模型

边际模型将类内失效时间的依赖性看做是多余的，如果类内失效时间的依赖性本身就是研究的主要兴趣时，边际模型是不恰当的。许多学者扩展了比例危险模型，假定每类有一个随机效应，或脆弱（frailty），以乘积的形式作用于基准危险率，这样同一类成员享有共同的基准危险，但不同类间的基准危险不同。因此如果某一类脆弱的值较大，那么这一类个体将有一个较大的危险函数。比例危险脆弱模型暗示条件独立性假设：在脆弱项的条件下，类内失效时间是独立的。

假设 ω_i 为第 i 类的脆弱项，利用 Cox 比例危险模型，在 ω_i 条件下，计数过程 $N_{ij}(t)$ 的随机条件强度过程可以表示为：

$$\lambda_{ij}^C(t) = Y_{ij}(t)\lambda_0(t)\omega_i\exp(\beta'_C Z_{ij})$$

或

$$\lambda_{ij}^C(t) = Y_{ij}(t)\lambda_0(t)\exp(\beta'_C Z_{ij} + b_i)$$

这里 $b_i = \log(\omega_i)$，$\beta_C = (\beta_{C1}, \beta_{C2}, \cdots, \beta_{Cp})'$ 是待估的条件回归系数。脆弱项是没有观测到的随机变量，可以代表未知的危险因素或无法观测的协变量，如遗传或环境危险因素等，其作用相当于对每一类的基准危险函数做了一个修正。假设 ω_i 随时间固定且独立同分布（$i.i.d$），出于数学计算上的方便，最常见的假设是服从均数为 1，方差为 γ 的 gamma 分布（该分布和似然共扼），即 $\omega_i \sim G(1/\gamma, 1/\gamma)$。方差 γ 描述了类间异质性的大小。

除了计算方便，gamma 分布假设还有一个较受欢迎的性质。双变量生存资料且没有协变量的情况下，在未知脆弱上积分得到双变量联合生存时间分布 $S(t_1, t_2) = [\{S_1(t_1)\}^{-(\theta-1)} + \{S_2(t_2)\}^{-(\theta-1)}]^{-1/(\theta-1)}$。其中 $S_1(t_1), S_2(t_2)$ 为边际生存函数，θ 称为交叉危险比（cross ratio, CR）。此处 $\theta = \gamma + 1$。在 gamma 分布假设下，当 $\theta \to \infty$ 时，联合生存分布收敛到 Frechet 上界，即 $S(t_1, t_2) = \min(S_1(t_1), S_2(t_2))$；当 $\theta = 1$ 时，$S(t_1, t_2) = S_1(t_1)S_2(t_2)$，表明 T_1, T_2 间没有依赖性，相当于脆弱项退化为常数 1。当 $\theta < 1$ 时，$S(t_1, t_2) = \max(\{S_1(t_1)\}^{-(\theta-1)} + \{S_2(t_2)\}^{-(\theta-1)} - 1, 0)^{-1/(\theta-1)}$，表示 T_1 和 T_2 间负关联。当 $\theta \to 0$ 时，联合生存分布收敛到 Frechet 下界，即 $S(t_1, t_2) = \max(S_1(t_1) + S_2(t_2) - 1, 0)$，这是一个集中在曲线 $S_1(t_1) + S_2(t_2) = 1$ 上的奇异分布（singular distribution）。然而，如果

$\theta > 1/2$,联合生存分布是绝对连续的。

但是选择 gamma 分布也有一个严重的缺陷。Hougarrd 注意到 gamma 脆弱分布假设下,当有协变量存在时,危险函数和协变量之间的边际关系将不再遵循比例危险模型假设;替代地,危险函数以一个由 γ 决定的率收敛。这使得关联参数和回归系数相互混淆,这时用于估计 γ 的信息部分来自于类内失效时间的依赖性,部分来自于与协变量无关的危险函数的边际收敛,从而使 γ 的解释变得困难。

除 gamma 分布外,对数正态分布的假设也是常见的,也就是假设对数脆弱服从均数为 0,方差为 σ^2 的正态分布,即 $b_i \sim N(0,\sigma^2)$。虽然对数正态分布的脆弱模型并不象 gamma 脆弱模型一样,可以得到清晰的边际似然的表达,但通过惩罚(penalized)偏似然函数,可以得到近似的边际似然。

除 gamma 脆弱和对数正态脆弱外,还有很多其他的分布形式被研究。另外,根据实际资料的需要,目前脆弱模型已有单个脆弱发展到两个脆弱,甚至多个脆弱,并有很多的实际运用。

关于脆弱模型的参数估计方法近年来也有很多研究,根据是否对基准危险函数的指定可以分为参数的和半参数的估计方法。而其中每种又可以分为从频数观点出发的(如最大偏似然估计,EM 算法估计)和从 Bayes 角度出发的方法(如 MCMC 法)等。

参考文献

[1] Lin DY. Cox regression analysis of multivariate failure time data: the marginal approach. Statn Med, 1994, 13(21): 2233－2247.

[2] Wei LJ, Lin DY, Weissfeld L. Regression analysis of multivariate incomplete failure time data by modeling marginal distributions. J Am Stat Ass. 1989, 84(408): 1065－1073.

[3] Clayton DG. A model for association in bivariate life tables and its application in epidemiological studies of familial tendency in chronic disease incidence. Biometrika, 1978. 65(1): 141－151.

[4] Oakes D. Bivariate survival models induced by frailties. J Am Stat Ass, 1989, 84(406): 487－493.

[5] Vaida F, Xu R. Proportional hazards model with random effects. Stat Med, 2000, 19(24): 3309－3324.

(部艳辉)

Cox 回归模型

1 简述

比例风险回归模型(proportional hazards model,简称 Cox 模型)是由英国统计学家 D. R. Cox(1972)年提出的一种半参数回归模型。该模型以生存结局和生存时间为应变量,可同时分析众多因素对生存期的影响,能分析带有截尾生存时间的资料,且不要求估计资料的生存分布类型。由于上述优良性质,该模型自问世以来,在医学随访研究中得到广泛的应用,是迄今生存分析中应用最多的多因素分析方法。

2 模型结构与模型假定

Cox 比例风险模型的基本形式是:

$$h(t,x)=h_0(t)\exp(\beta_1 x_1+\beta_2 x_2+\cdots+\beta_p x_p)$$

它表示时刻 t 暴露于危险因素状态 $(x_1,x_2,\cdots,x_p)$ 的风险函数(即前述 $h(t,x)$),其中 $h_0(t)$ 为基线危险率函数,表示所有 x 变量取 0 值时个体在 t 时刻的瞬时危险率或死亡率。参数 $\beta_i(1,2,\cdots,p)$ 为总体回归系数,其估计值 b_i 可以从样本中计算得出:①$\beta_i>0$,则 x_p 取值越大时,$h(t,x)$ 的值越大,表示病人死亡的风险越大;②$\beta_i=0$,则 x_p 取值对 $h(t,x)$ 没有影响;③$\beta<0$,则 x_p 取值越大时,$h(t,x)$ 的值越小,表示病人死亡的风险越小;模型右侧指数部分的协变量效应具有参数模型的形式,而基线危险函数 $h_0(t)$ 不要求特定形式,具有非参数的特点,故 Cox 回归属于半参数模型(semi-parametric model)。但这并不影响各危险因素相对危险度得估计

$$RR=h(t,x_1,\cdots,x_p)/h(t,x'_1,\cdots,x'_p)$$

它表示时间为 t 时刻时个体暴露于危险因素状态 $(x_1,\cdots,x_p)$ 与暴露于危险因素状态 $(x'_1,\cdots,x'_p)$ 下发病的风险比,又称相对危险度。

Cox 模型的另一等价形式为:

$$\ln\left[\frac{h(t,x)}{h_0(t)}\right]=\beta_1 x_1+\beta_2 x_2+\cdots+\beta_p x_p$$

指数风险模型和 Weibull 回归是 Cox 比例风险模型的特例。Cox 回归必须满足比例风险假定,如果某个协变量在不同水平的累积危险率函数曲线有明显交叉,或者协变量与时间的交互作用项在模型中有统计学意义,则不能使用比例危险率模型,否则有可能得到专业上的悖论。

3 参数估计与假设检验

在多因素分析时协变量的筛选策略与其他回归模型类似,通常可采用逐步法。模型中的回归系数可用极大似然估计法,借助 Newton-Raphson 迭代实现。对回归模型的假设检验通常用 Wald 检验或似然比检验,这些检验统计量可通过卡方分布计算显著性,自由度为模型中的协变量个数。在逐步法中,得分检验常用于模型外新变量的入选,Wald 检验常用于模型中变量的剔除;似然比检验用于不同模型间的比较,既可用于变量入选也可用于变量剔除。

4 实例

从 30 例手术后的大肠癌患者随访资料中了解影响手术后生存情况的因素。资料如表 1 所示,其中术生存时间 time 以月为单位,status 表示随访结局(取值 0 表示相应的手

术生存时间为删失值)。三个协变量分别为:性别 sex(取值 0 表示女性,1 表示男性)、年龄 age(岁)和确诊到进行手术治疗的时间 dtime(月)。试对此数据做 Cox 回归分析。

表 1　30 名大肠癌患者术后生存资料

time	status	sex	age	dtime
6	1	0	66	23
7	1	0	67	21
...	...	...	...	...
58	1	1	50	6
60	0	1	57	3

将原始数据录入计算软件,首先对每个备选的自变量单独作单因素的回归模型,得到表 2 所示结果:

表 2　30 名大肠癌患者术后生存资料单因素 Cox 回归分析结果

变量	自由度	回归系数 b	b 的标准误	χ^2	P 值	$-2\ln(L)$	RR	RR95% 置信区间 下限	上限
sex	1	−0.42676	0.39084	1.1922	0.2749	141.928	0.653	0.303	1.404
age	1	0.25830	0.06013	18.4517	<0.0001	119.844	1.295	1.151	1.457
dtime	1	0.24584	0.04876	25.4245	<0.0001	117.011	1.279	1.162	1.457

由表 2 可见,在 $\alpha=0.05$ 水准上,有统计学意义的因素为年龄、确诊时间。进一步作多因素 Cox 回归,当 $\alpha=0.05$ 水准时,采用逐步法得到表 3 的结果。

表 3　30 名大肠癌患者手术后生存资料多因素 Cox 逐步回归分析结果($-2\ln(L)=84.994$)

变量	自由度	回归系数 b	b 的标准误	χ^2	P 值	RR	RR95% 置信区间 下限	上限
age	1	0.21721	0.06636	10.7129	0.0011	1.243	1.091	1.415
dtime	1	0.21328	0.05647	14.2667	0.0002	1.238	1.108	1.383

逐步回归结果显示,最终对大肠癌患者生存率有影响的因素是确诊时间和患者年龄。从相对危险度的符号与大小来看,二者都是危险因素;确诊时间距离手术时间每延迟一月,术后的死亡风险增高 1.238 倍;患者年龄每增加 1 岁,术后死亡风险将增大 1.243 倍。

因 Cox 回归模型未对基准生存分布没有特殊要求,在实用方面比参数回归模型更为灵活,能够迅速方便地提供影响预后的参考因素,备受临床工作者和流行病学研究者的青睐。目前主要用于肿瘤和其他慢性病的预后分析,还用于慢性病复发期、治愈期及药物的生效时间等资料的分析研究。

近年来,随着研究的深入,Cox 回归模型出现了多种拓展形式:带时依变量 Cox 模型

（Cox model with time-dependent covariates）、分组 Cox 模型（grouped Cox model）、分层 Cox 模型（stratified Cox model）、过失 Cox 模型（frailty Cox model）、多水平 Cox 模型（multilevel Cox model）、多状态 Cox 模型（multistate Cox model）、带时依变量多状态 Cox 模型（multistate Cox model with time- dependent covariates）等。Cox 回归模型及其上述一些拓展形式在慢性病流行病学研究中起着非常重要的作用,但有些问题目前尚未得到很好的解决,诸如协变量效应改变的带时依变量 Cox 模型结果的解释;拟合过失 Cox 模型时,当过失项对危险率函数的作用取相加或其他作用模式时的处理等都有待进一步的深入研究拓展。

参考文献

[1] Cox DR. Regression models and life-tables（with discussion）. J Roy Statist Soc, Serious B, 1972, 34(2): 187 −202.

[2] 贾红英, 王洁贞, 赵敬杰, 等. 几种生存分析参数模型拟合方法及其应用. 中国卫生统计, 2004, 21 (4): 201−206.

[3] 刘桂芬, 刘玉秀, 仇丽霞. 医学统计学. 北京: 中国协和医科大学出版社, 2007: 265−266.

[4] 方积乾, 孙振球. 卫生统计学. 北京: 人民卫生出版社, 2008: 376−379.

[5] 陈文, 俞顺章. Cox 回归模型与对数线性回归模型在生存分析中应用的比较. 中国卫生统计, 1997, 14(4): 2446−2449.

[6] 丁元林, 孔丹莉. 慢性病流行病学研究中 Cox 回归模型及其进展. 广西医学, 2003, 25 (12): 2446−2449.

（丁元林　楼君芳）

双序列局部比对算法

1　简述

序列比对是解决序列装配、进化树重构及分析基因功能等众多问题的第一步。当研究者发现一段新序列,想知道这一段序列的子序列是否为已知序列的同源序列,这就涉及到在两个序列中寻找一段相似程度最高的公共子序列。如果在这两个序列里除公共的子序列外的序列相似性较低,那么双序列全局比对的效果将欠理想,容易错失很多有意义的发现。这种情况常见于远缘相关序列的比对,而这段公共子序列一般称为基序（motif）。这时我们就需要用双序列的局部比对算法在这两个序列中找出最相似的公共子序列。常用的双序列局部比对算法是 Smith-Waterman 算法,于 1981 年被提出。

2 基本思想

Smith-Waterman 算法是在全局比对算法的基础上稍加修改而成,它的主要思想仍为动态规划法,但与全局比对算法相比有三点主要不同之处:第一点是初始化得分矩阵的第 0 行和第 0 列的元素都为 0;第二点是要求得分矩阵的每一个元素 $S(i,j)$ 都要非负,这主要是为了使局部相似的序列能更好地显示出来;第三点是回溯不是从末行末列位置开始,而是从具有最大得分的位置开始,同时回溯的终点不是首行首列的元素,而是回溯过程中第一次碰到 0 时的位置。假设进行局部比对的两个序列分别为序列 a 和序列 b,第一步需要建立一个替换记分矩阵,即对匹配加分,对失配和插入到 a 或 b 里面的空格要减分。然后计算得分矩阵 S,计算方法与全局比对算法相似,只是当计算出来的 $S(i,j)$ <0 时,要令 $S(i,j)=0$。接着从 S 的最大值所在位置开始,往前回溯,画出箭头,直至遇到第一个 0 的时候停止,最后利用所画的这些箭头重构出最佳匹配。

3 基本步骤

设要进行局部比对的是序列 a 和序列 b,所使用的字符集为 Γ(例如,对于 DNA 序列,$\Gamma=\{A,C,T,G\}$),记 a 的长度为 m,b 的长度为 n,再设 $S(i,j)$ 是按照某替换记分矩阵得到的 $a_1\cdots a_i$ 和 $b_1\cdots b_j$ 的最大相似性得分,$w(c,d)$ 是字符 c 和 d 按照替换记分矩阵计算的得分,则双序列局部比对算法可按照以下步骤进行:

1)建立一个 $(m+1)\times(n+1)$ 的得分矩阵 S,把 S 的第 0 行和第 0 列的所有元素都初始化为零,即 $S(0,j)=0,S(i,0)=0(i=0,\cdots,m;\ j=0,1,\cdots,n)$;

2)对于 $S(i,j)$ $(1\leqslant i\leqslant m,1\leqslant j\leqslant n)$,根据以下公式按每行从左到右的顺序计算 S 中的每个元素 $S(i,j)$,

$$S(i,j)=\max\begin{cases}0 & \\ S(i-1,j-1)+w(a_i,b_j) & \text{匹配或错配}\\ S(i-1,j)+w(a_i,-) & \text{插入}\\ S(i,j-1)+w(-,b_j) & \text{缺失}\end{cases}$$

3)找出得分矩阵 S 中的最大值,不妨记这个最大值为 M,且最大值 M 所在的位置是 $S(i,j)$,然后从 $S(i,j)$ 出发,在得分矩阵的 $S(i-1,j),S(i,j-1),S(i-1,j-1)$ 这三个位置中寻找前一个最大得分,当这三个位置中最大得分的位置不止一个时,任取其中一个位置,且优先考虑对角线方向那个位置,同时画箭头记下路径,然后以该位置为起点,按照同样的方法找前一个最大得分,记下路径,依次下去,直至第一次到达 S 中某个 0 时为止。

4)根据以上所画的箭头构建最佳匹配:若箭头是对角线方向,则箭头末端所对应的两个字符配对;若箭头是向左的,则箭头末端对应的列字符与空格配对;若箭头的方向是向上的,则箭头末端对应的行字符与空格配对。依次下去,直到所画的所有箭头对应的字符都配对完为止。得到的配对序列即为所求的局部比对的结果。最大值 M 即为最大局部相似得分。

3　实例

现有两个序列 a 和 b，序列 $a=$ TTGACGTA，序列 $b=$ CACGTTCC，记分规则为 $w(匹配)=+2$，$w(失配)=w(a,-)=w(-,b)=-1$，试对 a 和 b 这两个序列进行局部比对。

1）建立 9×9 的得分矩阵 S，并把 S 第 0 行和第 0 列都初始化为 0，得到如下矩阵：

—	C	A	C	G	T	T	C	C
—	0	0	0	0	0	0	0	0	0
T	0								
T	0								
G	0								
A	0								
C	0								
G	0								
T	0								
A	0								

2）然后根据公式

$$S(i,j)=\max\begin{cases}0 \\ S(i-1,j-1)+w(a_i,b_j) & 匹配或错配 \\ S(i-1,j)+w(a_i,-) & 插入 \\ S(i,j-1)+w(-,b_j) & 缺失\end{cases}$$

按每行从左到右的顺序计算得分矩阵 S 中的每个元素 $S(i,j)(1\leqslant i\leqslant8,1\leqslant j\leqslant8)$，得到最终的得分矩阵如下：

—	C	A	C	G	T	T	C	C
—	0	0	0	0	0	0	0	0	0
T	0	0	0	0	0	2	2	1	0
T	0	0	0	0	0	2	4	3	2
G	0	0	0	0	2	1	3	3	2
A	0	0	2	1	1	1	2	2	2
C	0	2	1	4	3	2	1	4	4
G	0	1	1	3	6	5	4	3	3
T	0	0	0	2	5	8	7	6	5
A	0	0	2	1	4	7	7	6	5

3）在上面的得分矩阵 S 中，得分最大值为 8，出现在 $S(7,5)$ 这一位置，它的左边、对角线、上边分别是 5,6,5，因为 $S(7,5)=8$ 是在 $S(6,4)=6$ 的基础上加 2 得到的，按照上

述算法应取 $S(6,4)$ 为上一最大得分位置，然后以 $S(6,4)$ 为起点，按同样的方法做下去可知接下去应分别是 $S(5,3)$、$S(4,2)$、$S(3,1)$，用箭头标明方向，得：

	—	C	A	C	G	T	T	C	C
—	0	0	0	0	0	0	0	0	0
T	0	0	0	0	0	2	2	1	0
T	0	0	0	0	0	2	4	3	2
G	0	0	0	0	2	1	3	3	2
A	0	0	2	1	1	1	2	2	2
C	0	2	1	4	3	2	1	4	4
G	0	1	1	3	6	5	4	3	3
T	0	0	0	2	5	8	7	6	5
A	0	0	2	1	4	7	7	6	5

4）按照以上算法，根据这些箭头重构出最佳匹配，例如从 $S(7,5)$ 这一位置开始，应该是序列 a 的 T 与序列 b 的 T 配对，然后第二个箭头对应的是序列 a 的 G 与序列 b 的 G 配对，依次下去，得到的最佳局部匹配可表示如下：

$$a = \text{TTGACGTA}$$
$$\qquad\quad |\ |\ |\ |$$
$$b = \qquad \text{CACGTTCC}$$

所以得到序列 a 与序列 b 最相似的公共子序列为 ACGT，对应的局部最大相似性得分为 8。

参考文献

[1] 李霞，李亦学，廖飞. 生物信息学. 北京市：人民卫生出版社，2010：38－48.
[2] 乔纳森·佩夫斯纳（孙之荣主译）. 生物信息学与功能基因组学. 北京：化学工业出版社，2008：37－79.

（王学钦　郭小波　温灿红）

双序列全局比对算法

1　简述

在分子生物学研究中，对于新测定的碱基序列或氨基酸序列，人们通常希望通过数据库搜索其相似的序列,以推测该未知序列是否与已知序列同源,或其可能参与的基因家族,可能影响的生物功能。有时还需要基于序列之间的相似性重构进化树。双序列比对的任务就是计算两个序列的相似性。相似性大小可以用相似性得分的高低来衡量。常用的双序列比对算法多基于动态规划法,目标是计算两个序列的最大相似性得分及推断对应的序列匹配方式。双序列比对算法可分为全局比对算法和局部比对算法。

2　基本思想

首先建立一个打分系统,对匹配、失配和插入空格这三种情况进行打分,匹配要加分,失配和插入空格都要罚分。定义不同的加分和减分规则会得到不同的打分系统,得到的比对的结果也会有所不同。每个打分系统都可以用一个矩阵表示,称为替换记分矩阵。DNA 序列常用的替换记分矩阵是 BLAST 矩阵,即当两个核苷酸相同时得分为 $+5$ 分,反之得分为 -4。蛋白质序列常用的替换记分矩阵是 PAM 或 BLOSUM 矩阵。对于给定的序列 $a=a_1a_2\cdots a_m$ 和序列 $b=b_1b_2\cdots b_n$,定义 $S(i,j)$ 是 a 的子序列 $a_1\cdots a_i$ 和 b 的子序列 $b_1\cdots b_j$ 通过在适当位置上插入空格后得到的最大相似性得分。为了寻找适当的空格插入位置使得匹配的子序列 a 和 b 有更大长度,可以通过最大化 a 和 b 的相似性得分 $Score(m,n)$ 来达到目的,因为在上述奖罚分规则下,最大化 $Score(m,n)$ 意味最大程度的匹配和最小程度的失配和插入空格。根据动态规划算法的思想,为了让 $Score(m,n)$ 最大,需要按顺序计算每一个 $S(i,j)$,最终得到的 $S(m,n)$ 即 $Score(m,n)$ 的最大值。为了重构出 a 和 b 的最佳匹配方式,需要从得分矩阵的 $S(m,n)$ 元素出发,从 $S(m,n)$ 的左边,对角线,上边三个位置去寻找最佳路径,同理一直回溯至序列起点,用箭头记录回溯的路径,根据箭头指向即可重构最佳匹配 a 和 b 的方式。

3　基本步骤

设要进行比对的两个序列(DNA 序列或蛋白质序列)是 a 和 b,所使用的字符集为 Γ(例如,对于 DNA 序列,$\Gamma=\{A,C,T,G\}$),记 a 的长度为 m,b 的长度为 n,再设 $S(i,j)$ 是按照某替换记分矩阵得到的 $a_1\cdots a_i$ 和 $b_1\cdots b_j$ 的最大相似性得分,$w(c,d)$ 是字符 c 和 d 按照替换记分矩阵计算的得分,则双序列比对算法可按照以下步骤进行:

1)建立一个 $(n+1)\times(m+1)$ 的得分矩阵 S,初始化 S 第一行第一列的元素 $S(0,0)=0$;

2)根据以下公式从第一行开始,按每行从左到右的顺序计算 S 中除了 $S(0,0)$ 外的每个元素 $S(i,j)$,

$$S(i,j)=\max\begin{cases}S(i-1,j-1)+w(a_i,b_j) & \text{匹配或错配}\\ S(i-1,j)+w(a_i,-) & \text{插入}\\ S(i,j-1)+w(-,b_j) & \text{缺失}\end{cases}$$

3)计算完得分矩阵 S 中的所有元素之后,从 S 中的最后一个元素 $S(m,n)$ 出发,然后在得分矩阵的 $S(m-1,n),S(m,n-1),S(m-1,n-1)$ 这三个位置中寻找上一个最大得分,当这三个位置中得分最大位置不止一个时,取对角线方向那个位置,画箭头记下路径,然后以该位置为起点,按照同样的方法找上一个最大得分,依次下去,直至到达起点 $S(0,0)$。

4)根据以上所画的箭头构建最佳匹配:若箭头是对角线方向,则箭头末端所对应的两个字符配对;若箭头是向左的,则箭头末端对应的列字符与空格配对;若箭头的方向是向上的,则箭头末端对应的行字符与空格配对。依次进行直到配对完所有的字符。

4 实例

现有两个序列 a 和 b,a＝ACACACTA,b＝AGCACACA,记分规则为 w(匹配)＝＋2,w(失配)＝$w(a,-)$＝$w(-,b)$＝－1,比对 a 和 b 这两个序列。

1)初始化 9×9 得分矩阵(非字母部分)如下,其中的 $S(0,0)=0$:

	-	A	G	C	A	C	A	C	A
-	0								
A									
C									
A									
C									
A									
C									
T									
A									

2)然后根据公式

$$S(i,j)=\max\begin{cases}S(i-1,j-1)+w(a_i,b_j) & \text{匹配或错配}\\ S(i-1,j)+w(a_i,-) & \text{插入}\\ S(i,j-1)+w(-,b_j) & \text{缺失}\end{cases}$$

按行计算得分矩阵的每一个元素,得到最终的得分矩阵 S 如下:

	-	A	G	C	A	C	A	C	A
-	0	-1	-2	-3	-4	-5	-6	-7	-8
A	-1	2	1	0	-1	-2	-3	-4	-5
C	-2	1	1	3	2	1	0	-1	-2
A	-3	0	0	2	5	4	3	2	1
C	-4	-1	-1	2	4	7	6	5	4
A	-5	-2	-2	1	4	6	9	8	7
C	-6	-3	-3	0	3	6	8	11	10
T	-7	-4	-4	-1	2	5	7	10	10
A	-8	-5	-5	-2	1	4	7	9	12

　　例如,计算元素 $S(2,2)$,其得分可来自三个方向,分别是 $S(1,1)$,$S(1,2)$ 和 $S(2,1)$。如从对角线方向过来,即来自 $S(1,1)$,为 $2+w(C,G)=2+(-1)=1$;从左边过来,即 $S(2,1)$,是 $1+w(-,G)=1+(-1)=0$;从上面下来,即 $S(1,2)$,是 $1+w(C,-)=1+(-1)=0$,在 $1,0,0$ 这三个数中,1 最大,所以 $S(2,2)=1$。再比如计算 $S(4,3)$,从对角线过来是 $0+w(C,C)=0+2=2$,从左边过来是 $-1+w(-,C)=-1+(-1)=-2$,从上面下来是 $2+w(C,-)=2+(-1)=1$,在 $2,-2,1$ 这三个数中,2 最大,所以 $S(4,3)=2$。按照这种方法计算出得分矩阵 S 中的每个元素。

　　3)在上面的得分矩阵 S 中,得分最大值为 12,从 $S(8,8)$ 这一位置出发,它的左边、对角线、上边分别是 $9,10,10$,因为 $S(8,8)=12$ 是在 $S(7,7)=10$ 的基础上加 2 而得到的,所以下一位置应为 $S(7,7)$,同理可知接下去分别是 $S(6,7)$、$S(5,6)$、$S(4,5)$、$S(3,4)$、$S(2,3)$、$S(1,2)$、$S(1,1)$、$S(0,0)$,用箭头画出来就是

	-	A	G	C	A	C	A	C	A
-	0	-1	-2	-3	-4	-5	-6	-7	-8
A	-1	2	1	0	-1	-2	-3	-4	-5
C	-2	1	1	3	2	1	0	-1	-2
A	-3	0	0	2	5	4	3	2	1
C	-4	-1	-1	2	4	7	6	5	4
A	-5	-2	-2	1	4	6	9	8	7
C	-6	-3	-3	0	3	6	8	11	10
T	-7	-4	-4	-1	2	5	7	10	10
A	-8	-5	-5	-2	1	4	7	9	12

　　4)根据这些箭头去构造最佳匹配,例如右下角第一个箭头为对角线方向箭头,它的末端对应行字符 A 和列字符 A,所以序列 a 的 A 和序列 b 的 A 配对,右下角第二个箭头为向上的箭头,它的末端对应的行字符为 T,所以应该是序列 a 的 T 与空格配对,依次下去,最后可得到序列 a 和序列 b 的比对结果如下

$$序列\,a= A \quad - \quad C \quad A \quad C \quad A \quad C \quad T \quad A$$
$$序列\,b= A \quad G \quad C \quad A \quad C \quad A \quad C \quad - \quad A$$

　　序列 a 和序列 b 的最大相似性得分为得分矩阵中的最大值,即序列 a 和序列 b 的最大相似性得分为 12。

参考文献

[1]　李霞,李亦学,廖飞.生物信息学.北京:人民卫生出版社,2010:38-48.

[2]　乔纳森·佩夫斯纳(孙之荣主译).生物信息学与功能基因组学.北京:化学工业出版社,2008:37-79.

（王学钦　赵　忠）

多序列比对算法

1 简述

多序列比对是两个以上 DNA 序列、RNA 序列或蛋白质序列的比对。多序列比对关心的是多个序列中哪些部分相似和哪些部分不同,哪些部分发生了替换、插入和删除。多序列比对有着广泛的应用,它可应用于种系分析,往往是构造种系树的第一步,是研究生物系统进化步骤之一。再者,多序列比对也是基因组分析和蛋白质组分析的最常用手段之一,根据与功能已知的同源基因和蛋白质进行多序列比对来推断新基因和蛋白质的功能已成为一个普遍的研究手段。多序列比对的算法有好几种,大多数是动态规划算法的变种。由于直接用动态规划法的时间复杂度太高,所以必须使用启发式算法以降低运行时间,但这样得到的解不能保证一定是最优解。下面主要介绍应用广泛的 ClustalW 算法,它是一种渐进多序列比对方法。

2 基本思想

ClustalW 算法首先使用动态规划法构造全部 k 个序列的 C_k^2 个配对比对,然后计算每个比对的相似度(两序列匹配的字符个数除以序列中总字符数)。相似度越大的两个序列之间的关系越密切。然后把当前相似度最大的两个序列组作为两个整体拿出来做双序列比对,比对完之后把得到的比对结果作为一个新的整体,再在剩下的多个序列组中找出相似度最大的两个序列组分别作为两个整体进行双序列比对,重复操作直到所有序列都归并成一个整体,该整体结果即为这 k 个序列的多序列比对的结果。

3 基本步骤

设共有 k 个序列需要进行多序列比对,则 ClustalW 算法可以按一下步骤进行:

1)对这 k 个序列两两做双序列比对,共做了 $k(k-1)/2$ 次比对。每一次双序列比对完成后计算比对的两个序列 i 和 j 的相似度,序列 i 和序列 j 的相似度 $d(i,j)$ 的定义如下:

$$d(i,j)=\frac{序列\ i\ 和序列\ j\ 匹配的总字符数}{比对后序列的总长度}$$

$d(i,j)$ 越大,说明序列 i 和序列 j 的距离越小,以此可构造距离矩阵 D,使得 D 的第 i 行第 j 列为 $d(i,j)$。D 是一个对称矩阵。

2)用上一步得到的距离矩阵 D 进行系统聚类,从而得到一棵指导树。相似度大(或者说距离小)的序列被逐步聚到一起。指导树同时反映了多序列比对中各序列的比对顺序。

3)根据指导树的聚类过程,每一次将距离最近的两个序列(组)用动态规划法进行双序列比对,比对完之后将这两个序列(组)的比对结果作为一个新的序列组,参与后续的双序列比对。按照这种做法一直做下去,直至所有序列都归并到一个序列组,此时得到的结果即为这 k 个序列进行多序列比对的最终结果。

4　实例

设有 3 个序列,序列 1=ACTG,序列 2=AGCT,序列 3=GTTG,打分规则是 w(匹配)$=+2,w$(失配)$=w(a,-)=w(-,b)=-1,w(-,-)=0$,其中 a、b 为 A、T、C、G 中四个字符中的任意一个,对这 3 个序列进行多序列比对。

1)用双序列比对算法对这 3 个序列进行两两比对,需要比对序列 1 和序列 2,序列 1 和序列 3,序列 2 和序列 3 共三次,比对的结果如下:

对于序列 1 和序列 2,比对结果为

	－	A	G	C	T
－	0	-1	-2	-3	-4
A	-1	-2	-1	0	-1
C	-2	1	1	3	2
T	-3	0	0	2	5
G	-4	-1	2	1	4

序列 1=A－ C T G
序列 2=A G C T －

根据相似度定义,序列 1 和序列 2 的相似度 $d(1,2)=3/5=0.6$;

对于序列 1 和序列 3,比对结果为

	－	G	T	T	G
－	0	-1	-2	-3	-4
A	-1	-1	-2	-3	-4
C	-2	-2	-2	-3	-4
T	-3	-3	0	0	-1
G	-4	-1	-1	-1	2

序列 1=A C T G
序列 2=G T T G

序列 1 和序列 2 的相似度 $d(1,3)=2/4=0.5$

对于序列 2 和序列 3,比对结果为

	－	A	G	C	T
－	0	-1	-2	-3	-4
G	-1	-1	1	0	-1
T	-2	-2	0	0	2
T	-3	-3	-1	-1	2
G	-4	-4	-1	-2	1

$$序列1 = - \quad G \quad T \quad T \quad G$$
$$序列2 = A \quad G \quad C \quad T \quad -$$

序列 2 和序列 3 的相似度 $d(2,3) = 2/5 = 0.4$

2）根据这三个两两比对的结果，用相似度构造得到距离矩阵如下：

序列	1	2	3
1	—		
2	0.6	—	
3	0.5	0.4	—

由这个距离矩阵可以看出，序列 1 和序列 2 之间的相似度为最大，为 0.6，所以要先把序列 1 和序列 2 先合并为一个整体，然后和序列 3 做双序列比对，即把 $\dfrac{A - C T G}{A G C T -}$ 作为一个整体和序列 3＝GTTG 拿来做双序列比对，得到的得分矩阵 S 如下所示

		—	A	—	C	T	G
		—	A	G	C	T	—
—		0	0	−2	−2	−2	−4
G		−2	0	0	0	0	−2
T		−4	−2	−2	0	6	4
T		−6	−4	−4	−2	4	6
G		−8	−6	−4	−4	4	6

3）上表的计算和双序列比对一样，也是从左边、对角线、上边三个方向分别计算 $S(2,2)$，然后取三个值的最大值作为最终 $S(2,2)$ 的值。例如，在计算 $S(2,2)$ 时，

从左边过来是

$$S_{\text{left}} = -2 + w(-,-,G) = -2 + w(-,-) + w(-,G) + w(-,G) = -2 + 0 - 1 - 1 = -4$$

从对角线方向过来是

$$S_{\text{diag}} = 0 + w(T,-,G) = 0 + w(T,-) + w(T,G) + w(-,G) = 0 - 1 - 1 - 1 = -3$$

从上边过来是

$$S_{\text{up}} = 0 + w(T,-,-) = 0 + w(T,-) + w(T,-) + w(-,-) = 0 - 1 - 1 + 0 = -2$$

取 S_{left}、S_{diag}、S_{up} 中的最大者 −2 作为 $S(2,2)$ 的最终值，所以 $S(2,2) = -2$。在上面的计算中，$w(a,b,c) = w(a,b) + w(a,c) + w(b,c)$，其中 a,b,c 均为字母表 $\{A,C,T,G\}$ 中的字符，可以相同也可以不同。一般地，$w(a_1,a_2,\cdots,a_n) = \sum\limits_{1 \leqslant i < j \leqslant n} w(a_i,a_j)$，其中 $a_1,a_2,\cdots,a_n$ 均为字母表 $\{A,C,T,G\}$ 中的字符，可以相同也可以不同。

计算完得分矩阵之后，与双序列比对算法一样，要从得分矩阵的最后一行最后一列

的元素出发,逐步回溯至第一行第一列,并用箭头记录回溯的路径,由上面的得分矩阵回溯可得下图:

```
          -   A   -   C   T   G
          -   A   G   C   T   -
      -   0 ← 0  -2  -2  -2  -4
  G  -2   0   0   0   0  -2
  T  -4  -2  -2   0   6   4
  T  -6  -4  -4  -2   6   4
  G  -8  -6  -4  -4   4   6
```

由该图可以得到,在当前打分规则下,这三个序列的最佳匹配为

$$序列1 = A \quad - \quad C \quad T \quad G$$
$$序列2 = A \quad G \quad C \quad T \quad -$$
$$序列3 = - \quad G \quad T \quad T \quad G$$

最大相似性得分为 6。

参考文献

[1] 乔纳森·佩夫斯纳(孙之荣主译). 生物信息学与功能基因组学. 北京:化学工业出版社,2008:37−79.

[2] 李霞,李亦学,廖飞. 生物信息学. 北京市:人民卫生出版社,2010:38−48.

(赵　忠　王学钦)

DNA 序列特征分析

1　简述

　　DNA 序列是指组成某一段 DNA 序列的核苷酸的排列次序,是遗传密码的基本单元。基因是 DNA 分子中含有特定遗传信息的一段核苷酸序列,是遗传物质的最小功能单位。对 DNA 序列进行序列特征分析,可以从分子水平上认识基因的结构特点,发掘生物系统在基因水平上的规律特征,了解基因表达调控等相关的信息。

2　序列特征分析

　　一个完整的原核基因结构是从基因的 $5'$ 端启动子区域开始,到 $3'$ 端终止区域结束。

基因的转录开始位置由转录起始位点确定,转录过程直至遇到转录终止位点结束,转录的内容包括 5′端非翻译区、开放阅读框及 3′端非翻译区(图 1)。基因翻译的准确起止位置由起始密码子和终止密码子决定,翻译的对象即为介于这两者之间的开放阅读框 ORF。真核生物基因由外显子(exon)和内含子(intron)两部分组成,在不同区域中各个外显子被长度不同的内含子所隔离,形成镶嵌排列的断裂方式(图 2)。DNA 的序列特征分析是利用相关的软件对识别基因的开放阅读框,预测分析转录终止信号、启动子区域和密码子偏好性等。

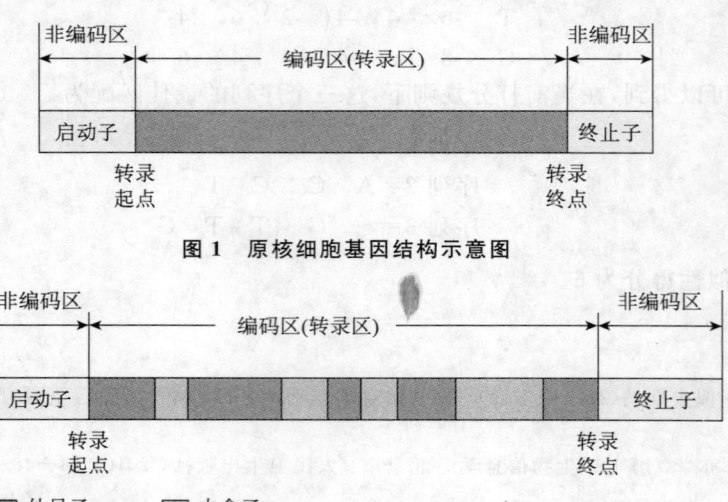

图 1　原核细胞基因结构示意图

图 2　真核细胞基因结构示意图

2.1　利用 GENSCAN 识别基因开放阅读框

开放阅读框(open reading frame,ORF)指的是从 5′端开始的起始密码子(ATG)到终止密码子(TTA、TAG、TGA)间的蛋白质编码区域。每段序列都有 6 个可能的开放阅读框。蛋白质编码从正义链的 ATG 开始。由于在转录前 DNA 的编码链和准确的翻译起点位置均无法确定,对开放阅读框的预测可以从 6 个可能的开放阅读框中寻找最可能的一个开放阅读框,通常选择序列中没有出现终止密码子的最大阅读框。根据这个开放阅读框翻译得到的氨基酸序列推断为最可能表达的蛋白质产物。

GENSCAN 是美国麻省理工学院的 Chris Burge 于 1997 年开发的人类(或脊椎动物)基因预测软件,它是根据基因组 DNA 序列来预测开放阅读框及基因结构信息的开放式在线资源,是进行基因预测的首选工具之一。GENSCAN 有几个明显的特点:它能在基因组 DNA 序列中找出一个完整的外显子—内含子结构,具有在给定的 DNA 序列中识别多个基因的能力,还可以同时处理正、反两条链,适用于脊椎动物、拟南芥和玉米等真核生物(http://genes. Mit. edu/GENSCAN. html)。该软件可通过"浏览"按钮上传 DNA 序列文件或直接把序列粘贴到指定的输入框中,选择五种设置参数后运行程序,可对序列中的多个基因同时进行识别,对由序列中识别出的基因按顺序进行编号,及预测基因中的外显子和内含子。

2.2　利用 PromoterScan 预测分析启动子区域

启动子(promoters)是位于结构基因 5′端上游区的 DNA 序列,是基因的一个组成部分,控制基因表达(转录)的起始时间和表达的程度。启动子本身并不控制基因活动,而是通过与转录因子结合而启动转录过程。

BioInformatics and Molecular Analysis Section 网站的 PromoterScan 软件是预测分析启动子区域的在线工具(http://www-bimas.cit.nih.gov/molbio/proscan/)。在使用 PromoterScan 软件时不需设置参数,将 DNA 序列提交至 PromoterScan 中即可得到可能的转录因子名称,在 Ghosh TFD database 中的 ID 号、序列所处的正负链、位置及权重。因为转录因子长度较短,无论同源匹配还是模式匹配,预测结果的假阳性比例都较高,所以要结合外显子/内含子预测以及 GpG 岛的预测的结果来综合判断

2.3　利用 POLYAH 软件预测分析转录终止信号

转录终止信号是指 mRNA 序列的 3′端终止密码子下游位置上的加尾信号(tailing signal)。真核生物前体 mRNA 的 3′端的多聚腺苷酸化包括两个步骤:1)特异性的核苷酸内切酶在 PolyA 位点处进行断裂;2)腺苷酸聚合酶在断裂位点处添加 PolyA 尾巴,其主要标志为 AATAAA 或 ATTAAA 两种序列,称为多聚腺苷酸信号(polyadenylation signal),简称 PolyA 信号序列,也称为转录终止信号。在 3′UTR 区存在多个潜在 PolyA 位点,因此对 PolyA 位点的准确识别,对于预测基因结构、理解 mRNA 的形成机制及某些疾病的分子机制有重要意义。SoftBerry 网站的 POLYAH 软件是识别 3′端剪切和 PolyA 区域的在线工具(http://linux1.softberry.com/berry.phtml? topic = polyah & group = programs & subgroup = promoter)。在使用 POLYAH 软件时亦不需设置参数,直接提交 DNA 序列至 POLYAH 后获取该序列所有可能的 PolyA 位点的位置(POS)和权重(LDF)。

2.4　利用 CodonW 分析密码子偏好性

密码子使用偏好性是指不同生物体中编码同一种氨基酸的同义密码子的倾向性选择现象。这一现象的产生与诸多因素有关,如基因的表达水平、翻译起始效应、基因的碱基组分、某些二核苷酸的出现频率、G＋C 含量、基因的长度、tRNA 的丰度、蛋白质的结构及密码子——反密码子间结合能的大小等。对密码子使用偏好性的分析具有重要的生物学意义。

CodonW 是美国 DEC 公司开发的对密码子的使用偏好进行分析的免费软件。该软件可以同时处理 2000 条以上的序列(下载地址为:ftp://molbiol.ox.ac.uk/cu/codonW.tar.Z)。在软件中输入序列文件,进行参数设置和选择衡量密码子使用偏好的指标,运行程序后生成存储分析数据的文件。结果文件可借助 StatsView,Excle 等软件打开,获取高密码子和低密码子各自使用偏向性的相关信息。

参考文献

[1]　李霞,李亦学,廖飞. 生物信息学,北京:人民卫生出版社. 2010:87—91.

(祁素芬　李　谷)

系统发生树

1 简述

从进化角度看,不同生物间具有遗传相关性。可以想象,血缘相近的生物相比血缘关系较远的生物在进化时间上有距今更近的共同祖先。系统发生分析的目的在于:a)构建不同生物间的系谱关系;b)估计不同生物从共同祖先进化所需的时间。

在系统发生分析中,不同生物间的进化关系可利用系统发生树来阐述。系统发生树是指一个由节点和边(也叫分支)所构成的图形,其中每条边均连接两个相邻的节点(图1)。每个节点代表一个分类单元,边用于描述不同分类单元间的血缘和世系关系,其所构成的图形称为树的拓扑结构。通常,边的长度还代表进化过程中该条边上所发生的氨基酸改变的数目。节点所代表的分类单元可以是不同物种、人群、个体或基因。

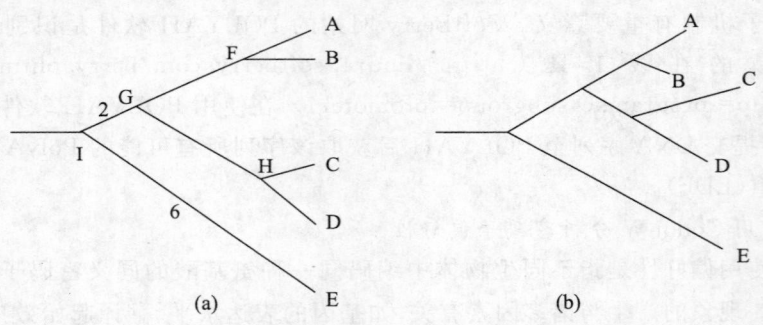

图1 两种不同方法图示的系统发生树

树的节点又可分为内部节点和外部节点。外部节点是我们欲比较的现存的分类单元,又叫操作分类单元(OTUs)。内部节点是由操作分类单元推测所得到的各级共同祖先。例如,在图1中 A、B、C、D、E 称为外部节点,其他节点均称为内部节点。

树的边又称为分支,也可分为内部分支和外部分支。在图1中,连接操作分类单元 A、B、C、D、E 的分支为外部分支,而其他分支称为内部分支。外部分支又可称为外围分支。

常见的系统发生树有两种表示方式,见图1。一种是树的分支不标示尺度,分支长度与氨基酸改变数目不成比例,而只是在分支上面标示出来。这种图示树的方法允许所有的操作分类单元按一条竖线排列在一起,进化关系比较直观(如图1a)。另一种表示方式是将树的分支用尺度标示出来,即分支的长度与氨基酸改变的数目成比例(如图1b)。

系统发生树按内部节点分歧后产生的后裔数目又可分为二叉树和多叉树。如果树的内部节点分歧后得到两个直接的后裔,则称该树为二叉树;如果分歧后得到两个以上的后裔,则称该树为多叉树。

2　有根树和无根树

按构建出来的树是否有根,系统发生树可分为有根树和无根树(见图 2)。在有根树中,有一个特殊的节点称为树根(图 2a 中的 R),树根到任何其他节点都存在惟一的进化路径,每条进化路径都有相对应的进化时间,其中树根是所有待研究的 OTUs 的共同祖先。在无根树中,树只定义了 OTUs 之间的相互关系,而没有定义具体的进化路径(图 2b),因此无法确定这些 OTUs 之间的共同祖先。

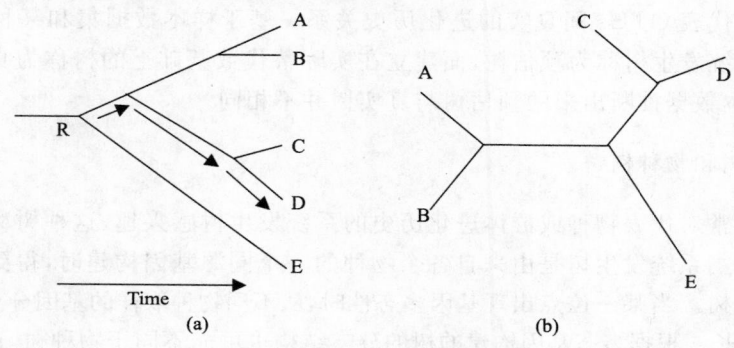

图 2　有根树和无根树

对于二叉无根树(N_U)来说,根据待研究的 OTUs 数目 $n(n \geqslant 3)$ 不同,可能的无根树数目为:

$$N_U = (2n-5)! \ /[2^{n-3}(n-3)!]$$

而二叉有根树(N_R)的数目($n \geqslant 2$)为:

$$N_R = (2n-3)! \ /[2^{n-2}(n-2)!]$$

对于给定的 OTUs 数目 n,可能的有根树的数目与在 $n+1$ 个 OTUs 情况下计算出来的无根树数目相等。如表 1 所示,随着 OTUs 数目 n 的增长,N_U 和 N_R 都快速增长。如 $n=10$ 时,有近 200 万个可能的二叉无根树和 3500 万个二叉有根树。而其中只有一棵树能够正确地描述这些 OTUs 间的进化关系,因此当 n 很大时,寻找正确的系统发生树有很大的难度。

表 1　不同 OTUs 数目下(10 个以内)可能的有根树和无根树数目

OTUs 数目	有根树数目	无根树数目
2	1	1
3	3	1
4	15	3
5	105	15
6	954	105
7	10395	954
8	135135	10395
9	2027025	135135
10	34459425	2027025

大部分系统发生树的构建方法是针对无根树开发的。为了定位树根，通常需要引入一个外围分类，通常为基于外部信息如古生物学证据确证的OTU，并在进化分支上稍早于待研究OTUs所分歧的内部节点。此时树根可被定位于外围分类和连接外围分类及其他OTUs的内部节点之间。例设图2b中的E是一个外围分类，则生根后的有根树如图2a中所示。

3 真实树和预估树

导致物种形成事件的序列在进化学上是独一无二的。因此，在所有可能的树中，只有一棵树能够代表OTUs间真实的进化历史关系。基于样本数据集和某种特定的方法构建出来的系统发生树称为预估树，而建立在实际替代数基础上的树称为真实树。通常情况下，由样本数据推断出来的预估树与真实树并不相同。

4 基因树和物种树

进化学家常对代表物种或群体进化历史的系统发生树感兴趣，这种树称为物种树或种群树。但是当系统发生树是由来自各个物种的一个同源基因构建时，得到的树将不完全等同于物种树。当某一位点出现基因多态性时，从不同物种取样的基因分离时间将比物种分歧时间要长。根据多态基因构建的树的分支结构也可能不同于物种树，这种树称为基因树。需要注意的是，如果检测的氨基酸或核苷酸数目较少，重构的基因树和其对应的物种树在分支式样上可能不同。这种情况可以通过检测大量的氨基酸或核苷酸来避免。

当所研究的基因属于一个多基因家族时，有可能出现问题。由于只有直系同源才能代表物种形成事件，因此构建一个不同物种的系统发生树时应当使用直系同源而不是旁系同源。但事实上，要区分直系同源基因和旁系同源基因通常比较困难。

参考文献

[1] Wen-Hsiung Li. Molecular Evolution. Canada：Sinauer Associates，1997：100－103.

[2] 李霞，李亦学. 生物信息学. 北京：人民卫生出版社，2010：124－126.

（范 安 梁 岩）

系统发生树构建方法

1 简述

迄今为止，已发展出多种方法用于构建系统发生树（例如文献[1，2，3]），但是没有任何一种方法适用于所有情况。系统发生树的构建方法主要分两类：基于距离矩阵的方法和基于字母状态的方法。这里仅基于核酸序列数据说明这些构建方法，其基本原理适用于其他类型的分子数据（如氨基酸序列）。

在基于距离矩阵的方法中，人们通过计算所有待研究的 OTUs 两两对子间的进化距离（通常指序列间核苷酸或氨基酸替换数），并利用一定的算法对距离矩阵进行打分，从而构建出系统发生树。其中常用的方法主要有两种：非加权的成对算术平均数法（unweighted pair-group method with arithmetic mean，UPGMA）和近邻法（neighbor-joining，N-J）。

基于字母状态的方法也主要有两种：最大吝啬法（maximum parsimony，MP）和最大似然法（maximum likelihood，ML）。对于 MP 方法，人们利用字母状态（各个位点上的核苷酸或氨基酸状态），通过寻找导致待研究序列最少数目的字母改变来确定最佳树。而对于 ML，人们通过寻找令待研究 OTUs 的字母形成状态似然值最大的树作为最佳树。

2　方法分类

2.1　基于距离矩阵的方法

2.1.1　UPGMA 方法

UPGMA 方法是最简单、最直观的构建树的方法，最早被用于构建不同分类间的表征图（如树中 OTUs 间表型的相似性），用于构建系统发生树时，需满足一个假定条件，即不同 OTUs 间的进化速率近似相等（参见分子时钟假说），此时 OTUs 间的进化距离与分歧时间近似呈线性关系。该方法的一般做法为：利用聚类算法将相似性较高的序列进行聚类，进而从局部到整体逐步构建系统发生树。首先将每一个 OTU 作为单独的类，然后将相似性最高的两个类聚类为一个新的综合类，重要聚类过程直到只剩两个大的 OTU 类。

下面利用 4 个 OTUs 来简述这一方法构建系统发生树的过程。OTUs 间的距离矩阵（如 Jukes 和 Cantor's 的距离）如下所示：

	A	B	C
B	d_{AB}		
C	d_{AC}	d_{BC}	
D	d_{AD}	d_{BD}	d_{CD}

其中，d_{ij} 表示 OTUs i 和 j 之间的距离。假定表中 d_{AB} 值最小，则首先将 OTU A 和 B 进行聚类，并将它们发生分歧的位置（共同祖先，内部节点）定位于发生 $d_{AB}/2$ 次替换处（见图 1a）。

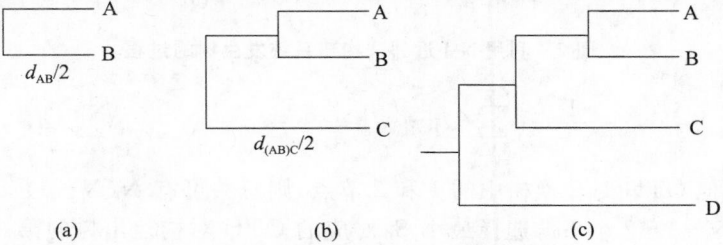

(a)　　　　　(b)　　　　　(c)

图 1　利用 UPGMA 方法构建系统发生树的过程

此时 A 和 B 被综合 OTU(AB)替换,我们据此构建新的距离矩阵:

	(AB)	C
C	$d_{(AB)C}$	
D	$d_{(AB)D}$	d_{CD}

其中,$d_{(AB)C}=(d_{AC}+d_{BC})/2$,$d_{(AB)D}=(d_{AD}+d_{BD})/2$,即单个 OTU 与综合 OTU 的距离为综合 OTU 内的各 OTU 与该 OTU 距离的平均值。假如此时 $d_{(AB)C}$ 的值最小,则 C 将与 (AB)一起构成新的综合 OTU,它们的内部节点位于 $d_{(AB)C}/2$ 处(图 1b)。

最后再将 D 与综合 OTU (ABC)进行聚类,并将树根定位于 $d_{(ABC)D}=[(d_{AD}+d_{BD}+d_{CD})/3]/2$ 处,如图 1c。

利用 UPGMA 方法构建系统发生树时,两个综合 OTU 类 X 和 Y 间的距离计算公式为:

$$d_{XY} = \sum_{i,j} d_{ij}/(n_X n_Y)$$

其中,n_X 和 n_Y 分别表示类 X 和 Y 中的 OTU 数。

利用 UPGMA 方法构建系统发生树的一个前提假设为树中所有序列满足分子时钟假说,当该假说不满足时,可利用外类群作为参照来重新构建转换后的距离矩阵(见文献[5])或是利用四点条件(four-point condition)(见文献[6])的方法来加以校正。

2.1.2 N-J 近邻法

N-J 近邻法构建系统发生树的原理是一步步寻找能够使树的分支长度总和最短的 OTU 作为新的邻居,从而构建出最优的树。首先将所有 OTUs 排成星形,如图 2a 所示,此时没有任何 OTU 间发生聚类。然后选出一对 OTU 进行聚类(如 1 和 2,见图 2b),此时构建的树中只有一条内部分支用于连结 X 和 Y,其中 X 为 OTU1 和 OTU2 的共同节点,Y 为所有其他 OTUs 的共同节点。树的所有分支长度总和可用如下公式计算:

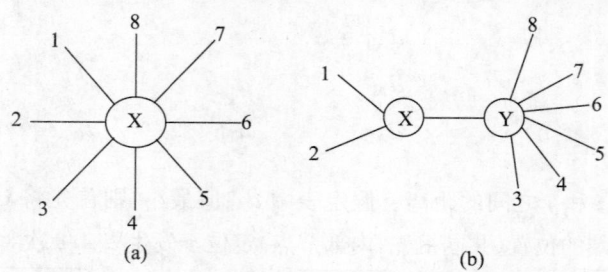

图 2 利用 N-J 近邻法构建系统发生树的过程

$$S_{12} = \frac{1}{2(N-2)}\sum_{K=3}^{N}(d_{1k}+d_{2k}) + \frac{1}{2}d_{12} + \frac{1}{N-2}\sum_{3\leqslant i < j \leqslant N} d_{ij}$$

如果用其他 OTU 对替换树中的 1 和 2 节点,则总共可有 $N(N-1)/2$ 种选择,因此可计算出 $N(N-1)/2$ 个 S_{ij},选择最小 S_{ij} 对应的 OTU 对构建出树的第一个进化分支,再将该 OTU 对作为新的综合 OTU 类与剩下的 OTUs 构建新的距离矩阵。重复该过程，直至选出 $N-3$ 个树的内部分支。N-J 方法构建出来的系统发生树是无根的。

除了采用 S 统计量，还有研究者采用 Q 统计量来构建 N-J 树（见文献[7]），公式如下：

$$Q_{12} = (N-2)d_{12} - \sum_{j=1}^{N}d_{1j} - \sum_{i=1}^{N}d_{i2}$$

S 统计量和 Q 统计量存在如下关系：

$$S_{12} = \frac{1}{2(N-2)}Q_{12} + \frac{1}{2(N-2)}\sum_{1 \leqslant i < j \leqslant N}d_{ij}$$

虽然两种方法构建出来的树是一样的，但基于 Q 统计量的方法有较高计算机运算效率。此外，基于距离矩阵的系统发生树构建方法还有 ME（minimum-evolution）方法，该方法构建出的系统发生树与 N-J 方法的结果基本一致（见文献[8]）。

2.2　基于字母状态的方法

2.2.1　最大吝啬法

最大吝啬法（MP 方法）构建树的原理是寻找进化上发生最少数目的字母改变并能够解释待研究的 OTUs 间序列差异的系统发生树。利用该方法构建出来的树被称为最大吝啬树。通常，MP 方法可构建出多个最大吝啬树，因此该方法构建的最佳树并不惟一。

基于核酸序列数据的 MP 方法的一般步骤为：第一步是确定信息位点。如果根据某个核苷酸位点的信息构建出来的树有形成某一种或某一些树的倾向，那么这个位点就是信息位点。通过下面例子来说明信息位点和非信息位点（表 1）：

表 1　四条核酸序列 9 个位点的核苷酸信息

序列	位点								
	1	2	3	4	5*	6	7*	8	9*
1	A	A	G	A	G	T	G	C	A
2	A	G	C	C	G	T	G	C	G
3	A	G	A	T	A	T	C	C	A
4	A	G	A	G	A	T	C	C	G

* 信息位点

4 个 OTUs 序列有 3 种可能的无根树（见图 3）。由表 1 可知，位点 1 为非信息位点，因为该位点上所有序列均为碱基 A，不能提供变异信息。对于位点 2，序列 1 为碱基 A 而其他三个序列均为碱基 G，因此在进化过程中只需由 G 替换成 A 即可形成，即三棵树只需发生一次核苷酸替换。因此位点 2 也不是信息位点。对于位点 3（图 3a），每棵树均可通过两次核苷酸替换即可达到四个序列的位点 3 的状态，因此位点 3 也不是信息位点。位点 4 中（图 3b），所有树均经过 3 次核苷酸替换即可实现变换过程，因此位点 4 也不是信息位点。但是在位点 5 中（图 3c），树 1 需要发生 1 次核苷酸替换，而树 2 和树 3 则需要发生 2 次核苷酸替换，替换次数出现了变异。因此，位点 5 是信息位点。

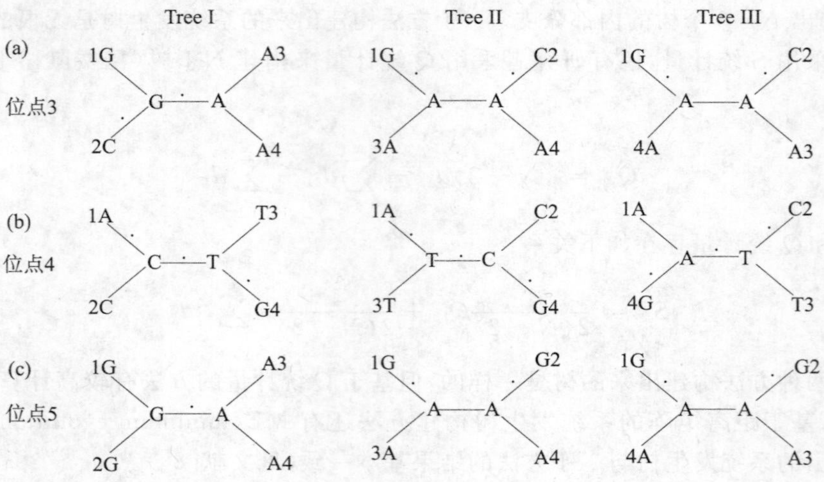

图 3   信息位点的确定

从上例中可看出,信息位点是指一个位点上至少存在两种不同类型的核苷酸,并且每种类型核苷酸至少出现在两种待研究的序列中。上例中的信息位点为位点 5、7 和 9。在这三个位点上,树 1 分别须发生 1,1 和 2 次改变;树 2 需分别发生 2,2 和 1 次改变;树 3 需发生 2,2 和 2 次改变。树 1 在信息位点上发生的改变数最少(4 次),因此被选为最大吝啬树。

当 OTU 数目大于 4 个时,情况会变得复杂,但基本原理一致:寻找发生替换数目最少的树。Fitch 给出了 OTU 数目较多时寻找最大吝啬树的方法。假定存在 6 个 OTUs,在某一位点上的核苷酸分别为 C,T,G,T,A 和 A(图 4a),如何根据外部节点的核苷酸信息推断出内部节点 7,8,9,10 和 11 的核苷酸? 根据最大吝啬原则,图 4a 中节点 7 的字母状态并不惟一,可以是 C 或 T,因此我们定义节点 7 的候选核苷酸集为 C 或 T。同理,节点 8 和节点 9 的候选核苷酸集分别为(G,T)和(A,G 或 T)。但对于节点 10,该位点只能是 T,因为节点 7 和节点 9 只共享共同的核苷酸 T(最大吝啬原则)。而节点 11 的候选核苷酸集为 A 或 T。

数学上,如果内部节点的两个直接后裔序列交集非空,则取交集为该内部节点的候选集(节点 10 为节点 7 和节点 9 的交集),否则,应取它们的并集作为该节点的候选集(节点 9 为节点 8 和节点 5 的并集)。对于任一内部节点,如果该节点的候选集是并集,则该节点在进化过程中必然会发生核苷酸替换事件。因此,对于一棵系统发生树,可通过计算各个内部节点的并集候选集个数来表示最少氨基酸替换次数,如图 4a 中,该数目为 4。图 4c 和图 4d 中,内部节点的并集数目均为 3,表明进化过程中最少需要发生 3 次核苷酸替换事件。对于 6 个 OTU 共 954 种可能的系统发生树,因此,根据一个信息位点选出最佳树可以有很多种。

利用 MP 方法构建系统发生树的步骤可归纳如下:1)确定所有信息位点;2)对于每种可能的树,估计其在每个信息位点需要发生的最少核苷酸替换数目,并将所有信息位点的核苷酸替换数目求和;3)选取发生替换事件最少的树作为最佳树,通常此方法构建

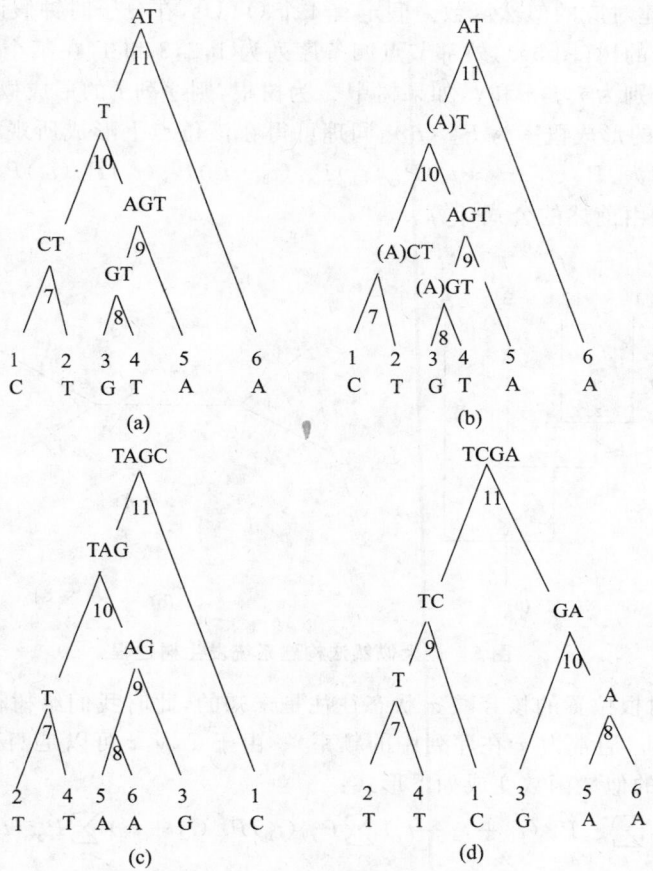

图 4　六个 OTUs 时 MP 方法构建最佳树过程

的最佳树并不惟一。

2.2.2　最大似然法

最大似然法（ML 方法）最早由 Cavalli-Sforza 和 Edwards 利用基因频率数据构建系统发生树。随后 Felsenstein 将 ML 算法加以发展以适用于氨基酸序列和核酸序列数据的系统发生树构建，由于该算法需要耗费巨大的计算量，因此并没有被广泛应用。但随着计算机技术的快速发展，这种方法越来越受到广大研究者的青睐。

ML 方法需要首先对核苷酸替换过程给出一个概率函数，即需对每条分支每个替换时点上的核苷酸替换指定替换概率。例如，考虑单参数模型且定义每个时点的替换概率均为 λ，如果某位点在 0 时刻核苷酸状态为 i，则在 t 时刻该位点核苷酸仍然为 i 的概率为：

$$P_{ii}(t) = \frac{1}{4} + \frac{3}{4} e^{-4\lambda t/3}$$

而 t 时刻该位点核苷酸替换为 $j(j \neq i)$ 的概率为：

$$P_{ij}(t) = \frac{1}{4} - \frac{1}{4} e^{-4\lambda t/3}$$

第二步,构建对应的似然函数。假定有 4 个 OTUs,在分子时钟假说成立的前提下考虑其中一棵可能的树(图 5a),外部节点四条序列为 1,2,3 和 4,在某个位点上,四条序列对应的核苷酸分别为 i,j,k 和 l,如果树中 x 为树根,则序列 l 的形成概率为 $P_{xl}(t_1+t_2+t_3)$,内部节点 y 的形成概率为 $P_{xy}(t_1)$,同理可得在该位点上形成所观测的 i,j,k 和 l 这四种状态的概率为:$P_{xl}(t_1+t_2+t_3)P_{xy}(t_1)P_{yk}(t_2+t_3)P_{yz}(t_2)P_{zi}(t_3)P_{zj}(t_3)$,公式中所有的替换概率均可由前述的公式计算。

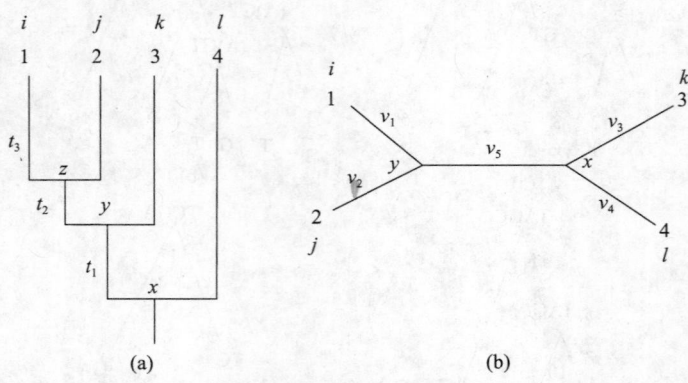

图 5　最大似然法构建系统发生树过程

但实际上树根位置的核苷酸 x 状态往往是未知的,此时我们给树根的每种可能的核苷酸一个概率 g_x(通常为 x 在序列中的频率)。由于 x,y,z 可以是四种核苷酸中的任意一种,因此上述的似然函数变成如下形式:

$$h(i,j,k,l) = \sum_x g_x P_{xl}(t_1+t_2+t_3) \sum_y P_{xy}(t_1)P_{yk}(t_2+t_3) \sum_z P_{yz}(t_2)P_{zi}(t_3)P_{zj}(t_3)$$

需要注意的是该似然函数只针对图 5a 中的树结构有效,当树的拓扑结构不同时,似然函数会有所区别。

如果不考虑外部节点在进化过程中突变率的一致性,还可利用树的分支长度信息来构建似然函数,此时用 $P_{ij}(v_a)$ 来代替 $P_{ij}(t_a)$,其中 $v_a=\lambda_a t_a$,λ 和 t 分别为第 a 条分支的突变率和进化时间。对于图 5b 中的无根树,假设 x 为根节点,可构建如下的似然函数:

$$h(i,j,k,l) = \sum_x g_x P_{xl}(v_4)P_{xk}(v_3) \sum_y P_{xy}(v_5)P_{yi}(v_1)P_{yl}(v_2)$$

上述为考虑单个位点时的情况,如果序列中各个位点相互独立,则似然函数为每个位点似然函数的乘积。假定有长度为 N 的 s 条序列,$X_\kappa=(x_{1\kappa},\cdots,x_{s\kappa})$ 为这 s 条序列第 κ 个位点核苷酸状态的向量,对于给定的树 T,$f(X_\kappa|\theta_1,\cdots\theta_\eta,T)$ 为树 T 在第 κ 个位点当前状态的似然函数,其中 $\theta_1,\cdots\theta_\eta$ 可以是分支的分歧时间、位点的核苷酸替换率等未知参数,由此,考虑所有位点信息的树 T 的似然函数为:

$$L(\theta_1,\cdots\theta_\eta|X_1,\cdots,X_N,T) = \prod_{\kappa=1}^N f(X_\kappa|\theta,T)$$

由于每棵树的拓扑结构不同,构建出来的似然函数也应有所不同,根据每棵树对应的似然函数,计算其极大似然值(ML 值),最终可选取具有最大 ML 值的树作为最佳树。

参考文献

[1] Sneath PHA & Sokal RR. Numerical Taxonomy. Freeman，San Francisco，1973.

[2] Saitou N，Nei M. The neighbor-joining method：a new method for reconstructing phylogenetic trees. Mol Biol Evol，1987，4(4)：406—25.

[3] Felsenstein J. Phylogenies from molecular sequences：Inference and reliability. Annu Rev Genet，1988，22：521—565.

[4] Sokal RR，Michener CD. A Statistical Method for Evaluating Systematic Relationships. Univ Kansas Sci Bul. 1958，28：1409—1438.

[5] Farris JS. On the phenetic approach to vertebrate classification//Hecht MK，Goody PC，Hecht BM. Major patterns in vertebrate evolution. New York：Plenum Press，1977：823—850.

[6] Buneman P. The recovery of trees from measures of dissimilarity//Hodson FR，Kendall DG，Tautu PT. Mathematics in the Archaeological and Historical Sciences，Edinburgh：Edinburgh University Press，1971：387—395.

[7] Studier JA，Keppler KL. A note on the neighbor-joining algorithm of Saitou and Nei. Mol Biol Evol，1988，5(6)：729—731.

[8] Gascuel O. A note on Sattath and Tversky's，Saitou and Nei's，and Studier and Keppler's algorithms for inferring phylogenies from evolutionary distances. Mol Biol Evol，1994，11(6)：961—963.

[9] Fitch WM. Towards defining the course of evolution：Minimum change for a specific tree topology. Sys Zool，1971，20(4)：406—416.

[10] Cavalli-Sforza LL. Edwards AWF. Phylogenetic analysis：Models and estimation procedures. Am J Hum Genet，1967，19(3 Pt 1)：233—257.

[11] Felsenstein J. Maximum likelihood and minimum-steps methods for estimating evolutionary trees from data on discrete characters. Syst Zool，1973，22(3)：240—249.

[12] Felsenstein J. Evolutionary trees from DNA sequences：A maximum likelihood approach. J Mol Evo，1981，17(6)：368—376.

（范 安 梁 岩）

系统发生树检验方法

1 简述

构建出系统发生树后，需要回答两个问题，即树的可信度和树的最优性，此时需要对系统发生树进行检验。树的检验方法大致可分为两类：基于统计检验的方法和基于重抽样的方法。利用 UPMGA 方法、N-J 方法、MP 方法和 ML 方法等（参见系统发生树构建方法)构建树时,都有相应的对树作统计检验的方法;而基于重抽样的方法检验树时,常见的有 bootstrap 方法和刀切法等。

2 吝啬度检验

吝啬度检验方法(parsimony tests)最早由 Cavender 提出,随后由 Felsenstein 发展,这里着重介绍 Felsenstein 的吝啬度检验方法,该方法要求待研究的序列满足分子时钟假说。

1)假定有 4 个物种 1,2,3 和 4,已知物种 4 为外类群(见系统发生树),则有三种可能的有根树(如图 1 所示,树 1,2 和 3)。对于任意选取的信息位点,假定其倾向于选择树 i 作为最佳树的概率为 p_i,$i=1,2$ 或 3,则在所有信息位点中,有 i 个位点选择树 1,j 个位点选择树 2 及 k 个位点选择树 3 的概率服从三项式分布:

$$Prob(i,j,k) = \frac{n!}{i! \ j! \ k!} p_1^i p_2^j p_3^k$$

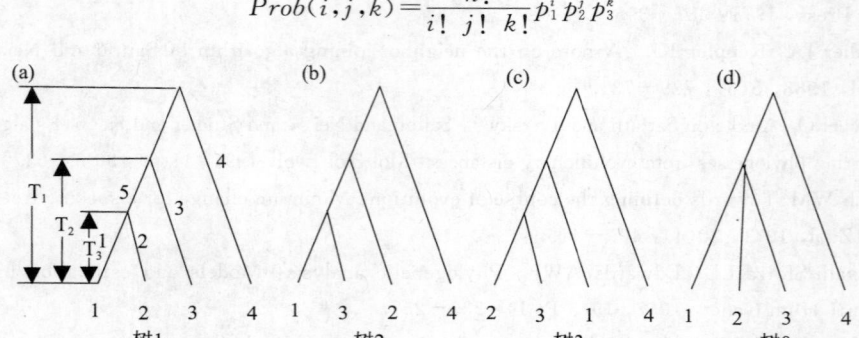

图 1 吝啬度检验过程图示

对于每个信息位点,其选择真实树的概率应大于非真实树,如果树 1 为真实树,则有 $p_1 \geqslant p_2 = p_3$。对于 n 个信息位点,选择一棵非真实树的位点数 (C) 大于等于 m 个的概率为:

$$Prob(C \geqslant m) = \sum_{i=m}^{n} \frac{n!}{i!(n-i)} p_2^i \ (p_1 + p_2)^{n-i}$$

当 $p_1 = p_2 = 1/3$ 时,上式概率值达到最大,此时树为三叉树(如图 1.d)。

选择两棵非真实树中的任意一棵的位点数 (C) 大于等于 m 个的概率为:

$$P = 2Prob(C \geqslant m)$$

如果计算得到的 P 值小于检验水准 α,则可认为选择的树为最佳树。通常,p_1 未知,此时多采用 1/3 作为先验概率。

同时,Felsenstein 给出了最优树的统计检验方法:假定两棵树分别被 n_1 和 n_2 个信息位点选择,有 $s = n_1 - n_2$,则最优树最少 S 步以上优于次优树的概率为:

$$Prob(S \geqslant s) = \sum_{(i,j,k)} Prob(i,j,k)$$

其中 $j - \max(i,k) \geqslant s$ 或 $k - \max(i,j) \geqslant s$。如果 $Prob(S \geqslant s)$ 的值小于检验水准 α,可认为该树为最优树。同样地,p_1 往往未知,此时可假定 $p_1 = p_2 = p_3$。

2)当物种数目多于 4 个时,可能的树的数目迅速增多,此时继续采用上述的方法进行统计检验将会非常困难,并且统计效能很低。Kishino 和 Hasegawa 发展了一种启发式检验方法用于物种数目较多时树的统计检验。

此方法通过比较树 X 和树 Y 间核苷酸替换数的差异来进行检验。零假设为各个核苷酸位点相互独立且重要性等同。假定第 i 个信息位点上树 X 发生的最少碱基替换数为 X_i,则树 X 的总替换次数为 $X = X_1 + X_2 + \cdots + X_n$。同理,有 $Y = Y_1 + Y_2 + \cdots + Y_n$。设 $Z = Y - X$,则 Z 的均值可由 X 和 Y 估算,Z 的方差可由下式估算:

$$V(Z) = \frac{n}{n-1} \sum_{i=1}^{n} \left(Z_i - \frac{1}{n} \sum_{k=1}^{n} Z_k \right)^2$$

其中 $Z_i = X_i - Y_i$,当位点数 n 很大时,$[Z - E(Z)]/V(Z)^{1/2}$ 渐近服从标准正态分布,因此,可根据 Z 值是否偏离 0 来做出判断。当 Z 值偏离 0 且有统计学意义时,如果 $Z > 0$,则可说树 X 优于树 Y;反之,可说树 Y 优于树 X。

一棵树优于另一棵树,并不能说明这棵树在所有树里面最优,当可能的树很多时,通常我们只比较其中最为合理的部分树,从而找出最优树。

3 距离检验

基于距离的检验方法(distance tests)大体上有两种:1)通过检验所有内部节点间距离是否大于 0 来做出判断(见文献[4—5]);2)通过检验最佳树的分支长度总和是否短于所有待比较的树。此处介绍第二种方法。

以图 2 为例,假定树的分支长度总和为 S,$\hat{b}_i$ 为树的分支长度 b_i 的最小二乘估计,则有:$S_A = \hat{b}_1 + \cdots + \hat{b}_7$,以 d_{ij} 为树中两两 OTUs 对间的距离,则有:

$$S_A = d_{12}/2 + d_{13}/4 + d_{23}/4 + d_{14}/8 + d_{15}/8 + d_{24}/8 + d_{25}/8 + d_{34}/4 + d_{35}/4 + d_{45}/2$$

类似的,对于树 B 有:

$$S_B = d_{13}/2 + d_{12}/4 + d_{32}/4 + d_{14}/8 + d_{15}/8 + d_{34}/8 + d_{35}/8 + d_{24}/4 + d_{25}/4 + d_{45}/2$$

因此,两棵树的分支长度总和之差 D 为:

$$D = S_B - S_A = -d_{12}/4 + d_{13}/4 + d_{24}/8 + d_{25}/8 - d_{34}/8 - d_{35}/8$$

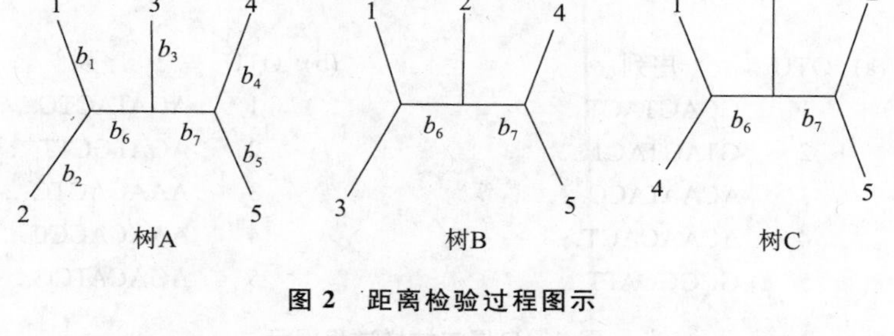

图 2 距离检验过程图示

通过检验 D 值是否偏离 0 来判断树的优劣。当 D 值偏离 0 且有统计学意义时,如果 $D>0$,则可认为树 B 优于树 A;反之,则可认为树 A 优于树 B。关于 D 的方差估计,可见文献[6]。

D 值还可以如下形式表示:

$$D=\frac{1}{2}b_6-\frac{1}{8}(2e_{12}-2e_{13}-e_{24}-e_{25}+e_{34}+e_{35})$$

其中 e_{ij} 为计算 d_{ij} 时由于抽样引起的误差,因此检验 $D=0$ 变成了检验 $b_6=0$,如果 $b_6>0$ 且有统计学意义,则可认为树 A 优于树 B。同理,树 A 和树 C 间的比较可表示为:

$$S_C-S_A=\frac{3}{4}(b_6+b_7)-\frac{3}{8}(e_{12}-e_{14}-e_{25}+e_{45})$$

此时的零假设为树 A 中的 b_6 和 b_7 是否等于 0。

上述方法适用于所有的二叉树间的两两比较,但当可能的树很多时,比较的次数变的非常巨大。Rzhetsky 和 Nei(文献[6])因此提出更快速的寻找最佳树的方法:a) 利用 N-J 方法构建系统发生树;b) 找出所有与 N-J 树只有 1 个或 2 个拓扑结构差异的树;c) 计算每棵树的分支长度总和 S,以及 $D=S-S_{N-J}$ 和 D 的标准误,其中 S_{N-J} 为 N-J 树的 S 值;d) 根据 D 值做出统计检验。

4   自举法

自举法(bootstrap,见文献[7])是一种在分布未知时估计统计量置信区间的的计算技术,最早由 Felsenstein(文献[8])引入到系统发生树的检验当中。具体操作方法如下:

如图 3 所示,假定有 5 个 OTU,并且 OTU 5 为已知的外类群,由树的拓扑结构可得出两个隐含的假设:1)OTU 1 和 2 属于同一个进化分支;2)OTU 3 和 4 属于另一个进化分支。

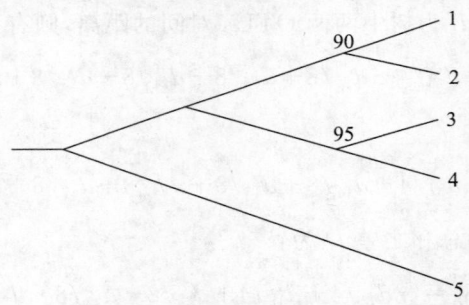

图 3   自展法过程图示

假定从每个 OTU 中获得的一条长度为 N 的 DNA 序列如图 4.a 所示:

(a) OTU	序列	(b) OTU	序列
1	GCAGTACT…	1	AGATACTC…
2	GTAGTACT…	2	AGATGCTT…
3	ACAATACC…	3	AAACACTC…
4	ACAACACT…	4	AAACACCC…
5	GCGGCATT…	5	AGACATCC…

图 4   自展法抽样过程图示

要检验假设 1 和假设 2,可先通过自举法抽取 N_b 份伪样本,过程如下:

1)从原样本中随机抽取一个位点,比如说位点 6,将该位点的信息置于伪样本的第一个位点;

2)继续从原样本中随机抽取一个位点,如位点 1,将原样本中位点 1 的信息置于伪样本中的第二个位点处;

3)再继续随机从原样本中抽取位点,如位点 6(因为是有放回的抽样,因此每个位点均有机会被重复抽到),将其信息置于伪样本的第三个位点;

4)重复抽样过程,直到抽取到第 N 个位点以构成一份完整的伪样本(图 4.b)。

5)利用抽取到的伪样本构建系统发生树,在构建出来的树中,如果 OTU 1 和 2 属于同一个进化分支(1,2),则赋值为 1,否则赋值为 0;对 OTU 3 和 4 进行同样操作。

6)重复以上步骤 N_b 次,子集(1,2)出现的比例即为 bootstrap 值,如图 3 所示,分支(1,2)的 bootstrap 值为 90%,分支(3,4)的 bootstrap 值为 95%。

自举法要求原样本的样本量不能太小,能很好的代表产生样本的总体,并且抽样过程必须为有放回抽样。对于得到的 bootstrap 值,一般认为大于 70%时,可支持该进化分支存在。

参考文献

[1] Cavender JA. Taxonomy with Confidence. Math Biosci. 1978, 40(3−4): 271−280.

[2] Felsenstein J. Confidence Limits on Phylogenies With a Molecular Clock. Syst Biol, 1985, 34 (2): 152−161.

[3] Kishino H, Hasegawa M. Evaluation of the maximum likelihood estimate of the evolutionary tree topologies from DNA sequence data, and the branching order in Hominoidea. J Mol Evol, 1989, 29(2): 170−179.

[4] Li WH. A statistical test of phylogenies estimated from sequence data. Mol Biol Evol, 1989, 6 (4): 424−435.

[5] Tajima F. Statistical method for estimating the standard errors of branch lengths in a phylogenetic tree reconstructed without assuming equal rates of nucleotide substitution among different lineages. Mol Biol Evol, 1992, 9(1): 168−181.

[6] Rzhetsky A, Nei M. A simple method for estimating and testing minimum-evolution trees. Mol Biol Evol, 1992, 9(5): 945−967.

[7] Bradley E. The jacknife, the Bootstrap and Other Resampling Plans. Philadelphia: Society for Industrial and Applied Mathematics, 1982: 38.

[8] Felsenstein J. Confidence limits on phylogenies: an approach using the bootstrap. Evolution, 1985, 39(4): 783−791.

（范 安 梁 岩）

分子时钟假说

1 简述

早在 20 世纪 60 年代,随着蛋白序列数据的不断积累,人们观察到,不同蛋白质的进化情况并非一致(如细胞色素 C 进化很慢),而且不同物种的蛋白序列的差异与物种发生分歧的时间成正比。因此有人提出了一种分子时钟的假说,该假说认为,对于任何给定的大分子(蛋白或核酸序列),其进化速率在所有物种中大致保持恒定。

分子时钟假说的提出引起了人们使用大分子研究进化关系的极大兴趣。如果假说成立,人们将可用大分子来推测不同物种发生分歧的时间,类似于使用放射性元素来估计不同地质年代。Richard Dickerson 于 1973 年对分子时钟的存在性进行了研究证明(图 1)。他使用了三种蛋白序列数据:细胞色素 C、血红蛋白和纤维素蛋白多肽。对于每种蛋白质,他都将物种间有差异的氨基酸位点数目与物种发生分歧的时间进行作图,其中物种间分歧时间通过古生物学方法来确定。

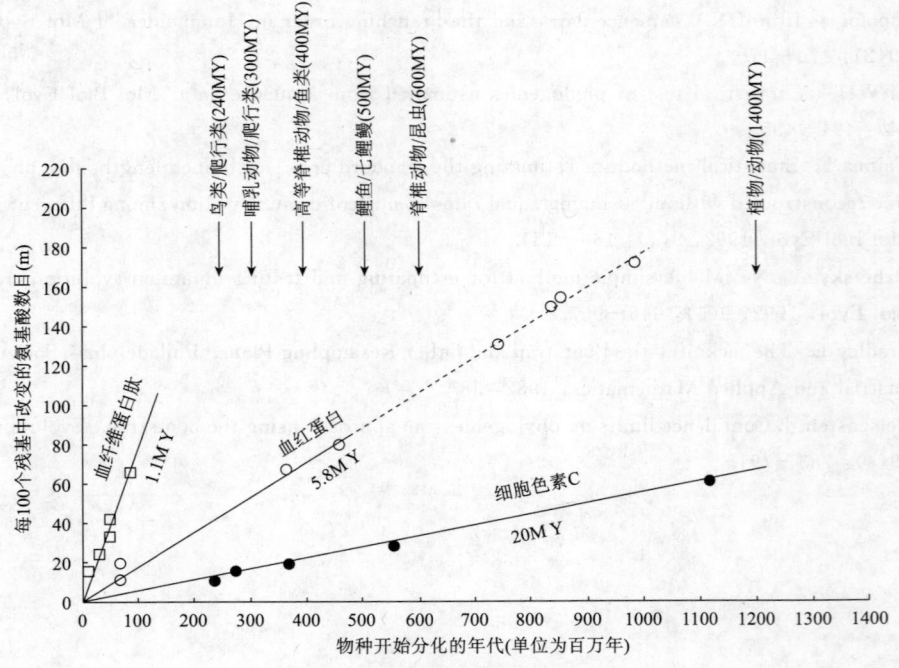

图 1 分子时钟假说的验证

图 1 中纵坐标为每 100 个氨基酸残基中改变的氨基酸数目,记作 m,可用如下公式计算:

$$\frac{m}{100} = -\ln\left(1 - \frac{n}{100}\right)$$

其中 n 为每 100 个观察得到的氨基酸残基数目。根据图 1 的信息,我们可得出如下结论:

1) 对于每一种蛋白质,其从不同物种中所得的数据均位于一条直线上,这提示每种蛋白质的替换速率恒定,佐证了分子钟的存在;

2) 不同蛋白质的替换速率并不相同。如图所示,以百万年的量纲 MY 为度量,三种蛋白每 1‰ 的氨基酸序列发生改变所需要的时间分别是:细胞色素 C 为 20.0MY,血红蛋白为 5.8MY,血纤维蛋白肽为 1.1MY。

3) 不同蛋白质替换速率的差异体现了自然选择对其功能性改变的约束力。

2 分子时钟假说的作用与意义

与传统的依据古生物学方法构建系统发生树不同,基于分子时钟假说原理而构建的系统发生树存在以下明显的优势:

1) 只需通过比较现存生物的蛋白序列或核酸序列即可绘制出相应的系统发生树;

2) 在收集资料方面,获取不同生物的蛋白或核酸序列要比收集他们的化石要简单容易得多;

3) 得到的结果具有可重复性。

但是另一方面,我们需注意到,分子时钟假说所假定的恒定替换速率并不是指严格意义上的恒定,而是在对整个漫长的进化过程进行长期观察后得出的一个综合平均的结论。

就某一类蛋白质而言,在整个进化过程中,其进化速率大体恒定。但是如果换成另一种蛋白质,由于自然选择的约束力不同,其替换速率可能会大不相同。前文所述的三种蛋白质的例子就是一个很好的佐证。

一般情况下,蛋白质进化的速率非常缓慢,因而适于研究血缘关系较远的物种间的进化关系,而 DNA 的分子钟相对较快,适宜分析血缘关系较近的物种间的进化关系。由于种种原因,不同物种的进化速率会有所波动,仅采用一种数据构建系统发生树时,得到的结果往往会导致局部错误的结论。因此,为了绘制出物种间正确的系统发生关系,通常需要利用多种类型的数据进行多角度的分析。

参考文献

[1] Zuckerkandl E, Pauling LB. Molecular disease, evolution, and genic heterogeneity// Kasha M, Pullman B. Horizons in Biochemistry. Albert Szent-Gyorgyi Dedicatory Volume. New York: Academic Press, 1962: 189−225.

[2] Margoliash E. Primary structure and evolution of cytochrome. Proc Natl Acad Sci U S A, 1963, 50(4): 672−679.

[3] 乔纳森·佩夫斯纳. 生物信息学与功能基因组学. 北京: 化学工业出版社, 2006: 343−346.

[4] Dickerson RE. Sequence and structure homologies in bacterial and mammalian-type cytochromes. J Mol Biol, 1971, 57(1): 1−15.

(范 安 钟寿强)

分子进化的中性理论

1 简述

分子进化的中性理论是指,在进化过程中,多数分子水平的改变都是由中性突变体的随机漂变造成的,并且这种改变并不影响个体对环境的适应性。该理论最早由 Motoo Kimura 于 20 世纪 60 年代末至 70 年代初提出,在该理论提出之后,许多人都把它看作是对达尔文的自然选择学说的有力辩驳。但事实上,Kimura 一直认为两种理论其实是并存的,它并不能否定自然选择在决定适应性进化进程中所起的作用,从某种意义上说,是遗传漂变导致了这一理论的形成。这一观点随后得到了许多进化生物学家的认可。

2 发展历史

Sueoka 于 1962 年指出,中性突变在自然界中可能十分普遍。随后,Kimura 于 1968 年提出了分子进化的中性理论。1969 年,Jack L. King 和 Thomas H. Jukes 又发表了一篇关于"非达尔文进化"的论文。对于 Kimura 的中性理论,他指出,在比较已有物种的基因组时,物种间分子水平上的巨大差异多数是"中性的",即这些分子水平上的差异并不会影响生物对于环境的适应性。这是自然选择学说所不能解释的,例如,对于核苷酸序列不同的两个密码子,其可能编码同一种氨基酸(如 GCC 和 GCA 均可编码丙氨酸)。因此,在氨基酸替换速率恒定的情况下,如果大部分的替换为"中性",则可认为多数单核苷酸的改变在功能上是"沉默的"或"不表达的",这类改变通常具有很少甚至不影响生物学功能。

该理论还认为,大多数分子水平上的改变都是由中性等位基因的遗传漂变造成的。新的等位基因的出现通常是由基因中某个单核苷酸的自发突变引起的。对于单细胞种群,这类事件通常会引起种群中新的等位基因出现,并且新出现的等位基因也易于发生遗传漂变。在多细胞生物的有性繁殖中,核苷酸替换事件的出现由个体所携带的众多生殖细胞中的一个引起,因此只有当该生殖细胞参与了胚胎的形成时,才会在种群中出现新的等位基因。

通过遗传漂变,中性替换引起了中性等位基因的出现,经过长时间积累后,新的等位基因在种群中越来越普遍。随后,它可能会在种群中慢慢消失,但也可能会固定下来(极少数情况),即新的等位基因的频率在种群中保持一定。由于漂变的这种特性,在考虑分歧人群时,多数单核苷酸的差异可被认为是按照个体从出生即开始的某一恒定突变率不断累积而来的。这个恒定突变率可根据在所有物种中都具有高度保守性并且能引起

DNA 复制事件的酶的误差率来预估。由上可知,中性理论其实是分子钟的理论基础,研究分子进化的生物学家可利用它来估计物种从共同祖先分歧到现今的时间跨度。对于更复杂的突变率变化的情况,也有与之相对应的分子钟理论。

在中性学说的发展过程中,许多分子生物学家和群体遗传学家均对其作出了巨大贡献,他们的理论可被看作是现代进化理论的一个分支。中性理论没有否定自然选择学说,也没有否认自然选择的存在。Hughes 指出,进化生物学家将自然选择主要分为两种:净化选择(消除有害突变)和正向选择(保留有利突变)。而正向选择又可分为不同的定向选择,有利等位基因的稳定及以多态的形成。分子进化的中性理论认为,自然界中净化选择是普遍存在的,而两类正向选择却都十分罕见,但正向选择在物种适应环境中所起的作用十分重要。另外,他还认为,净化选择是编码蛋白质的基因发生进化的普遍准则,而正向选择则相对罕见,但更令人感兴趣,也更精细,因为它代表着对于普遍准则的背离。

3　中性论者与自然选择论者间的争论

中性论者与自然选择论者间的争论由来已久,其争论焦点在于对突变等位基因的适应度的分布情况。两类学派一致认为,蛋白中所发生的大部分突变,其作用是有害的,并且会很快从种群中消失,因此它们对于替换率和多态的总量并没有影响。而对于非有害突变,其中中性突变所占的比例,两者之间的意见并不统一。自然选择论者认为,这其中只有很少一部分突变是中性的;而中性论者则认为,大部分的非无害突变都应该是中性的,并且具有生物学意义。当然,两个阵营也不是绝对的对立。例如,Ohta 就认为,少数有害突变可增强另外部分少数有害突变在基因替换和分子多态中所起的作用,而 Nei 却认为这些突变并没有任何作用。

近二十年来,有关中性突变的激烈争论对分子进化理论产生了极大的影响:a) 使人们认识到不可忽视随机漂变在分子进化中所起的作用;b) 分子进化和遗传多态其实是同一现象的两个不同方面。这一概念的引入,加强了分子生物学和群体遗传学之间的联系。

参考文献

[1]　Kimura, Motoo. The Neutral Theory of Molecular Evolution. Cambridge: Cambridge University Press, 1983: 25—34.

[2]　Hughes, Austin L. Looking forDarwin in all the wrong places: the misguided quest for positive selection at the nucleotide sequence level. Heredity, 2007, 99 (4): 364—373.

[3]　Hughes AL. Adaptive Evolution of Genes and Genomes. Oxford: Oxford University Press. 1999: 53.

[4]　Ohta T. Slightly Deleterious Mutant Substitutions in Evolution. Nature, 1973, 246(5428): 96—98.

[5]　Ota T. Mutational pressure as the main cause of molecular evolution and polymorphism. Nature, 1974, 252(5482): 351—354.

[6]　Nei M. Molecular Evolutionary Genetics. New York: Columbia University Press, 1987.

[7]　Kimura M, Ohta T. Protein Polymorphism as a Phase of Molecular Evolution. Nature, 1971, 229 (5285): 467—469.

（范　安　钟寿强）

病毒基因组进化分析

1 病毒基因组

对于各种生物的分类,应以能体现出它们相互之间的系统进化关系为佳。但对于病毒而言,由于它们的生命相对来说十分短暂,因此像古细菌、细菌或真核生物一样全面透彻地研究病毒难度很大。但病毒也会受到突变和自然选择的影响,并且病毒基因组的进化速度要远远超过其他细胞基因组的进化速度。同时,现有很多证据表明,早在一万年前,就已经有了病毒的存在。

病毒均具有极高的突变率。RNA 病毒由于其聚合酶普遍缺乏校正能力,导致 RNA 基因组的突变率比 DNA 基因组要高 100 万~1000 万倍。对于 DNA 病毒,其突变率也比一般宿主细胞高 10~1000 倍。除了高突变率,许多病毒的复制速度也非常惊人,例如每个细胞约可产生 10000 个脊髓灰质炎病毒颗粒。如果一个个体被艾滋病病毒感染,其一天可产生 10 亿多个病毒颗粒。许多病毒的基因组由多个相对独立的片段组成,这些片段在病毒复制过程中可进行随机重组,从而在子代病毒中产生大量新型的子类。这解释了流感病毒几乎每年都引起大范围的爆发流行的原因。由于病毒通常处于强大的选择压力之下,如宿主的免疫反应或抗病毒药物的消灭作用等,因此病毒需要通过快速的突变和复制能力以确保其毒株在这些压力之下能存活。

病毒经过漫长的进化历程已经涉及到系统发生树中的所有物种:古细菌、细菌和真菌生物。研究发现,植物病毒(番茄丛矮病毒)、动物病毒(脊髓灰质炎病毒)以及噬菌体(如噬菌体ΦX174)的衣壳蛋白中都存在"β－折叠桶"或"果冻卷"折叠结构,这一现象表明,这些病毒相互之间很可能是同源的(除非发生了十分显著的趋同进化)。另外也有研究显示,感染植物和动物的反转录病毒均具有双链 RNA 基因组以及封装它的特殊衣壳体,另有一类噬菌体"Φ6"也同样具有这种特征,这也说明了病毒之间具有同源性。但是在对这些病毒基因组以及蛋白质进行分析后发现,这些病毒序列之间并没有很大的相似性,这又再次凸显了病毒基因组高速进化的特点。由于病毒基因组的高度多样性,人们很难根据其序列数据绘制出涵盖所有病毒的全面完整的系统发生树。

2 SARS 病毒爆发流行的系统发生分析

2003 年 2 月 28 日,我国曾爆发一场大规模的流行性疾病,经确认,该流行病被命名为急性呼吸系统综合症(SARS)。当时人们并不知道该病的起源和原因,但有人推测,它应该离疾病爆发的时间并不太远,如果对多个地区发生的 SARS 基因组进行系统进化分析,应该可推测出这种疾病是怎么发生并且如何在多个国家发生扩散。于是,在 2003 年 3 月的第 3 周,美国、加拿大、德国、以及中国香港分别独立的从 SARS 患者体内分离出新的冠状病毒(SARS-CoV)。

2.1　SARS 基因组

SARS-CoV 基因组是在 2003 年 4 月由加拿大团队获得的 29751bp 的单链 RNA 序列。该序列可通过 GenBank 获得(查询编号为 AY174119.3)。其 GC 含量约为 41%,处于已公布的冠状病毒基因组 GC 含量范围之内。并且有一个由 5～6 个基因按照一定的顺序摆列构成的典型的冠状病毒结构。

2.2　SARS 病毒系统发生分析

由于多个团队已经获得和发布了 SARS 的序列,我们可以据此探寻该传染病的起源和扩散。具体的序列数据信息可从 GenBank 中获得,这里通过选取 13 条已知获取时间和地点的序列,说明如何利用这些序列来挖掘这次流行病的内在信息。

鉴定宿主:SARS 病毒在早期被认为是人类冠状病毒,和已知的其他冠状病毒具有相同的序列。随后研究却发现,它又完全不同于其他已知的人类冠状病毒。因此,人们推测,该病毒很可能起源于某种动物。通过使用多种动物冠状病毒的蛋白质(其中包括了在果子狸中发现的冠状病毒)构建系统发生树后发现,SARS 看起来和果子狸的冠状病毒最相近,和人类其他冠状病毒都比较远。

采用表 1 中的 13 个基因组,先对这 13 个基因组的核苷酸序列进行全局比对,然后采用 Jukes－Cantor 模型计算 13 个基因组间的遗传距离矩阵,用 N-J 近邻法构建了系统发生树(图 1)。根据构建出来的系统发生树,能够大致了解这次疾病流行的整体过程。如图 1 所示,如果把果子狸作为外类群,可以看到所有早期的病例都发生在广东省内。

表 1　SARS 病毒检验时间及地点

名称	Acc. 登录号	获取日期	获取地点
GZ01	AY278489	DEC-12-2002	Guangzhou
ZS-A	AY394997	DEC-22-2002	Zhongshan
ZS-C	AY395004	JAN-04-2003	Zhongshan
GZ-B	AY394978	JAN-24-2003	Guangzhou
HZS-2A	AY394983	JAN-31-2003	Guangzhou
GZ-50	AY304495	FEB-18-2002	Guangzhou
CUHK-W1	AY278554	FEB-21-2003	Hong Kong
Urbani	AY278741	FEB-22-2003	Hanoi
Tor 2	AY274119	FEB-27-2003	Touonto
Sin2500	AY283794	MAR-01-2003	Singapore
Tw1	AY291451	MAR-08-2003	Taiwan
CUHK-AG01	AY345986	MAR-19-2003	Hong kong
Palm civet	AY627048		

　　因为已经知道所有测序的 SARS 病毒收集的时间,因此我们还可观察到病毒随时间发生突变的过程。方便起见,这里采用 spike 蛋白质对应的开放读码框进行分析。相对于从果子狸中获得的序列,可观察到其他序列与其的遗传距离随着时间的推移粗略地按线性模式逐渐增大(以 x 轴代表时间,以 2003 年 1 月 1 日为原点作图)。如果在这些数据中插入最小二乘法的拟合曲线,就可以估计出这次流行病起源的大概时间。任何一个在零点附近的日期都可以是该流行病开始的时间,初步估计在 2002 年 9 月 16 日到 2003 年 1 月 1 日之间。当然,这种方法是比较粗略的,而且其中很多假设还都没有被证实,但仍能给人们提示一个可能的时间点,即最早的病例报道可以追溯到 2002 年的下半年。

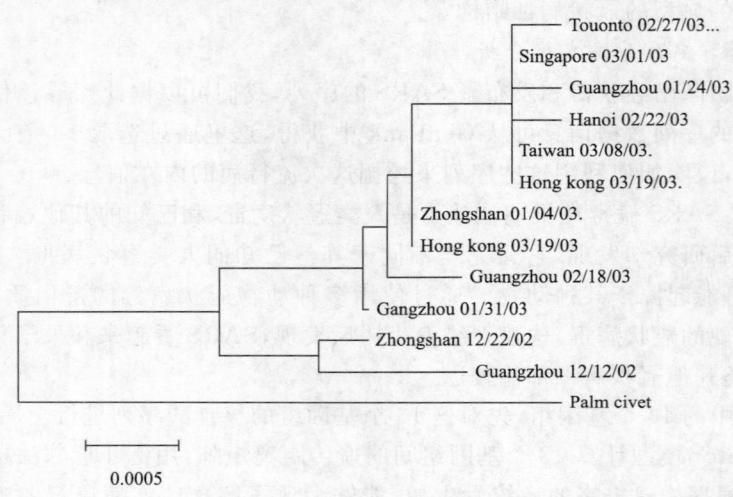

图 1　SARS 病毒系统发生树

参考文献

[1] 李霞,李亦学.生物信息学.北京:人民卫生出版社,2010:124-126.

[2] Nei M. Molecular Evolution and Phyolgenetics. Oxford:Oxford university press,2000.

[3] Pevsner J. Bioinformatics and Functional Genomics. 2nd ed. Wiley:Wiley-Blackwell,2009.

（范　安　钟寿强）

代谢网络进化分析

1　简述

高通量技术和代谢通路数据库的发展使得对代谢网络进行进化分析(metabolic network evolution)成为可能。生物网络具有稳健性和进化性的一个主要原因在于其具有模块化组织。所谓模块,是指一组连接非常紧密的基因或酶的集合,各个模块的功能相对独立,并且模块与模块之间的连接较为稀疏。具体的模块可以是包含仅有几个基因的简单网络,也可以是利用计算机模拟的方法构建出的具有几百个节点上千条边的大网络。现今已有研究开始通过比较多个物种的拓扑结构对代谢网络的进化机制进行探讨,从而根据不同的代谢通路拓扑特征提供不同的系统发生信息。

2 代谢网络进化分析分类

2.1 代谢网络模块的进化分析

一个生物网络中的模块可以包括很多元素(如蛋白质或反应),形成了一个结构上的子系统,并且有其独特的功能。在代谢网络中,存在很多小的,高连接度的模块,这些模块又可以构成更大的模块。对于模块的进化,目前主要有两类假设:a)模块倾向于正向选择,已经存在的模块能够维持细胞的功能,通过模块的进化能够促进其功能;b)模块之间在进化上存在一致性,尽管模块不能直接通过选择进化,但能通过其他性质被选择,例如由水平基因转移引起的基因聚类的加速、多效性的最小化和对新环境的适应性等。

由于生物之间具有遗传相关性,因此其代谢网络也应存在着一定的相似性,由此推测系统发生相近的生物的代谢网络模块应该是相近的。如果不同物种代谢网络模块间的差异性越大,那么物种间的进化距离应当越远,反之亦然。通过对不同物种的代谢网络模块进行统计得分,并据此构建代谢网络的系统发生树,可以从另一角度提供物种的系统发生信息。但实际上计算每种生物代谢网络模块的得分存在一定的难度,也是这类研究的关键。Anat Kreimer 等根据模块的特性,使用 Newman 的算法计算代谢网络中模块的得分,根据每个物种计算得到的代谢模块得分建立距离矩阵,从而构建了不同物种代谢网络模块的系统发生树。

2.2 代谢网络与环境互作的进化分析

代谢网络通常需要在一定的生化环境下才能行使功能,如机体的新陈代谢通过吸收和分泌各种有机和无机物来与环境进行相互沟通。代谢和环境的互作在一定程度上可由代谢网络的结构进化上反映出来。所以对于这类代谢网络,不仅需要推断其代谢功能,还应考虑到代谢网络和环境互作进化的现象。在分析代谢网络的拓扑结构时,有一类化合物是通过外源获得的,这类化合物我们称之为"种子集合"。如果一个物种的生存环境能够决定其代谢反应,那么这些"种子集合"就是代谢网络与外界环境之间一个很好的代理。每种生物代谢网络的种子集合是不同的,在进化过程中,会不断有新的化合物以种子或者非种子的身份加入到代谢网络中。如果某类化合物是以种子的身份被整合到代谢网络中,那么这个种子存在的时间就不会太长,可能从代谢网络中被清除,也可能转变成非种子化合物。根据集合中的基因在这种生物中是否存在可以构造进化的距离矩阵,进而构建物种间的系统发生树。

参考文献

[1] 李霞,李亦学. 生物信息学. 北京:人民卫生出版社,2010:130—131.

[2] Kreimer A, Borenstein E, Gophna U, et al. The evolution of modularity in bacterial metabolic networks. PNAS, 2008, 105 (19): 6976—6981.

（范　安　钟寿强）

蛋白质互作网络进化

1 简述

近年来，随着鉴别蛋白质互作关系的高通量实验技术（如酵母双杂交、免疫共沉淀等），以及生物信息学方法在预测蛋白质互作领域的发展和应用，越来越多的蛋白质互作数据涌现出来，为系统进化研究提供了新的视角。

对蛋白质互作网络，可从五个层面来进行进化分析：蛋白质个体、蛋白质互作对（protein interaction pair）、模体（motif）、网络模块（network module）以及整个网络。即按照所包含的蛋白质数目对网络进化问题进行分层：第一层为仅包含一个蛋白的蛋白质个体；第二层为包含两个蛋白的蛋白质互作对；第三层为网络模体，一般包含 3～5 个蛋白；第四层为网络模块，相对于之前的三层，它包含的蛋白数目更多，且可能由模体组成；第五层则是从整个网络的角度来研究其发生发展过程。

2 蛋白质互作网络进化分类

2.1 网络中的蛋白质个体进化

蛋白质互作网络对蛋白质个体进化性质的影响，即蛋白质互作是否会减慢蛋白质个体的进化速率，是在蛋白质个体层面上研究网络进化的主要问题。这类研究的对象多为酵母，尽管所选的互作数据不同，采用的进化速率评估方法、寻找直系同源蛋白的方法及统计分析方法等不尽相同，但从现有的研究成果推断：蛋白连接度同其进化速率之间可能存在弱负相关。

2.2 网络中的蛋白质互作对进化

对于蛋白质互作对，主要研究的重点在于：互作的两个蛋白质在进化上是否趋向于形成相似的性质？在分子水平上是否趋向于共进化？多年来，研究者开发了许多预测蛋白质互作的方法，如比较基因组学方法、利用系统发生树相似性进行预测的方法及利用基因表达水平相关性进行预测的方法等，这些方法多是基于蛋白质互作对共进化的思想。这些预测算法的成功，反过来为蛋白质互作对具有共进化的现象提供了有力的证据。

目前学术界普遍认为互作的蛋白质倾向于具有更相似的进化速率，且网络中的蛋白质互作对在表达水平等层次上也可能存在微弱的共进化现象。主要有两种解释：a）共进化是施加在蛋白质互作对上相似的进化压力的结果。而相似的进化压力可能来源于作用在这两个互作蛋白质对上相似的调控机制,如协同转录和调控等。这不仅可解释发生直接物理互作的蛋白质对间的共进化,还可解释对共享一个共同生物学关系的一组蛋白质的共进化现象。b) 共进化与互作蛋白质的共适应有关。即当蛋白质序列上直接或者间接通过蛋白质折叠而参与互作的位点发生有害突变时,与其互作的蛋白质可通过发生互补的改变来维持这两个蛋白质的互作关系,进而维持功能的稳定。

2.3　网络中的模体进化

网络模体是指在复杂网络中不同位置重复出现的特定相互连接模式,其在数量上显著高于随机期望,一般含有 3—5 个蛋白。对于网络模体进化的研究,主要集中在探讨模体是否对其成员蛋白的进化具有约束作用。研究表明,模体成员蛋白要比非模体成员蛋白在进化上更具有保守性;具有不同拓扑结构的模体,其成员蛋白的保守性各不相同。

2.4　网络中的模块进化

蛋白质互作网络具有层次模块化的特性。功能模块最显著的特点就是其在功能和拓扑结构上相互关联,并且在蛋白质互作网络中主要以蛋白质复合物的形式存在。目前的研究成果表明,蛋白质互作网络的模块化对其成员蛋白质的进化可能有约束作用,成员蛋白之间在进化速率、表达水平等方面都表现出共进化的特性。类似于蛋白质互作预测,许多功能模块预测算法(如比较基因组学方法)也是基于模块成员蛋白共进化的思想,其成功也反过来支持了功能模块成员蛋白共进化的特点。

2.5　网络的整体进化

研究蛋白质互作网络整体进化的首要问题在于蛋白质互作网络的起源。然后是具有无标度分布、小世界(small world)性质和模块化结构等特性的蛋白质互作网络的进化历程,及阐明这些特性的存在是生物体长期进化过程中自然选择的结果,还是另外存在某种内在的约束机制而使其发生成为不可避免的趋势。

多年来,学者们先后提出了多个无标度和小世界网络进化模型。目前应用最为广泛的是优先连接模型和复制—分歧模型:a) 优先连接模型通过不断向网络中添加新的节点来描述网络的生长,其中新添加的节点倾向于优先与原有网络中连接度高的节点连接。这一模型表明,蛋白质的年龄与其连接度之间存在显著的正向关系,即蛋白质起源越早,其连接度越高,并且在控制其表达水平之后,这种关系仍然存在。b) 在复制—分歧模型中,首先随机选择网络中的初始蛋白质(该蛋白参与所有的互作)并不断复制。随后,由于基因的不断突变,会导致副本与初始蛋白逐渐发生分歧,表现形式为它们参与的互作发生改变。从生物信息学的角度上,这可理解为基因组层面上的改变在网络拓扑结构变化上的体现。有研究表明,酵母中至少有 40% 的蛋白质互作来源于复制事件。而对于蛋白质复合物的起源和进化研究显示,有相当一部分复合物是通过逐步的部分复制而进化来的,并且被复制的复合物仍然保持原复合物的核心功能,但具有不同的绑定特异性和规则。

参考文献

[1]　李霞,李亦学. 生物信息学. 北京:人民卫生出版社,2010:128—130.

[2]　Fraser H. , Hirsh AE, Steinmetz LM, et al. Evolutionary rate in the protein interaction network.

Science，2002，296(5568)：750—752.

[3] Juan D, Pazos F, Valencia A. Co-evolution and co-adaptation in protein networks. FEBS Lett，2008，582(8)：1225—1230.

（范　安　钟寿强）

基因表达序列分析(SAGE)

1　简述

基因表达系列分析(serial analysis of gene expression，SAGE)是 1995 年由 Velculescu 提出的一种快速分析基因谱信息的技术。SAGE 技术是以转录子(cDNA)上特定区域 9～11 bp 的寡核苷酸序列作为标签(tag)来特异性地确定 mRNA 转录物,通过连接酶将多个标签(20～60 个)随机串联形成大量的多联体(concatemer)并克隆到载体中,然后对每个克隆进行测序。应用 SAGE 分析可确定表达的基因种类,并可根据标签出现的频率确定基因的表达丰度,构建 SAGE 文库。SAGE 和基因芯片技术一样,具备高通量和平行检测细胞内基因表达谱的特点。但它可在未知任何基因或 EST 序列的情况下对靶细胞进行表达谱研究,这一点是基因芯片所不具备的。它不仅可反映基因是否表达,而且可反映出基因的表达强度,是从总体上全面研究基因表达、构建基因表达图谱的首选策略,被认为是一种大规模的、高通量的定性与定量获取基因组表达信息的技术,是系统生物学时代的标志性技术之一。

2　SAGE 标签的产生过程

SAGE 的核心是以高通量方式快速检测能独特代表每个基因转录本序列的标签(tag),标签的长度约 9～12bp,同一个 tag 在某组织中出现的频率反映的是该 tag 所代表基因在这种组织中的表达丰度。SAGE 标签的产生是进行多组织、不同细胞间表达谱定量分析的基础。其过程先从感兴趣的样本中分离出 RNA,并用生物素化的寡居脱氧核苷酸引物转化成 cDNA。然后用限制性酶消化总体转录产物,消化后分离得到一些短片段,其中由于生物素和抗生物素蛋白之间的紧密作用,使得转录产物的 3′端被束缚在链霉素抗生物素蛋白的微珠上。接着将两种接头各自添加到 cDNA 上,经过限制性酶切释放出带有接头的 cDNA 短片段(即"标签")。最后将这些标签链接起来,克隆后测序。整个过程可以产生数千个(甚至数百万个)标签记录。SAGE 的一个假设是在 SAGE 文库中找到的标签数量与该生物样本中的 mRNA 分子数成正比。

3　SAGE 数据库和分析软件

3.1　GEO 数据库

GEO 数据库是最早建立的基因表达数据公共贮存库之一,于 2000 年 7 月在 NCBI 上首次发布。GEO 存储大量的基因表达/分子丰度信息,支持符合 MIAME(mimimum information about a micuoarray experiment)标准的数据提交,是目前最重要的对基因表达数据进行浏览、查询和检索的在线资源。GEO 可接受和存贮广泛的高通量实验数据,包括单通道和双通道的微阵列实验(用于测量 mRNA、基因组 DNA 和蛋白质丰度)、非阵列技术如基因表达系列分析(SAGE)、蛋白组学质谱分析数据等。截至 2010 年 2 月 2 日,GEO 中已收录了 6945 个 GPL(GEO platforms)数据,396729 个 GSM(GEO samples)数据和 15474 个 GDE(GDE series)数据。

GEO 数据可以使用 Entrez GEO 数据集和 Entrez GEO 表达谱进行查询。Entrez GEO 数据集查询所有的实验注解,和其他的 NCBI Entrez 数据库查询方式一样,可以使用布尔短语并限定特征字段来进行查询。对于感兴趣的实验,通过属性限定可提高查询效率,如基因名、GEO 登录号、关键词、变异性、组织、创建日期和平台等。检索结果显示了数据组标题、简短实验说明、分类法、实验变量类型和原始平台的链接、相关系列纪录和完整 GDS 纪录。同时可进一步研究感兴趣基因的表达图谱。Entrez GEO 表达谱可以查询预处理的基因表达/分子丰度图谱,即样品和系列纪录,查询可以使用属性限定,如关键词、平台和样品类型、提交者、组织、发表日期和补充文档类型等。检索结果中每个表达谱数据显示报告人提交的注解、简短实验信息、分类法、以及该图谱的条形索引图。

3.2　SAGEnet 网络资源库

SAGEnet 是一个收录 SAGE 技术方法、文档、资讯以及 DAGE 实验数据的网络资源库,该网站由约翰霍普金斯大学医学院建立和维护。该数据库主要介绍 SAGE 技术的基本原理及应用;链接 SAGE 数据、基因图谱的 SAGE 标签和 SAGE 实验方案和软件;提供 SAGE 技术相关文献和学术会议信息等。

3.3　SAGE Geneie 数据库

SAGE Geneie 数据库是美国癌症基因组分析计划的一部分,由 NCBI 建立和维护,该数据库将人和小鼠已知基因的长度为 10～17 个核苷酸的 SAGE 标签进行严格分析,提供了这些基因的高度直观和可视化的表达信息。今年来 SAGE Genie 数据库还合并了与 SNP 关联的可选择标签的参考数据库。SAGE Gene 数据库在以往 SAGEmap 数据库的基础上,提供了更友好的界面;通过查询 SAGE Gene 数据库,可以获知基因在正常组织和癌变组织中的相对表达量。

SAGE 数据分析的应用软件很多,并且不断发展。主要有 SAGE300、WEBSAGE、ATCG、POWER-SAGE 等。

4　SAGE 技术的应用前景

Chen 等(文献[3])提出了 GLGI 技术,可以从 SAGE 生成较长的 cDNA 片段,然后与 GenBank 中的数据比对,从而发现和鉴定新基因。同时,Saha 等(文献[4])建立了

long-SAGE 标签,可直接与人类基因组计划的数据库比对,一次发现了大量的新基因。这些方法的建立,大大加速了对全基因组的诠释,有利于实现完整的基因图谱的绘制。SAGE 技术不仅是描述表达谱强有力的工具,还对寻找肿瘤特异性相关基因、发现肿瘤组织特异性标志物和揭示肿瘤发生的分子机制等方面具有重要意义。随着 SAGE 技术被广泛用于分析正常组织和癌症组织的基因表达谱,肿瘤基因组解剖计划(cancer genome anatomy project,CGAP)建立了肿瘤 SAGE 数据的专用数据库(http://cgap. nci. nih. gov/SAGE),为将 SAGE 技术深入、广泛地用于研究肿瘤提供方便。

参考文献:

[1] Velculescu, VE, Zhang L. Serial analysis of genes expression. Science, 1995, 270(5235):484－487.

[2] 李霞,李亦学,廖飞. 生物信息学. 人民卫生出版社,2010:159－160,169－170.

[3] Chen JJ, Lee S, Zhou GL, et al. High throughput GLGI procedure for converting a large number of serial analysis of gene expression tag sequences into3′ complementary DNAs. Genes Chromosomes Cancer, 2002, 33(3):252－261.

[4] Saha S, Sparks AB, Rago C, et al. Using the transcriptome to annotate the geneme. Nature Biotech, 2002, 19(5):508－512.

(祁素芬 张 扬)

表达序列标签(EST)数据分析

1 简述

表达序列(express sequence)是指由基因组表达为 RNA 的序列,其中绝大部分是 mRNA 分子,它们可以进一步翻译为蛋白质序列;少部分为构成核糖体的 rRNA 或负责转运氨基酸的 tRNA。rRNA 和 tRNA 为基因表达的最终产物,不再翻译为蛋白质。

表达序列标签(expressed sequence tag,EST)是通过从 cRNA 文库中随机挑选克隆,进行一轮单向测序所获得的序列,通常为几十至 500bp 左右,它们大多不是完整的序列,但携带了表达基因的部分遗传序列。EST 技术已成为发现新基因和基因表达谱研究的有力工具,可用于绘制基因组物理图谱、识别基因、构建基因表达谱和电子 PCR 克隆等目的。如王洁如等(文献[1])应用定位－候选基因克隆策略结合生物信息学手段筛选与鼻咽癌负相关的 EST,通过 cDNA 克隆测序和 5′RACE 扩增获取候选 EST 的 cDNA 序列,克隆出一个位于 7q31－32 上的新基因(GenBank 登录号:AF196976,命名为 NAG14)。

2 EST 数据的获取

科学实验获得的大量 EST 需要以数据库的形式进行储存和管理,以方便用户浏览,检索和获取所需的 EST 数据。dbEST、UniGene 和 Gene Indices 是三个数据最丰富、最常用的 EST 数据库。

2.1　dbEST 数据库

dbEST 是 GenBank 数据库的一部分,收集了大量物种的一轮单向测序 cDNA 序列或 EST 序列数据以及其他相关信息,是目前最大的一个公共表达序列数据库。dbEST 主要收集来自于人类和一些重要的模式生物如小鼠的 EST 数据,读者可通过 E－mail 或者使用序列提交软件提交 EST 序列,获得 EST 表达数据。

2.2　UniGene 数据库

UniGene 是 GenBank 数据库的一部分,它通过计算机程序对 GenBank 中的程序数据进行适当处理,剔除冗余,将来自同一基因的相关序列,包括 EST 序列片段搜集到一起,构成一个基因簇(cluster)。UniGene 除了包括人的基因外,也包括小鼠、大鼠等其他模式生物的基因数据。一个 UniGene 簇包含一个基因的各种序列和相关信息,例如基因表达的组织类型和图谱定位信息等。UniGene 构建基因簇时联合使用有监督和无监督学习方法,并在聚类过程中使用了不同水平的严格度,采用 megablast 聚类算法。数据库中不包括一致性序列(conting)。该数据库可通过 NCBI 的 FTP 载点下载或者使用 EntreZ 搜索获取所需要的数据。

2.3　Gene Indices 数据库

基因索引(gene indices)是美国基因组研究所数据库下属的一个数据库,目前已经收录了 42 类动物、47 类植物、15 类原生生物和 10 类真菌的详细的基因组信息,包括该索引的产生背景、版本背景,并提供同源序列的 BLAST 检索和 EST、TC、文库等序列报告;此外还包含基因表达、基因发生、代谢途径等功能注释和分析,和其他的附加信息。该数据库还提供了一个可用于大量 EST 数据的聚类分析工具 TGICL,该工具可在 linux 或者 sunOS 系统下运行,能够对 EST/mRNA 序列进行聚类和拼接组合。

3　EST 数据分析方法

特定物种(或组织)的 EST 序列代表了随机取样的各种转录产物的 mRNA,因此同一个转录产物可能有多个 EST。通过聚类分析,可以将代表同一个转录产物的 EST 序列归为一类,然后使用序列拼接程序装配成更长的、更高质量的序列,减少了 EST 的冗余。这对于 EST 的功能识别、剪切产物的区分和基因表达谱的分析有很大的帮助。经聚类和装配得到的惟一序列(unique sequence),代表了对所研究的物种(组织)在某一特定时间所表达的基因的随机采样的结果。EST 数据分析主要包含四个步骤:EST 数据预处理、EST 数据聚类、EST 数据拼接和拼接结果的注释。

3.1　EST 数据预处理

测序得到的 EST 数据往往是来自测量仪的峰图文件,需要从峰图文件中提取序列,去除其中低复杂度的区域,并保存为 fasta 格式或者其他序列聚类和拼接软件所支持的格式。可以使用 BLAST、RepeatMasker 等软件来自动屏蔽 EST 数据中的表达载体序列、重复序列等不属于表达的基因序列(赝象序列)。对 EST 数据进行质量检查,识别和分离克隆过程中融合并复制的 DNA 片段(即嵌合克隆(chimeric clone)序列)。去除那些小于 100bp 的过短序列。

3.2 EST 数据聚类

聚类分析是一种通过将相似的或者相关联的数据划分到特定的组（类）中以简化大规模数据集的方法，EST 聚类的目的在于将属于同一个基因的具体或同一个转录本的具有重叠部分（over-lapping）的 ESTs 整合至单一的簇（cluster）中。对 EST 数据进行聚类分析有助于产生更长的一致性序列（contigs）；有助于降低数据的冗余性，更正数据的错误；有助于发现同一基因的不同剪切形式。常见的 EST 聚类的数据库主要有三个：①UniGene（http://www.ncbi.nlm.nih.gov/UniGene）②TIGR Gene Indices（http://www.tigr.org/tdb/tgi/）③STACK（http://www.sanbi.ac.za/Dbases.html）

3.3 EST 数据拼接

EST 数据聚类和拼接通常是一个连续的过程，称为 EST 序列组装（EST sequence assembling），EST 聚类后属于同一个类地序列进行拼接，可以组装为更上的一致性序列（conting）。可以采用 Phrap、CAP3、TIGR Assembler、Staden Package 等软件进行 EST 序列的聚类和组装。

3.4 序列注释和分析

由 EST 序列组装得到 contings 或基因序列，可作进一步的注释和分析，进一步了解基因表达的相关特征。对序列的注释和分析通常包括下列几个方面：

1）一级序列同源性比：使用 BLAST 等工具，在相应物种的数据库中搜索可能的同源序列。根据已知同源序列的注释信息推测所研究基因的功能。

2）蛋白质结构域和功能位点搜索：在蛋白质家族数据库或者其他蛋白质功能库中搜索 EST 来源的基因所编码的蛋白质产物的家族、结构域、作用位点等信息。

3）基因功能分类：利用 Gene Ontology（GO）进行功能近似分类。通过浏览、查询数据库和 BLAST 搜索等方式挖掘与基因差异表达现象关联的单个基因的特征功能类或多个特征功能类等功能分类信息。

4）表达量比较分析：表达量比较分析主要是在不同的组织或者不同情况的表达序列之间进行量化比较。将来自不同组织的 EST 序列进行比较，可以了解同一基因在不同组织内的表达水平。

5）通路分析：使用 EST 数据，结合 KEGG 等通路信息数据库资源，进行相关的通路分析、差异表达基因的功能分类、所属信号通路分类等。

6）可变剪切分析：根据 EST 序列本身以及基因组和 mRNA 序列可以预测相关的可变剪切形式。如将 EST 序列比对到基因组或者 mRNA 的对应位置上，可以了解基因是否存在可变剪切的表达。

参考文献：

[1] 王洁如，宾亮华，钱骏．一个定位于 7q31－32 的鼻咽癌负相关新基因的初步研究．癌症，2001，20(7)：688－691.

[2] 李霞，李亦学，廖飞．生物信息学．北京：人民卫生出版社，2010：146－147.

（祁素芬　张　扬）

芯片数据的标准化

1　简述

基因芯片数据中存在有不同来源的变异,主要包括两方面:真实变异和误差,前者是指生物学上的变异,例如正常组样本和疾病组样本基因转录物表达的差异;后者指在芯片实验过程中出现的变异,例如在样本的染色、芯片的制作、芯片的扫描过程中引入的系统误差(偏倚)和随机误差。系统误差定向影响基因的表达水平,会使芯片分析结果出现偏倚,因此只有去除和校正系统误差,才能让基因表达数据真实地反映测量样本的生物学变异,确保后期数据分析的可靠性。标准化方法便是去除基因芯片数据的系统误差、调整数据的重要步骤。

不同的芯片平台由于制作原理和实验条件的不同,引入的系统误差亦不同。基因芯片主要有双通道的 cDNA 芯片和单通道的芯片。芯片的标准化方法根据芯片的种类、数据处理阶段所采用的方法和研究目的而有所差异。

2　标准化方法

2.1　cDNA 芯片

2.1.1　系统误差来源

cDNA 芯片是目前应用较多的用于寻找差异表达基因的技术。对于 cDNA 芯片而言,整个实验过程可能引入的系统误差的主要来源有以下几个方面:染料的物理属性(Cy3 染料和 Cy5 染料的热光敏感性、半衰期不同)、染料的结合效率、探针的制备、探针和样本杂交过程、数据收集时的扫描过程、不同芯片间的差异、试验条件差异等。

2.1.2　标准化过程的参照物

在对芯片数据进行标准化处理时,涉及到参照物的选定,一般以具有稳定表达的基因作为参照物,即已知有一些基因在不同的条件下其转录本的表达量相等,那么该基因通过芯片测得的荧光强度值的差异主要由系统误差造成,从而可以估计系统误差的大小,进而做出相应的纠正。

稳定表达的基因主要包括以下几类:持家基因(housekeeping gene)、外源性的或人工合成的控制基因(controls)、芯片上大部分稳定表达的基因(所有基因)、相对稳定基因子集(invariant set)等。

　　在过去,持家基因的表达水平被认为是常数,经常用来对芯片数据进行标准化。但是,最近的报告表明持家基因的表达水平也是有显著差异的。用持家基因来标准化基因表达数据可能会产生错误的结果。但当样本比较相似或者假定样本间的差异不大时可以考虑用持家基因来对基因芯片数据进行标准化。

　　运用控制基因作为参照基因,即在试验样本和对照样本中都加入表达量相等的参照基因。但要保证控制基因在芯片上的探针具有特异性,不与其他的基因进行杂交。由于杂交的特异性问题,尤其是持家基因实际上并非在不同实验条件下均稳定表达,所以用运用持家基因和控制基因作为参照基因进行标化时,标化结果的可靠性存在着一定的挑战。相对而言,运用大部分稳定表达的基因作为参照基因更为可靠。因为对于基因芯片数据而言,真正与条件相关的表达异常的基因只有一小部分,而大部分基因在不同的条件下都是稳定表达的,所以运用大部分稳定表达的基因作为参照基因可以提高标准化的可靠性,但是它的标准化方法相应会比较复杂。

　　另外有人提出了一个折中的方案,即选择一个相对稳定基因子集作为参照基因。这组基因的确定方法为:选择一组基因子集 $g_1,g_2,\cdots,g_m$,它们对应的探针子集 $p_1,p_2,\cdots,p_k$,cDNA 芯片 $m=k$,Oligo 芯片 $m<k$。在两组样本中这组探针子集具有相同的次序,即 $p_1<p_2<\cdots<p_k$,这部分探针作为稳定表达的探针。

　　上述提及的都是以基因作为参照物进行标准化处理,在应用中还可通过重复样本相互参照。这对于相同条件下的重复芯片实验尤其适用,因为在没有系统误差的情况下,重复芯片的结果应具备较高的吻合度,其差异仅来源于随机误差。此时标化的目的就是使重复芯片的一致性提高。

2.1.3　标准化方法

　　根据实验设计的不同,这里将标准化分为三部分:片内标准化、染色互换标准化和片间标准化。

2.1.3.1　片内标准化(within-slide normalization)

　　在进行标准化之前,首先要对数据进行对数转换,即将芯片上所有基因的 Cy5 染料标记(红光)的荧光强度跟 Cy3 染料标记(绿光)的荧光强度相除后取对数(称为 log-ratio 值),经过这种处理后芯片上所有的基因基本满足正态分布,为随后的数据分析带来方便。片内标化对一个实验中包含的不同芯片进行独立操作,主要方法如下:

　　全局标化(global normalization):全局标化假设红光强度(R)和绿光强度(G)相差一个常数 k,即 $R=k \cdot G$,由于芯片上的大部分基因是稳定表达的,且芯片上基因的荧光强度值经对数转化后基本满足正态分布,所以芯片上所有基因的 log-Ratio 值的密度分布的峰值应该在 0 的位置,而实际上由于红光和绿光的荧光强度存在差异,峰值会偏离 0 的位置。全局标化的目的就是将实际测得的 log-Ratio 值分布的峰值移至 0 处:

$$\log_2(R/G)\rightarrow\log_2(R/G)-c=\log_2(R/(kG))$$

其中,位置参数 $c=\log_2 k$ 通常选择芯片上一个特定基因集的 log-Ratio 值的中值或均值。

　　在很多文章中,全局标化方法通常作为 cDNA 芯片数据中寻找差异表达基因的预处理步骤。全局标化法纠正了染料偏倚（dye bias），由于其方法简单可行而被普遍应用，但它并没有考虑荧光强度依赖的燃料偏倚。

荧光强度依赖的标准化（intensity dependent normalization）：在很多情况下，染料偏倚的大小依赖于荧光强度，Yang 等（文献[3]）对荧光强度与染料偏倚的关系作如下的研究，即以 log-Ratio 值 $M=\log_2(R/G)$ 作为纵坐标，以平均荧光强度 $A=\log_2\sqrt{RG}$ 作为横坐标，根据芯片上所有基因对应的 M 值和 A 值作散点图。一般情况下对于不同 A 值大部分基因的 M 值偏离 0 的幅度不同，对他们进行校正时应该区别对待。荧光强度依赖的标化的目的就是要将不同 A 值对应的 log-ratio 值分布的峰值位置移到 0 处，经过标化后的 M 值与 A 值的散点图中散点应该分布于 $M=0$ 的轴周围：

$$\log_2(R/G)\rightarrow\log_2(R/G)-c(A)=\log_2(R/(k(A)G))$$

这里 $c(A)$ 是 M 对 A 的拟合曲线对应的函数，由于大部分基因是稳定表达的，所以认为少数差异的基因不会影响曲线的拟合。

点样针标化（within-print-tip-group normalization）：一张芯片可以分为几个栅格（grid），一个栅格内的探针采用同一根点样针点样，不同栅格采用不同的点样针。不同点样针针尖的长短粗细、磨损程度等存在细微差异，导致在不同的栅格间存在系统误差。图 1 为点样针标化的一个例子，其中图 1a 为标化前的情况，图 1b 为标化后的情况，不同颜色的拟合曲线对应不同的栅格。

点样针标化实际上是考虑了点样针差异情况下的荧光强度依赖的标化：

$$\log_2(R/G)\rightarrow\log_2(R/G)-c_i(A)=\log_2(R/(k_1(A)G))$$

这里 $c_i(A)$ 指对应于第 i 个栅格的拟合曲线的函数，$i=1,2,\cdots,I$。I 表示栅格数。

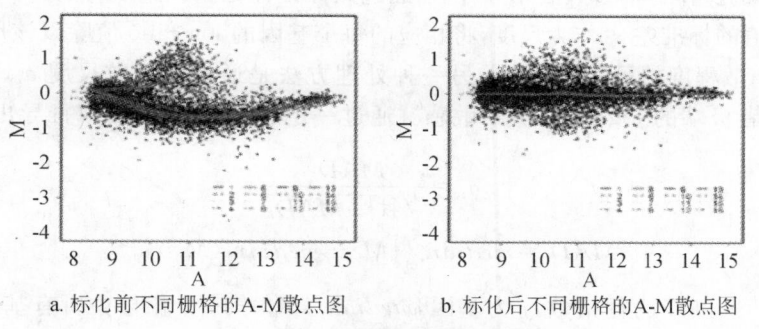

a. 标化前不同栅格的A-M散点图　　　　b. 标化后不同栅格的A-M散点图

图 1　标化前后不同栅格的 A－M 散点图。

以上两种方法主要用于校正由荧光染色差异或点样机器等引起的系统误差，通过标准化，使每个基因的表达具有独立性。由上面的介绍可以看出，此两种方法主要是用 M 值减去 M 对 A 的拟合函数，该函数可采用局部加权多项式回归法（locally weighted polynomial regression，Lowess）拟合。Lowess 的基本思想是：对大小为 n 的数据集 A 中的点 (x_0,y_0)，通过使用靠近 x_0 的观测拟合简单的多项式模型，进而得到 y_0 的估计值。具体如下：在 x 的附近的一个子集上用一个多项式做回归，采用加权最小二乘法估计得到多项式的参数,将 x_0 值代入多项式即可得到 y_0 的估计值 $\hat{y}_0$,当得到数据集 A 中所有的 $y_i(i=1,2,\cdots,n)$ 的估计值 $\hat{y}_i(i=1,2,\cdots,n)$ 时,用直线将 $(x_i,\hat{y}_i)(i=1,2,\cdots,n)$ 连接起来便得到了 Lowess 回归曲线。

　　Lowess 曲线的拟合过程涉及三个初始参数,一个是"带宽"(也称光滑参数)λ。λ 越大得到的拟合曲线越光滑,但对变量关系的细微变化越不敏感;λ 越小,对变量关系的细微变化越敏感,但得到的拟合曲线变得越粗糙。一般情况下 λ 的取值范围是 0.25 到 0.5 之间,也可以是随着 x_0 变化的可变"带宽",可以用一般的记号 $h_\lambda(x)$ 来表示 x 的领域宽度;第二个参数是多项式的次数,通常取 1 次或者 2 次多项式,项数过高容易造成对数据的过拟合;第三个初始参数是权重函数 $w(x)$,与 x 近的点权重大,反之,则权重小。常用的权重函数为:

$$w(x)=(1-|x|^3)^3 I(|x|<1)$$

其中 $I(\cdot)$ 为示性函数。以一次多项式为例,上述过程用数学符号表示便是:对目标点 x_0 解一个单独的加权最小二乘方问题:

$$\min_{\alpha(x_0),\beta(x_0)}\sum_{i=1}^{m}K_\lambda(x_0,x_i)[y_i-\alpha(x_0)-\beta(x_0)x_i]^2$$

其中 $K_\lambda(x_0,x_i)=w\left(\dfrac{|x-x_0|}{h_\lambda(x_0)}\right)$,于是估计则是 $\hat{y}_0=\hat{\alpha}(x_0)+\hat{\beta}(x_0)x_i$。值得一提的是,尽管使用整个线性模型拟合该区间的数据,但最终仅利用它在单个点 x_0 上的拟合值。

　　双参数标化:以上提到的都是单参数标化法,即标化法仅调整了 log-Ratio 值,没有考虑不同栅格内基因的 log-Ratio 值具有不同的离散度,即方差不同。双参数标化法同时兼顾了二者,其具体的操作与单参数法相似,但在经过点样针标化法调整后,计算每个栅格中基因的 log-ratio 值的标准差 σ_i 作为尺度,将相应的每个基因的 log-ratio 值除以该尺度以实现对 log-ratio 值离散程度的尺度化处理。另一种处理方法是通过中位数尺度 a_i。这种方法对于异常值或者极端的 log-ratio 值不敏感。通过一定的数学假设,可以推导出:

$$a_i=\frac{MAD_i}{\sqrt[I]{\prod_{i=1}^{I}MAD_i}}$$

$$MAD_i=median_j\{|M_{ij}-median_j(M_{ij})|\}$$

这里 $i=1,2,\cdots,I,I$ 为栅格数,j 为基因,$median_j(M_{ij})$ 第 i 个栅格中所有基因的 log-ratio 值的中位数。

　　2.1.3.2　染色互换标化(paired-slides normalization,dye-swap):这种标化方法被应用在特殊的实验设计——染色互换芯片实验中,实验设计如表 1 所示:

表 1　染色互换芯片实验设计

	实验组	对照组
芯片 1	cy3	cy5
芯片 2	cy5	cy3

该设计的特点是每张 cDNA 芯片都进行一次重复试验,除了实验组和对照组的染色作互换以外,其他的实验条件都保持不变。这样对于芯片 1,采用 $\log_2(R/G)-c$ 作标化,而对于芯片 2,采用 $\log_2(R'/G')-c'$ 作标化。这里 c 和 c' 分别表示标化函数,它可以由上面提及的任何一种片内标化方法获得。由于这种特殊的实验设计,那么结果标化以后的 log-ratio 值应该满足以下等式:

$$\log_2(R/G)-c \approx -(\log_2(R'/G')-c')$$

由于芯片 1 和芯片 2 实验是在两种相同的实验条件下进行的,所以假定 $c \approx c'$。标化函数 c 可以写成:

$$c \approx \frac{1}{2}[\log_2(R/G)+\log_2(R'/G')] = \frac{1}{2}(M+M')$$

染色互换的标化方法简单,但是相对其他的实验设计需要更高成本,此外在建立 $c \approx c'$ 的前提假设时,需要根据实验数据作相应的分析。只有当两种散点的拟合曲线相似时才支持建立 $c \approx c'$ 假设,从而应用染色互换标化法。

2.1.3.3 片间标化

线性标化法(linear scaling method):不管采用何种片内标化法处理,log-ratio 值的峰值将会移至 0 处。片间标化的目的是去除不同芯片间的系统误差,使片间的 log-ratio 值具有可比性。来自不同芯片的基因的 log-ratio 值具有不同的离散度,所以片间标化可采用上述在双参数法中提到的离散度标化。通过求 σ_i 或 a_i 进行离散标化的方法均属于线性标化法。

非线性标化法(non-linear method),例如,sACE(simulataneous alternating conditional expectation)。该方法通过对芯片数据进行非线性转换优化数据,优化目标是最大化两张重复芯片的相关性,所以这种非线性标化法尤其适用于重复实验。

分位数标化法(quantile normalization):目的是让所有芯片中的每张芯片所测的数据都具有相同的分布。这种标化法借鉴了 Quantile-Quantile plot(Q-Q 图)的思想,即如果图中散点落在对角线上,则两个数据向量的分布相同。这种思想可以延伸至处理 n 个数据向量,如果 n 个数据向量的分位数在 n 维空间中可用单位向量 $\left(\dfrac{1}{\sqrt{n}},\cdots,\dfrac{1}{\sqrt{n}}\right)$ 表示,说明 n 个数据向量具有相同的分布。令 $q_k=(q_{k1},q_{k2},\cdots,q_{kn})$ 为 n 张芯片的 k 分位数向量,这里 $k=1,2,\cdots,p$。$d=\left(\dfrac{1}{\sqrt{n}},\cdots,\dfrac{1}{\sqrt{n}}\right)$ 为单位对角阵。为了将 n 张芯片的 k 分位数向量通过某种转换排列在对角线上,可以作如下的 q_k 到 d 的映射:

$$proj_d q_k = \left(\frac{1}{n}\sum_{j=1}^{n}q_{kj},\cdots,\frac{1}{n}\sum_{j=1}^{n}q_{kj}\right)$$

这表明采用 k 分位数的均值代替原始数据就能够保证每张芯片具有相同的分布。具体的算法如下:

1)给定长度为 p(p 个分位数)的 n 个数组(n 张芯片)构成 $p \times n$ 矩阵 X;

2)矩阵 X 的每列都作排序后构成新矩阵 X_{sort}；

3)求得 X_{sort} 每一行的均值，并将每一行均值分配给该行中的每个元素，得到 X'_{sort}；

4)将 X'_{sort} 的每列按照原始矩阵 X 的顺序重新排序得到标化后的矩阵 $X_{normalized}$。

2.2 单通道芯片

2.2.1 系统误差来源

单通道芯片不同于 cDNA 芯片，它不是两组样本的竞争性杂交，而只是采用一种染料标记后的一组样本与芯片上探针的杂交，所以它不存在 cDNA 芯片中所涉及的染料偏倚；另外这种芯片采用的是原始合成法而不是点样法，所以它不存在 cDNA 芯片中不同栅格带来的系统误差。因此单通道芯片的标准化不需要考虑染料和点样针带来的系统误差，只需要校正由不同芯片间的差异带来的片间误差。

2.2.2 标化过程的参照物

标化过程中使用的参照物与 cDNA 芯片大致相同。

2.2.3 标准化方法

单通道芯片要比 cDNA 芯片复杂，它设计了两类探针：与目标样本完美匹配（perfect match，PM）的探针及对应的在完美匹配的探针序列中央发生一个碱基替换（mismatch，MM）后的探针，这两类探针构成了一个探针对。对于一个基因而言，通常会设计 16～20 个这种探针对，使它们构成一个探针集。所以对于单通道芯片，除了标准化处理外还要基于探针集进行汇总分析得出基因转录物表达的信号估计。理论上 PM 的荧光强度应高于 MM，实际上由于存在 MM 的探针可能会与其他的转录物进行杂交，导致 MM 的荧光强度高于 PM，这种情况下的 MM 值不提供信息。

每个探针集中的全部探针定性和定量地决定基因的杂交信号。定性的信号包括 Present、Marginal 和 Absent；定量的信号为该基因实际的荧光强度（real signal）。不管是定性还是定量的信号都是综合了该基因对应的所有探针对的结果来反映该基因的表达情况。简单地说，单通道芯片的标化方法与 cDNA 芯片的标化方法相似，但不需要考虑两种不同的染色通道。

参考文献

[1] 李霞，李亦学，廖飞．生物信息学．北京：人民卫生出版社，2010：179－180.

[2] Bilban M, Buehler LK, Head S, et al. Normalizing DNA microarray data. Curr Issues Mol Biol, 2002, 4(2)：57－64.

[3] Yang YH, Dudoit S, Luu P, et al. Normalization for cDNA microarray data：a robust composite method addressing single and multiple slide systematic variation. Nucleic Acids Res, 2002, 30 (4)：e15.

（赵小蕾　覃继恒）

基因表达谱数据补缺失方法

1 简述

基因芯片技术的发展使得研究人员能够在同一实验条件下同时检测数千甚至上万个基因的 mRNA 转录表达水平，成为生物信息学研究的重要且强有力的工具。但是基因芯片数据通常包含大量的缺失值，而常用的芯片分析方法要求完备数据，故采用有效的填补缺失值的方法对后续分析意义重大。基因芯片数据缺失大致分为两种类型：一种是非随机缺失，另一种是随机缺失。非随机缺失与基因表达值的高低有关，目前的数据补缺方法尚无有效的处理方法，而随机缺失是由基因表达值的高低之外的其他因素如杂交效能低、物理划伤、指纹、灰尘、图像污染等引起的，可通过数据补缺失的方法进行处理。

理论上，重复试验是最合理的数据补缺失策略，但是这种策略耗时耗力，一般难以开展。目前对于缺失值的处理主要有两种方法，一是删除含有缺失值的样本或基因；二是运用一定的方法进行数据补缺失。前一种方法的处理会丢失一些有用的信息，一般适用于某一行或者列包含缺失值比较多的情况。下面介绍几种常见的数据补缺失的方法。

2 几种常见的数据补缺失方法

2.1 简单补缺失法

用 0、1、每行或者列的均值作为缺失值的可能值。一般用 0 值补缺失时，基因表达数据为一种条件下的荧光信号值或者两种条件下的荧光信号比值的对数值，用 0 补缺失认为该基因在某种条件下无表达或者在两种条件下的表达无差异；用 1 补缺失时，基因表达数据为两种条件下的荧光信号比值，用 1 补缺失认为该基因在两种不同条件下无差异表达；均值补缺失是将缺失值估计为该基因在其他样本中表达的平均水平或所有基因在该样本中表达的平均水平。

上述补缺失方法的弊端是没有不同基因表达数据间的相关性。如何有效运用数据集中的变量相关信息，进行更精确的数据补缺失是目前主要考虑的问题。

2.2 k-近邻法（k-nearest neighbor, K-NN）

k-近邻法的基本思想是用总样本空间中与待补缺失基因距离最近的 k 个邻居基因在缺失条件下的表达值推测缺失值。

k-近邻法的基本步骤如下：

假设基因芯片数据矩阵 X 中第 i 个基因在第 j 个样本下表达值 x_{ij} 缺失，则第一步:确定还有缺失值的基因 i 的 k 个邻居基因,设 $x_{1j}, x_{2j} \cdots x_{kj}$ 分别为基因 i 的 k 个邻居基因在第 j 个样本中的表达值。这里,常用的定义邻居基因的距离函数有欧式距离或相关系数;

第二步:运用邻居基因在该样本中表达值的加权平均估计缺失值,即

$$x_{ij} = \sum_{g=1}^{k} w_g x_{gj}$$

这里 w_g 为权重系数,由邻居基因 g 与基因 i 的距离决定,距离越近 w_g 越大。

这种方法是一种比较稳健的补缺失的方法,但是参数 k 的确定是一个比较棘手的问题,目前还没有很好的方法确定 k。

2.3 局部最小二乘(local least squares,LLS)

局部最小二乘法与 k 近邻法有相似之处,不同的是该方法根据 k 个邻居基因的表达数据利用最小二乘建立回归模型,然后利用回归模型预测缺失值。

局部最小二乘法的基本步骤为:

为叙述方便,我们做如下符号说明,记 $G \in R^{m \times n}$ 表示基因芯片表达数据矩阵,其中 m 为基因个数,n 为实验条件个数并假定 $m > n$。在矩阵 G 中,$g_i^T \in R^{1 \times n}$ 表示第 i 个基因在 n 个实验条件下的表达值向量:

$$G = \begin{bmatrix} g_1^T \\ \vdots \\ g_m^T \end{bmatrix} \in R^{m \times n}$$

则若第 i 个基因在第 l 个位置的缺失值 α 可用下述记号表示:

$$G(i,l) = g_i(l) = \alpha$$

第一步:确定还有缺失值的基因 i 的 k 个邻居基因。这里,常用的定义邻居基因的距离函数有欧式距离或相关系数。为方便起见,不妨假设缺失值 α 位于第 1 个基因的第 1 个位置,并且第 1 个基因向量 g_1 的 k 个最近邻居基因向量为:

$$g_{s_i}^T \in R^{1 \times n}, 1 \leqslant i \leqslant k$$

第二步:运用邻居基因在该样本中表达值做回归并估计缺失值。我们将基因芯片数据矩阵表示为:

$$\begin{bmatrix} g_1^T \\ \vdots \\ g_m^T \end{bmatrix} = \begin{pmatrix} \alpha W^T \\ bA \end{pmatrix}$$

其中 $A \in R^{k \times (n-1)}$ 表示 k 个邻居基因除去第 1 个位置的数据后剩下的部分构成的矩阵,W 表示 g_1 去掉第 1 个位置后剩下的数据构成的向量,b 表示 k 个邻居基因的第一个元素构成的向量,α 为缺失值。则最小二乘问题可用如下公式表示:

$$\min_{X} \parallel A^T X - W \parallel_2$$

则 W 的每个元素可用 A 矩阵对应的列向量的元素的线性组合估计,系数矩阵即为 X,故,缺失值 $\alpha = b^T X = b_1 x_1 + b_2 x_2 + \cdots + b_k x_k$。当缺失值有多个时也可采用以上的方法予以填补。

该方法利用了数据集中尽量多的信息,是一个无偏估计,但没有考虑到随机误差,低估了标准差和其他未知性质的测量值,而且这一问题会随着缺失信息的增多变得更加严重。此外,该方法需假定缺失值所在的变量与其他变量间存在线性关系,很多时候这种关系并不一定存在。

2.4 其他方法

除了以上方法外,对基因表达谱数据进行补缺失的方法还有一些其他的方法,具体参见参考文献[3-4]

参考文献

[1] 李霞,李亦学,廖飞. 生物信息学. 北京:人民卫生出版社,2010:179-180.

[2] Kim H, Golub GH, Park H. Missing value estimation for DNA microarray gene expression data: local least squares imputation. Bioinformatics, 2005, 21(2):187-98.

[3] Sahu MA, Swarnkar MT, Das MK. Estimation Methods for Microarray Data with Missing Values: A Review. Int J Comput Sci Infor Tech, 2011, 2(2):614-620.

[4] Xiang Q, Dai X, Deng Y, et al. Missing value imputation for microarray gene expression data using histone acetylation information. BMC Bioinformatics, 2008, 9:252.

(赵小蕾　覃继恒)

基因表达数据的差异表达基因识别

1 简述

基因表达谱分析的一个重要目的是筛选和发现影响不同疾病表型发生的基因表达模式。表达模式不一致的基因可提示基因与疾病的关联,也可指导下游分子生物学实验的开展。差异表达基因识别是用于筛选表达模式差异的基因的一类分析方法,主要目的是区分差异表达和非差异表达基因。差异表达基因筛选的方法很多,如阈值法、t 检验法、信息熵法、方差变异模型和 SAM 等方法。

2 常用方法

2.1 倍数变化(fold change, FC)

运用倍数值估计每个基因在试验条件下较之对照条件下表达量的倍数差异值。公式如下：

$$FC = \frac{\overline{x}_I}{y_C}$$

其中 $\overline{x}_I, \overline{y}_C$ 分别表示基因在条件 I 和条件 C 的表达均值。当 FC 值约等于 1 时，表明该基因在两种不同条件下的表达没有差异，反之，当 FC 值明显大于 1 或小于 1 时，表明基因在条件 I 下的表达有上调或者下调。FC 值越偏离 1，差异表达越显著。但是对于不同的数据集，具体阈值的确定困难，通常以 2 倍差异为阈值，但这带有很大的主观因素，不具有统计学意义。在芯片数据分析的早期被应用，目前通常被用于基因的大规模初筛。

2.2　t 检验(t-test)

运用 t 检验法可以判断基因在两种不同条件下的表达差异是否具有显著性。其零假设为 $\mu_1 - \mu_2 = 0$，即假设某基因在两种不同条件下的平均表达水平相等，与之对应的备选假设是 $\mu_1 - \mu_2 \neq 0$。t 检验的统计量为：

$$t = \frac{\overline{x_1} - \overline{x_2}}{\sqrt{s_1{}^2/n_1 + s_2{}^2/n_2}}$$

其中均值

$$\overline{x}_1 = \sum_{j=1}^{n_i} x_{ij}/n_i$$

方差

$$s_i{}^2 = \frac{1}{n_i - 1} \sum_{j=1}^{n_i} (x_{ij} - \overline{x}_1)^2$$

n_i 为某一条件下的重复试验次数，x_{ij} 为某基因在第 i 个条件下第 j 次重复试验的表达水平测量值。根据统计量 t 值，得到 P 值，设定假设检验水准 α，若 $P < \alpha$，则拒绝零假设，认为某基因在两种不同条件表达差异具有统计学意义；反之，则接受零假设，认为某基因在两不同条件下表达无差异。由于芯片试验成本较高，n 较小，从而对总体方差的估计不很准确，对 t 检验的准确性会造成影响。

2.3　方差分析(analysis of variance，ANOVA)

方差分析可用于基因在两种或多种条件间的表达量的比较，它将基因在样本之间的总变异分解为组间变异和组内变异两部分。组间变异体现了不同条件带来的基因表达的差异，组内变异体现了包括个体差异和测量带来的随机误差。通过方差分析的假设检验判断组间变异是否存在，如果存在则表明基因在不同条件下的表达有差异。分别计算总变异、组间变异和组内变异：

$$SS_{总} = \sum_i (x_{ij} - \overline{x})^2$$

$$SS_{组间} = \sum_i n_i (\overline{x}_i - \overline{x})^2$$

$$SS_{组内} = \sum_i \sum_j (x_{ij} - \overline{x}_i)^2$$

其中 x_{ij} 为某基因在第 i 种条件下第 j 个样本中的表达值；$\overline{x}$ 为该基因在所有样本中的平均表达值；$\overline{x}_i$ 为该基因在在第 i 种条件下样本中的平均表达值，n_i 为该条件下的样本数。

将变异除以自由度计算均方，消除了自由度的影响：

$$MS_{组间} = \frac{SS_{组间}}{v_{组间}}$$

$$MS_{组内} = \frac{SS_{组内}}{v_{组内}}$$

$$F = \frac{MS_{组间}}{MS_{组内}}$$

其中，$v_{期间} = k-1$，$v_{组内} = N-k$，$v_{总} = N-1$，N 为样本的总个数，k 为条件数。

根据统计量 F 值，得到 P 值。设定假设检验水准 α，若 $P < \alpha$，则拒绝零假设，认为某基因在不同条件下的表达差异具有统计学意义；反之，则接受零假设，认为某基因在不同的条件下表达无差异。

2.4　信息熵

与上述方法不同，运用信息熵进行差异基因筛选时，不需要用到样本的类别信息，所以运用信息熵找到的差异基因并非指在两种不同条件下表达差异的基因，而是指在所有条件下表达波动比较大的基因。

首先对每个基因进行离散化处理，然后计算该基因的信息熵。

$$H = -\sum_{i=1}^{m} p_i \log p_i$$

其中 p_i 表达某个基因表达值在某一段取值的概率（这里用区段的样本频率近似代替），m 为离散的区段数。H 值越高，说明该基因在这些条件下表达值的变异程度越大，提示该基因为差异表达基因。

2.5　SAM 法

在进行统计学假设检验时，最后作出的推断结论不管是拒绝 H_0 或是不拒绝 H_0，均可能发生错误，即 Ⅰ 型错误或 Ⅱ 型错误。Ⅰ 型错误（假阳性）即在假设检验作推断结论时，拒绝了实际上正确的检验假设 H_0，即将无差异表达的基因判断为差异表达。Ⅱ 型错误（假阴性）即接受了实际上不正确的 H_0，即将有差异表达的基因判断为无差异表达。

在运用 t 检验和方差分析进行差异基因筛选时，存在多重假设检验问题。若芯片检测了 n 个基因，整个差异基因筛选过程需要做 n 次假设检验，若每次假设检验犯假阳性的概率为 P，则在这个差异基因筛选过程中至少有一个基因是假阳性的概率为 $P = 1-(1-P)^n$，由于芯片检测的基因个数 n 较大，从而导致假阳性率 P 的增大。对于这种多重假设检验带来的放大的假阳性率，需要进行纠正。常用的纠正策略有 Bonferroni 法，控制 FDR(false discovery rate)值等。

SAM(significance analysis of microarrays)算法就是通过控制 FDR 值纠正多重假设检验中的假阳性率。计算相对差异统计量 d：

$$d = \frac{\overline{x_1} - \overline{x_2}}{s + s_0}$$

其中，$s = \sqrt{s_1^2/n_1 + s_2^2/n_2}$；统计量 d 衡量了基因表达差异的相对差异，是 t 统计量的修正。

计算所有基因的 d 值,这些 d 值的分布应该独立于基因的表达水平。然而在低表达丰度情况下,由于 s 值较小,d 值的方差较大。为了确保 d 值的方差独立于基因表达水平,在分母上加上一个小的正数常量 s_0。通过窗口法确定 s_0 值,该 s_0 值能使 d 值的变异系数最小。

扰动试验条件,模拟基因在两组间无表达差异的表达变量,计算扰动后的基因表达的相对差异统计量 d_p,随机扰动 $|p|$ 次,计算所有扰动的平均相对差异统计量。

确定差异表达基因阈值:以最小的 d 正值和最大的 d 负值作为统计阈值 $d(t)$,运用该阈值,统计在 d_E 值中超过该阈值的假阳性基因个数,估计假阳性发现率 FDR(false discovery rate,FDR)值,FDR 值为所有判断为差异表达的基因中假阳性基因的比例。

$$FDR = \frac{\sum \frac{\# of(d_p > d(t))}{|p|}}{\# of(d > d(t))}$$

通过调整 FDR 值的大小得到差异表达的基因。

2.6 回归模型法

回归模型法(regression model)是由 Thomas 等人于 2001 年提出的一种有效的、稳健的用于筛选差异表达基因的统计模型方法。该方法的优点是不需要对数据的分布做假设,并且对多重比较带来的假阳性错误率有较好容忍性。

将每个基因的表达数据看成一个列向量 $Y_k = (Y_{1k}, Y_{2k}, \cdots, Y_{jk})$,其中 Y_{jk} 表示第 j 个基因在第 k 个样本的表达值,这里 $j = 1, 2, \cdots, J$;$k = 1, 2, \cdots, K$。我们定义 x_k 表示与第 k 个样本的患病状态,正常样本时 $x_k = 1$,否则 $x_k = 0$。对第 k 个样本的第 j 个基因的表达水平有如下的回归模型:

$$Y_{jk} = \delta_k + \lambda_k (a_j + b_j x_k) + \varepsilon_{jk}$$

其中 (a_j, b_j) 表示特定基因的回归系数,(δ_k, λ_k) 分别表示特定样本的加法和乘法异质性因子,ε_{jk} 是随机项。因为 x_k 是二进制的,故 a_j 衡量的是第 j 个基因在正常样本(normal samples,即 $x_k = 0$)中的平均表达水平;b_j 衡量的是第 j 个基因在两组样本中平均表达水平的差异。

我们假设基因表达谱是稳定的,可以用一个线性回归模型 $\mu_{jk} = \delta_k + \lambda_k a_j$ 来刻画每个基因在每个样本中的平均表达值。异质性因子可以用加权最小二乘法来估计,然后用估计值来调整基因的表达水平:$(Y_{jk} - \hat{\delta_k})$,最后用调整后的表达值基于上述回归模型进行下一步的分析。

回归模型法的分析策略:第一步,对数据进行预处理,包括数据转换,缺失填补等。第二步,估计异质性因子 (δ_k, λ_k),可利用加权最小二乘法公式 $\sum_{j,k} (Y_{jk} - \delta_k - \lambda_k a_j)^2 w_j^{-1}$ 求解。权重因子 w_j^{-1} 的作用是让每个基因的贡献值标准化到 0 和 1 之间。最终用得到的 (δ_k, λ_k) 的估计值对数据进行矫正。我们对残差项的分布不作假设,所以第三步要用加权最小二乘法估计模型中的特定基因参数 (a_j, b_j),相应基因的标准误差用估计方程理论计算。最后计算每个基因的 Z 得分,即基因在两组中表达的差异 b_j 和相应基因的标

准差 $S.E._j$ 的比值。

为了度量显著性，我们将 Z 得分转化非渐进正态下的 P 值，并用修正的 Bonferroni 校正处理多重检验问题，即用 P 值除以探针集的个数。

参考文献

[1] Vinay Nadimpally，Mohammed J. Zaki. A Novel Approach to Determine Normal Variation in Gene Expression Data. Newsletter ACM SIGKDD Explorations Newsletter，2003，5(2)：6－15.

[2] Tusher VG，Tibshirani R，Chu G. Significance analysis of microarrays applied to the ionizing radiation response. Proc Natl Acad Sci U S A，2001，98(9)：5116－5121.

[3] Thomas JG，Olson JM，Tapscott SJ，Zhao LP. An efficient and robust statistical modeling approach to discover differentially expressed genes using genomic expression profiles. Genome Res，2001，11(7)：1227－1236.

（赵小蕾　覃继恒）

基因芯片数据的聚类分析

1　简述

聚类分析是基因芯片数据分析中使用广泛的一类机器学习方法。它不依赖于先验知识，仅根据样本的统计特征（例如统计平均值、相关系数等）提取分类标准，对样本划分为多个类，使类中样本的相似程度高，类间可区分性高。由于其不依赖样本的分组信息，因此是一种无监督的学习方法。聚类算法旨在揭示内在的数据结构，从高水平芯片噪音数据中捕获信息。聚类算法也用于发掘表达模式相似的基因簇，研究基因-基因间和基因簇-基因簇间相互关系，特别适用于数据高度相关的基因表达谱分析。

2　聚类算法的类型

根据具体算法思想的不同，我们可以将聚类算法分为划分法（partitional clustering）、层次法（hierarchical methods）等。

划分法：首先选择若干个模式点作为聚类的中心，每一中心代表一个类别，按照某种相似性度量方法（如最小距离方法）将各模式归于各聚类中心所代表的类别，形成初始分类。然后由聚类准则判断初始分类是否合理，如果不合理就修改分类，如此反复迭代运算，直到合理为止。所谓的合理就是要使得同一类的相似性大而不同类的相似性小。在这个算法思想的基础上将模糊数学中隶属度概念引入其中便是模糊聚类算法。基于上述基本思想的算法有 k 均值算法（k-means）、模糊 c-means 聚类、自组织映射聚类（self organization mapping，SOM）等。

层次法：这种方法是构建一个树结构（称为系统发生树），然后再通过剪枝得到分类结果。具体又可分为自底向上和自顶向下两种方案。基于这个思想的最常用的算法是层次聚类算法（hierarchical clustering）。

除此之外，还有一些不同于以上三种思想的聚类算法，例如双向聚类、模拟退火法聚类，等等。

3　聚类分析中的距离（相似性）尺度函数

研究者需根据所研究的关系类型选择合适的距离尺度函数。常用的表达相似性尺度有几何距离、线性相关系数、非线性相关系数和互信息等。

1）几何距离

几何距离可以衡量研究对象在空间上的距离远近关系，常见的几何聚类函数有明氏距离：

$$d(x,y) = \{ \sum | x_i - y_i |^\lambda \}^{1/\lambda}$$

其中，x 和 y 分别为样本向量或基因向量，x_i 和 y_i 为对应的第 i 个分量，明氏距离通过综合考察各分量的差异来衡量两物体的远近关系。当 $\lambda=1$ 时，明氏距离即为马氏距离；当 $\lambda=2$ 时，明氏距离即为欧式距离。明氏距离在考查两物体的相似性时没有考虑不同分量量纲差异的影响，所以用明氏距离作相似性尺度时应该先对数据进行标准化处理，消除不同分量之间的量纲差异。

几何距离比较合适用于衡量样本间的相似性，或者基因在样本空间（如不同组织间）的相似性。

2）线性相关系数

当基因表达数据是一系列时间点数据时，运用几何距离会丢失重要信息，此时皮尔逊相关系数（Pearson correlation coefficient）可以发现虽然空间上距离远但在系列时间点上具有相似波动模式的相关关系，计算公式如下：

$$r = \frac{1}{n} \sum_{i=1}^{n} \left(\frac{x_i - \bar{x}}{\sigma_x} \right) \left(\frac{y_i - \bar{y}}{\sigma_y} \right)$$

其中，$\bar{x}$ 为基因向量 x 的期望值，σ_x 为 x 的标准差，$\bar{y}$ 为基因向量 y 的期望值，σ_y 为 y 的标准差，n 为向量的维数，即时间点数。根据皮尔逊相关系数的正负号，分别可以发现正相关和负相关的基因相关关系，如果用几何距离进行衡量，往往会因为距离上较远而忽略这种关系。

3）非线性相关系数

某些在功能上有相关关系的基因虽然在表达上不具有严格的线性相关关系，但在时间点的波动趋势上却是相似的。这种非线性相关关系模式可以用斯皮尔曼秩相关系数

（Spearman correlation coefficient）进行衡量，公式如下：

$$r = 1 - \frac{6 \sum d^2}{n(n^2 - 1)}$$

其中，d 为每对观察值 x_i 与 y_i 的秩次之差，n 为时间点数。

4）互信息

线性与非线性相关系数都只能衡量基因间的单调相关关系，对于那些在整个时间序列上基因间的表达没有单调升降关系的，其相似性关系可以用互信息进行衡量：

$$r = H(x) - H(x \mid y)$$

其中，$H(x)$ 表示 x 的熵，$H(x \mid y)$ 表示 x 的条件熵。当 x 和 y 为离散型向量时，条件熵的计算方式为：

$$H(x \mid y_J) = - \sum_{I=1}^{n} p(x_I \mid y_J) \log p(x_I \mid y_J)$$

$$H(x \mid y) = - \sum_{I=1}^{n} \sum_{J=1}^{m} p(y_J) p(x_I \mid y_J) \log p(x_I \mid y_J)$$

其中，$p(\cdot)$ 为概率密度函数，可以由频数估计，n 和 m 分别为离散化 x 和 y 时的离散化单位。

4 常见的聚类算法

4.1 k 均值聚类算法

k 均值算法是根据聚类中的均值进行聚类划分的算法。该算法需要对分类数据作一个基本假设：对于每个聚集的类，可以选择一个中心，使得该类中的所有点到该中点的距离小于到其他类的中心的距离。中心的定义一般为该类中所有点的均值。算法的一般流程为：

1）初始化类中心：随机选择 k 个研究对象作为聚类中心。

2）分类：对待分类的对象按照最小距离原则分划给 k 类中的某一类。

3）更新类中心：重新计算每类对象的均值作为新的类中心。

4）重复上述第 2 至 3 步，直到每个聚类不再发生变化。

k 均值聚类可以看作是个优化问题，它的优化目标是最小化类内样本间的两两距离之和。假设有 N 个样本需要分到 k 个聚类中，目标函数为：

$$w(C) = \sum_{k=1}^{K} \sum_{n=1}^{N} r_{nk} \parallel x_n - \mu_k \parallel^2$$

这里 r_{nk} 当样本 x_n 被归类到第 k 类时值为 1，否则为 0；μ_k 为第 K 类的中心。

k 均值聚类是一种简单且快速的聚类方法，但 k 均值算法的聚类结果依赖于初始化时的类中心。为了克服这个问题，可以采用多个初始化方式，选定具有最小 $w(C)$ 对应的聚类结果作为最佳的聚类结果；另外，由于事先不知道类别个数，k 的选取具有主观性。为了降低主观性可采用遍历所有 k 的可能取值的方法，但是这样会大大降低算法的效率,对样本很大的数据不适合。此外,该方法对噪音和离群值也比较敏感。

4.2 模糊 c 均值算法

将模糊数学的隶属度的概念与 k 均值的概念结合在一起便形成了模糊 c 均值聚类算法,即在模糊聚类中,每个对象对每个类别被赋予了一个隶属度,表示该模式被归属为每个类别的程度,满足一个对象对每个类别的隶属度之和为 1。

假设有 N 个样本需要分到 k 个类中,通常情况下隶属度的公式可以表示为:

$$u_k(x) = \frac{1}{\sum_j \left(\frac{d(\mu_k, x)}{d(\mu_j, x)} \right)^{2/(m-1)}}$$

这里,$u_k(x)$ 表示 x 对第 k 类的隶属度,μ_k 表示第 k 类的类中心,$d(\cdot)$ 为欧氏距离函数,m 衡量了欧氏距离对隶属度影响的权重大小。模糊 c 均值算法的总类别中心的选择与计算方法 k 均值算法相似,其算法流程如下:

1)初始化类中心及隶属度矩阵;

2)更新类中心;

3)更新隶属度矩阵;

4)重复上述 2 至 3,直到收敛。

此算法可以使得类内的相似度更高,但是聚类结果对初始化的类中心的依赖问题及类别数的选择问题仍然没有解决。

4.3 自组织映射聚类

自组织映射(self organization mapping,SOM)是一种基于人工神经网络的聚类算法,在 1981 年由芬兰人 T. Kohonen 提出。Kononen 认为人脑的特定区域只对特定的行为反应,该行为会正向刺激临近区域,同时反向抑制远离区域,大脑通过"聚类"过程针对性地响应和识别外界信号。自组织映射正是模仿这一生物学特征,无需监督自动分析样本的内在特征,揭示样本的相似性,将高维数据映射到低维,实现模式识别和聚类映射。自组织映射聚类属于非监督学习的神经网络聚类,与 k 均值聚类算法类似,采用 SOM 聚类算法之前,也要事先定义需要聚合的类的个数。Todd Golub、Eric Lander 和 Whitehead 研究所的一些科学家首先利用自组织映射算法对基因芯片数据进行分析。

自组织映射算法与 k 均值算法在结果输出的层次性上有不同之处,它分离出来的类之间具有一定的结构(如图 1)。在 SOM 神经网络中,首先预设类别数位 6,输出的神经元 1、2、3、4、5、6 以栅格方式排列于二维空间,输出层的神经元有初始权重,根据输入样本向量与输出层神经元的距离,找到具有最短距离的神经元作为兴奋神经元,其他神经元根据与该兴奋神经元的距离确定不同的兴奋度,然后根据兴奋度的不同对神经元权重进行调整,完成一个学习过程,随着样本的继续输入,不断进行这种学习过程。最后神经元可以根据输入样本向量的特征,以拓扑结构展现于输出空间,如图中黑色表

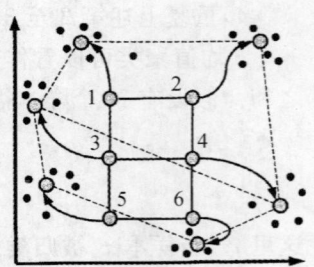

图 1 SOM 映射学习过程
(引自:Tamayo et al. 1999)

示学习样本,在不断地学习过程中,输出层的神经元根据输入样本的特点进行权重调整,

最后拓扑结构发生了改变。

4.4 层次聚类算法

层次聚类算法将研究对象按照其相似性关系用树形图呈现出来。根据层次的形成方式，可以分为凝聚法（agglomerative）和分裂法（division）。凝聚法采用自底向上的方法，一开始将每个研究对象作为单独的一类，然后不断地合并相近的对象或类，而分裂法则刚好相反。以凝聚法为例算法的流程如下：

第一步：每个对象单独作为一类；

第二步：计算类与类之间的距离，把距离最近的合并为一个新类；

第三步：重复步骤二直到所有的对象归为同一个类为止；

第四步：画出最终层次聚类图；

第五步：决定各类的个数及各类的成员。

与 k 均值聚类法等不同的是层次聚类不需要预先设定类别个数，而是通过构建树结构来呈现对象之间的关系。在层次聚类中，类的合并与分解按照一定的距离函数度量，常用的类间度量方法有：最小距离（single linkage）、最大距离（complete linkage）、平均距离（average linkage）和质心距离（centroid linkage）。

最小距离：以两类中距离最近的对象的距离作为两类的距离；

最大距离：以两类中距离最远的对象的距离最为两类的距离；

平均距离：以两类中所有对象的距离的平均值作为两类的距离；

质心距离：分别计算两类的质心，以两质心间的距离作为两类的距离。

下面通过一个例子说明凝聚法的层次聚类算法的过程，采用欧式距离衡量样本间的相似性，最小聚类衡量待合并的两类间的相似性。

1）假设有五个样本 S_1、S_2、S_3、S_4、S_5，开始时每个样本各成一类，根据样本的基因表达谱数据，运用欧式距离计算五个样本两两间的距离。

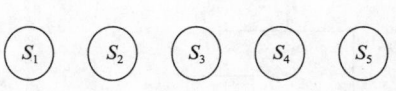

	S_1	S_2	S_3	S_4	S_5
S_1					
S_2	2				
S_3	6	5			
S_4	10	9	4		
S_5	9	8	5	3	

2）找到距离最近的两个样本进行合并。由于 S_1 与 S_2 的距离最小，故最先合并 S_1、S_2

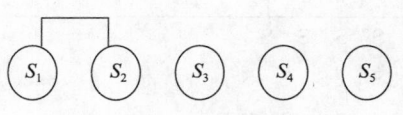

	S_1	S_2	S_3	S_4	S_5
S_1					
S_2	②				
S_3	6	5			
S_4	10	9	4		
S_5	9	8	5	3	

3）计算合并后类与类之间的距离，调整距离矩阵。用最小距离法计算类与类之间的距离。

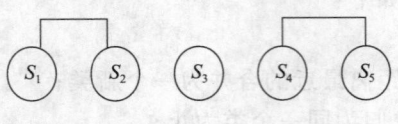

	S_1S_2	S_3	S_4	S_5
S_1S_2				
S_3	6			
S_4	10	4		
S_5	9	5	3	

4）基于新的距离矩阵，将距离最近的两类合并。由于 S_4 与 S_5 的距离最小，合并 S_4、S_5

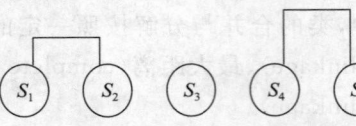

	S_1S_2	S_3	S_4	S_5
S_1S_2				
S_3	6			
S_4	10	4		
S_5	9	5	③	

5）计算合并后类与类之间的距离，调整距离矩阵。用最小距离法计算类与类之间的距离。

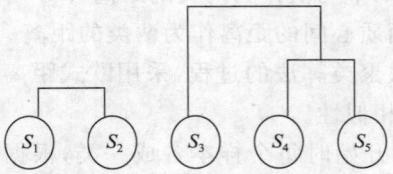

	S_1S_2	S_3	S_4S_5
S_1S_2			
S_3	6		
S_4S_5	10	5	

6）基于新的距离矩阵，将距离最近的两类合并。由于 S_3 与 S_4S_5 的距离最小，合并 S_3 与 S_4S_5

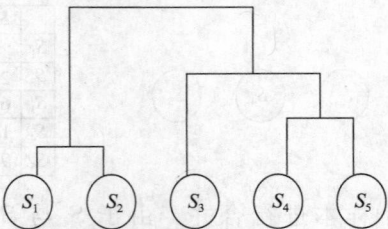

	S_1S_2	S_3	S_4S_5
S_1S_2			
S_3	6		
S_4S_5	10	⑤	

7）重复上述步骤得到最终的树状结构图。

8）根据树状图可以看出 5 个样本的分类情况如下表所示：

类别数	分类情况
1	$\{S_1 \quad S_2 \quad S_3 \quad S_4 \quad S_5\}$
2	$\{S_1 \quad S_2\}\{S_3 \quad S_4 \quad S_5\}$
3	$\{S_1 \quad S_2\}\{S_3\}\{S_4 \quad S_5\}$
4	$\{S_1 \quad S_2\}\{S_3\}\{S_4\}\{S_5\}$
5	$\{S_1\}\{S_2\}\{S_3\}\{S_4\}\{S_5\}$

4.5 双向聚类

上述的聚类算法都是基于基因芯片数据行和列的全局相似性,但是从生物学角度讲,某个生物学过程仅涉及芯片上部分基因,此时用全部基因对样本聚类可能会引入无关的信息而扰乱了聚类结果。双向聚类的目的就是识别稳定的对样本分割有意义的基因簇,利用基因簇中的基因作为特征对样本进行聚类,挖掘潜在的样本子类。

下面介绍一种双向聚类方法用于寻找疾病样本和致病基因簇之间的对应关系,该方法按样本和基因两个方向同时进行迭代聚类。具体的迭代过程如下:

对于基因表达谱数据,样本集为 S_1,基因集为 G_1,$S_j(G_i)$ 表示以 G_i 为特征对样本集 S_j 聚类的结果。同理,$G_i(S_j)$ 表示以 S_j 为特征对基因集 G_i 聚类的结果。

1)初始化过程,首先用芯片上所用的基因 G_1 为特征,对 S_1 聚类,所得到的稳定类集合为 $S_1^{(0)}(G_1) = \{S_j\}$,$j = 2, 3, \cdots$,再利用数据集中所有的样本 S_1 作为特征对所有基因 G_1 进行聚类,所得到的稳定类集合为 $G_1^{(0)}(S_1) = \{G_i\}$,$i = 2, 3, \cdots$,此时聚类深度为 0。

2)分别利用所有基因簇 $G_i^{(0)}(i = 1, 2, \cdots)$ 作为特征,聚类每个样本子集 $S_j^{(0)}$,$j = 1, 2, \cdots$,这样又得到许多样本子集 $S_j^{(1)}(G_i)$,同理,分别利用样本子集 $S_j^{(1)}(j = 1, 2, \cdots)$ 作为特征,聚类所有的基因簇 $G_i^{(1)}(i = 1, 2, \cdots)$ 得到许多新的基因簇 $G_i^{(1)}(S_j)$,此时聚类深度为 1。

3)对于所有的基因簇和样本子集,重复步骤 2 过程,直至达到一定的阈值(聚类深度)或没有新的稳定基因簇或样本子集出现。

双向聚类虽然可以识别出稳定的基因子集,但是它本身对初始类比较敏感,也就是说假如初始类 (G, S) 就是一对稳定的子集,即使经过多次迭代,也无法根据特征集 G' 和 S' 识别出 (G, S) 这对稳定的子集。另外,由于双向聚类的一个缺点是聚类的结果有时候很多,并且比较难解释。

5 软件

基因芯片数据聚类分析最常用的软件是 Esien 实验室开发的 Cluster 和 TreeView 软件,通过 Cluster 软件,可以对数据做简单的数据过滤,均值和中位数标准化以及数据对数转化等。此外,Cluster 软件包括层次聚类、K 均值聚类、自组织映射聚类和主成分分析四种主要的聚类算法。通过 Cluster 软件对数据作聚类分析后,可以用 TreeView 软件可视化层次树状图,从而更直观查看聚类结果。

参考文献

[1] 李霞,李亦学,廖飞. 生物信息学. 北京:人民卫生出版社,2010:179−180.

[2] Dembele D, Kastner P. Fuzzy C−means method for clustering microarray data. Bioinformatics, 2003, 19(8):973−80.

[3] Getz G, Levine E, Domany E. Coupled two−way clustering analysis of gene microarray data. Proc Natl Acad Sci U S A, 2000, 97(22):12079−84.

(赵小蕾 覃继恒)

基因芯片数据的分类分析

1 简述

基因芯片数据分析常用的有两种分析方法:聚类分析和分类分析。聚类分析是一种非监督的机器学习方法,而分类分析是一种有监督的机器学习方法,两者区别是在分析数据之前是否已经知道一些基因或者样本的信息。有监督算法用于芯片数据的分析目的是寻找能准确分类基因或样本的规则,并将该规则用于新基因或者样本的类别预测,如预测疾病的发生。分类分析还可以用于从众多基因中筛选重要的预测因子,寻找可作为早期诊断的生物标记并成功建立诊断模型。然而,由于复杂疾病的发生并不是单个基因的改变,而是由多个环境因素与遗传因素共同作用的结果,在疾病的发生发展过程中涉及的基因较多,而且同种疾病在分子机制上也存在很大的异质性。因此,即便是针对同种疾病,运用不同芯片数据进行分类分析时,其构建的分类模型中参与的入选基因可重复性也较差,这使得预测模型不具有代表性,尚不能推广到临床诊断中。

2 基本思想

有监督的分类分析的基本思想是从已知类(如正常及肿瘤样本)的基因表达值入手,对这些样本的数据进行训练获取样本的分类规则。然后,再用这种规则对未知类的样本进行分类,评估预测效果或者分类的精确性。

3 常用方法

3.1 Fisher 线性判别

线性判别函数是最简单的判别函数,目的是找出特征的线性组合(即线性分类器)来分割样本。Fisher 线性判别构建一个分类超平面 $g(x)$:

$$g(x) = w^T x + b \begin{cases} >0, L_1 \\ <0, L_2 \end{cases}$$

其中,w 是分类面的法向量,b 是分类面的偏移,L_1 和 L_2 表示类别标签。w 的选择即数据最佳投影方向的寻找,使数据投影后变成一维数据的分类问题。

Fisher 线性判别的基本思想是寻找一个最佳的投影方向,使得样本在投影后的一维空间内的各分类尽可能地分离,而衡量类之间分离与否可借助一元方差分析的思想,利用方差分析的思想来导出判别函数。对 Fisher 线性判别而言,判别函数是线性的。投影后的数据分别运用组内离差和组间离差来衡量。

不妨设有 k 个类 $G_t(t=1,\cdots,k)$ 的样本,每个类的样本个数为 $n_t(t=1,\cdots,k)$,每个样本都是 m 维的向量。上述 k 个类的 m 元数据投影后为:

$$G_1 : w^T X_{(1)}^{(1)},\cdots,w^T X_{(n_1)}^{(1)},\text{记 } \overline{X}^{(1)} = \frac{1}{n_1}\sum_{j=1}^{n_1} X_{(j)}^{(1)}$$

$$\cdots\cdots \qquad\qquad \cdots\cdots$$

$$G_k : w^T X_{(1)}^{(k)},\cdots,w^T X_{(n_1)}^{(k)},\text{记 } \overline{X}^{(k)} = \frac{1}{n_k}\sum_{j=1}^{n_k} X_{(j)}^{(k)}$$

每个样本投影后均为一元数据,对这 k 组一元数据进行一元方差分析,其组间平方和为:

$$
\begin{aligned}
B_0 &= \sum_{t=1}^{k} n_t(w^T\overline{X}^{(t)} - w^T\overline{X}) \\
&= w^T\Big[\sum_{t=1}^{k} n_t(\overline{X}^{(t)} - \overline{X})(\overline{X}^{(t)} - \overline{X})^T\Big]w \\
&= w^T B w
\end{aligned}
$$

其中,$\overline{X}^{(t)}$ 和 $\overline{X}$ 分别为 G_t 的样本均值和总样本均值,记

$$\overline{X} = \frac{1}{n}\sum_{t=1}^{k}\sum_{j=1}^{n_t} X_{(j)}^{(t)}$$

而 B 为组间离差阵:

$$B = \sum_{t=1}^{k} n_t(\overline{X}^{(t)} - \overline{X})(\overline{X}^{(t)} - \overline{X})^T$$

组内的平方和为:

$$
\begin{aligned}
A_0 &= \sum_{t=1}^{k}\sum_{j=1}^{n_t}(w^T X_{(j)}^{(t)} - w^T\overline{X}^{(t)})^2 \\
&= w^T\Big[\sum_{t=1}^{k}\sum_{j=1}^{n_t}(X_{(j)}^{(t)} - \overline{X}^{(t)})(X_{(j)}^{(t)} - \overline{X}^{(t)})^T\Big]w \\
&= w^T A w
\end{aligned}
$$

其中合并的组内离差阵 A 为:

$$A = \sum_{t=1}^{k}\sum_{j=1}^{n_t}(X_{(j)}^{(t)} - \overline{X}^{(t)})(X_{(j)}^{(t)} - \overline{X}^{(t)})^T$$

Fisher 准则函数为:

$$J_F(w) = \frac{w^T B w}{w^T A w}$$

Fisher 准则函数分母衡量了总类内离散度,分子衡量了类间距,因此,若 k 个类的均值间差异明显,则上述比值应充分大。因此该问题可转化为找到最佳的投影方向使得 $J_F(w)$ 最大,从而使投影后的样本满足类间离散而类内紧致的特点。

$$w_{opt} = \arg\max J_F(w)$$

3.2　K-邻近和模糊 K-邻近法

K-邻近算法

K-邻近法（K-nearest neighbor, K-NN）是一种基于特征空间中最邻近训练样本的非参数的分类算法，也是最简单的机器学习算法之一。该方法只依据最邻近的一个或者几个样本的类别来决定待分样本所属的类别。虽然从原理上 $K-NN$ 方法也依赖于极限定理，但在类别决策时只考虑极少量的相邻样本。该方法适用于类别间界限模糊（如交叉或重叠）的待分样本集的分类问题。

K-NN 的基本思想：在多维特征空间中的训练样本是包含了类标签的向量。对于一个给定的待分类的样本 x，首先找出与 x 最接近的或者最相似的 k 个已知类别的训练集样本，然后根据这 k 个训练样本的类别标签确定样本 x 的类别：若 k 个训练样本中的大多数属于某一个类别，则 x 也倾向于这个类别。具体的算法步骤：

1）构建训练样本集合 X。

2）设定 k（k 为奇数）的初值。k 值的确定没有一个统一的方法。一般是先确定一个初始值，然后根据试验结果不断调试，最终达到最优。

3）在训练样本集中选出与待测样本 x 最近的 k 个样本，假定样本 x 检测的基因个数为 n，即 $x \in R^n$，x_i 为样本 x 的第 i 个基因的表达值，样本之间的"近邻"一般由欧式距离来度量，则两个样本 x 和 y 之间的欧氏距离定义为：

$$d(x,y) = \{ \sum | x_i - y_i |^2 \}^{1/2}$$

4）设 $y_1, y_2, \cdots, y_k$ 表示与 x 距离最近的 k 个样本；k 个邻居中分别属于类别 $L_1, L_2, \cdots, L_l, \cdots, L_c$ 的样本个数为 $n_1, n_2, \cdots, n_l, \cdots, n_c$；判别函数 $g_l(x) = n_l$，如果 $g_l(x) = \max\limits_l (n_l)$，则将 x 的类别定为 L_l 类。

5）L_l 即是待测样本 x 的类别。

下面通过例子说明该方法的实施过程。如图 1 所示，三角形样本为待分类样本 x，当邻居 $k=1$ 时，与它最近的样本为圆形样本，从而可将圆形样本对应的类别标签赋予 x；当邻居数 $k=3$ 时，与它最近的样本中有两个圆形，一个正方形，故可将占多数的圆形类别标签赋予 x；当邻居数 $k=5$ 时，与它最近的样本有三个正方形，两个圆形，故可将占多数的正方形样本对应的类别标签赋予 x。

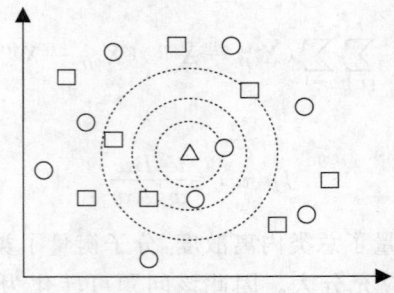

图 1　K-邻近分类法的分类思想示意图

模糊 K-邻近算法

模糊 K-邻近(Fuzzy k-nearest neighbors)算法是 Keller 等在 1985 年提出的。它是一种比较简单的分类算法,广泛应用于机器学习的各个领域。当待分类样本的 k 邻近训练样本中有至少属于两个类标签的样本个数相等时,K-NN 算法便显得无能为力,因为它无法确定这 k 个样本对类别划分的重要性权重。将模糊集理论引入到 K-NN 算法中便可以很好地解决上述问题,因此产生了著名的模糊 K-邻近算法。

模糊 K-邻近算法的基本思想:模糊 K-邻近算法采用模糊分类,在得到待分类样本 x 的 k 个邻居后,用待定的隶属度计算公式计算 x 对各类的隶属度值。例如根据各个近邻样本与待分类样本间的距离对其决策影响力加权。模糊 K-邻近算法通过引入类模糊隶属度来处理类交叠或噪声存在的情况,通常比 K-NN 有更好的分类性能。具体算法步骤如下:

1)构建训练样本集合 X,并在 X 中选出与待分类样本 x 最近的的 k 个样本。

2)计算 x 对于各个类的隶属度值。

3)确定 x 的类标签:将隶属值最大的类标签赋予 x。

下面以一个二维空间的例子来说明模糊 K-邻近算法。

假设图 1 是二维空间,三角形所表示的待分类样本的坐标为 $x(6,5)$,x 的最近邻的 5 个邻居分别是 $x_1(7,5)$、$x_2(6,3)$、$x_3(4,3)$、$x_4(3,6)$、$x_5(8,7)$,其中 x_1、x_2 属于圆形所代表的第一类,x_3、x_4、x_5 属于正方形所代表的第二类。隶属度函数定义为:

$$u_i(x) = \frac{\sum_{j=1}^{k} u_{ij}\left(1/\parallel x - x_j \parallel^{2/(m-1)}\right)}{\sum_{j=1}^{k}\left(1/\parallel x - x_j \parallel^{2/(m-1)}\right)}$$

其中,i 表示类别标签;u_{ij} 表示已有已有明确类别标签的第 j 个样本对地第 i 类的隶属度,若第 j 个样本属于第 i 类,则 $u_{ij}=1$,否则 $u_{ij}=0$;$u_i(x)$ 表示待分类样本对第 i 类的隶属度。m 决定了距离对隶属度的权重大小。

当取 $m=2$ 时由隶属度函数公式计算得 $u_1(x)\approx 0.85$,$u_1(x)\approx 0.20$。显然,待分类样本 x 对第一类的隶属度明显大于对第二类的隶属度。故我们将 x 归属于圆形类。

3.3　决策树分类算法

在统计、数据挖掘及机器学习中,决策树(也称多级分类器)是一种常用的有效解决分类问题的算法,它可以把一个复杂的多类别分类问题转化为若干个简单的分类问题来解决。决策树把数据集的输入空间(又称特征空间或属性空间)划分成为多层次的互斥区域,每个区域赋予一个标识、一个值或者一个表示该区域内数据特色的决策。

决策树通过构造树来建立分类模型,树的结构包括外节点、内节点和连接节点的树枝。一个内节点是一个决策单元,用于计算决策函数以决定下次要访问的子节点。而外节点(又称叶节点或终节点)没有子节点,且与一个类别标签或表型值相联系。在内部节点上选用一个属性进行分割,每个分叉都是分割的一部分,叶子节点表示样本的分布情况。

决策树的构造方法采用自上而下的递归算法,从根节点开始计算。如果训练集中所有的样本是同一类的,则将其作为叶子节点,节点的内容便是该类别标签。否则,根据特定的策略选取一个属性,根据属性的某个取值点将训练集划分为若干个子集,使得每个子集上的所有样本在该属性上具有相同的值。然后再依次递归处理每个子集,直到符合某种停止条件为止。

在利用决策树算法对基因芯片数据分类时,一般选取某一基因作为属性对样本进行分割。基因的选择和基因表达值的分割点确定是构造决策树的关键,需要借助一定的分割准则。不同的算法采用不同的分割准则,下面列出了几种比较常用的分割准则。

1)$Gini$ 指数变化

$Gini$ 指数是指从一个集合中随机抽取一个样本并随机给此样本一个类别标签,根据样本类别标签的分布,这一样本被错分的的概率。它是一个用来测量节点纯度的指标,根据全概率公式,对于某节点 N 的 $Gini$ 指数定义为:

$$Gini(N) = \sum_{i=1}^{m} f_i(1 - f_i) = \sum_{i=1}^{m}(f_i - f_i^2) = \sum_{i=1}^{m} f_i - \sum_{i=1}^{m} f_i^2 = 1 - \sum_{i=1}^{m} f_i^2$$

其中,m 指样本的类别数,f_i 是指第 i 类在节点 N 中的概率,即节点 N 中属于第 i 类的样本的频率。由定义可以看出,若节点 N 中的样本只有一类,则随机抽出一个样本并随机分配类别标签,不会有错分,故 $Gini$ 指数为 0,节点 N 中样本的类别数越多则错分的概率就越大,所以一个完全纯的节点 $Gini$ 指数为 0,$Gini$ 指数越大说明节点越不纯。

如果根据某个基因的某种分割方式将节点 N 分成了两个子节点 N_1 和 N_2,则 $Gini$ 指数变化为:

$$\Delta Gini = Gini(N) - \left(\frac{n_1}{n} Gini(N_1) + \frac{n_2}{n} Gini(N_2) \right)$$

其中,$Gini(N_1)$ 和 $Gini(N_2)$ 表示叶节点 N_1 和 N_2 的 $Gini$ 指数,n 为节点 N 中样本的个数,n_1 和 n_2 分别为节点 N_1 和 N_2 中样本的个数。我们选取 $\Delta Gini$ 最大的作为分割的基因及对应的分割方式。

2)信息增益

该指标运用分割前后熵值的变化衡量节点纯度的变化。对于某节点 N,信息熵的定义为:

$$H(N) = - \sum_{i=1}^{k} p_i \log p_i$$

其中,k 指样本的类别数,p_j 是指第 j 类节点 N 中的概率。熵值越大说明节点越不纯。与 $Gini$ 指数相似,如果根据某个基因的某种分割方式将节点 N 分成了两个子节点 N_1 和 N_2,则信息增益为:

$$Gain = H(N) - \left(\frac{n_1}{n} H(N_1) + \frac{n_2}{n} H(N_2) \right)$$

其中,$H(N_1)$ 和 $H(N_2)$ 叶子节点 N_1 和 N_2 的信息熵,n 为节点 N 中样本的个数,n_1 和 n_2 分别为节点 N_1 和 N_2 中样本的个数。我们选取信息增益最大的作为分割的基因及对应的分割方式。

　　在构造决策树的过程中,一般采用启发式算法如贪婪算法来提高算法效率,但可能使最终的决策树不是全局最优。此外,决策树算法容易出现过拟合问题,需要对树节点进行修剪。

　　下面通过一个例子说明决策树方法的应用。图 2 是一个简单的二叉树的例子,内部节点是芯片上基因富集的 GO 节点,选用富集在 GO:0007345 节点上的基因表达的均值向量的中位数对样本进行分割,当中位数大于 0.12 时,样本被分到右子节点,否则被分到左子节点。右子节点有 9 个样本,包含 8 个 RE 类和一个非 RE 类,达到了本决策树所定义的叶子节点的要求,因此终止分割;左节点继续按照上述的步骤分割,得到了最终的决策树。同时也获得了一个类别决策规则,如 ME 类的决策规则为:GO:0007345 节点上得分 $\leqslant$ 0.12,且 GO:0009877 节点上得分 $\leqslant$ -0.06。

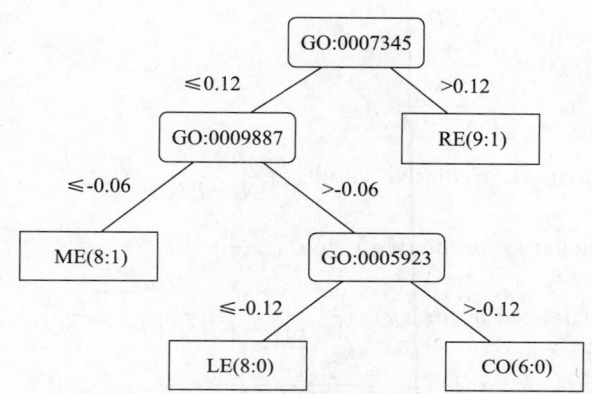

图 2　决策树应用与 NCI60 基因表达谱的分类分析

(引自:Zheng Guo,Tian wen Zhang,Xia Li. Towards precise classification of
cancers based on robust gene functional expression profiles. BMC Bioinformatics,2005,6:58.)

3.5　分类模型的分类效能评价

　　在分类过程中,为检验分类器分类效能大小,一般运用重抽样方法把样本集合分为训练集和检验集,训练集用于建立分类模型,检验集用来检验分类器的分类效能。常见的评价分类模型的方法有如下几种:

　　训练集及检验集的重抽样方法有以下几种:

　　1)k 倍交叉验证(K-fold cross-validation)

　　在进行 k 倍交叉验证时,随机地将样本集分成 k 等份,选取其中一份作为检验集,其他 $k-1$ 份作为训练集建立分类模型,循环 k 次使得每一份样本都被选为检验集一次。最后用 k 次结果的均值作为最终对分类模型的评价指标。这种评价效能的方法的优点是所有的样本均在训练集和检验集中出现过。

　　2)留一法交叉验证(leave-one-out cross validation, LOOCV)

　　留一法交叉验证选用样本集中的一个样本作为检验集,剩下的样本作为训练集建立分类器,重复上述步骤使得每个样本都作为过训练集。留一交叉验证即为 k 倍交叉验证中的 k 取样本总个数。从计算的角度考虑,该方法比较费时,因为当样本集很大时要重复的次数会很多。

3）自举法（Bootstrap aggregating）

对一个给定样本大小为 n 的训练集 D，采用有放回抽样，随机抽取 m 个样本量大小为 $n'(n'{<}n)$ 的新的训练集 D_i。当新训练集 D_i 的样本大小与原训练集大小相同时，D_i 理论上应该包含原训练集的 63.2% 的样本，其余的为重复抽样的样本。这样产生的样本即为 bootstrap 样本。对每个 bootstrap 样本，用它作为训练集，余下的作为检验集对分类模型进行评价。最后综合 m 次结果对分类模型进行评价。

4）无放回随机抽样

每次抽取样本集的 $1/n$ 作为检验集，余下的样本集作为训练集。分类性能评价指标有以下几种：

a）敏感性（sensitivity）：$\dfrac{TP}{TP+FN}$

b）特异性（specificity）：$\dfrac{TN}{TN+FP}$

c）阳性预测率（positive predictive value）：$\dfrac{TN}{TN+FN}$

d）阴性预测率（negative predictive value）：$\dfrac{TN}{TN+FN}$

e）均衡正确率（balanced accuracy）：$\dfrac{1}{2}\left(\dfrac{TN}{TN+FP}+\dfrac{TP}{TP+FN}\right)$

f）正确率（corrector accuracy）：$\dfrac{TN+TP}{TN+TP+FN+FP}$

其中，TP 为真阳性（true positive）数，即样本标签为阳性，分类模型也正确地将其判断为阳性类的样本个数；TN 为真阴性（true negative）数，即样本标签为阴性类，分类模型也正确地将其判断为阴性类的样本个数；FP 为假阳性（false positive）数，即样本标签为阴性类，而分类模型却将之判断为阴性类的样本个数；FN 为假阴性（false negative）数，即样本标签为阳性类，而分类模型却将其判断为阴性类的样本个数

参考文献

[1] 李霞，李亦学，廖飞. 生物信息学. 北京：人民卫生出版社，2010：179－180.

[2] Sarkar M, Leong TY. Application of K－nearest neighbors algorithm on breast cancer diagnosis problem. Proc AMIA Symp, 2000：759－763.

[3] Nigsch F, Bender A, van Buuren B, et al. Melting point prediction employing k-nearest neighbor algorithms and genetic parameter optimization. J Chem Inf Model, 2006, 46(6)：2412－2422.

[4] Keller JM, Gray MR, Givens JA. A fuzzy K-nearest neighbour algorithm. IEEE Trans Systems, Man, Cybern. 1985, 15(4)：580－585.

（赵小蕾　覃继恒）

基因功能注释

1 简述

随着后基因组时代的来临,基因组学研究的重心从发现基因变异转向系统地阐述基因的生物学功能及基因产物在疾病发生过程中的作用机制,因此对基因的功能进行注释成为当代基因组学研究的重点和热点。基因功能注释(functional annotation)是结合了生物学、遗传学和生物化学等学科的专业知识,通过生物信息学、统计学、计算机科学和数据库技术等方法,从海量数据库中检索相关信息,从而对基因功能进行高通量注释和推断的方法。通过注释基因功能,可以进一步探索基因及其产物在疾病发生的代谢途径中所处的生物学地位,了解基因的表达调控机制,认识基因及基因产物间的相互作用和调控机理,预测基因的功能。

基因功能注释已成为目前高通量遗传学研究如基因表达分析和全基因组关联分析的重要环节,也是下游功能学分析的起点和基于知识的数据分析的基础。基于功能注释的分析方法有很多,最常用的是基于超几何分布的功能富集分析(functional enrichment analysis,请参考:"功能富集分析")。

目前,不少学者和组织致力于收集和整理基因功能注释信息,对基因功能的描述进行规范化和统一化,以建立共享的、全面的基因功能注释数据库。其中比较著名的功能注释数据库是基因本体(gene ontology,GO)数据库和京都基因与基因组百科全书(Kyoto encyclopedia of genes and genomes,KEGG)数据库。

2 功能注释数据库

2.1 基因本体数据库(gene ontology,GO)

基因本体数据库(GO)是由基因本体论联合会(gene ontology consortium)建立的使用结构化标准命名法描述基因产物功能的数据库(请参考:http://www.geneontology.org)。其建立目的在于建立描述基因功能的标准词汇体系,以规范和整合不同数据库的知识,为研究者提供更有效、更全面的基因功能检索。GO 计划始于 1998 年对三大模式生物数据库的术语整合,包括:果蝇数据库(flyBase,drosophila),酵母基因组数据库(saccharomyces genome database,SGD)和小鼠基因组数据库(mouse genome database,MGD)。如今已涵盖了多个国际上主要的动物、植物及微生物基因组数据库,其本体论语言在各合作数据库的使用,加速了数据库间基因功能描述统一和知识共享的步伐。

2.1.1　GO 数据库术语

与一般数据库不同,GO 数据库中的存储单元不是基因或基因产物,而是用于描述基因或基因产物的规范化术语。GO 数据库从三个方面的结构化术语涵盖一个基因产物(见表 1),同一方面或不同方面的术语间存在着联系,以有向无环图(directed acyclic graph)刻画术语间的层次关系。值得注意的是,一个基因产物可以有多个术语与之对应,其描述的精细程度也与术语间的层次关系相对应。不同层次的术语节点在有向无环图中通过"is a"和"part of"两种关系建立联系,分别表示子节点完全或部分从属于父节点,更高层节点与低层节点的关系也可以通过相邻层次节点的关系进行推断(详细的关系建立规则请参考 GO 网站:http://www.geneontology.org/GO.ontology.relations.shtml)。

表 1　GO 数据库的内容描述

方面	描述	举例
细胞组分 (cellular component)	描述其在细胞所处的位置或由其所构成的复合物	细胞核内膜、泛素连接酶复合体
生物学过程 (biological process)	描述一系列分子功能的有序组合所形成的特定生物学功能	嘌呤代谢、细胞信号转导
分子功能 (molecular function)	描述分子水平上特定基因产物的作用,或其所组成的复合体的活性	催化作用、蛋白结合作用

2.1.2　GO 数据库注释

GO 注释是指利用 GO 数据库存储的术语描述基因产物,实现对基因和基因产物的位置和功能的规范化描述和归类。GO 联合会的成员实时上传自己的注释结果至 GO 网站,以供研究者免费查阅、检索和下载。GO 联合会同时也欢迎研究者上传自己的基因注释文件,并提供了详细的注释流程(请参考:http://www.geneontology.org/GO.annotation.SOP.shtml)。研究者也可以通过 GO 的网站或相关的 GO 分析软件(如 AmiGO)上传需检索的基因或基因产物名字,获得 GO 数据库中关于这些基因或基因产物的匹配信息,从而进行基因的功能注释,也可以上传一段新的序列,通过 BLAST(请参考:"局部相似性搜索")查询各物种的同源基因或基因产物,进而推断该基因的功能。GO 也允许用户从网站上下载独立的注释数据库文件,开发自己的注释软件。

2.2　京都基因与基因组百科全书数据库(Kyoto encyclopedia of genes and genomes,KEGG)

京都基因与基因组百科全书(KEGG)是目前系统分析基因功能、基因产物在代谢通路中作用和基因产物生物化学性质较为常用的一个综合性数据库(http://www.genome.jp/kegg)。其一直致力于整合基因组和分子生物学的研究成果,建立描述基因和基因产物生物学功能、基因产物之间相互作用和调控关系、基因产物的分子结构、生化特性和药物靶点的系统性参考数据库,以揭示细胞和组织的高层次系统活动,并通过计算机建模和仿真技术,研究各物种的生物代谢过程和疾病发生的代谢通路。目前,KEGG 数据库已被广泛应用于从生物学角度解释测序、微阵列或全基因组关联分析等实验产生的高通量数据。基于 KEGG 通路的系统生物学分析方法和结合 KEGG 通路先验信息的知识学习方法是当前系统生物学和生物信息学研究的一个热点。

　　KEGG 数据库共整合了 19 个主要的数据库的信息,并分为系统信息(systems information)、基因组信息(genomic information)和化学信息(chemical information)三个类别。常用的数据库及其主要内容请见表 2。KEGG 的 PATHWAY 数据库存储了大量人工总结和绘制的通路图谱,涉及生物系统的细胞活动、信号转导、代谢过程、疾病过程的代谢变化,及其中的各种分子间的相互作用形式和相关的生化反应过程。根据是否展现酶和化合物参与的生化反应,数据库的通路又可分为代谢通路和调控通路。代谢通路描述了酶和化合物分子参与的生化代谢反应间的相互关系,直观地展现整个生物代谢过程的生化机制。调控通路描述的是参与通路过程的各种基因产物间的相互作用(如磷酸化、甲基化等)。因此,通过注释基因和基因产物在通路中所处的位置及其与其他分子间的相互作用关系,可以获得细胞过程和组织系统层面的功能注释。

表 2　　KEGG 数据库的内容描述

类别	数据库	主要内容
系统信息 (systems information)	PATHWAY	各种代谢通路和其他细胞过程、人类疾病通路和遗传环境信息的处理等,包括调控网络和互作网络,及其中的分子互作和生化反应。
	BRITE	用结构化术语展示生物系统的各方面的知识(本体论),涵盖通路、基因与蛋白、组织与细胞、疾病与药物、化合物与生化反应等各层面的各种相互关系。
	DISEASE	收集疾病相关的基因和分子信息,以及基因和环境因素在疾病相关通路的作用。
	DRUG	收集了在日本、美国和欧洲获批准的药物的化学结构和相关信息。
基因组信息 (genomic information)	ORTHOLOGY	根据 PATHWAY 和 BRITE 数据库中的功能分类信息将全物种的同源基因进行归类。
	GENOME	收集了基因组序列已知,并有大量 EST 数据信息的物种信息及其基因组图谱。
	GENES	收集公用数据库资源(主要为 NCBI Refseq)中的所有完整基因组中的基因目录。
	SSDB	存储了对 GENES 数据库中全物种的基因编码的氨基酸的两两序列比对结果,及同源性大小排序。
化学信息 (chemical information)	COMPOUND	收集参与各种生物活动的小分子、大分子和其他化学基质的化学结构和相关信息,并能链接到其他数据库。
	GLYCAN	收集实验证实的多糖及其在 CarbBank、文献和在 KEGG 通路中的惟一结构。
	REACTION	存储参与生物活动、生物代谢的化学反应。
	ENZYME	存储参与生物活动、生物代谢的酶的信息,以术语表示。

此外,KEGG 为各子数据库建立了交叉索引,即通过检索可获取各数据库中与检索词相关的全部信息,包括参与的代谢通路、通路中的基因产物相互作用、化学结构、生物化学反应中的参与配基和相关的药物靶点等,并可链接多个著名公用数据库的相关信息(如 GeneBank、EBI)。通过 KEGG 注释基因及基因产物,除对其进行通路层面的功能注释,还能通过分析其分子化学结构在生化过程中的生物学意义进行另一角度的功能注释。

参考文献

[1] 李霞. 生物信息学. 北京:人民卫生出版社,2010:207-229.

(左晓宇　林美华)

基因集富集分析

1　简述

基因集富集分析(gene set enrichment analysis,GSEA)是近年来应用较广泛的基于基因集的分析方法,用于分析基因集与疾病的关联程度。基因集是通过先验知识确定的具有特定意义的基因的集合,它可以有多种定义:如参与同一生物学过程的基因、具有相似生物学功能的基因、位于同一染色体区域的基因等。该方法最初由 Mootha 等提出,经 Subramanian 等改进和 Wang 等扩展,现已广泛用于各种不同形式遗传学数据(如芯片数据和 SNP 数据)的下游功能学统计分析。

2　基本思想

基因集富集分析是基于 Kolmogorov-Smirnov 检验的一种检验方法,其基本思想是:基于先验知识将数据集中的基因划分为多个基因集,每个基因集中的基因具备相似的生物学功能或共同参与特定的生物过程。如果某个生物功能或生物过程与疾病相关,即其所代表的基因集与疾病表型相关,那么该基因集中的基因更倾向于出现较高的疾病关联得分,在基因与疾病关联程度的排序中会有更大比例出现在列表前端。通过计算列表中每个位置前基因集和非基因集基因的比例差异,计算"富集分数"(Enrichment Score,ES),观察与随机状况下的期望 ES 值间的差异,判明基因集在列表前端的富集情况,从而推断基因集与疾病的关联程度。

3　基本步骤

基于以上思想,基因集富集分析主要通过以下几步完成。

（1）将原数据集中的基因划分为互斥的基因集 S。根据先验知识，如基因本体论（GO）或 KEGG 通路数据中的功能类，事先划分所有基因为互不相容的 m 个基因集 S_i，$i=1, 2, \cdots, m$。

（2）得到基因与疾病关联显著性的排序列表 L。可选择不同的分析方法（如 t 检验、$Wilcoxon$ 检验等），计算每个基因与疾病间的相关的显著性（P 值），并对所有基因按显著性从高到低排序，得到一个关联显著性的基因排序列表 $L=\{g_1, g_2, \cdots, g_N\}$。

（3）根据排序列表 L，计算基因集的富集分数 ES。令数据集 D 中的总基因数为 N，样本量为 k，现已有排序后的基因列表 L。对于某个待检验的基因集 S 和 L 中的每个位置 i，计算基因集 S 中基因在列表位置 i 前的比例 P_{hit} 和非基因集 $\overline{S}$ 中基因在位置 i 前的比例 P_{miss}，即

$$P_{hit} = \sum_{\substack{g_j \in S \\ j \leqslant i}} \frac{|r_j|^p}{N_R}, \text{ 其中 } N_R = \sum_{g_j \in S} |r_j|^p$$

$$P_{miss} = \sum_{\substack{g_j \notin S \\ j \leqslant i}} \frac{1}{(N - N_R)}$$

在上式中，r_j 表示基因集 S 中的基因 g_j 与疾病关联的程度（根据步骤 1 中的方法算出），p 是权重因子，$p=0$ 时，上式即简化为标准的 Kolmogorov-Smirnov 统计量，当 $p=1$ 时，上式表示基因集中基因与疾病的关联程度的加权平均。此时，富集分数 ES 可以通过以下公式得出，

$$\begin{aligned} ES(S) &= \max_{i \leqslant j \leqslant N} \{P_{hit} - P_{miss}\} \\ &= \max_{i \leqslant j \leqslant N} \{ \sum_{g_j \in S, j^* \leqslant i} \frac{|r_j|^p}{N_R} - \sum_{g_j \notin S, j^* \leqslant i} \frac{1}{(N - N_R)} \} \end{aligned}$$

上式实质为计算在列表所有的位置 i 中，P_{hit} 与 P_{miss} 的最大离差。因此，富集分数是计算基因集 S 中的基因在列表 L 的分布中与期望值间的最大离差，它对应的是一个加权 $K\text{-}S$ 统计量。

（4）计算 ES 的显著性 P 值。

通过对疾病表型进行随机置换（permutation）获得 ES 的经验分布。首先，通过重排随机分配每个个体的疾病状态，借此模拟零假设（基因集与疾病状态无关）的情况，然后执行上述步骤 1～3，得到重排后的经验 ES 值，$ES(S, \pi)$。重复以上步骤 n 次（如 $n=1000$），可以获得 n 个经验 ES 值。此时，通过计算实际数据观测到的 $ES(S)$ 值在经验 ES 值 $ES(S, \pi)$ 中的位置，确定经验 P 值。

（5）多重检验校正。

采用错误发现率（false discovery rate，FDR）的方法进行多重检验校正。由于基因集大小及内部连锁不平衡等因素的影响使得基因集间 ES 难以比较，Wang 等采用标准化的 ES 值（normalized enrichment score，NES）处理基因集间 ES 值不可比问题。

$$NES(S)=\frac{ES(S)-mean[ES(S,\pi)]}{SD[ES(S,\pi)]}$$

其中，$mean[ES(S,\pi)]$表示基因集 S 的经验 ES 值的均数，$SD[ES(S,\pi)]$表示经验 ES 值的标准差。同理可以将经验 ES 值进行标化，得到标化的 $ES(S,\pi)$ 值，$NES(S,\pi)$。FDR 校正的 q 值可以通过以下公式计算。

$$q_S=\frac{\% \text{ of all } S(S,\pi) \text{ with } NES(S,\pi) \geqslant NES^*}{\% \text{ of observed } S \text{ with } NES(S) \geqslant NES^*}$$

q_s 表示基因集 S 经 FDR 校正的 q 值，NES 为该基因集 S 的 NES 值，$NES(S)$。

参考文献

［1］ Mootha VK，Lindgren CM，Eriksson KF，et al. PGC-1alpha-responsive genes involved in oxida-tive phosphorylation are coordinately downregulated in human diabetes. Nat Genet，2003，34(3)：267－273.

［2］ Subramanian A，Tamayo P，Mootha VK，et al. Gene set enrichment analysis：a knowledge-based approach for interpreting genome-wide expression profiles. Proc Natl Acad Sci U S A. 2005，102 (43)：15545－15550.

［3］ Wang K，Li M，Bucan M. Pathway-Based Approaches for Analysis of Genomewide Association Studies. Am J Hum Genet，2007，81(6)：1278－1283.

（左晓宇 高 永 钟寿强）

基因功能预测

1 简述

目前大量参与重要生命活动的基因功能仍然未知，因此生物信息学重要任务之一就是在全基因组范围内对基因功能进行预测。传统的基因功能预测方法主要依赖于序列的同源性，近来已经发展了很多基于 GO(基因本体，gene ontology)数据库或 KEGG（京都基因与基因组百科全书，Kyoto encyclopedia of genes and genomes)数据库的方法，利用高通量的基因表达和蛋白质互作数据进行功能预测，其中一些新开发的方法试图整合多种数据类型，通过构建功能相关网络的方式预测基因功能。根据功能相似的基因可能导致相似的表型这一依据，可以通过网络拓扑性质对基因的功能进行预测，并用 GO 和 KEGG 功能富集分析方法进行进一步的预测。基于 GO 或 KEGG 的基因功能预测策略一般为：基于 GO 或 KEGG 的基因功能预测通常需要定义基因集，所谓基因集是基因芯片上一组具有相同生物学功能或位于同一生物通道的基因，产生基因集的数据包括基因表达谱数据和蛋白质互作数据。首先，从总体上宏观地概括抽取信息，如不同样本间、不同时间点间全部差异基因；其次，通过 GO 或 KEGG 分析，即从 GO 分类结果找到实验涉及的显著功能类别或将差异基因映射到通路中，根据基因在通路中的位置及表达水平的变化算出受影响显著的通路，从而预测未知的基因功能等。

2　基因功能预测算法

2.1　基于 GO 的基因功能预测

基因本体（gene ontology，GO）数据库是 GO 组织（GO consortium）在 2000 年构建的一个结构化的标准生物学模型，旨在建立基因及其产物知识的标准词汇体系，涵盖了基因的细胞组分（cellular component）、分子功能（molecular function）和生物学过程（biological process）三个方面，目前已经成为应用最广泛的基因注释体系之一。

2.1.1　对差异表达基因进行功能预测

GO 应用的一个重要方面就是用来指导基于基因表达谱数据的基因功能预测。在基因芯片的数据分析中，研究者可以找出哪些差异表达基因属于一个共同的 GO 功能分支，并用统计学方法检验结果是否具有统计学意义，从而得出差异表达基因主要参与了哪些生物功能。

此过程基本操作如下：研究者首先将感兴趣基因注释到 GO 上，然后筛选出显著性富集的 GO 结点作为功能标签，考察这组基因是否共同注释到同一功能结点上，或注释的结点是否为同一个结点的直接子结点，从而做出基因功能预测。

2.1.2　蛋白质互作网络用于基因功能预测

传统的基因功能注释及预测方法是根据基因相关的一些统计特征集，利用机器学习方法来得出功能注释的规则用于预测；对于功能实现比较复杂及功能定义模糊的基因，此种方法很难满足预测精确性的要求。蛋白质互作网络能够利用蛋白质之间的相关性，对未知功能的基因进行注释。目前利用蛋白质互作网络进行功能注释主要有两种方法：直接注释法和基于模块方法。

（1）直接注释法：此方法根据网络中某个蛋白质的连接情况直接推测该蛋白质的功能。此方法基于的假设是：在蛋白质互作网络中，距离相近的两个蛋白质更加倾向于拥有相似的功能。通过蛋白质在网络中的距离来计算并判断其功能相似性的方法有多种，如邻居结点计算法（neighborhood counting），图论方法（graph theoretic method），马可夫随机场方法等。

（2）基于模块的方法：此方法首先将网络中相关的蛋白质组成不同的模块，然后根据该模块中成员的功能来得到整个模块所共有的可能的功能，从而用来预测其中未知成员的功能。一个功能模块是指其中的蛋白质所处的细胞位置以及相互作用使得它们可以实现一个特定的功能。对蛋白质互作网络进行模块划分的方法也有多种，常用的有分层聚类方法（hierarchical clustering based method），图形聚类方法（graph clustering method）等。

2.1.3 利用 GO 体系结构比较基因功能

在 2002 年 Lord 第一次提出把语义相似性理论可以应用到 GO 分类体系中,计算两个结点之间的相似性,从而利用不同的方法计算基因间的功能相似性,最后根据功能相似性得分预测未知基因的功能。通常认为,如果两个基因产物的功能相似,那么他们的表达也就相近,同时他们在 GO 中的注解的结点就相似,所以只要能找出 GO 中结点对的相似度,就可以近似估计两基因表达的相似度,从而判断两基因产物的功能的相似度。由此,研究者可以进行基于文本挖掘与功能相似性的疾病基因预测。

基于以上思想,比较基因功能首先需要计算得到每个结点的信息含量值:

$$p(c) = \frac{freq(c)}{N}$$

$$IC = -\log(p(c))$$

其中,$freq(c)$ 表示结点及它的子结点上注释的所有基因数,$p(c)$ 是结点 c 的概率,且随着结点在层级结构中的升级,概率 p 是单调递增的,根结点的概率为 1;

得到每个节点的信息含量值后,计算任意两个结点的相似性,Resnik(文献[7])最早提出语义相似性概念,他认为两个结点的公共祖先中最近距离的祖先结点的 IC 值即为他们的相似性值,即:

$$sim(c1, c2) = \max_{c \in S(c1, c2)} \left[-\log p(c) \right]$$

$$sim(c1, c2) = \frac{2IC_{ms}(c1, c2)}{IC(c1) + IC(c2)}$$

在 GO 系统中,可以计算得到任意两个节点的相似性值,则可根据基因注释在那些结点上而计算两个基因之间的功能相似性。

2.2 基于 KEGG 通路分析的基因功能预测

京都基因与基因组百科全书是系统分析基因功能、基因组信息的数据库,它整合了基因组学、生物化学以及系统功能组学的信息,可以利用许多已经研究清楚的生物学通路预测基因功能。KEGG 的 PATHWAY 数据库提供了基因编码的生物学大分子酶或者蛋白质在生命体内相互联系相互影响的情况,因此 KEGG 数据库是进行生物体内代谢分析、代谢网络分析等研究的强有力工具之一。

通路分析是现在经常被使用的芯片数据基因功能分析法;其基本步骤如下:研究者首先将表达发生变化的基因集导入通路分析软件中,进而得到变化的基因都存在于哪些已知的通路中,然后通过统计学方法计算哪些通路与基因表达的变化最为相关,以达到推测基因功能的目的。

随着功能基因组学在人类复杂疾病研究应用的逐步深入,基因功能注释的尺度也逐步从单基因注释发展到多基因注释和通路(或特定功能的基因集合)注释。基于 GO 和 KEGG 发展起来的 David、GOEAST、GOSim、KEGGspider、KEGGArray 等软件从不同角度实现注释、富集分析和功能预测,有利于科研人员对感兴趣的基因和基因组进行研究。

参考文献

[1] 高磊，李霞，饶绍奇，等．结合蛋白质互作与基因表达谱信息大范围预测蛋白质的精细功能．中国科学，2006，36(5)：441－450.

[2] Lopez D, Casero D, Cokus SJ. Algal Functional Annotation Tool：a web-based analysis suite to functionally interpret large gene lists using integrated annotation and expression data. BMC Bioinformatics，2011，12：282.

[3] Harris MA, Clark J, Ireland A，et al. The gene ontology (GO) database and informatics resource. Nucleic Acids Research，2004，32(Database issue)：D258－261.

[4] Gomez A, Cedano J, Amela I, et al. Gene ontology function prediction in Mollicutes using protein-protein association networks. BMC Syst Biol，2011，5：49.

[5] Lord PW, Stevens RD, Brass A, et al. Investigating semantic similarity measures across the Gene Ontology：the relationship between sequence and annotation. Bioinformatics，2003，19(10)：1275－1283.

[6] 袁芳，王瑞春，管明祥．基于文本挖掘与功能相似性的疾病基因预测．计算机工程，2011，37(4)：427－28.

（祁素芬　栾奕昭）

蛋白质结构分析

1 简述

蛋白质在生命活动过程中有复杂而精细的生物学功能。蛋白质结构与功能之间的关系非常密切。在研究中，一般将蛋白质分子的结构分为一级结构与空间结构两类。蛋白质的一级结构（primary structure）就是蛋白质多肽链中氨基酸残基的排列顺序（sequence），也是蛋白质最基本的结构。蛋白质的一级结构决定了蛋白质的二级、三级等高级结构。参与生命活动的蛋白质高级信息包含二级结构（secondary structure）、三级结构（tertiary structure）和四级结构（quaternary structure）等。蛋白质的二级结构是指多肽链主链骨架盘绕折叠而形成的构象，借氢键维系。主要分为α螺旋、β折叠、β转角及无规卷曲等类型。位于同一主链的多个二级结构组装形成的特定组装体为超二级结构（supersecondary structure）。在二级结构的基础上蛋白质进一步盘绕，折叠形成三级结构。有独立三级结构的单元通过非共价键聚集成的非共价复合物称为四级结构。蛋白质能发挥各种各样的精细功能都是以其高级结构及基于此高级结构与其对应分子发生高度特异的相互作用为基础。蛋白质结构分析的主要目标是建立研究蛋白质结构信息挖掘与预测的方法；利用这些方法和技术，研究参与生命活动过程中蛋白质的物理性质、空间架构(结构)、功能片段和相互作用,进而探索基于蛋白质结构表征的生物学意义和得到新的预测性知识。

2 蛋白质的结构数据库

目前常用的蛋白质结构数据库有以下几类:①存储蛋白质结构的数据库有 PDB(protein data bank,PDB);②蛋白质结构比较的数据库有 SCOP 和 CATH;③存储次级结构的数据库有 targetDB、FSSP 和 DSSP 等。

2.1 蛋白质三维结构数据库 PDB 数据库介绍

PDB 数据库是用于保存生物大分子结构数据的常用档案库,是美国 Brookhaven 国家实验室于 1971 年创建的,包含了通过 X 射线单晶衍射、磁共振和电子衍射等实验手段确定的蛋白质、多糖和核酸等生物大分子的三维结构数据。用户可利用功能类别、PDB 代码、名称、作者、空间群、分辨率等字段进行检索,得到生物大分子的各种注释、坐标和三维图形及一系列与 PDB 相关的数据库(包括 SCOP、CATH、Medline、ENZYME 和 SWISS-3DIMAGE 等)的链接。PDB 数据库的网址为:http://www.rcsb.org/pdb/home/home.do。

2.2 蛋白质结构分类数据库 SCOP 数据库介绍

蛋白质结构分类数据库(structural classification of protein,SCOP)建立于 1994 年,数据库中的信息主要由 Alexdi G Murzin 及其同事每年更新。它是一个包含已有结构的蛋白质分类的数据库,依据不同蛋白质的氨基酸组成的相似性及三级结构,详细描述已知结构蛋白质之间的功能及进化关系。SCOP 数据库的构建除了使用计算机程序外,主要依赖于人工验证。在数据库中,按照从简单到复杂的顺序对蛋白质进行分类,分类基于 6 个层次,从高到底依次为:类(class)、家族(family)、超家族(supper family)、折叠子(fold)、蛋白质结构域(protein domain)、单个 PDB 蛋白质结构记录。在 SCOP 数据库中结构域又被分为以下几类:全α螺旋、全β折叠、α螺旋和β折叠、α螺旋+β折叠以及复合结构域。SCOP 数据库的网址为 http://scop.mrc-lmb.cam.ac.uk/scop/。

2.3 蛋白质分类数据库 CATH 数据库介绍

CATH 数据库是由伦敦大学于 1993 年开发并维护的代表性蛋白质结构分类数据库,是一个关于所有已知蛋白质结构域的分级分类系统。CATH 分类系统主要有 4 个层次,类、构架、拓扑和同源超家族。在 CATH 首页可以用 PDB 标志码、CATH 标志码或者关键字进行搜索,结果可对待查蛋白质在 CATH 的各个分类层次上进行描述,同时提供了其他相关蛋白的链接。此外,还可以研究 CATH 的同源超家族字典。总之,CATH 数据库提供了一套广而深的蛋白质结构方面的数据库,并且将各种蛋白质结构置于分类学中的合适位置。

3 蛋白质结构的预测

蛋白质序列数据库中多肽链序列记录的数量与结构数据库中结构记录的数量相差巨大,需要发展计算机预测蛋白质结构的方法。从序列预测和指认蛋白质主链的折叠和组装模式是最有希望的蛋白质高级结构预测策略。

3.1　蛋白质二级结构的预测方法

蛋白质的二级结构是一级结构与三级结构之间的桥梁。根据 α-螺旋和 β-片层的百分比,蛋白质的二级结构可分为:全 α、全 β、 α 和 β、 $\alpha+\beta$ 四类。其中 α 螺和 β 片层被认为是规则的二级结构,卷曲是低规律性的二级结构。目前有 DPM(双重预测方法)、DSC 、PHDsec、SOMPA 、MLRC 和 Jpred 等方法。可应用软件 Jpred(http://www. compbio. dundee. ac. uk/www-jpred)和 SOMPA(http://npsa-pbil. ibcp. fr/cgi-bin/npsa_automat. pl? page＝npsa_sopma. html)等软件预测二级结构。

3.2　蛋白质三维结构预测方法

蛋白质的三维结构预测主要由比较建模(comparative modeling)、穿线(threading)、自由建模(free modeling)等三类。比较建模法又称为同源建模法(homology modeling),它是基于进化相关的序列具有相似的三维结构,且进化过程中三维结构比序列保守而利用进化相关的结构模板信息建模。这是目前蛋白质三级结构预测最为成功的方法。有很多同源建模的网络服务器,像 ExPASy 的 SWISS-MODEL,Columbia 的 Predict Protein 服务器,CMBI 的 WHAT IF 和 San Diego 的 Protein Structure Homology Modeling Server。

3.3　蛋白质三维结构的从头预测方法

如果目标蛋白缺乏已知结构的同源蛋白质,则可采用从头预测方法或自由建模获得目标序列的三维模型。与其他的结构预测方法相比,从头预测方法的发展是缓慢而艰难的。折叠识别法是近年来发展起来的一种比较新的三维结构预测方法。Rosetta Stone 模型(详见文献[1])是一个最为成功的从头预测的方法,它是以 9 个氨基酸残基为单位对目标蛋白进行分析,将这些片段与 PDB 内已知结构比较,从而推断出整个肽链的结构。

4　蛋白质结构与疾病

氨基酸序列决定了蛋白质的三维结构,有时即使是一个残基的变化也会引起结构的显著改变。囊化纤维化的病因是编码囊性纤维化跨膜蛋白(CFTR)的基因发生了变异(见文献[2]),变异有无义突变和错义突变,前者是截断蛋白,失去功能,后者是单氨基酸变化,可能影响结构。与疾病关联的蛋白质序列变化并不定都会导致蛋白质结构的巨大变化,比如镰刀型细胞贫血症,它是由位于 11 号染色体断臂 15.4 位置上编码血红蛋白 β 链的基因突变引起的。

结构基因组学的目的在于定义蛋白质空间折叠中的所有结构,需要全世界实验室的通力合作,高通量的处理数据。每年得到的新结构中特殊折叠类型出现的比例在减少,因此可以期望,在不久的将来我们能定义大部分的蛋白质折叠类型。

参考文献

[1]　Taylor WR, Orengo CA. Protein structure alignment. J Mol Biol, 1989, 208(1):1—22.

[2]　Ratjen FA. Cystic fibrosis:pathogenesis and future treatment strategies. Respir Care, 2009, 54 (5):595—605.

(祁素芬　丁元林)

蛋白质组分析方法

1 简述

蛋白质组（proteome）指"一种基因组所表达的全套蛋白质"，即包括一种细胞乃至一种生物所表达的全部蛋白质。蛋白质组学（proteomics），是以细胞内全部蛋白质的存在及其活动方式作为研究对象，注重研究参与特定生理或病理状态的所有蛋白质种类及其与周围环境（分子）的关系。蛋白质组学研究试图比较细胞在不同生理或病理条件下蛋白质表达的异同，对相关蛋白质进行分类和鉴定，并分析蛋白质间的相互作用和功能。

随着生物信息学的发展，蛋白质组学的主要研究内容不断完善和扩充。蛋白质组的组成成分即蛋白质组的表达谱（expression profile）、蛋白质的表观遗传学和蛋白质-蛋白质相互作用已成为蛋白质组学的主要研究领域。

2 蛋白质组数据的获取和分析

蛋白质组数据的获取和分析可采用二维凝胶电泳分析技术、酵母双杂交系统、免疫沉淀、GST-Pull down 蛋白质芯片分析技术、Rosentta Stone 方法（详见文献[2]）等。

2.1 二维凝胶电泳分析技术（two-dimensional electrophoresis，2-DE）

二维凝胶电泳是目前所有电泳技术中分辨率最高、信息最多的技术。2-DE 广义的定义是将样品进行电泳后在它的直角方向在进行一次电泳，又称双向电泳。第一向是等电聚焦（isoelectric focusing，IEF），蛋白质沿 pH 梯度分离至各自的等电点。第二向是 SDS 聚丙烯酰胺凝胶电泳（SDS-PAGE），蛋白质进行分子量的分离。样品经过电荷和质量两次分离后，可获得样品分子等电点（isoelectric point，PI）和分子量等信息，分离的结果不是带，而是点。固相 pH 梯度-SDS 双向凝胶电泳（IPG-DALT 电泳）是目前最常用的 2-DE 技术。IPG-DALT 电泳是目前分辨率最高的电泳方法，主要的技术流程为：样品制备 →蛋白质定量（采取 BCA 法、Bradford 法等）→一向电泳等电聚焦（IEF）→一向胶条的平衡 →二向电泳 →凝胶检测。银染和考马斯亮兰（R250、G250）染色是蛋白质组研究中最为广泛使用的两种染色方法。

2.2 蛋白质组质谱分析技术

质谱可测定蛋白质的分子量，测定肽质量指纹谱和肽序列，定位巯基和二硫键以及识别与鉴定蛋白质翻译后修饰。质谱分析法是按照离子的质荷比（m/z）大小对离子进行分离和测定从而对样品进行定性和定量分析的一种方法。自 20 世纪初产生起，质谱已成为连接蛋白质与基因的重要技术，是蛋白质组研究中发展最快，也最具活力和潜力的技术。质谱仪是质谱分析技术的重要科学实验仪器。质谱仪（Mass Spectrometer，MS）是利用电磁学原理使离子按照质荷比进行分离，从而测定物质的质量与含量的科学实验仪器，一般由进样器、离子化源、质量分析器、离子检测器、控制电脑及数据分析系统组成，其中样品入机的离子化源和测量被介入离子分子量的质量分析器是两个关键的部件。常用的有基质辅助激光解析电离飞行时间质谱（MALDI-TOF-MS）分析技术和电喷雾质谱（ESI-MS）分析和串联质谱（MS/MS）等。

2.3　蛋白质芯片分析技术

蛋白质芯片技术（protein chips）是一种高通量的、小型化的、平行性的生物检测技术。蛋白质芯片包括固定有保持天然活性的蛋白质、能与蛋白质特异性结合的 DNA 和 RNA、糖类、合成多肽及其他能够从复杂蛋白质混合物中特异性地捕获目的蛋白的小分子物质的微阵列。特点：特异性强、敏感性高、通量高、重复性好、应用性强、适用范围广。蛋白质芯片技术应用广泛，可用于基因表达的筛选、特异性抗原抗体的检测、蛋白质组学研究和蛋白质相互作用的研究。

2.4　酵母双杂交系统

酵母双杂交系统（yeast two-hybrid system）是一种直接于酵母细胞内检测蛋白质-蛋白质相互作用而且灵敏度很高的分子生物学方法，此技术现已逐渐推广到了如信号传导、细胞周期调控及基因表达调控等多个研究领域。其基本原理是：典型的真核生长转录因子，如 GAL4、GCN4 等都含有二个不同的结构域：DNA 结合结构域（DNA-binding domain）和转录激活结构域（transcription-activating domain）。前者可识别 DNA 上的特异序列，并使转录激活结构域定位于所调节的基因的上游，转录激活结构域可同转录复合体的其他成分作用，启动它所调节的基因的转录。酵母双杂交系统实现了真正的克隆基因目标化；在细胞内进行并完成的，反映了蛋白在体内的交互作用；可以高灵敏度地检测蛋白与蛋白之间的交互作用。酵母细胞具有转化效率低，杂交过程在细胞核内完成，不便于研究膜蛋白、分泌蛋白、膜受体及胞质蛋白等局限性。

3　蛋白质分析的数据库与软件

蛋白质的分析通常是指对未知或已知蛋白质结构及功能的预测与解析。对蛋白质的分析基于蛋白质数据库的信息。蛋白质数据库（proteome database）包含所有鉴定的蛋白质信息，如蛋白质的序列、核苷酸顺序、2-D PAGE、3-D 结果、翻译后的修饰、基因组级代谢数据库等。蛋白质分析有关的数据库主要有蛋白质一级结构序列数据库、蛋白质三维空间结构数据库等一次（级）数据库，及构建而成的具有特殊生物学意义和专门用途的蛋白质二次（级）数据库。蛋白质相关的分析软件是蛋白质组学研究不可缺少的信息学手段。

3.1　蛋白质物理特性的预测

蛋白质物理特性的预测基于蛋白质的一级氨基酸序列。从蛋白质序列出发，可以预测出蛋白质的许多物理性质，包括等电点、分子量、酶切特性、疏水性、电荷分布等。相关工具有：Compute pI/Mw，PeptideMass，TGREASE，SAPS 等。

3.2 蛋白质二级结构预测

二级结构是指 α 螺旋和 β 折叠等规则的蛋白质局部结构元件。不同的氨基酸残基对于形成不同的二级结构元件具有不同的倾向性,这构成了进行二级结构预测的基础。蛋白质二级结构预测以已知三维结构和二级结构的蛋白质为依据,二级结构预测常用方法有:nnPredict,PredictProtein,SOPMA,COILS,TMpred,SignalP 等。

3.3 蛋白质三级结构预测

蛋白质结构预测最终是要从蛋白质的氨基酸序列预测出其三维空间结构。由于蛋白质的折叠过程仍然不十分明了,从理论上解决蛋白质折叠的问题仍较困难。有一定作用的三维结构预测方法最常见的是"同源模建"和"Threading"方法。

3.4 蛋白质功能预测

蛋白质功能预测主要根据序列预测功能,思路及一般流程为:通过相似序列的数据库比对确定功能,确定序列特性,如疏水性、跨膜螺旋和前导序列等,通过序列模体数据库等的比对确定功能,查未知序列是否包含保守序列模体,搜索 Prosite 等数据库最终预测蛋白质功能。

常用的蛋白质数据库有 UniPro、TreMBL、EXPASY、NCBInr、PDB、PIR 等库在国际互联网上的共享,为功能蛋白质组学研究提供了平台。蛋白质组学在人类疾病中的大规模运用,为发掘新的疾病相关生物标志物和揭示疾病发生、转移及耐药机制,为疾病的早期诊断、靶向治疗、新药开发和疫苗研制提供了重要的理论基础。

参考文献

[1] Pandey A, Mann M. Proteomics to study genes and genomes. Nature,2000,405(6788):837－846.

[2] 程彦伟,祖恩谱. 蛋白质组学研究进展. 河南工业大学学报(自然科学版),2008,29(4):77－83.

[3] 乔纳森·佩夫斯纳著,孙之荣译. 生物信息学和功能基因组学. 北京:化学工业出版社,2008:253－254.

(祁素芬　丁元林)

转录因子结合位点识别算法

1 算法的简述

基因表达是指基因在生物体内的转录、剪接、翻译以及转变成具有生物活性的蛋白质分子之前的所有加工过程。人类基因组大约有两万多个基因,但是在单个细胞中,同时表达的基因往往仅有几千甚至几百个,很多基因只在特定组织或发育阶段表达。转录调控是基因表达的关键步骤:转录调控因子(transcription factor,TF)有序地结合在目标基因启动子序列中的特殊位点,启动基因的转录和控制基因的转录效率。启动子上这些位点被称为转录因子结合位点(transcription factor binding site,TFBS),又被称为顺式调控元件(cis-element),其长度从几个到十几个碱基对不等。每个转录因子的结合位点通常都有特定的模式,被称为模体(motif)。找到这些特定的序列片段对研究基因的转录调控有着重要意义。近年来,随着大规模 DNA 测序成果的积累和生物芯片等高通量生物技术的发展,针对转录因子结合位点计算预测的算法和工具也越来越多。本文对常用的转录因子结合位点识别算法进行介绍,并对其应用进行比较。

1.1　单个模体预测算法

根据不同的表示方法,转录因子结合位点识别算法总体上可以分为基于共有序列和基于位置频率矩阵两类。第一类是基于共有序列的识别方法,通过穷举所有可能的序列组合得到具有统计显著性的转录因子结合位点,例如 MobyDick 和 YMF 算法等。YMF 使用简单穷举法,使用 3 阶马尔可夫链计算 motif 期望次数,枚举输入序列每个可能 motif,计算其统计显著性值 Z 分值,选取最大 Z 分值对应 motif,并使用 P 统计值衡量各 motif 的显著性和可能性。与之前算法不同的是 YMF 定义的 motif 由给定数目的保守碱基(A, C, G, T, R, Y, S, W)和不超过给定数目的位于 motif 中间的非保守碱基(N)构成,motif 结构变化空间较大,可用于预测的 motif 的种类较多。

第二类是基于位置频率矩阵的识别方法,利用贪婪算法(greedy algorithm)、期望最大化(expectation maximization,EM)或 Gibbs 抽样方法(Gibbs sampling method)等得到转录因子结合位点对应的位置频率矩阵,这类方法包括 MEME 和 Gibbs Motif Sampler 等。虽然这两种概率序列模型存在差异,但它们预测结合位点的最根本的思路是相同的,即先对转录因子结合位点的信息进行某种近似的描述,通过背景模型和转录因子结合位点模型构成整体的调控区域模型,然后通过似然最大化或贝叶斯推断等方法进行参数估计,对转录因子结合位点信息进行调整优化,根据获得的参数确定输出转录因子结合位点,依据参数估计方法和转录因子结合位点确定方法的不同。

1.2　比较基因组学

比较基因组学在转录因子结合位点分析中的应用可以分为两类:一类先利用传统的方法进行转录因子结合位点识别,然后再检测得到的转录因子结合位点在不同物种中的保守性,筛除不保守的模体;另外一类是以候选启动子区及其在不同物种中的直系同源序列为输入,在识别过程中考虑不同物种间的保守性和模体的信号强度这两种因素。

遗传系谱印记法(phylogenetic footprinting)近几年在转录因子结合位点的分析中应用非常广泛,PhyMe、PhyloGibbs 和 PhyloCon 都属于这一类方法。这类方法的基本假设是功能原件在进化过程中存在选择压力,因此它们进化速率要慢于周围的非功能序列。在识别过程可以利用遗传系谱印记法基于不同的物种间的进化关系寻找保守片段,然后利用传统方法进行转录因子结合位点识别。

1.3　顺式调控模块的识别方法

目前的顺式调控模块识别方法可以分为两类:一类从已知的模体集合出发,看哪些模体组合在启动子序列中的出现频率明显高于其他组合。这类方法还可以细分为寻找只包含一个模体的调控模块和寻找包含多个（两个或两个以上）模体的调控模块。由于目前大部分转录调控因子的结合位点模体还未知，使得上述基于已知模体集合的方法受到了很大的限制。另外一类直接从共调控基因的启动子序列识别调控模块的方法逐渐出现，例如 CisModule、Gibbs ModuleSampler 和 EMCModule。这三种方法都可以寻找包含多个模体的顺式调控模块。

1.4　启动子区的识别算法

启动子区的识别算法包括 MDScan 和 DME 方法等。根据包含目标结合位点的可能性，MDScan 方法对候选启动子序列进行排序，将其分为"最可能"和"次可能"两组。MD-Scan 在"最可能"组内寻找富集的模体，再用"次可能"组对其进行校正。MDSca 对候选启动子序列区别对待，首先从高信号强度的序列中寻找模体，这在数据存在大量噪声的情况下增加了找到目标结合位点的可能性。

DME 方法不区分候选集合内各条序列包含目标结合位点可能性的高低，而是另外构造一个由无关序列组成的背景集合，搜索候选集合相对于背景集合显著富集的模体。背景集合的构造可以在全基因组范围内随机选取启动子序列，或者根据已有知识选择一些不太可能包含目标转录因子结合位点的序列。

2　算法的比较及应用

2.1　单个模体预测算法

单个模体预测算法在线虫、酵母等低等生物中得到了很好的结果，但是在高等生物中的应用中却存在假阳性高的问题。这主要是由于真核生物的转录过程更加复杂，比如受染色质结构的影响，转录因子同基因的远程作用，以及转录因子之间的相互作用等。其中 MEME 基于 EM 算法，它的优点是具有较高的敏感度，但算法复杂度高，计算时间较长。Gibbs Motif Sampler 计算速度快，但需要多次重复试验才能得到稳定的结果。

2.2　比较基因组学

由于转录因子结合位点功能上的重要性，结合位点所在区域的突变速度会慢于无功能序列。比较基因组学在转录因子结合位点的识别中可以起到重要作用。应用保守性时，物种间的进化距离不能太远。在漫长的进化过程中，DNA 序列可能发生大段的插入或删除，这种情况下转录因子结合位点不可能保守。另一方面，如果物种间的进化距离太近，大部分序列没有发生过变异，就无法把转录因子结合位点序列与无功能序列分开。利用不同物种间的保守性信息来筛选真正的转录因子结合位点是很有效的方法。但是转录因子结合位点通常都是很短的序列，即使它们有重要的功能，在进化过程中还是有可能发生变异，研究中也发现了一些物种特异的转录因子结合位点。因此，比较基因组学的应用存在着一定的局限性。

2.3　顺式调控模块的识别方法

在顺式调控模块中，不同转录因子结合位点出现的个数和顺序以及它们之间相对位置都存在一定的规律，该方法用于研究存在模体的结构组织，开发了从共调控基因的启动子序列识别调控模块的方法。

2.4 基于启动子区重要性差异的识别算法

有时我们收集到的候选启动子序列并不是同样重要的,有些序列包含目标转录因子结合位点的可能性更大。为了充分利用这些可信度更高的序列,人们提出了对重要性不同的序列区别对待的方法(discriminative method)。其中 MDScan 方法的计算速度快,但最后识别的模体中包含较多的简单重复序列,所以在应用该方法前要对候选启动子序列中的简单重复序列进行屏蔽。由于应用了背景序列,DME 方法可以避免识别的模体中出现简单重复序列的问题,但是该方法的一个缺点是计算复杂度较高,计算时间长;另外选择不同的背景集对分析结果的影响较大,使用中可以尝试不同的背景集合,找到其中较稳定的结果。

参考文献

[1] TompamM, Li N, Baileyt TL, et al. Assessing computational tools for the discovery of transcription factor binding sites. Nat Biotechnol,2005,23(1):137-144.

[2] 李婷婷,蒋博,汪小我,等. 转录因子结合位点的计算分析方法. 生物物理学报,2008,24(5):334-347.

(李豪丽　林美华)

生物分子网络分析指标

1 生物分子网络概述

生物分子网络是一种描述生物分子间相互作用关系的方法。通常可以用图 $G=(V,E)$ 表示生物分子网络(network),其中 V 是网络的节点集合,每个节点代表一个生物分子,或者一个环境刺激;E 是边的集合,每条边代表节点之间的相互关系。当 V 中的两个节点 v_1 和 v_2 之间存在一条属于 E 的边 e_1 时,称边 e_1 连接 v_1 和 v_2。根据网络中的边是否具有方向性,网络可以分为有向网络与无向网络。根据网络中的每条边是否被赋予相应的数字,分为加权网络与等权网络。网络中的路径是指一系列的节点,其中每个节点都有一条边连接到紧随其后的节点。路径中所经过边的权重之和称为路径的权重,也称为路径的长度。在连接两个节点的所有路径中,长度最短的路径称为最短路径,此路径的长度称为两个节点的距离。常见生物分子网络有基因调控网络、蛋白质互作网络、代谢网络和信号传导网络和细胞间通讯网络。

2　生物分子网络分析

生物分析网络的分析指标是对网络本身及其内部节点或边结构特征的描述,对进一步分析网络结构和探索关键节点有重要的意义。具体分析指标有连通度、聚类系数、介数、紧密度、拓扑系数等。

2.1　连通度

连通度(degree)是描述单一节点的最基本的拓扑性质。节点 v 的连通度是指网络中直接与 v 相连的边的数目,常用 k 表示。对于有向网络往往还要区分边的方向,由节点 v 发出的边的数目称为节点 v 的出度(k_{out}),指向节点 v 的边数则称为节点 v 的入度(k_{in})。连通度描述了网络中某个节点的连接数量,整个网络的连通性可以使用其平均值来表示。在研究中,连通度较大的节点成为中心节点(hub),其显著富集着与癌症等遗传性基本相关的基因。

2.2　聚类系数

聚类系数(clustering coefficient,CC)用来表示网络中部分节点间存在的密集连接的性质。无向网络中,CC 定义为:

$$CC_v = \frac{n}{C_k^2} = \frac{2n}{k(k-1)}$$

其中,n 表示在节点 v 的所有 k 个邻居间边的数目。在有向网络中,由于节点间可以存在两条方向相反的边,则标准化的聚类系数被定义为:

$$CC_v = \frac{n}{P_k^2} = \frac{n}{k_{out}(k_{out}-1)}$$

其中,k_{out} 指 v 的出度,n 指所有 v 所连接的节点彼此之间存在的边数。

2.3　介数

一个节点的介数(betweenness)是衡量这个节点出现在其他节点间最短路径中的比例。节点 v 的介数 B_v 定义如下:

$$B_v = \sum_{i \neq j \neq v \in V} \frac{\sigma_{ivj}}{\sigma_{ij}}$$

其中,σ_{ij} 表示节点 i 到节点 j 的最短路径的条数,σ_{ivj} 表示其中通过节点 v 的路径条数。介数标准化后的形式如下:

$$B_v = \frac{1}{(n-1)(n-2)} \sum_{i \neq j \neq v \in V} \frac{\sigma_{ivj}}{\sigma_{ij}}$$

介数表明了一个节点在其他节点彼此连接中所起的作用;介数越高,意味着在保持网络紧密连接性中节点越重要。

2.4　紧密度

紧密度(closeness)是描述一个节点到网络中其他所有节点平均距离的指标。节点 v 的紧密度 C_v 定义如下:

$$C_v = \frac{1}{n-1} \sum_{j \neq v \in V} d_{vj}$$

其中，d_{vj} 表示节点 v 到节点 j 的距离。紧密度测度衡量节点接近网络"中心"的程度，紧密度测度越小，节点越接近中心。

2.5　拓扑系数

拓扑系数（topology coefficient）是反映互作节点间共享连接比例的测度，节点 v 的拓扑系数 T_v 可以定义为：

$$T_v = \frac{1}{|M_v|} \sum_{t \in M_v} \frac{C_{v,t}}{\min\{k_v, k_j\}}$$

其中，$C_{v,t}$ 表示与节点 v 和节点 t 都连接的节点数；M_v 为所有与节点 v 分享邻居的节点集合。拓扑系数反映了节点的邻居间被其他节点连接在一起的比例。

除以上所介绍到的属性外，网络的拓扑结构还具有直径（网络中任意两节点间距离的最大值），平均距离（网络中任意两个连通节点距离的平均值），连通度的分布函数和聚类系数函数等属性。网络的拓扑属性是描述网络总体性质的重要切入点。

3　实例

基于以上所述生物分子网络指标的介绍，对于下图（见图 1）的分析如下：

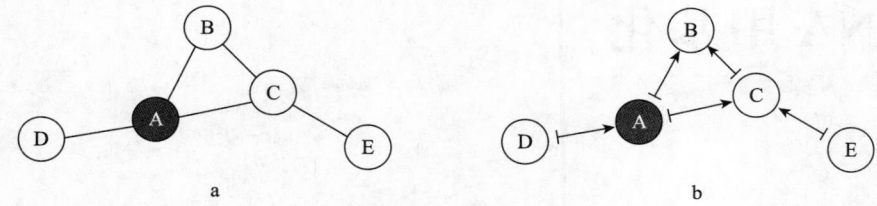

图 1　有向网络和无向网络

由生物分子网络的基本概念可知，图 1a 所示即为无向网络，图 1b 所示即为有向网络。

1）图 1a 中的无向网络中：

节点 A 的连通度 $k=3$；

节点 A 有三个邻居 $\{B,C,D\}$，其间只有一条边连接，所以节点 A 的聚类系数 $CC_A = \dfrac{2 \times 1}{3 \times (3-1)} = \dfrac{1}{3}$；

图中只有 $\{B,A,D\}$，$\{C,A,D\}$，$\{D,A,C,E\}$ 以及它们的逆序路径共 6 条最短路径通过节点 A，故节点 A 的介数 $B_A = 6$；

图中节点 A 到 B，C，D，E 的距离分别为 1，1，1，2；那么节点 A 的紧密度 $C_A = 1.25$；

与 A 节点共享邻居的节点共有 3 个，则所有与节点 A 分享邻居节点集合为 $M_A = \{B,C,E\}$，其连通度分别为 $k_B = 2, k_C = 3, k_E = 1$；那么节点 A 的拓扑系数 $T_A = \dfrac{1}{3}\left(\dfrac{1}{2} + \dfrac{1}{3} + 1\right) = \dfrac{11}{18}$。

2）图 1b 中的有向网络中：

节点 A 的连通度 $k_{in} = 1, k_{out} = 2$；

节点 A 连接 2 个节点 B 和 C,其间只有 1 条边{C→B},则节点的 A 的聚类系数 CC_A $=\dfrac{1}{2\times(2-1)}=\dfrac{1}{2}$;

由于存在方向性,节点 A 以外 4 个节点间彼此间可能存在的联通路径按排列数计算有 $P_4^2=12$ 条,但是真正连通的路径有 $\{C,B\}$,$\{D,A,B\}$,$\{D,A,C\}$,$\{D,A,C,B\}\{E,C\}$,$\{E,C,B\}$。其中经过节点 A 的路径有 2 条,则节点 A 的介数 $B_A=2$。

参考文献

[1] 梅娟,王正祥,石贵阳,等. 复杂生物网络分析的图聚类方法研究进展. 食品与生物技术学报,2008,29(5):15-20.

[2] 李霞. 生物信息学. 北京:人民卫生出版社,2010:318-334.

[3] 冯林,徐宁志,程书钧. 癌症——一种分子网络疾病. 癌变·畸变·突变,2011,23(1):1-3.

(祁素芬　栾奕昭)

DNA 甲基化

1 简述

DNA 甲基化(DNA methylation)是一种表观遗传修饰,它是由 DNA 甲基转移酶(DNA methyl-transferase,DNMT)催化 S-腺苷甲硫氨酸(S-adenosylmethionine,SAM)作为甲基供体,将胞嘧啶转变为 5-甲基胞嘧啶(mC)的一种反应,这常见于基因的 5′-CG-3′序列。DNA 甲基化在原核和真核生物的基因表达中有多种调控功能。

人类基因组中,70%～80% 的 CpG 双核苷酸处于 DNA 甲基化状态。非甲基化的 CpG 不是均匀分布,而是呈现聚集倾向,形成一些 GC 含量较高、CpG 双核苷酸相对聚集的区域,即 CpG 岛。根据 Gardiner-Garden 等的定义,CpG 岛是一段长度不小于 200 bp、GC 含量不小于 50%、CpG 含量与期望含量之比(即 O/E 值)不小于 0.6 的区域。由于该定义将一些重复片段也包含其中,Takai 和 Jonestlq 将 CpG 岛重新定义为长度不小于 500 bp、GC 含量不小于 55%、CpG 含量与期望含量之比不小于 0.65 的区域。据统计,多于 50% 的基因的启动子区含有 CpG 岛。

2 生物学功能

2.1 DNA 甲基化与基因表达

DNA 甲基化是通过影响基因的转录和染色体的构型而调控基因的功能。DNA 甲基化作为一种可遗传的修饰方式为非编码 DNA(内含子、重复元件以及潜在的具有活性的转座子)的长期沉默提供了一种有效的抑制机制。一般说来,DNA 甲基化与基因表达呈负相关,不仅启动子区高甲基化与基因表达呈负相关,基因内部的甲基化与基因表达也存在着弱的负相关,而启动子区低甲基化与转录活性正相关。DNA 复制后胞嘧啶的甲基化会改变 DNA 的构象,使 DNA 的大沟无法与 DNA 结合蛋白正常结合,从而使这些非编码区长期保持无表达活性的状态。有转录活性的基因可利用非甲基化的启动子来进行转录表达,即使在相邻的非转录区是高度甲基化的,其启动子仍然可以起始转录并被调控。基因启动子区内 CpG 位点的甲基化可能通过 3 种方式影响该基因转录活性:①DNA 序列甲基化直接阻碍转录因子的结合;②甲基 CpG 结合蛋白(methyl-CpG-binding proteins,MBPs)结合到甲基化 CpG 位点,与其他转录复合抑制因子相互作用或招募组蛋白修饰酶改变染色质结构;③染色质结构的凝集阻碍转录因子与其调控序列的结合。

2.2　DNA 甲基化与基因组印记

基因组印记(genomic imprinting)是一种非孟德尔遗传现象,指控制某一表型的基因其成对的等位基因依亲缘(父源或母源)的不同而呈现差异性表达。此种差异性表达,称为亲缘性差异性表达。来自父方的等位基因(父源等位基因)不表达即无转录活性而处于沉默状态者称为父系印记(parternal imprinting);若母源等位基因不表达,则称为母系印记(maternal imprinting)。呈现上述现象的基因称为印记基因(imprinted gene),它又可分为父系印记基因(父源印记,母源表达)和母系印记基因(母源印记,父源表达)。目前除单基因性状中发现基因组印记现象外,在多基因性状-数量型性状中也发现此现象。印记基因发生的机制尚待深入研究,但一般认为主要由于来自双亲等位基因被甲基化而导致沉默,即 DNA CpG 岛的胞嘧啶 5 位置上被加上甲基。例如,小鼠的印记基因 H19 表现为 CpG 岛亲源特异性的、组织非依赖性的甲基化,但是 DNA 甲基化转移酶缺乏的基因剔除小鼠基因组广泛的低甲基化,不出现 H19 特异等位基因 CpG 岛的甲基化结果 H19 双等位基因表达。

2.3　DNA 甲基化与肿瘤

肿瘤发生与发展的分子生物学本质是细胞内遗传调控和表观遗传调控的紊乱。DNA 甲基化修饰所携带的表观遗传信息是肿瘤的发生与发展的重要影响因素。肿瘤细胞发生时常出现 DNA 甲基化模式的变化,主要包括甲基化转移酶表达水平的提高、基因组整体甲基化水平的降低和 CpG 岛局部甲基化水平的异常升高,从而导致基因组不稳定,如染色质构象异常、转座子激活、原癌基因激活表达以及抑癌基因被抑制表达等。如果抑癌基因中有活性的等位基因失活,即基因印迹丢失,就会提高肿瘤发生的机率。例如:通常 H19 基因上游的 CpG 岛仅在父源等位基因上发生甲基化,Wilms' 瘤患者该基因的双等位基因均发生甲基化,造成印记丢失,使 H19 基因不表达,而 H19 上游的 IGF2 基因过表达,从而刺激肿瘤形成。由于 CpG 岛的局部高度甲基化早于细胞的恶性增生,因此甲基化的诊断可以用于肿瘤发生的早期预测,而且全基因组的低甲基化也随着肿瘤发生而出现,并且其随着肿瘤恶化程度的增加而显著,因此甲基化的检测可用于肿瘤的分级。DNA 甲基化的研究为肿瘤的早期预测、分类、分级及预后评估提供了新的依据。

此外,DNA 甲基化在 DNA 复制起始、错配修复、细菌中寄主控制的修饰与限制以及转座子的失活等过程中对维持遗传信息的稳定性发挥着重要的作用。DNA 甲基化对胚胎正常发育和等位基因的选择表达也至关重要。错误甲基化模式的建立将引起人类的疾病，如 Prader-Willi 综合征、Angelman 综合征和脆性 X 染色体综合征等。

3　DNA 甲基化的高通量实验检测方法

DNA 甲基化的检测大体分为两个步骤：a. 待检测样品的前期处理；b. 目标序列的定位和甲基化状态的量化。待检测样品的前期处理方法上要包括三大类：a. 亚硫酸氢钠 (sodium bisulfite) 法，亚硫酸氢钠把非甲基化的胞嘧啶转化为尿嘧啶，而保持甲基化的胞嘧啶不变，以此实现两类的分离，此方法因其准确率高被誉为检测 DNA 甲基化的"金方法"；b. 限制性内切酶 (restriction enzyme) 法，限制性内切酶可以切割非甲基化的位点，而甲基化以后的识别位点将被保留；c. 用特定抗体对甲基化的胞嘧啶进行免疫沉淀反应 (immunoprecipitation)。前期处理实现了甲基化和非甲基化的胞嘧啶分离以后，可以对分离出的甲基化 DNA 片段进行基因芯片杂交或者大规模深度测序，实现高通精的检测。以上两个步骤的不同组合产生了多种高通量的实验检测技术，亚硫酸氢钠＋测序、亚硫酸氢钠＋芯片技术、酶切＋芯片技术、甲基化抗体＋芯片技术等。

4　DNA 甲基化的相关数据库与预测研究

目前发表的较大规模的 DNA 甲基化相关数据库有 4 个：MethDB、MethyCancer、PubMeth 和 MethCancer DB。其中，MethDB 是最早整合文献中 DNA 甲基化数据的数据库，也是涵盖物种和组织最多的数据库，其余 3 个数据库都采用了文献挖掘的方法，收集了文献中已报道的与特定癌症相关的一些 DNA 甲基化模式。MethDB 和 MethyCancer 还提供了 DNA 甲基化的可视化工具。通过对现有的分散的 DNA 甲基化数据的整理分析，这些数据库提供了内容独立、记录相对完整、格式比较统一的数据资源，为后期的深入挖掘提供了极大便利。随着大规模深度测序技术在 DNA 甲基化检测中的应用，建立相应数据库用以存储和分析相关数据，开发类似于 CpGViewert 的可视化分析工具（见文献[4]）将具有重要价值。

实验手段检测 DNA 甲基化状态的方法虽然比较可靠，但是其对于人力财力的需求以及检测技术方面的缺陷，使得目前大规模的 DNA 甲基化的实验数据还比较有限。研究计算预测 DNA 序列甲基化状态的方法显得极为重要。另一方面，作为实验检测技术的补充，预测算法能够挖掘出数据中隐藏的重要特征，为人们进一步认识 DNA 甲基化机理提供重要依据和研究思路。目前发表的对 DNA 甲基化模式进行预测的方法中，按照预测目标的类型可以分为对单个 CpG 双核苷酸的甲基化状态预测、对 CpG 岛片段以及 CpG 岛的甲基化状态预测。Methylator (http://bio. dfci. harvard. edu/Methylator/index. html) 是目前惟一的预测单个 CpG 双核苷酸甲基化状态的工具。该工具基于 MethDB 数据库中人的 2839 个 DNA 甲基化模式数据，以 CpG 位点周围 39bp 的序列模式为特征，采用支持向量机的方法得到了 87％ 的正确率。2006 年，Rollins 等发表了人脑组织全基因组范围的甲基化数据，基于其得到的 1948 个甲基化区域和 2386 个非甲基化区域，产生了两个预测 CpG 岛片段甲基化状态的工具——HDMFinder 和 MethCGI。在线预测工具 Epigraph (http://epigraph. mpi-inf. mpg. de/WebGRAPH/)可预测 CpG 岛甲基化状态。

　　作为直接作用于 DNA 序列的表观遗传修饰，DNA 甲基化在基因表达调控中扮演着重要角色。虽然 DNA 甲基化是各种表观遗传学现象中最早被人们认识也是研究相对较成熟的现象之一，但是目前对 DNA 甲基化的机理机制的探索还仍然处于比较初级的阶段。随着各种高通量检测技术的发展和应用，各种正常组织以及癌症组织的 DNA 甲基化数据将不断出现，这就给从事生物信息研究的科学工作者提供了大量研究数据、提出了大量新的研究课题。分析和利用这些海量的数据无疑需要开发更多更有效的计算方法和工具。利用来自不同样本不同组织的 DNA 甲基化数据，可以深层次探讨 DNA 甲基化在人群中的差异性以及组织特异的 DNA 甲基化模式。虽然保护机制的假说能够一定程度上解释 CpG 岛不易被甲基化的机制，但是该假说是否全面揭示了其真实机理，是否还有其他更多甚至更重要的因素参与其中，这些问题都有待进一步验证。另外，结合其他表观遗传现象对人类基因组进行系统研究也是认识基因表达的必然之路。在医学应用上，寻找和特定疾病相关的 DNA 甲基化标识，利用这些标识对疾病进行检测，并研制使异常甲基化还原的药物也是极具发展前景的方向。

参考文献

［1］　凡时财，张学工. DNA 甲基化的生物信息学研究进展. 生物化学与生物物理进展，2009，36
　　　（2）：143—150.

［2］　宫时玉，蒋曹德，邓昌彦. DNA 甲基化及其生物学功能. 华中农业大学学报，2005，24(6)：
　　　651—657.

［3］　郑小梅，伍宁丰. DNA 甲基化作用的生物学功能. 中国农业科技导报，2009，11(1)：33—39.

［4］　Carr IM, Valleley EM, Cordary SF, et al. Sequence analysis and editing for bisulphite genomic se-
　　　quencing projects. Nucleic Acids Res, 2007, 35(10)：e79.

［5］　Rollins RA, Haghighi F, Edwards JR, et al. Large-scale structure of genomic methylation pat-
　　　tems. Genome Res, 2006, l6(2)：157—163.

（刘伟伟　祁素芬）

microRNA 靶基因

1　简述

　　microRNA(miRNA)是一类长度在 22nt 左右的内源非编码小 RNA，广泛存在于动物、植物、病毒等多种有机体中。1993 年，Lee 等人首先在秀丽隐杆线虫（caenorhabditis elegans)体内发现了长度为 22nt 的非编码小 RNA——lin-4,同时发现 lin-4 RNA 在 lin-14 基因的 3′UTR 内存在着互补位点。进一步研究表明,lin-4 RNA 通过与 lin-14 基因的 3′UTR 特异性结合降低了 LIN-14 蛋白的表达水平,但对 lin-14 基因的 mRNA 水平影响并不显著。lin-4 RNA 便是现在所熟知的 miRNA。miRNA 基因通常位于基因间或内含子区域,在核内由 RNA 聚合酶 Ⅱ 转录产生具有帽子结构多聚腺苷酸尾巴的 pri-miRNA。pri-miRNA 在核酸酶 Drosh 和其辅助因子 Pasha 的作用下被处理成由 70 个核苷酸组成的 pre-miRNA,经 exportin5 等蛋白转运到细胞质中。另一个核酸酶 Dicer 将其剪切成约 22 个核苷酸长度的 miRNA 双链,其中一条为成熟的 miRNA 分子。成熟的 miRNA 分子在细胞内与 Argonaute 蛋白等形成 RNA 诱导的沉默复合体(RNA—induced silencing complex,RISC),并作用于特异 mRNA 的 3′UTR,从而抑制翻译过程或直接降解 mRNA。已有研究表明,miRNA 通过作用于相应靶 mRNA,参与细胞增殖、凋亡、分化、代谢、发育、肿瘤转移等多种生物学过程。预测超过 1/3 的人类基因都是保守的 miRNA 靶基因。但目前为止,仍有很多 miRNA 的功能并不清楚,原因在于目前已经确定的 miRNA 靶基因数量很少,而且 miRNA 靶基因的预测与鉴定难度较大。因此,准确快速地预测并鉴定 miRNA 的靶基因,对研究 miRNA 功能以及 miRNA 所参与的生物学过程具有十分重要的意义。

2 基于序列的 miRNA 靶基因预测方法

生物信息学方法主要是利用某种算法对靶基因样本进行评分及筛选。基于序列的 miRNA 靶基因预测遵循的原则:1)miRNA 的"种子区"与 mRNA 的 3′UTR 序列碱基互补;2)靶点在多物种间的序列保守性;3)miRNA 与 mRNA 形成双链结构的热力学稳定性;4)靶基因二级结构和靶点外的序列对靶基因预测的影响。miRNA 靶基因预测算法的基本步骤:1)在 mRNA 的 3′UTR 上探寻和 miRNA"种子区"完全互补的序列;2)计算 miRNA 和这些序列结合产生的自由能下降值,对靶点进行筛选;3)对靶点进行物种间序列比对,利用物种保守性进一步筛选。下文对几种常用的 miRNA 靶基因预测方法进行介绍。

2.1 miRanda 算法

miRanda 是最早的一个利用生物信息学对 miRNA 靶基因进行预测的软件,由 Enright 等人于 2003 年设计开发,其选取了黑腹果蝇的所有 miRNA 序列。其基本步骤为:1)对 miRNA 和 mRNA 的 3′UTR 序列进行碱基互补分析,碱基互补遵循 4 个规则;2)miRanda 采用一种类似于 Smith-Waterman 的算法来构建打分矩阵;3)miRNA 与靶基因形成二聚体的热力学稳定性方面,miRanda 利用 Vienna 软件包中的 RNAlib 计算 miRNA 与 mRNA 3′UTR 结合的自由能;4)miRanda 要求靶点在多物种间保守,即靶点在多物种 3′UTR 序列比对中相同位置具有相同的碱基。

2.2 TargetScan 和 TargetScanS 算法

TargetScan 是 Lewis 等人在 2003 年开发的一款用于预测哺乳动物 miRNA 靶基因的软件,该软件将 RNA 间相互作用的热力学模型与序列比对分析相结合,预测不同物种间保守的 miRNA 结合位点。

与 miRanda 不同,在 TargetScan 的算法中,要求 miRNA 5′端第 2～8 位碱基与 mR-

NA 的 3′UTR 完全互补,这 7 个核苷酸被称作"miRNA 种子区"。种子区向两侧延伸直到出现碱基错配为止,这期间允许 G∶U 配对,同时利用 RNAFold 计算结合位点的自由能。此外,TargetScan 中引入了信号噪声比来评估预测结果的准确度,所谓信号噪声比,即用已知(信号组)和随机生成的 miRNA(噪声组)分别对 mRNA 的 3′ UTR 进行预测所得靶基因数目的比值。当仅针对人(Homo sapiens)和小鼠(Mus musculus)的 3′ UTR 对 miRNA 靶位点进行预测时,信号噪声比为 2∶1,而针对人、小鼠、大鼠(Rattus norvegicus)的 3′UTR 进行预测时信号噪声比为 3.2∶1,当研究范围扩大到人、小鼠、大鼠和河豚(Takifugu rubripes)时,信号噪声比为 4.6∶1。随着物种数目的增多,预测得到的靶基因减少,但准确性得到了相应的提高。

后来,Lewis 等人又对 TargetScan 进行了优化,即 TargetScanS。TargetScanS 在人、小鼠、大鼠的基础上增加了狗(Canis familiaris)和鸡(Gallus gallus)的基因组数据,同时在算法上做了改动,将种子区由先前的 7 个核苷酸调整为 5′端第 2～7 位碱基共 6 个核苷酸,要求在种子区完全互补的情况下,miRNA 第 8 位碱基与靶基因互补或者 miRNA 第 1 位碱基是腺嘌呤。2007 年,Andrew 等人又将 TargetScanS 的算法中加入了新的条件,即有效的 miRNA 结合位点多分布于 3′ UTR 中 AU 富集的区域;功能上具有协同作用的 miRNA 靶位点相近;miRNA 的第 12～17 个核苷酸与 3′ UTR 互补促进两者的结合;有效的 miRNA 结合位点优先分布于 3′ UTR 的两侧,但距离终止密码子至少 15 个核苷酸。

2.3 RNAhybrid 算法

RNAhybrid 考虑了靶基因结合自由能对预测结果的影响。该算法利用动态规划算法寻找一条短链 RNA(miRNA)和一条长链 RNA(mRNA 3′UTR)杂交时的最优自由能鉴别 miRNA 的靶点。与其他的 RNA 二级结构预测软件 mfold、RNAfold 等相比,RNAhybrid 除了具有明显的速度优势外,RNAhybrid 算法还禁止 miRNA 分子间和靶基因间杂交产生二聚体。RNAhybrid 没有考虑靶基因的物种间保守性,允许用户自己定义自由能的阈值、P 值,也允许用户自己设置 miRNA"种子区"的位置和长度以及是否允许出现 G-U 错配等。

2.4 机器学习方法

通过在少量实验证实的 miRNA 靶基因集合内提取 miRNA 与靶基因的结合特征,并利用这些特征训练分类器来预测 miRNA 的靶基因。如 TargetBoost 和 miTarget 等 miRNA 靶基因预测算法都是基于机器学习方法开发的,这些算法从实验证实的 miRNA 靶基因集出发,评估 miRNA 与靶基因结合的序列特征、二聚体结构特征和热力学特征等参数,最后对预测的靶基因进行打分。

另外,miRNA 和 mRNA 3′UTR 结合特性、非结合位点区域、靶基因二级结构和靶点外的序列等对靶基因预测有影响。

3 基于表达信息或实验结果预测 miRNA 靶基因

Huang 等人利用在 88 个组织中同时检测了 miRNA 和 mRNA 表达的数据,并结合贝叶斯方法开发了靶基因预测算法 GenMiR＋＋,得到了 104 个人类 miRNA 的高精度靶基因,并通过实验证实了预测的 let-7b 靶基因,结果表明,与基于序列的方法相比,利用相同样本中同时检测 miRNA 和 mRNA 的表达谱可以更准确的预测 miRNA 靶基因。

Gennarino 等人通过研究 miRNA 宿主基因(host gene)的表达情况,开发了 miRNA 靶基因预测算法 HOCTAR。HOCTAR 是第一个利用 miRNA 宿主基因表达与 mRNA 表达信息进行 miRNA 靶基因预测的算法,它基于两者表达的逆相关(inversely correlated)特征对预测的 miR-NA 靶基因进行筛选。通过对 178 个人类 miRNA 的宿主基因分析,发现预测准确性优于现存的基于序列的预测方法,HOCTAR 减少了基于序列算法预测的靶基因数量。

Bandyopadhyay 等人利用 miRNA 的表达谱和 mRNA 表达谱构建一组阴性样本集,并利用机器学习方法开发了 miRNA 靶基因预测算法 TargetMiner。由于当前实验证实的 miRNA 靶基因阴性数据较少,用机器学习方法预测 miRNA 靶基因常具有较高的假阳性率,作者从 miRNA 和 mRNA 的表达谱中得到了 300 多个组织特异的阴性样本,并结合实验证实的 miRNA 靶基因数据,利用支持向量机(SVM)方法开发了新的 miRNA 靶基因算法。

在当前的 miRNA 靶基因预测研究中,研究人员逐渐意识到单一依靠序列信息或表达信息已不能继续提高 miRNA 靶基因预测效能。整合功能信息、蛋白质互作信息、表达信息、序列信息以及当前实验证实的 miRNA 靶基因等已有资源预测 miRNA 靶基因十分必要。高通量的实验方法预测 miRNA 靶基因也在不断的发展中,这些研究将对最终揭示 miRNA 功能和参与的生物学过程、找出 miRNA 诱导的疾病发生机制、以及最终将 miRNA 用于治疗癌症等相关疾病具有重要意义。

4 miRNA 数据资源

miRNA 常用数据库包括 TarBase 数据库和 miRBase 数据库。TarBase 数据库是目前使用广泛的存储真实 miRNA 与靶基因间关系的数据库。网址:http://diana. cslab. ece. ntua. gr/tarbase/。数据库以 Excel 文件形式存储,可供用户下载本地化使用。miRBase 数据库是集 miRNA 序列,注释信息以及预测的靶基因数据为一体的数据库,是目前存储 miRNA 信息最主要的公共数据库之一 网址:http://www. ebi. ac. uk/enright-srv/microcosm/htdocs/targets/v5/,主要采用 miRanda 算法预测靶基因。近年来,随着分子生物学和生物信息学等学科的发展,研究发现了与心脏病、癌症等疾病相关的 miRNA,为进一步探索复杂疾病的致病机制提供了新的生物标记。

参考文献

[1] Lee RC, Feinbaum RL, Ambros V. The C. elegans heterochronic gene lin-4 encodes small RNAs with antisense complementarity to lin-14. Cell, 1993, 75(5): 843－854.

[2] 夏伟,曹国军,邵宁生. MicroRNA 靶基因的寻找及鉴定方法研究进展. 中国科学辑:生命科学, 2009, 39(1): 121－128.

[3] Enright A J, John B, Gaul U, et al. MicroRNA targets in Drosophila. Genome Biol, 2003, 5(1): R1.

[4] Lewis BP, Shih IH, Jones-Rhoades MW, et al. Prediction of mammalian microRNA targets. Cell, 2003, 115(7): 787－798.

[5] Lewis BP, Burge CB, Bartel DP. Conserved seed pairing, often anked by adenosines indicates that thousands of human genes are MicroRNA targets. Cell, 2005, 120(1): 15－20.

[6] Grimson A, Farh KK, Johnston WK. MicroRNA targeting specificity in mammals: determinants

beyond seed pairing. Mol Cell，2007，27(1)：91－105.

[7] Huang JC，Babak T，Corson TW，et al. Using expression profiling data to identify human microRNA targets. Nature Methods，2007,4(12):1045－1049.

[8] Gennarino VA，Sardiello M，Avellino R，et al. MicroRNA target prediction by expression analysis of host genes. Genome Res，2009，19(3)：481－490.

[9] Bandyopadhyay S，Mitra R. TargetMiner：microRNA target prediction with systematic identification of tissue-specific negative examples. Bioinformatics，2009，25(20)：2625－2631.

（刘正辉　祁素芬）

microRNA 调控分子网络

1　简述

生物网络是生物体内各种分子通过相互作用来完成各种复杂的生物功能的一个体系。网络水平的研究,有助于我们从整体上理解生物体内各种复杂事件发生的内在机制。microRNA(miRNA)具有许多生物学功能,通过预测算法得到的 miRNA 靶基因功能类型也很广泛,比如包括转录因子,信号蛋白,骨架蛋白,代谢中的酶等。miRNA 靶点的多样性和丰富性暗示着 miRNA 可以通过其他靶基因和其他细胞网络,如转录调控网络等,相互交织组成更复杂的调控网络。下文对 miRNA 对蛋白质互作网络、代谢网络、基因调控网络和信号网络等目前研究最广泛的几种细胞分子网络的调控进行分析。

2　miRNA 调控细胞信号网络

信号网络是处理早期细胞内和细胞外信号的最重要的复杂系统,它作为高级交流系统会完成一系列的任务,比如生长,细胞存活和发育等。通过手工注释或者高通量实验产生了大量信号通路信息,它们相互交织组成一个大的复杂的信号传递网络。

2006 年,Cui 等把 miRNA 靶基因数据映射到信号网络上,揭示了人类中 miRNA 调控信号网络的一些策略。该研究中的一些规律表明:在人类中 miRNA 利用多种方式调控信号网络。通过选择性调控网络的大部分下游蛋白、多下游成分的连接蛋白、正向调控模体,miRNA 能够终止以前存在的信息并快速促进和稳定对新信号的响应。另一方面,miRNA 不倾向调控网络的上游成分,比如配体、基本细胞机器共享的蛋白和负向调控模体中的信号蛋白。

3　miRNA 调控代谢网络

在生物系统中,代谢产物是很重要的。许多代谢产物可以被不同的代谢通路共享,且互相交织形成复杂的代谢网络。代谢网络的控制机制是复杂的,涉及到转录水平,转录后水平和翻译水平三个水平上的调控。通常我们认为代谢网络中的酶被转录因子紧紧控制。miRNA 是新发现的一类丰富的负向调控子,因此我们认为 miRNA 调控代谢网络也是合理的。实验也验证了 miRNA 调控氨基酸代谢,胆固醇的生物合成等代谢过程。

miRNA 对代谢网络的调控是否也存在一些类似与信号网络或者代谢网络特有的原则呢? Tibiche 等系统详细地分析了人类代谢网络的 miRNA 调控模式。该研究的规律表明:在人类中 miRNA 也存在多种方式调控代谢网络。通过选择性调控代谢网络的 HUB、切割点及线性代谢流,而避免调控代谢网络的过渡节点及支化代谢流,并且 miRNA 也特异性调控基本的代谢通路。

4 miRNA 调控基因转录调控网络

基因调控网络描述了转录因子及其控制的基因之间的关系。这种网络一般通过两种方法构建:1)通过手工搜集已有文献中的转录因子调控信息来构建网络,RegulonDB 就是一个这样的数据库;2)通过高通量实验方法,如染色体共沉淀和 DNA 芯片技术。在大肠杆菌和酵母中已经进行了大规模的基因调控网络的分析,包括静态和动态的网络结构分析、进化分析、网络分解与整合分析。然而,在哺乳动物中,由于基因组和调控机制的复杂性大大增加,目前得到的基因调控实验数据仍然不是很多。

为了研究人类的 miRNA 与基因调控网络之间的相互作用,Cui 等和 Boyer 等分别分析了 PicTar 预测的 miRNA 靶基因数据和一套包括三个转录因子在人胚胎干细胞中的靶基因数据,发现 miRNA 的靶基因显著地富集于受更多转录因子调控的基因中。接着,他们在全基因组范围内进行了同样的分析。由于目前还没有来自实验的人类全基因组范围的基因调控数据,所以采用了计算预测的转录因子在启动子区的结合位点数据。这种全基因组的分析也显示了同样的结果。

这些结果说明,在人类基因组中,转录后水平与转录水平的调控复杂性是成正比的。在转录水平受到的调控越复杂的基因,越需要频繁的开启,而且,越有可能在不同的时空表达,因此,也需要更频繁的关闭。这可能是基因表达协同调控机制的一个新发现。GO 分析也显示受这种协同调控的基因主要富集于某些生物过程和功能中,特别是那些与发育相关的过程。

5 miRNA 调控蛋白互作网络

蛋白互作网络为更好理解蛋白组的功能组织提供有价值的框架,也为机体中的许多生物过程提供机制基础。截至目前,已经在酵母、大肠杆菌以及其他细菌、线虫、果蝇和人中进行了大规模的蛋白质相互作用的测定。因为蛋白质相互作用网络的数据相对比较容易获得,所以对其进行了较广泛的分析,包括从网络结构到网络模体、网络模块和网络进化分析。

由于蛋白质互作数据和上面三种网络的数据相比是比较全面的,因此蛋白互作网络中 miRNA 的转录后调控机制也是探讨最细致的。这里,将研究蛋白互作网络的三种层次：和上面三种网络的分析方式一样，不区分对待 miRNA，统一平等对待所有的靶基因；区分对待 miRNA，以单个 miRNA 的靶基因作为一个单元；以 miRNA 簇为单位，不区分对待簇内的 miRNA，把它们调控的靶基因作为一个单元。

总结三种研究方式，我们会发现转录后调控复杂度和互作复杂度、功能复杂度都是正相关的。不管是否区分对待 miRNA，蛋白互作网络中 HUB 蛋白都是倾向被 miRNA 调控的。互作的蛋白具有一致的转录后调控模式。单个 miRNA 的靶点模块化不具有模块化性质，加入靶点的蛋白互作邻居后模块化明显。同样，我们可以找到 miRNA 簇显著调控的功能模块。

6　miRNA 调控的网络模体

网络模体是网络中那些在统计上显著出现的结构模式或者小的子网，它们是在网络水平趋同进化的结果，并且在细胞内执行重要的功能。目前，一些 miRNA 调控的模体从实验上已经得到了证实，例如在线虫外阴细胞中，Noah 信号蛋白可以激活 miR-61 的转录，miR-61 反过来在转录后水平抑制 Notch 信号蛋白的一个转录启始因子，从而稳定了外阴细胞的命运。在分化的线虫神经元细胞中，发育的果蝇眼睛中以及分化的人类粒细胞中也发现了类似的回路。

以上从分子功能上说明 miRNA 作为一种重要的转录后调控因子广泛参与转录后基因调控。miRNA 的研究从个体到整体，从基因发现到功能注释逐步扩展，逐步深入。随着系统生物学研究的深入开展，miRNA 的研究也必然走向整体综合的水平。miRNA 调控的靶基因的多样性决定了其参与的生物过程的广泛性，因此 miRNA 功能的阐释需要与现有的各种生物网络结合。

参考文献

［1］　李霞，李亦学，廖飞 . 生物信息学 . 北京：人民卫生出版社，2010：449—454.

［2］　Cui Q，Yu Z，Purisima EO，et a1. Principles of microRNA regulation of a human cellular signaling network. Mol Syst Biol，2006，2：46.

［3］　Tibiche C，Wang E. MicroRNA Regulatory Patterns on the Human Metabolic Network. Open Syst Biol J，2008，1：1—8.

［4］　Gama-Castro S，Jimenez-Jacinto V，Peralta-Gil M，et a1. ReguionDB（version 6.0）：gene regulation model of Escherichia coli K-12 beyond transcription，active（experimental）annotated promoters and textpresso navigation. Nucleic Acids Res，2007：36（Database issue）：D120—124.

［5］　Cui Q，Yu Z，Pan Y，et a1. MicroRNAs preferentially target the genes with high transcriptional regulation complexity. Biochem Biophys Res Commun. 2007，352(3)：733—738.

［6］　Boyer LA，Lee TI，Cole MF，et a1. Core transcriptional regulatory circuitry in human embryonic stem cells. Cell，2005，122(6)：947—956.

［7］　杨鹏程，陈明杰，刘伟，等 . microRNA 调控的生物网络 . 生命科学，2008，20(4)：661—666.

［8］　Yoo AS，Greenwaid I. LIN-12/Notch activation leads to microRNA-mediated down-regulation of Vav in C. elegans. Science，2005，310(5752)：1330—1333.

（刘正辉　祁素芬）

基因组印记

1 简述

基因组印记(genomic imprinting)是一种非孟德尔遗传现象,指控制某一表型的基因其成对的等位基因依亲缘(父源或母源)的不同而呈现差异性表达。此种差异性表达,称为亲缘性差异性表达。在人类的基因组中有大量的基因易受基因组印记,主要表现为当亲本一方的基因被表达时另一方则被沉默。来自父方的等位基因(父源等位基因)不表达即无转录活性而处于沉默状态者称为父系印记(paternal imprinting);若母源等位基因不表达,则称为母系印记(maternal imprinting)。呈现上述现象的基因称为印记基因(imprinted gene),它又可分为父系印记基因(父源印记,母源表达)和母系印记基因(母源印记,父源表达)。印记基因在基因组中通常是成簇出现,这些印记基因簇所对应的染色体区域被称作印记区。

2 印记基因预测

目前实验测得印记基因的主要方法是利用 DNA 甲基化和表达分析基因的印记情况,只关注染色体的一小段区域。由于基因的单等位表达可能只发生在特定亚型、组织或发育阶段,所以实验确定印记基因面临很多问题。自从单等位基因和双等位基因不同的重复序列和 DNA 序列特性的被广泛关注,人们开始利用机器学习的方法预测小鼠和人类基因的印记情况。现在国内外主要预测印记基因的方法是用机器学习方法基于基因的序列特征预测全基因组印记基因。下面介绍一种基于多元统计的方法。观察印记基因和非印记基因的编码区 DNA 水平的变量,通过适当的多元统计方法,主成分分析(principal component analysis ,PCA)和二次判别分析(quadratic discriminant analysis, QDA),分析定量的基因组数据,得到对筛选印记基因有用的基因组属性。

2.1 标准化数据集

应用模式识别方法之前,由于各个变量单位是不同的,为了能够将变量参与评价计算,需要对其进行规范化处理,通过函数变换将其数值映射到某个数值区间。用此方法,可以在同一水平比较所有变量。常用标准化方法:

(1)线性函数转换,表达式如下:$y=(x-\text{minvalue})/(\text{maxvalue}-\text{minvalue})$

说明:x、y 分别为转换前、后的值,maxvalue、minvalue 分别为样本的最大值和最小值。

(2)对数函数转换,表达式如下:$y=\log(x)$

（3）反余切函数转换，表达式如下：$y = \mathrm{atan}(x) \times 2/\pi$

2.2　特征选择

主成分分析是一种多元统计方法。主要思想是降低数据集（代表大量相关变量）的维度，同时保留尽可能多的变量。当数据量过大时，可以利用 PCA 搜索数据质量和数量上的差别。

二次判别分析（QDA）主要用于预测序列特征集中的成员。预测变量与二次判别相结合可以最好地预测预测组成员，使每一个基因基于它的序列特征可区分为印记基因和非印记基因。

2.3　构建模型

首先，采用主成分分析技术。获得最好的分类是使用下列特征：GC 含量，[bp]％ CpG 岛，[bp]％简单重复序列和[bp]％长末端重复序列。

主成分分析是设法将原来众多具有一定相关性的指标（比如 P 个指标），重新组合成一组新的互相无关的综合指标来代替原来的指标。通常数学上的处理就是将原来 P 个指标作线性组合，作为新的综合指标。最经典的做法就是用 $F1$（选取的第一个线性组合，即第一个综合指标）的方差 $\mathrm{Var}(F1)$ 来表达，即 $\mathrm{Var}(F1)$ 越大，表示 $F1$ 包含的信息越多。因此在所有的线性组合中选取的 $F1$ 应该是方差最大的，故称 $F1$ 为第一主成分。如果第一主成分不足以代表原来 P 个指标的信息，再考虑选取 $F2$ 即选第二个线性组合，为了有效地反映原来信息，$F1$ 已有的信息就不需要再出现在 $F2$ 中，用数学语言表达就是要求 $\mathrm{Cov}(F1, F2)=0$，则称 $F2$ 为第二主成分，依此类推可以构造出第三，第四，…，第 P 个主成分。主要原理 $Fp = \alpha_{1m}Z_{x1} + \alpha_{2m}Z_{x2} + \cdots + \alpha_{pm}Z_{XP}$ 其中 $\alpha_{1i}, \alpha_{2i}, \cdots \alpha_{pi}(i=1,2\cdots m)$ 为 X 的协方差阵 Σ 的特征值所对应的特征向量，$Z_{x1}, Z_{x2}, \cdots, Z_{xp}$ 是原始变量经过标准化处理的值，因为在实际应用中，往往存在指标的量纲不同，所以在计算之前须先消除量纲的影响，而将原始数据标准化。$A = (\alpha_{1i})_{p \times m} = (\alpha_1, \alpha_2, \cdots \alpha_m)$，$R\alpha_i = \lambda_i \alpha_i$ R 为相关系数矩阵，λ_i、α_i 是相应的特征值和单位特征向量，$\lambda_1 \geqslant \lambda_2 \geqslant \cdots \lambda_p \geqslant 0$。

然后，用二次判别分析（QDA）建立一个新的模型。QDA 也和主成分分析（PCA）密切相关，都在寻找最佳解释数据的最好组合变量。QDA 明确试图寻找模型数据集之间的差异（监督模式识别）。而 PCA 没有考虑到任何类之间差异（非监督模式识别）。

2.4　模型评估

根据软件的功能，利用内部和外部的验证方法对分类进行评估。

QDA 模型，采用内部验证方法称为交叉验证。此方法使用训练集检验模型，这一过程将训练集分为几部分，一部分保留来验证结果，其余的用来建立模型。最后，用所有的训练集建立和验证模型。

PCA 模型，我们使用外部验证检验集的方法。检验集的个数必须足够大（至少为训练集大小的 25％），独立于训练集。检验集的印迹情况是已知的，所以可用于评估模型。

3　基因组印记与相关疾病

与基因组印记相关的疾病常常是由于印记丢失导致两个等位基因同时表达，或突变导致有活性的等位基因失活所致。印记基因的异常表达可引发多种先天性人类疾病及增加肿瘤易感性。

人类 15 号染色体 q11-q13 缺失在临床上引起两种表型不同的染色体畸变病：PWS 综合征和 AS 综合征。PWS（普拉德-威利综合征，Prader-Willi syndrome）表现为肥胖、身材矮小和轻度智力发育迟缓；AS（阿斯伯格综合征，Asperger syndrome）表现为共济失调、严重智障、少语等，这两种疾病都和神经功能失调相关。若缺失的是父源的 15qll-q13 或有此区的母源单亲二体型（uniparental disomy，UPD）会导致 PWS，反之则会引起 AS。如果缺失父本染色体上的 PWS 印记中心将抑制 SNRNP 基因（编码 mRNA 拼接必需的一种核蛋白）以及附近的父本表达的等位基因而导致 PWS，而缺失父本染色体上的 AS 印记中心则没什么变化；但若缺失母本染色体上的 AS 印记中心将抑制 UBE3A 基因（编码一种泛素蛋白连接酶）而导致 AS（见文献[3]）。脐疝-巨舌-巨人症综合征（Beckwith-Wiedemann syndrome，BWS）患者表现为以胚胎和胎盘过度增生，巨舌，多种器官的肥大及高胚胎性肿瘤倾向等为特征的先天性疾病。该病主要是由 11 号染色体上的 IGF2 和 CDKNlC 两个印记基因的错误表达引发（见文献[4]），IGF2 为父本表达的等位基因，CDKNlC 为母本表达的等位基因。

印记基因可通过以下几种方式参与肿瘤的发生及个体易感性：（1）在印记的抑癌基因上，杂合性丢失（loss of heterozygosity，LOH）或单亲二体染色体（UPD），导致单个等位基因即具有功能的抑癌基因活性的丢失，增加肿瘤易感性；（2）印记基因突变可造成印记的肿瘤基因异常表达或抑癌基因突变失活；（3）可启动细胞生长的印记基因如 IGF2 基因印记的丢失，基因被重新激活过度表达，从而利于肿瘤的发生（见文献[5]）。人类许多恶性肿瘤早期都有 IGF2 基因失去父方印记，其促进肿瘤形成的机制可能是抑制肿瘤凋亡，这一机制已越来越受到人们的关注。

基因组印记是基因表达的一种调控机制，对于哺乳动物的正常发育至关重要。同一印记基因在不同的组织及细胞中有不同的印记状态，其作用也不尽相同。印记行为的异常可引起多种相关疾病，其中印记基因与肿瘤的关系是研究热点。对基因组印记的特征与作用更为深入的理解，将推动相关疾病尤其是肿瘤的病因及治疗的研究进展。

参考文献

[1] 宫时玉，蒋曹德，邓昌彦. DNA 甲基化及其生物学功能. 华中农业大学学报，2005，24（6）：651－657.

[2] 李霞，李亦学，廖飞. 生物信息学. 人民卫生出版社，2010，8（1）：362－365.

[3] 谢小虎，周文化. 基因组印记与疾病研究进展. 生命科学，2008，20（3）：438－441.

[4] Sparago A, Cerrato F, Vemucci M, et al. Microdeletions in the human H19 DMR result in loss of IGF2 imprinting and Beckwith-Wiedemann syndrome. Nat Genet，2004，36（9）：958－960.

[5] Holm TM, Jackson-Grusby L, Brambrink T, et al. Global loss of imprinting leads to widespread tumorigenesis in adult mice. Cancer Cell，2005，8（4）：275－285.

（刘伟伟　祁素芬）

均值检验和比例检验

1 简述

均值检验(mean test)和比例检验(proportion test)是除似然比检验外常用的非参数连锁分析方法。该方法可用于受累同胞对(affected sib-pair,ASP)分析,通过检验当前数据下同胞对间共享血缘一致性(identity by descent,IBD)等位基因数目的数学期望与零假设下期望的偏离程度,推断标记位点与性状位点间的连锁情况。均值检验和比例检验可看作是一种计分检验(score test)和 Wald 检验,相比似然比检验,由于不用估计参数,方法更简便,且检验功效不低于似然比检验。

2 基本思想

均值检验和比例检验的理论依据为同胞对间共享血缘一致性等位基因的数目,可表示为 IBD 估计值的加权求和 T,

$$T = w_0 \hat{z}_0 + w_1 \hat{z}_1 + w_2 \hat{z}_2 \tag{1}$$

其中,$\hat{z}_j = \frac{1}{n} \sum_{i=1}^{n} \hat{z}_{ij}$;$j = 0,1,2$;$\hat{z}_{ij}$ 表示第 i 对同胞对共享 j 个 IBD 等位基因的概率估计值,因此 $\hat{z}_j$ 表示的是 n 对受累同胞中共享 j 个 IBD 等位基因的比例。在大样本下,零假设下的统计量 T 渐近收敛于一元正态分布,因此其平方后渐近服从自由度为 1 的 χ^2 分布。由于极大 LOD 计分法(见"极大 LOD 计分法")等似然比检验是基于自由度为 2 的 χ^2 分布,因此均值检验和比例检验在功效一般优于似然比检验。

由于统计量 T 对权重 w_j 的线性变换具有不变性(invariant),因此式(1)中的权重 w_j 的一个合理的选择是令 $w_0 = 0$ 和 $w_2 = 1$。此时,在给定 $\hat{z}_j$ 的条件下统计量 T 由 $\hat{z}_1$ 的权重 w_1 决定,式(1)可改写成

$$T = w_1 \hat{z}_1 + \hat{z}_2 = \frac{1}{n} \sum_{i=1}^{n} (w_1 \hat{z}_{i1} + \hat{z}_{i2}) = \frac{1}{n} \sum_{i=1}^{n} T_i \tag{2}$$

此时统计量 T 的期望和方差为

$$E(T) = w_1 z_1 + z_2, \text{Var}(T) = \frac{1}{n}(z_2(1-z_2) - 2w_1 z_1 z_2 + w_1^2 z_1(1-z_1))$$

由于在零假设(无连锁)下受累同胞对的 z_0、z_1 和 z_2 的取值分别为 1/4、1/2 和 1/4,因此零假设下 T 的期望和方差为

$$E_{H_0}(T) = \frac{1}{2}w_1 + \frac{1}{4}, \quad D_{H_0}(T) = \frac{1}{4n}\left(\frac{3}{4} - w_1 + w_1^2\right) \tag{3}$$

由式(2)和(3)可构建计分检验统计量 T_S 和 Wald 检验统计量 T_W

$$T_S = \frac{T - E_{H_0}(T)}{\sqrt{D_{H_0}(T)}}, \quad T_W = \frac{T - E_{H_0}(T)}{\sqrt{\hat{D}(T)}} \tag{4}$$

其中,$\hat{D}(T)$ 表示当前数据下对统计量 T 的方差估计值,即 $\hat{D}(T) = \sum_{i=1}^{n}(T_i - T)^2/n(n-1)$。统计量 T_S 和 T_W 在大样本下渐近服从标准正态分布,在实际应用中常采用自由度为 $n-1$ 的 t 分布进行检验。

3 均值检验和比例检验

影响公式(4)中计分检验和 Wald 检验统计量大小的一个因素是权重 w_1。统计学家认为在实际应用中可采用以下权重构建统计量:

1)较为常用的权重是 $w_1 = 0.5$,将该权重代入公式(3)和(4)后,可得到以下计分统计量和 Wald 统计量,以 T_{SM} 和 T_{WM} 表示

$$T_{SM} = \frac{T - \frac{1}{2}}{\sqrt{\frac{1}{8n}}} = \frac{(\hat{z}_2 + \frac{1}{2}\hat{z}_1) - \frac{1}{2}}{\sqrt{\frac{1}{8n}}}, \quad T_{WM} = \frac{T - \frac{1}{2}}{\frac{1}{n(n-1)}\sqrt{\sum_{i=1}^{n}(T_i - T)^2}} \tag{5}$$

T_{SM} 和 T_{WM} 均渐近服从标准正态分布,在应用中也可采用自由度为 $n-1$ 的 t 分布进行检验。基于式(5)中的 T_{SM} 统计量的检验方法在文献中被称为均值检验。可以借助遗传方差和复发风险比(recurrence risk ratio,见"复发风险比")推导该检验的功效为

$$\text{power} = 1 - \beta = 1 - \Phi\left(\frac{z_{1-\alpha} - 2\delta\sqrt{2n}}{2\sqrt{1/4 - \delta^2}}\right)$$

其中,δ 表示在同胞对均患病的条件下,备择假设成立时同胞对中各随机抽取的一个标记位点等位基因,该对等位基因为 IBD 的概率与零假设下概率的偏离。δ 可以表示为重组率、遗传方差和群体流行率的一个函数:

$$\delta = \Pr(IBD_M = 2 \mid ASP, H_1) + \frac{1}{2}\Pr(IBD_M = 1 \mid ASP, H_1) - \frac{1}{2} \tag{6}$$

$$= \frac{(\Psi - 1/2)\sigma_G^2}{4(K_P^2 + \sigma_a^2/2 + \sigma_d^2/4)}$$

其中,$\Psi = \theta^2 + (1-\theta)^2$,$\theta$ 为标记位点与性状位点的重组率;σ_a^2 和 σ_d^2 分别表示性状位点的加性和显性遗传方差,$\sigma_G^2 = \sigma_a^2 + \sigma_d^2$ 表示性状位点的遗传方差;K_P 表示群体现患率。同理,给定检验功效为 $1-\beta$,检验水准为 α 时,所需受累同胞对的样本量为

$$n \geqslant \frac{(z_{1-\beta} + z_{1-\alpha})^2 (1/4 - \delta^2)}{2\delta^2}$$

2) 另一个常用的权重是 $w_1 = 0$，将权重代入公式(3)和(4)后，可得到以下计分统计量和 Wald 统计量，以 T_{SP} 和 T_{WP} 表示

$$T_{SP} = \frac{T - \frac{1}{4}}{\sqrt{\frac{3}{16n}}} = \frac{\hat{z}_2 - \frac{1}{4}}{\sqrt{\frac{3}{16n}}}, T_{WM} = \frac{\hat{z}_2 - \frac{1}{2}}{\frac{1}{n(n-1)} \sqrt{\sum_{i=1}^{n} (\hat{z}_{i2} - \hat{z}_2)^2}} \tag{7}$$

可以看出，比例检验相当于检验了同胞对中 IBD 等位基因为 2 的概率 $\hat{z}_2$，零假设下 $\hat{z}_2$ 服从参数为 1/4 的伯努利分布。与均值检验相同，比例检验统计量 T_{SP} 和 T_{WP} 均渐近服从标准正态分布，因此也可在应用中采用 t 分布进行检验。基于式(7)的 T_{SP} 统计量的检验该法在文献中被称为比例检验。在给定检验功效为 $1 - \beta$，检验水准为 α 时，所需受累同胞对的样本量为

$$n \geqslant \left(\frac{z_\alpha \sqrt{3} - 4z_{1-\beta} \sqrt{\varepsilon(1-\varepsilon)}}{4\varepsilon - 1} \right)^2$$

其中，ε 表示在同胞对均患病的条件下，备择假设成立时同胞对中标记位点等位基因均为 IBD 的概率。

$$\varepsilon = \Pr(IBD_M = 2 | ASP, H_1) = \frac{1}{4} + \frac{(\Psi - 1/2)\sigma_G^2}{4(K_P^2 + \sigma_a^2/2 + \sigma_d^2/4)}$$

各符号意义同公式(6)。

4 基本步骤

均值检验和比例检验可分为以下基本步骤：

1) 建立检验假设：由于受累同胞对一般共享 IBD 的概率要高于非受累同胞对，因此人们常采用以下单侧检验假设。

H_0：标记位点与性状位点无连锁，即均值检验下 $E(T) = 1/2$，比例检验下 $E(T) = 1/4$。

H_1：标记位点与性状位点连锁，受累同胞对具有更高共享 IBD 等位基因概率，即均值检验下 $E(T) > 1/2$，比例检验下 $E(T) > 1/4$。

2) 估计各受累同胞对中共享 IBD 的概率分布 $\hat{z}_{ij}$，依据检验类型选择权重 w_1，根据公式(2)计算 T 值；

3) 依据检验类型和计算对应的检验统计量。均值检验采用公式(5)，比例检验采用公式(7)。

4) 计算 P 值，进行统计学推断。

例 研究人员收集了 84 对的受累同胞对基因分型信息，由于该标记位点并非信息完备，根据研究人员推断后，可以得到表 1 所示的同胞对共享 IBD 概率分布。试检验该位点与疾病位点是否存连锁。

表 1　84 对同胞对共享 IBD 的概率分布

同胞对数目	IBD 概率				
	$\hat{z}_{i0}$	$\hat{z}_{i1}$	$\hat{z}_{i2}$	T_{Mi}	T_{Pi}
20	0	0.5	0.5	0.75	0.5
5	0.5	0	0.5	0.5	0.5
7	0.5	0.5	0	0.25	0
6	0.25	0.5	0.25	0.5	0.25
18	0	0	1	1	1
16	0	1	0	0.5	0
12	1	0	0	0	0

以均值检验为例,建立检验假设。

H_0:标记位点与性状位点无连锁,即 $E(T)=1/2$;

H_1:标记位点与性状位点存在连锁,即 $E(T)>1/2$;

检验水准 $\alpha=0.05$

计算每个受累同胞对的共享 IBD 等位基因的概率分布,见表 1 的 $\hat{z}_{i0}$、$\hat{z}_{i1}$ 和 $\hat{z}_{i2}$ 列。将均值检验的权重 $w_1=0.5$ 代入公式(2),计算各受累同胞对的 T_i 值,可得 $T=\sum_{i=1}^{n}T_i/n\approx 0.574$。利用公式(5) 计算均值检验的计分统计量 T_{SM}

$$T_{SM}=\frac{T-\dfrac{1}{2}}{\sqrt{\dfrac{1}{8n}}}=\frac{0.574-0.5}{\sqrt{\dfrac{1}{8\times 84}}}\approx 1.929$$

对应的 P 值为 $\Pr(T_{SM}>t_{0.05,83})=0.0286$,在检验水准为 0.05 下拒绝零假设,可认为两位点存在连锁。此时,根据公式 $LOD=T_{SM}^2/2\ln(10)$,计算两位点连锁的 LOD_{SM} 值为 0.808。

参考文献

[1] 李照海,覃红,张洪. 遗传学中的统计方法. 北京:科学出版社,2006:220-221.

[2] Whittemore AS, Tu IP. Simple, robust linkage tests for affected sibs. Am J Hum Genet. 1998, 62(5):1228-1242.

[3] Ziegler A, König IR, Pahlke F. A statistical approach to genetic epidemiology:concepts and applications. Weinheim:Wiley-VCH,2006:131-135.

[4] Risch N. Linkage strategies for genetically complex traits. I. Multilocus models. Am J Hum Genet. 1990,46(2):222-228.

（左晓宇　钟寿强）

多重检验

1　简述

医学统计学中经常涉及到多重检验问题。高通量的"微阵列（micmarray）"技术的迅速发展，给统计学专业人员带来了新的挑战。这类资料的特点：样本含量较小（一般为十几个或数十个），而变量数（基因数）非常多（一般为几百、几千甚至几万个）。在微阵列数据的差异表达分析中，多重比较问题就显得尤为突出。常用的多重比较中检验水平有两种：试验错误率（experiment-wise error rate）和单次比较错误率（comparison-wise error rate）。试验错误率又称总错误率，是指所有比较的总的犯错误概率，单次比较错误率是指每一次比较的第一类错误概率。显然，试验错误率要高于单次比较错误率，并且当检验的次数很多的时候，总错误率可能会很大。由于通常情况下我们考虑第一类错误，所以较试验错误率而言，更多的考虑犯总的第一类错误的概率即 FWER（family-wise error rate），但是由于 FWER 过于保守，1995年，Benjamini 和 Hochberg 提出错误发现率（false discovery rate，FDR）对其进行了改进。

2　相关概念

试验错误率（experiment-wise error rate）：即总的错误率。假设 L 个检验中有 M' 个错误的判断，则试验错误率为：

$$Pr(M' \geqslant 1)$$

FWER：错误地拒绝了至少一个原假设的概率，是在做多重检验时度量总体第一类错误的测度之一。具体地，假设有 m 个假设检验，检验结果如表1。

表 1　检验结果

真实情况	检验结果		总和
	接受零假设	拒绝零假设	
零假设为真	U	V	m_0
零假设为假	T	S	m_1
总和	W	R	m

其中 V 为假阳性（即第一类错误）事件数，则

$$FWER = Pr(V \geqslant 1)，或者 FWER = 1 - Pr(V = 0)$$

例 1 假设有 L 个独立的比较,每个比较的显著性水平均为 α,并且零假设是成立的,则,试验错误率的大小为:$Pr(M>1)=1-(1-\alpha)^L$,若 $\alpha=0.05$,$L=6$,则 $Pr(M>1)=0.26$。

FDR:假阳性事件在所有拒绝原假设的检验中所占的比例的期望值。具体地,如表 1 所示,

$$FDR = \begin{cases} E\left(\dfrac{V}{V+S}\right)=E\left(\dfrac{V}{R}\right) & R\neq 0 \\ 0 & R=0 \end{cases}$$

例 2 下面给出了一个估计 FDR 值的一个实例。

Rieger 通过比较正常病人与辐射敏感病人的基因表达数据,分析电离辐射对人类 3000 个基因的影响。该基因表达数据包含了 28 个样本,其中 15 个是正常病人 13 个辐射敏感病人,每个样本包含了 3000 个基因表达数据。因此有 3000 个零假设,例如对某个特定的基因 G,其零假设为正常病人与辐射敏感病人的 G 基因表达数据没有差异。首先对 3000 个基因分别进行 t 检验,得到 146 个有显著差异表达的基因。如何估计 FDR 值呢?Rieger 先对 28 个样本的状态进行重排,即打乱标记样本为正常病人或辐射敏感病人的标签,然后仍旧对 3000 个基因进行类似的 t 检验,得到若干个有显著差异表达的基因。如此重复 100 次,得到这 100 次重排的显著表达差异基因数的平均为 12.3,那么得到 FDR 的估计值为 12.3/146=8.4%。

3 校正方法

对不同的多重检验的错误率的定义,有不同的控制方法。

控制 $FWER$ 的常用方法主要是 Bonferroni 校正,从保守的角度上,Bonferroni 校正可以在很大程度上控制 $FWER$,它通过把每次检验的错误率取得很小来控制 $FWER$,但是,这样得到的实际总第一错误率可能要比预定的水平小得多。当检验次数较多时,则由于其检验水准选择得过低,结论偏于保守并且效能比较低,不易发现实际存在的显著差异。Bonferroni 校正的基本思想是:如果在同一数据集上同时进行 n 个独立的假设检验,那么用于每一假设检验的统计显著水平,应为仅检验一个假设时的试验错误率的 $1/n$。当检验次数不多时,Bonferroni 校正的效果比较好,但是当检验次数较多时,则由于其检验水准选择得过低,结论偏于保守并且效能比较低。第二种方法是重抽样方法(resampling method)。假定 T_k 是第 k 个检验的统计量,u 是利用统计量 T 拒绝零假设的临界值。那么 $FWER=P_r(\text{存在 } k, T_k>u \mid H_0)=P_r(\max\{T_1,\cdots,T_n\}>u \mid H_0)$。因此控制 $FWER$ 等价于控制 $\max\{T_1,\cdots,T_n\}$ 的零分布上尾部分。而 $\max\{T_1,\cdots,T_n\}$ 的零分布可以通过重排样本结局变量的标签,重复若干次近似获得。另一种方法是 RFT(Random Field Theory),此方法涉及到很多的理论知识。当应用在单因素方差分析时,Tukey's test 及最小显著差数法(the least significant difference,LSD)可以有效的控制 $FWER$,但是 Tukey 方法的优点是比 LSD 方法有较高的效率。

控制 FDR 的常用方法是由 Benjamini and Hochberg 于 1995 年提出的 BH 方法:设 $H_1,H_2,\cdots,H_m$ 个检验的 P 值分别为 $P_1,P_2,\cdots P_m$,a 为单个检验的显著性水平。设 $P_{(1)} \leqslant P_{(2)} \leqslant \cdots \leqslant P_{(m)}$ 是对 P 值的排序,并且 $H_{(i)}$ 对应的 P 值为 $P_{(i)}$,令

$$k = \arg \max_{1 \leqslant k \leqslant m} \left\{ k : P_k \leqslant \frac{k}{m} \alpha \right\}$$

如果存在 k，则拒绝 k 之前的假设 $H_i(i=1,2,\cdots,k)$，否则所有假设均不被拒绝。

参考文献

[1] http://en. wikipedia. org/wiki/Familywise_error_rate.

[2] Keselman HJ, Cribbie R, Holland B. Controlling the rate of Type I error over a large set of statistical tests. Br J Math Stat Psychol, 2002, 55(Pt 1)：27−39.

[3] Brett M, Penny W, Kiebel S. Introduction to random field theory//Frackowiak RSJ. Human Brian Funcion. 2nd ed. London：Academic Press，2004：867−880.

（王学钦　赵小蕾　袁满琼）

EM 算法估算基因频率

1　简述

在遗传流行病学中，不完全或缺失数据的估计是一个经常碰到的问题。例如，在基因频率的估算中，基因型 AA 和 Aa 的频数信息未知，但其频数之和已知时，可以通过 EM 算法对基因型频率 p 进行极大似然估计。EM 算法的全称为期望极大似然估计算法 (expected maximun likelihood estimation algorithm)，是在数理统计中应用广泛的一种迭代算法。一般来说，可分为两个步骤迭代进行，第一步是计算期望（E 步），第二步是对参数进行极大似然估计（M 步）。M 步中得到的参数估计值又被用于下一个 E 步的计算，该过程不断交替进行，直至最后得到稳定的参数估计值。

2　基本思想

若令 $P(\theta|Y)$ 表示参数 θ 基于观测数据 Y 的后验分布的密度函数，EM 算法的目标是使 $P(\theta|Y)$ 取值最大。当 $P(\theta|Y)$ 难以用传统的极大似然估计求 θ 使得 $P(\theta|Y)$ 最大时，我们引入一个不可观测的变量 Z，并得到如下条件概率公式：

$$P(\theta \mid Y, Z) = \frac{P(\theta, Y, Z)}{P(Y, Z)} = \frac{\prod(\theta) P(Y, Z \mid \theta)}{P(Y, Z)}$$

其中，$P(\theta|Y,Z)$ 表示添加数据 Z 后得到的关于 θ 的后验分布函数，称为添加后验分布。$\prod(\theta)$ 表示 θ 的分布函数。由上式可看出，$P(\theta \mid Y, Z) \propto P(Y, Z \mid \theta)$。我们的目的是计算

后验分布 $P(\theta \mid Y)$ 的众数，于是对添加的 Z 进行积分：

$$\int P(Y,Z \mid \theta) f(Z \mid Y, \theta^{(i)}) dZ = Q(\theta \mid \theta^{(i)}, Y)$$

$\theta^{(i)}$ 为第 $i+1$ 次迭代开始时后验分布的众数估计值，接下来将 $Q(\theta \mid \theta^{(i)}, Y)$ 极大化，即求出一个 $\theta^{(i+1)}$，使得 $Q(\theta \mid \theta^{(i)}, Y)$ 取最大值，这样形成了一次迭代 $\theta^{(i)} \rightarrow \theta^{(i+1)}$。该迭代过程继续进行直至 $\theta^{(i+1)}$ 与 $\theta^{(i)}$ 的差值充分小时停止。

3 步骤

E 步：将 $P(\theta|Y,Z)$ 或 $\ln[P(\theta|Y,Z)]$ 关于 Z 的条件分布求期望，即对 Z 求积分，即

$$Q(\theta \mid \theta^{(i)}, Y) = E[\ln P(\theta \mid Y, Z) \mid \theta^{(i)}, Y] = \int \ln[P(\theta \mid Y, Z)] f(Z \mid \theta^{(i)}, Y) dZ$$

M 步：将 $Q(\theta|\theta^{(i)}, Y)$ 极大化，即找一个点 $\theta^{(i+1)}$，使

$$Q(\theta^{(i+1)} \mid \theta^{(i)}, Y) = \max_{\theta} Q(\theta \mid \theta^{(i)}, Y)$$

如此形成了一次迭代 $\theta^{(i)} \rightarrow \theta^{(i+1)}$，将上述 E 步和 M 步进行迭代直至 $\theta^{(i+1)}$ 与 $\theta^{(i)}$ 或 $Q(\theta^{(i+1)} \mid \theta^{(i)}, Y)$ 与 $Q(\theta^{(i)} \mid \theta^{(i)}, Y)$ 的差值充分小时停止。

例 1 假如孟德尔试验中控制豌豆颜色的位点有两个等位基因 A 和 a，又假设基因型 AA 和 Aa 对应的表现型为黄色，基因型 aa 对应绿色，也即等位基因 A 相对于 a 是显性的，现随机获得豌豆样本，记黄色豌豆数目为 80，绿色豌豆数目为 20。我们现在要用数据 80 和 20 来估计等位基因 A 的频率。

根据题意，估计等位基因 A 的频率 p_A，即要估计在给定当前表型数据下等位基因 A 的条件概率，令

$$P(p_A \mid n_{AA} + n_{Aa} = 80, n_{aa} = 20)$$

引入新变量 n_{Aa}，构造以下条件概率公式：

$$P(p_A \mid n_{AA} + n_{Aa} = 80, n_{aa} = 20, n_{Aa} = n_{12})$$
$$\propto P(n_{AA} + n_{Aa} = 80, n_{aa} = 20, n_{AA} = 80 - n_{12} \mid p_A)$$
$$= P(n_{AA} = 80 - n_{12}, n_{Aa} = n_{12}, n_{aa} = 20 \mid p_A)$$
$$\propto (p_A^2)^{80-n_{12}} [2 p_A(1-p_A)]^{n_{12}} [(1-p_A)^2]^{20}$$
$$\propto p_A^{160-n_{12}} (1-p_A)^{n_{12}+40}$$

E 步：对 $p_A^{160-n_{12}} (1-p_A)^{n_{12}+40}$ 取对数得

$$(160 - n_{12}) \ln p_A + (n_{12} + 40) \ln(1 - p_A)$$

已知 $n_{12} \sim B(80, \dfrac{2(1-\hat{p}_A)}{2-\hat{p}_A})$，对上式求期望得

$$E = 160 \ln p_A - \ln p_A \frac{160(1-\hat{p}_A)}{2-\hat{p}_A} + \ln(1-p_A) \frac{160(1-\hat{p}_A)}{2-\hat{p}_A} + 40 \ln(1-p_A)$$

关于 p_A 求导，得到的最后结果为

$$p_A = \frac{4}{5} + \frac{4(1-\hat{p}_A)}{5(\hat{p}_A-2)}$$

先令初始 $\hat{p}_A$ 为 0.5,经上式求得 $p_A = 0.5333$。后令 $\hat{p}_A$ 为 0.5333 带入式中继续迭代,直至 $p^k - p^{k-1}$ 的绝对值小于一个很小的数为止,得到最后迭代的 $p_A = 0.5528$ 作为 p 的估计值。

参考文献

[1] 李照海,覃红,张洪. 遗传学中的统计方法. 北京:科学出版社,2006:10−11.
[2] 茆诗松,王静龙,濮晓龙. 高等数理统计. 北京:高等教育出版社,2006:427−434.

(左晓宇 刘伟伟 高 永)

稳健检验统计量

趋势性检验统计量依赖于事先给定的基因型得分 x,不同的遗传模型对应于不同的 x。如果数据来自于得分 x 对应的遗传模型,那么 Cochran-Armitage 趋势性检验(the Cochran-Armitage trend test),CATT(x),是该模型下功效最优的检验。然而,在寻找与复杂疾病相关联的遗传位点时,此位点与复杂疾病相关联的潜在的遗传模型一般是未知的,在一种给定的遗传模型下构造的趋势性检验统计量在其他遗传模型下的功效一般不够理想。例如,如果真实的遗传模型是隐性模型,常用的可加遗传模型下的趋势性检验统计量的功效比隐性遗传模型下的趋势性检验统计量的功效要低很多。为了克服这一缺点,研究者们提出了稳健的检验统计量,它们在各个遗传模型下的功效都比较理想。常用的稳健的检验统计量有 Chi2,MIN2,MAX,MAX3 和 MERT。

对检验 2×3 列联表行与列的独立性,一个常用的检验是 2 个自由度的卡方检验。对应于表 1 的基因型数据,Chi2 可表示为

$$\text{Chi2} = \sum_{i=0}^{2} \left[(r_i - rn_i/n)^2/(rn_i/n) + (s_i - sn_i/n)^2/(sn_i/n) \right]$$

在零假设成立时,即被考虑的突变位点与复杂疾病没有关联,Chi2 $\sim \chi_2^2$,2 个自由度的中心卡方分布。

表 1 基因型数据(等位基因:A 和 B)

基因型	AA	AB/BA	BB	合计
病例组	r_0	r_1	r_2	r
对照组	s_0	s_1	s_2	s
合 计	n_0	n_1	n_2	n

由于两个自由度的卡方检验没有考虑到基因型对复杂疾病影响的趋势性，一些研究者们提出使用统计量 $\text{MIN2}=\min\{P_1, P_2\}$，其中 P_1 是加性遗传模型下趋势性检验统计量得到的 p-值，P_2 是使用 Chi2 得到的 p-值。Joo 等（2009）给出了计算 MIN2 的 p-值的公式。当得到 $t_1=H_1^{-1}(1-\text{MIN2})$ 和 $t_2=H_2^{-1}(1-\text{MIN2})$，其中 $H_1^{-1}(1-\text{MIN2})$ 是 1 个自由度的中心卡方分布的 $1-\text{MIN2}$ 的分位数，$H_2^{-1}(1-\text{MIN2})=-2\ln(\text{MIN2})$ 是 2 个自由度的中心卡方分布的 $1-\text{MIN2}$ 的分位数。MIN2 的 p-值为

$$P_{\text{MIN2}} = \begin{cases} \dfrac{1}{2}(e^{-t_1/2}+e^{-t_2/2})-\dfrac{1}{2\pi}\displaystyle\int_{t_1}^{t_2} e^{-v/2}\arcsin\left(\dfrac{2t_1}{v}-1\right)\mathrm{d}v & t_1 < t_2 \\ e^{-t_2/2} & t_1 \geqslant t_2 \end{cases}$$

由于遗传模型未知，一种比较稳健的检验统计量就是所有遗传模型下的趋势性检验统计量的最大值，记为 MAX

$$\text{MAX}= \max_{x\in[0,1]} \{|\text{CATT}(x)|\}。$$

在零假设成立时，MAX 的概率分布函数比较复杂，但是 MAX 的 p-值可以采用随机模拟的方法给出。

由于实际中常用的遗传模型一般有 3 种：隐性模型、可加模型和线性模型。因此，一些研究者推荐使用 3 种遗传模型下趋势性检验统计量的最大值 MAX3，即

$$\text{MAX3}=\max\{|\text{CATT}(0)|,|\text{CATT}(0.5)|,|\text{CATT}(1)|\}$$

借用表 1 的记号，记基因型（AA，AB，BB）在病例组和对照组的频率记为为（p_0,p_1,p_2）和（q_0,q_1,q_2）。Freidlin 等（2002）给出了（$\text{CATT}(0),\text{CATT}(0.5),\text{CATT}(1)$）$'$ 在零假设成立时的协方差阵，$\Delta=(\delta_{ij})_{3\times3}$，其中 $\delta_{11}=\delta_{22}=\delta_{33}=1$，

$$\delta_{12}=\delta_{21}=\frac{p_2(2p_0+p_1)}{\sqrt{p_2(1-p_2)}\sqrt{p_0(p_1+2p_2)+p_2(p_1+2p_0)}},$$

$$\delta_{13}=\delta_{31}=\frac{p_0 p_2}{\sqrt{p_0(1-p_0)}\sqrt{p_2(1-p_2)}},$$

$$\delta_{23}=\delta_{32}=\frac{p_0(p_1+2p_2)}{\sqrt{p_0(1-p_0)}\sqrt{p_0(p_1+2p_2)+p_2(p_1+2p_0)}}。$$

令 $\omega_0=\dfrac{\delta_{12}-\delta_{13}\delta_{23}}{1-\delta_{13}^2}$，$\omega_1=\dfrac{\delta_{23}-\delta_{13}\delta_{12}}{1-\delta_{13}^2}$，那么 MAX3 的 p-值为

$$\begin{aligned} \Pr(\text{MAX3} > t) = 1 &- 2\int_0^{t(1-\omega_1)/\omega_0} \Phi\left(\frac{(t-\delta_{13}v)}{\sqrt{1-\delta_{13}^2}}\right)\phi(v)\mathrm{d}v \\ &- 2\int_{t(1-\omega_1)/\omega_0}^{t} \Phi\left(\frac{(t-\omega_0 v)/\omega_1-\delta_{13}v}{\sqrt{1-\delta_{13}^2}}\right)\phi(v)\mathrm{d}v \\ &+ 2\int_0^{t} \Phi\left(\frac{-t-\delta_{13}v}{\sqrt{1-\delta_{13}^2}}\right)\phi(v)\mathrm{d}v, \end{aligned}$$

其中 $\Phi(\cdot)$ 和 $\phi(\cdot)$ 分别为标准正态分布的概率分布函数和密度函数。上面给出的

MAX3 是在没有协变量推导出来的。如果有协变量,Li 等给出了一种基于广义估计方程的方法来计算 MAX3 及协方差矩阵,这里不再赘述。

MERT(maximin efficiency robust test)是另外一种稳健的检验统计量。它最初由 Gastwirth 1985 年给出用来组合列联表和生存分析的检验统计量,后来被用到关联分析中。沿用上面的记号,MERT 可以表示为

$$MERT = \frac{CATT(0) + CATT(1)}{\sqrt{2(1+\delta_{13})}}$$

在零假设成立时,MERT 渐近服从标准正态分布。

除了上述检验外,还有其他适用于全基因组关联分析中的两阶段分析的遗传模型选择的检验,这里不再介绍。

参考文献

[1] Joo J, Kwak M, Ahn K, et al. A robust genome-wide scan statistic of the Wellcome Trust Case-Control Consortium. Biometrics, 2009, 65(4): 1115—1122.

[2] Freidlin B, Zheng G, Li Z, et al. Trend tests for case-control studies of genetic makers: power, sample size and robustness. Hum Hered, 2002, 53(3): 146—152.

[3] Li Q, Zheng G, Li Z, et al. Efficient approximation of P-value of the Maximum of corrected tests, with applications to genome-wide association studies. Ann Hum Genet, 2008, 72: 397—406.

[4] Zang Y, Fung WK and Zheng G. Simple algorithms to calculate asymptotic null distribution for robust tests in case-control genetic association studies in R. J Stat Software. 2010, 33(8): 1—24.

[5] Gastwirth JL. The use of maximin efficiency robust tests in combining contingency tables and survival analysis. J Am Stat Assoc, 1985, 80(390): 380—384.

(李启寨)

不确定性评估

1　简述

在实践中,人们往往根据已有的知识进行推断和决策。但是由于收集到的信息不完整和实际问题的复杂多变,做推断和决策时就会受到这些不确定性的影响。为此,我们需要用科学的方法减少这些不确定性,使得做出的决策具有更好的可靠性。概率和统计是处理不确定性问题的有效方法,这些方法可以将不确定性进行量化,为做决策提供科

学的依据。

2 基本思想

概率的主要思想是利用随机变量的概率分布,也就是随机变量取不同值时对应的概率,求出随机变量的期望和方差,了解数据分布的特征。统计的主要思想是在一些合理的假设下,建立一个数学模型,然后用参数估计的方法结合数据求解出模型中各个参数的估计值,再用假设检验的方法对模型的可靠性进行检验,假如通过检验,就可以用这个模型对所研究的问题做出解释,必要时还要用这个模型做预测和控制。

3 基本步骤

不确定性评估的主要内容包括建立模型和计算两个部分。

建立模型由以下四点组成:

(1)定义输出变量 Y;

(2)定义与 Y 相关的输入变量 $X_1, X_2, \cdots, X_n$;

(3)根据具体问题建立 Y 与 $X_1, X_2, \cdots, X_n$ 的关系表达式;

(4)根据已有的经验和知识,假定随机变量 $X_i (1 \leqslant i \leqslant n)$ 或随机向量 $(X_1, X_2, \cdots, X_n)$ 服从某种分布(如正态分布、均匀分布等)。

计算部分包括求 Y 的概率分布和求 Y 的数字特征这两个方面。Y 的概率分布可由 $(X_1, X_2, \cdots, X_n)$ 的概率分布以及 Y 与 $(X_1, X_2, \cdots, X_n)$ 的关系式导出,常用的方法有以下两种:

(1)用数学分析的方法,由 $(X_1, X_2, \cdots, X_n)$ 的联合分布函数推导出 Y 的分布函数的具体解析表达式;

(2)用蒙特卡罗方法进行仿真模拟,根据 $(X_1, X_2, \cdots, X_n)$ 的概率分布为其产生多组随机数,用数值分析的方法求出 Y 的数值近似分布。

有了 Y 的概率分布就可以求 Y 的数字特征,包括 Y 的数学期望 EY,Y 的方差 DY。进而再根据实际需要结合 Y 的概率分布做出各种统计的推断和决策。

参考文献

[1] 高惠璇. 应用多元统计分析. 北京:北京大学出版社,2005:105－129.

[2] Duda RO, Hart PE, Stork DG 著,李宏东译. 模式分类. 北京:机械工业出版社,2003:105－113.

(赵 忠 饶绍奇)

核密度估计

1 简述

在统计学中,核密度估计(kernel density estimation)是一种关于随机变量概率密度的非参数估计方法。对于一组数量性数据,通常是通过绘制直方图来展示其概率分布特征。然而直方图是不光滑的,而核密度估计是一种光滑并且收敛到真实密度函数的非参数估计方法。目前,核密度估计已经成为一种基本的密度分布函数的估计方法。

2 定义

对于来自总体 X 的一组独立同分布的样本 $(X_1, X_2, \cdots, X_n)$,其中 $X_i \sim f(x)$,并且密度函数 $f(x)$ 是未知的。为了估计未知的 $f(x)$,可以充分利用那些落入在以 x 为中心,半径为 h 的区域内的点 X_i。从而 $f(x)$ 的核密度估计量为:

$$\hat{f}_n(x) = \frac{1}{n} \sum_{i=1}^{n} K_h(x - X_i) = \frac{1}{nh} \sum_{i=1}^{n} K\left(\frac{x - X_i}{h}\right) \tag{1}$$

其中 $K(\cdot)$ 是一个核函数,$h > 0$ 是一个光滑参数,称为带宽(bandwidth)。

(1)关于核函数 $K(\cdot)$,需要满足如下条件:

$$K(x) \geqslant 0 ; \int K(x)\mathrm{d}x = 1 ; \int xK(x)\mathrm{d}x = 0 ; \sigma_K^2 \equiv \int x^2 K(x)\mathrm{d}x > 0$$

常见的核函数见表1。

表1　常见的核函数

核函数	$K(x)$
均匀核	$\frac{1}{2} I(x)$
三角核	$(1 - |x|) I(x)$
Epanechnikov 核	$\frac{3}{4}(1 - x^2) I(x)$
二次(Biweight)核	$\frac{15}{16}(1 - x^2)^2 I(x)$
Triweight 核	$\frac{35}{32}(1 - x^2)^3 I(x)$
高斯核	$\frac{1}{\sqrt{2\pi}} \exp\left(-\frac{1}{2} x^2\right)$
余弦核	$\frac{\pi}{4} \cos\left(\frac{\pi}{2} x\right) I(x)$

其中：$I(x) = \begin{cases} 1, & |x| \leqslant 1 \\ 0, & |x| > 1 \end{cases}$。

在上面的核函数中，在最小方差情况下，Epanechnikov 核是最优的。但是在实际应用中通常选用高斯核，因为其具有很好的数学性质。

（2）核密度估计量的渐近性质：核密度估计 $\hat{f}_n(x)$ 是 $f(x)$ 的相合估计量，即 $\hat{f}_n(x)$ 依概率收敛到 $f(x)$。关于核密度估计量 $\hat{f}_n(x)$ 的渐近正态性和一致收敛速度的讨论，参见文献[2]。

3 带宽的选择

核密度估计量 $\hat{f}_n(x)$ 对于带宽 h 的选择是非常敏感的。如果带宽 h 取的很小，则估计的密度函数曲线会很弯曲，但是缺乏光滑性；如果带宽 h 取的很大，则估计的密度函数曲线会很光滑，但是缺乏灵活性。因此最优的带宽选择问题是核密度估计的一个重要问题。

首先 $\hat{f}_n(x)$ 的误差平方积分均值（mean integrated squared error，简记为 MISE）定义为：

$$MISE(\hat{f}_n) \overset{def}{=} E \int [\hat{f}_n(x) - f(x)]^2 dx。$$

在一些关于 f 和 K 假设下，有

$$MISE(\hat{f}_n) = \frac{1}{4} h^4 \kappa_2^2 \int [f^{(2)}(x)]^2 dx + \frac{\kappa}{nh} + o(h^4 + \frac{1}{nh})$$

其中，$\kappa_2 = \int x^2 K(x) dx$；$\kappa = \int K^2(x) dx$。对上式 $MISE$ 的两个主要项关于带宽 h 求导，并令其等于 0，可得到渐近最优带宽为

$$h_{opt} = c_0 n^{-1/5} \tag{2}$$

其中 $c_0 = \kappa_2^{-2/5} \kappa^{1/5} \{\int [f^{(2)}(x)]^2 dx\}^{-1/5} > 0$ 是一个正的常数。

由最优带宽表达式（2）知：最好的带宽是以 $n^{-1/5}$ 的速度递减的。然而，需要注意的是：真实的密度表达式 $f(x)$ 是未知的，从而其二阶导数 $f^{(2)}(x)$ 也是未知，因此不能够直接得到真实的常数 c_0。所以各种基于数据的、自动选择带宽的方法被提出，包括：大拇指法则（rule-of-thumb），插入方法（plug-in）和交叉验证（cross validation）方法。

1）大拇指法则（rule-of-thumb）：当真实的密度函数 f 可以认为与正态分布非常类似时，光滑参数可以取为：$h_* = \frac{1.06\hat{\sigma}}{n^{1/5}}$，其中：$\hat{\sigma} = \min\{s, \frac{Q}{1.34}\}$，$s$ 为样本标准差，Q 为四分位数极差。

2）插入方法（plug-in）：在渐近最优带宽 h_{opt} 表达式（2）中，未知量只有 $\int [f^{(2)}(x)]^2 dx$。插入方法的基本思想是寻找 $f^{(2)}(x)$ 的一个估计 $\hat{f}^{(2)}(x)$，将此估计带入 h_{opt} 的表达式中求出最优带宽 h_*。

3) 交叉验证(cross validation)方法：$\hat{f}_n$ 与 f 之间差值平方的积分定义为：

$$\int [\hat{f}(x) - f(x)]^2 \mathrm{d}x = \int \hat{f}(x)^2 \mathrm{d}x - 2\int \hat{f}(x) f(x) \mathrm{d}x + \int f(x)^2 \mathrm{d}x \qquad (3)$$

注意(3)式右端的第三项与带宽 h 无关，因此寻找 h 使得前两项达到最小即可。同时注意(3)式右端的第二项可以写为 $E_X[\hat{f}(X)]$，其可以用 $n^{-1}\sum_{i=1}^{n}\hat{f}_{-i}(X_i)$ 去估计。因此有交叉验证得分

$$\hat{J}(h) = \int \hat{f}(x)^2 \mathrm{d}x - \frac{2}{n}\sum_{i=1}^{n}\hat{f}_{-i}(X_i)$$

其中 $\hat{f}_{-i}$ 表示去掉 X_i 后获得的核估计量。因此交叉验证方法选择的带宽 h 就是使得交叉验证得分 $\hat{J}(h)$ 达到最小。

参考文献

[1] Epanechnikov VA. Non-parametric estimation of a multivariate probability density. Theor Probab Appl，1969，14(1)：153—158.

[2] Li，Q，Racine JS. Nonparametric econometrics：theory and practice. Princeton：Princeton University Press，2007：28—32.

[3] Wasserman L. All of nonparametric statistics. New York：Springer Science，2006：133—134.

（王学钦　郭小波　温灿红）

过滤法和缠绕法

1　简述

特征选择的目标是从众多特征中选取出与所研究问题最相关的少数几个特征，使得用这些特征进行判别能得到比较高的准确率。例如从上万个基因中找出与某个疾病最相关的少数几个或几十个基因。过滤法和缠绕法就是解决这类问题的两个方法。过滤法的优点是计算速度快，十分适合对高维数据的降维，缺点是选取出来的特征子集的判别准确率不够高。缠绕法的优点是选取出的特征子集的判别准确率比较高，缺点是当数据维数较高时，运行时间会相当长，不适合应用于高维数据。而现在通常的做法是结合使用这两种方法，这样做可以同时达到减少计算时间和增加判别准确率的目的。

2 基本思想

过滤法的基本思想是用一些统计学中的方法,如 F-统计量、信息熵等,从所有的特征中去掉不相关或冗余的特征,选取出一个子集,这个子集所含特征的个数比原来特征的个数大大减少,从而可以用这一小部分特征有效地进行判别。缠绕法主要是用一些机器学习方法,如支持向量机、人工神经网络等,从个数不算太多的特征中选出判别率最高的特征子集。过滤法和缠绕法的结合使用就是先在第一阶段用过滤法选出一个与问题相关的特征子集,这个子集所含特征的个数已经减少到可以用缠绕法进行处理的程度,然后再对这个子集使用缠绕法,选取出判别准确率更高的特征。

3 基本步骤

假如过滤法使用 F-统计量法和熵值法,缠绕法使用人工神经网络法,那么过滤法和缠绕法结合使用的基本步骤如下:

1)计算每一个特征的 F-统计量,然后按照从大到小排序,选出该前 n_1 个特征,记为集合 S_1。其中 n_1 是事先设定好的阀值,第 i 个特征的 F-统计量的表达式如下:

$$F_i = \frac{Q_A}{Q_E}, Q_A \text{ 是组间平方和}, Q_E \text{ 是组内平方和};$$

2)计算每一个特征的熵值,然后按从小到大排序,找出熵值最小的前 n_2 个特征,记为集合 S_2。其中 n_2 是事先设定好的阀值,第 i 个特征的熵值的表达式如下:

$$E_i = -k \sum_{j=1}^{n} p_{ij} \ln p_{ij},$$

$k = 1/\ln(n)$,p_{ij} 为第 i 个特征的第 j 个观测值占该特征所有观测值之和的比例。

3)令集合 $A = S_1 \bigcap S_2$,$B = S_1 \Delta S_2 = (S_1 \backslash S_2) \bigcup (S_2 \backslash S_1)$,用神经网络法从 A 中逐个剔除掉判别准确率最低的特征,剔除的原则是剔除这个特征后判别准确率提高最大,直到没有能剔除的特征为止,然后将 B 中的特征逐个添加进 A 中,添加的原则是能提高判别准确率的就添加,不能的就不添加,直到不能再添加为止,然后又从 A 中剔除判别准确率最低的特征,重复这个过程,直到准确率不能再提高为止;

4)输出集合 A 作为最终挑选出来的特征。

参考文献

[1] 韩力群. 人工神经网络理论、计及应用. 北京市:化学工业出版社,2007:38—67.

[2] 高惠璇. 应用多元统计分析. 北京:北京大学出版社,2005:105—129.

(赵　忠　饶绍奇)

模拟退火算法

1 简述

模拟退火算法是一种用于求解 NP 组合优化问题全局最优解的算法。假如一个优化问题的可行解很多,以致无法在有限的时间和空间内通过穷举把全局最优解求解出来,这时就需要用到启发式算法来求全局最优解。启发式算法主要是利用由具体问题本身提供的信息减少不必要的计算从而提高效率。启发式算法很多,模拟退火算法就是其中的一种。它模拟了统计力学里材料从高温逐渐降温过程中,材料状态转化所遵循的规律来进行状态转化,最终达到使材料具有最小能量的状态。这里的最小能量对应数学中优化问题的最小值,而最小能量状态对应着优化问题的最优解。

2 基本思想

根据温度 T 时材料状态转换的规律,若材料在状态 i 下具有能量 $E(i)$,则材料从状态 i 进入状态 j 将遵循如下规律:

(1)如果 $E(j) \leqslant E(i)$,则状态 i 一定会转换为状态 j;

(2)如果 $E(j) > E(i)$,则状态 i 不一定会转化为状态 j,而是以概率 $P = \exp\left\{\dfrac{E(i) - E(j)}{KT}\right\}$ 转化为状态 j,其中 K 是物理学中的波尔兹曼常数,T 是材料温度。

在统计力学中,当材料达到热平衡时,材料处于状态 i 的概率满足波尔兹曼分布

$$P(x = i) = \frac{e^{\frac{E(i)}{KT}}}{\sum\limits_{j \in S} e^{\frac{E(j)}{KT}}}$$

其中,x 表示材料当前所处状态的随机变量,S 表示状态空间的集合。因此,当温度 $T \to 0$ 时,有

$$P(x = i) = \lim_{T \to 0} \frac{e^{-\frac{E(i) - E_{\min}}{KT}}}{\sum\limits_{j \in S} e^{-\frac{E(j) - E_{\min}}{KT}}} = \lim_{T \to 0} \frac{e^{-\frac{E(i) - E_{\min}}{KT}}}{\sum\limits_{j \in S_{\min}} e^{-\frac{E(j) - E_{\min}}{KT}} + \sum\limits_{j \notin S_{\min}} e^{-\frac{E(j) - E_{\min}}{KT}}}$$

$$= \lim_{T \to 0} \frac{e^{-\frac{E(i) - E_{\min}}{KT}}}{\sum\limits_{j \in S_{\min}} e^{-\frac{E(j) - E_{\min}}{KT}}} = \begin{cases} \dfrac{1}{\mid S_{\min} \mid} & i \in S_{\min} \\ 0 & i \notin S_{\min} \end{cases}$$

其中 $E_{\min}=\min\limits_{j\in S}E(j)$ 且 $S_{\min}=\{i\,|\,E(i)=E_{\min}\}$，$|S_{\min}|$ 表示 $S_{\min}$ 中的状态的数量。

由此可见，当温度 $T\to0$ 时，所有的状态中只有那些落在 $S_{\min}$ 中的状态的出现的概率大于零，其余状态出现的概率为 0，而落在 $S_{\min}$ 的状态是具有最小能量的状态，所以也就是说，当 $T\to0$ 时，材料以概率为 1 处在使得材料具有最小能量的状态，对应到数学上，就是使目标函数取得最小值的最优解以概率为 1 被找到。

3　基本步骤

设解空间为 S，目标函数为 $f(x)$，要解决的问题是从 S 中找出最优解 x_0 使得 $f(x)$ 取得最小值。以下为模拟退火算法的一般步骤：

(1)给定一个初始温度 T_0 和一个初始解 $x(0)$，令 $f_{\min}=+\infty$。

(2)根据某种准则(这种准则是由具体问题决定的)，由当前解 $x(0)$ 产生新解 x'，并计算新解对应的函数值 $f(x')$。

(3)如果 $f(x')<f(x(0))$，则令下一个解为 $x(1)=x'$，$f_{\min}=f(x')$，$x_0=x'$，然后转(4)。

如果 $f(x')\geqslant f(x(0))$，则产生一个 $[0,1]$ 随机数 r，若 $r<\mathrm{e}^{-\frac{f(x')-f(x(0))}{T_0}}$，则令 $x(1)=x'$，$f_{\min}=f(x')$，$x_0=x'$，然后转(4)，否则不作任何改动直接转(4)。

(4)假设当前解为 $x(k)$，当前温度为 T_i，则由 $x(k)$ 产生新解 x'，并计算新解对应的函数值 $f(x')$；如果 $f(x')<f(x(k))$，则令下一个解为 $x(k+1)=x'$，$f_{\min}=f(x')$，$x_0=x'$；如果 $f(x')\geqslant f(x(k))$，则产生一个 $[0,1]$ 随机数 r，若 $r<\mathrm{e}^{-\frac{f(x')-f(x(k))}{T_i}}$，则令 $x(k+1)=x'$，$f_{\min}=f(x')$，$x_0=x'$，否则继续转(4)，直到(4)这个过程进行够了 N 次时转(5)。(其中，N 是事先指定的一个正整数)

(5)降温，令 $T_{i+1}=\alpha T_i$；其中 α 是一个小于 1 而非常接近于 1 的常数，通常可以取 $\alpha=0.999$。

若 $T_{i+1}\geqslant T_e$，则转(4)；

若 $T_{i+1}<T_e$，则输出 x_0 和 $f_{\min}$ 分别作为该问题的最优解和最优函数值，算法结束；

其中，T_e 是一个非常接近于 0 的正数，例如可以取 $T_e=10^{-30}$。

由此可见，模拟退火算法的整个过程就是以某种规则不断寻找新解取代旧解和缓慢降温的交替过程，最后得到的解便以概率为 1 成为全局最优解。

参考文献

[1]　Duda RO, Hart PE, Stork DG 著，李宏东译．模式分类．北京：机械工业出版社，2003：284－290.

[2]　向昌盛，周建军，周子英．模拟退火遗传算法在生物多序列比对中的应用．湖南农业科学，2008，4：29－31.

(赵　忠　饶绍奇)

Bootstrap 方法

1 简述

Bootstrap 法是 B·Efron（1979）年在 Jackknife 的基础上提出的一种利用重抽样来估计总体参数的统计方法。它是以原始数据为基础的模拟抽样统计推断法，可用于研究一组数据的某统计量的分布特征，特别适用于那些难以用常规方法导出对参数的区间估计、假设检验等问题。Bootstrap 方法不需要对总体分布作假设或事先推导估计量的解析式，它要做的仅仅是重构样本并不断计算估计值，本质上是一种非参数方法。自 1979 年 Efron 提出 Bootstrap 方法至今，该方法在 30 余年间得到了极大的发展和扩充，并被广泛地应用于统计学的各个领域。

2 基本思想

"Bootstrap"的基本思想是：在原始数据的范围内作有放回的再抽样（re-sampling），样本含量仍为 n，原始数据中每个观察单位每次被抽到的概率相等，为 $1/n$，所得样本称为 Bootstrap 样本。于是可得到参数 θ 的一个估计值 $\hat{\theta}^{(b)}$，这样重复若干次，记为 B。设 $B=1000$，就得到该参数的 1000 个估计值，则参数 $\hat{\theta}$ 的标准误的 bootstrap 估计为：

$$\hat{S}_{\theta} = \Big\{ \sum_{b=1}^{B} [\hat{\theta}^{(b)} - \theta'] / (B-1) \Big\}^{1/2}$$

其中 $\theta' = \sum_{b=1}^{B} \hat{\theta}^{(b)} / B$。根据其分布可以估计得 θ 的一些性质，如 $\hat{\theta}^{(b)}$ 的分布是否为正态，$\hat{\theta}^{(b)}$ 的均数及标准差（误），$\hat{\theta}$ 的可信区间等。当 $\hat{\theta}^{(b)}$ 的频数分布近似正态时，可用均数 θ' 作为点估计值，采用正态分布原理估计 θ 的 95% 可信区间；当 $\hat{\theta}^{(b)}$ 的频数分布为偏态时，可用中位数作为点估计值，用上下 2.5% 分位数作为 θ 的 95% 可信区间。

3 基本步骤

设随机子样 $X=(X_1, X_2, \cdots, X_n)$ 来自未知的分布 F；$R(X, F)$ 为某个预先选定的随机变量，它是 X 和 F 的函数。要求根据子样观测值 $X=x=(x_1, x_2, \cdots, x_n)$ 估计 $R(X, F)$ 的分布特征。如均值，方差或者分布密度等。

1)由子样观测值 $X = x = (x_1, x_2, \cdots, x_n)$ 构造子样经验分布函数 $\hat{F}n$；$\hat{F}n$ 在每点 x_i 处具有质量 $1/n, i = 1, 2, \cdots, n$；

2)从 $\hat{F}n$ 中抽取简单子样 $X_i^* = \chi_i^*$，$X_i^* \quad \hat{F}n, i = 1, 2, \cdots, n$，称 $X^* = (X_1^*, X_2^* \cdots, X_n^*)$ 为 Bootstrap 子样；

3)用 $R^* = R(X^*, \hat{F}n)$ 的分布来逼近 $R(X, F)$ 的分布．R^* 的分布称为 Bootstrap 分布。

4 实例

从一个 $\lambda = 1$ 的 Poisson 分布总体中随机抽取一个样本含量为 100 的样本，对该样本用 Bootstrap 方法来估计其平均数和 95％可信区间。

本例数据来源于 Poisson 分布总体，为非对称分布，不能用正态分布或 t 分布的原理来估计其均值的置信区间。而 Bootstrap 方法不需要进行分布假设，具体步骤如下：

1)产生一个样本容量为 100，符合 Poisson 分布的随机样本；计算其平均值 $\overline{X}_0$。

2)以上面的 100 个随机数作为原始数据集，从中有放回地随机抽取 1 个含量仍为 100 的 Bootstrap 样本，计算其平均值 $\overline{X}_0^*$。

3)重复步骤 2)m 次（本研究 $m = 1000$），共获得 m 个值。

4)检验 m 个平均值是否符合正态分布，平均值频数分布符合正态分布时，以其平均数 $\overline{X}_0$ 作为点估计，用正态分布原理估计可信区间；频数分布为偏态时，以其中位数作为点估计，以自举统计数分布的上、下 2.5％分位数作为其 95％可信限。

5)分别计算平均数（或中位数）的估计值和 95％的置信区间。

本例 Bootstrap 方法所获得 1000 个平均值的分布见图 1。

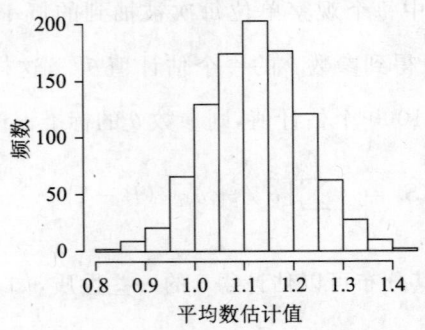

图 1　Bootstrap 样本平均数的分布

Shapiro-Wilk 检验表明符合正态分布（$W = 0.9993, P = 0.972$），其平均数估计值和 95％的置信区间为：$\overline{X}_0 \pm z_{a/2} S_{(x)} = 1.130 \pm 0.192$.

Bootstrap 是近代才发展起来的用于处理某些统计推断的新方法。之所以这样，是由于 Bootstrap 涉及大量的模拟计算，需要现代计算机技术对传统统计理论的那些过于复杂的计算的支撑。可以说如果没有计算机，Bootstrap 理论只能是一纸空谈。关于 Bootstrap 方法，R 语言中已经有专门的包（boot 等）进行处理计算，也可以运用 SAS 或 STATA 等统计软件自行编制运行程序。Bootstrap 是非常实用的计量技术，应用范围包含估计与统计推论等种种问题。通常情况下，Bootstrap 所提供的近似会比常用的极限近似来到更精确些。

需要强调的是 Bootstrap 的应用在很大程度上取决于经验分布的选取和样本数的大小。Bootstrap 是在原始样本及其经验分布的基础上作有放回的再抽样，其结果是针对现有资料所做出的统计推断，所得结论不具一般性，只能依靠大量复制样本从而优化经验分布，得到比较准确的检验以及推理结果。在利用 Bootstrap 方法进行区间估计和假设测验时，需要确定合适的抽样次数，即抽样次数 B 的取值不能太小，一般要求在 500 次以上。应该指出 Bootstrap 方法并不是在一切场合下都适用的，当样本量小不足以提供总体分布信息时更是如此。作为一种新统计方法，Bootstrap 方法尚在发展中，诸多问题有待于进一步研究和解决。

参考文献

[1] Efron B. Bootstrap methods：another look at the jackknife. Ann Statist，1979，7(1)：1−26.

[2] 陈峰，陆守曾，杨珉．Bootstrap 估计及其应用．中国卫生统计，1997，14(5)：5−7.

[3] Mooney CZ，Duval DD．Bootstrapping：A Nonparametric Approach to Statistical Inference．New York：Sage Publications，Inc，1993：7−95.

[4] 丁元林，孔丹莉．非参数 bootstrap 方法在验证统计模型参数估计值稳定性方面的应用．中国卫生统计，2005，22(2)：113.

[5] 赵亮，程锦秀，许木启，等．Bootstrap 方法及其在生物学研究中的应用．四川动物，2010，29(4)：638−641.

[6] 谢益辉，朱钰．Bootstrap 方法的历史发展和前沿研究．统计与信息论坛，2008，23(2)：90−96.

[7] 刘勤，金丕焕．Bootstrap 方法及其在医学统计中的应用．中华预防医学杂志，1998，32(1)：52−53.

（丁元林　楼君芳）

支持向量机

1　简述

支持向量机(support vector machine，SVM)是一种有监督的机器学习算法(supervised machine learning)，主要用于解决统计分类和回归分析问题。它由 Vapnik 在 20 世纪 90 年代首先提出，之后发展迅速，现在已经在许多领域(如生物信息学、模式识别等)取得了成功的应用。支持向量机通过将非线性可分的向量映射到一个更高维的空间里，使得这些向量在这个高维的空间里变得线性可分,然后在这个高维的空间里构造一个超平面把这些向量最大程度地分开,这个超平面就是我们所需要的线性分类器。

2 基本思想

假设有以下形式的样本点 $\{(X_1,y_1),(X_2,y_2),\cdots,(X_{n-1},y_{n-1}),(X_n,y_n)\}$,其中 X_i 为 p 维向量 $(i=1,\cdots,n)$,y_i 为 X_i 所属的类别,$y_i\in\{-1,1\}$。假如在 p 维空间中存在一个超平面 π 使得以上样本点被正确地分为两类,那么就称这些样本点是线性可分的,而这个超平面 π 就是一个线性分类器。对于这些样本点,能够把它们正确分为两类的超平面往往不止一个。设 H 为把两类样本点正确分开的一个超平面,H_1,H_2 分别为过第一类和第二类样本中离 H 最近的点且平行于 H 的超平面,H_1 和 H_2 之间的距离称为两类样本点的分类间隔(margin)如图 1 所示。

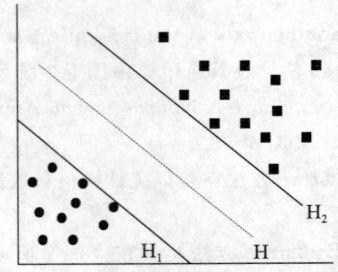

图 1　支持向量机样本分割示意图(1)

从直观上来看,对于给定的一些样本点,具有最大分类间隔的超平面应该是所有能把这些样本点分开的超平面中最优的超平面。如图 2 所示,图 2a 和图 2b 中的分类面(图中的虚线)都能把两类点分开,但图 2b 中的分类面具有比图 2a 更大的分类间隔(两条平行的实线之间的距离),所以图 2b 的分类面比图 2a 的分类面要好,支持向量机就是用来求出一个具有最大分类间隔的超平面的算法。

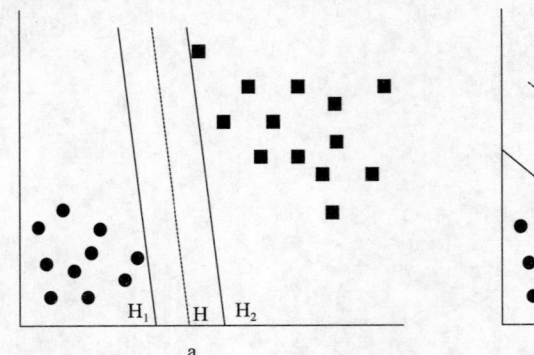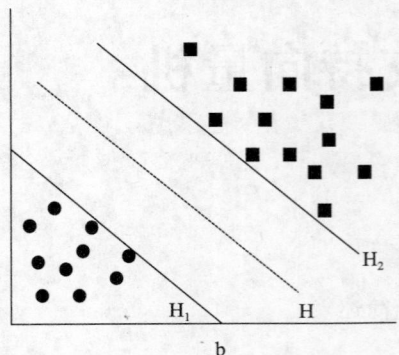

图 2　支持向量机样本分割示意图(2)

假如图 2b 中的虚线是具有最大间隔的分类超平面,则与之平行的那两条实线所经过的样本点被称作是支持向量,是它们支撑了最优分类面,这也是支持向量机名称的来由。

3 基本步骤

以下分两种情况来讨论支持向量机的算法步骤,第一种是原始数据为线性可分时的情形,第二种是当原始数据为非线性可分时的情形。第一种情形是第二种情形的基础。

3.1 线性可分情形

当样本点线性可分时,设上述最优的分类超平面 H 的方程是 $W \cdot X + b = 0$,其中 $W \cdot X$ 表示向量 W 与向量 X 的内积,经过两类样本点并且平行于 H 的两个平面 H_1 和 H_2 的方程分别设为是 $W \cdot X + b + a = 0$ 和 $W \cdot X + b - a = 0$,其中假定 $a > 0$,由于这两类样本点中的一类在 H_1 的一侧,另一类在 H_2 的相反一侧,所以对于任意的样本点 $\{X_i, y_i\}(i = 1, \cdots, n)$,有两种情况:

$$①若 y_i = 1,则 W \cdot X_i + b - a \geqslant 0$$
$$②若 y_i = -1,则 W \cdot X_i + b + a \leqslant 0$$

因为 $a > 0$,所以以上两式又等价于

$$①若 y_i = 1,则 \frac{W}{a} \cdot X_i + \frac{b}{a} \geqslant 1$$
$$②若 y_i = -1,则 \frac{W}{a} \cdot X_i + \frac{b}{a} \leqslant -1$$

记 $W^* = \frac{W}{a}, b^* = \frac{b}{a}$,则上面的两式又等价于

$$①若 y_i = 1,则 W^* \cdot X_i + b^* \geqslant 1$$
$$②若 y_i = -1,则 W^* \cdot X_i + b^* \leqslant -1$$

由解析几何计算两平行平面的距离公式可知,H_1 和 H_2 之间的距离 d 为

$$d = \frac{|b^* + 1 - (b^* - 1)|}{\| W^* \|} = \frac{2}{\| W^* \|}$$

因为我们要求 H_1 和 H_2 之间的距离要最大,这就等价于要求 $\frac{1}{2} \| W^* \|^2$ 要最小,所以问题就转化为了一个带不等式约束条件的二次规划问题,即

$$\min \frac{1}{2} \| W^* \|^2$$
$$s.t \quad y_i(W^* \cdot X_i + b^*) \geqslant 1, i = 1, 2, \cdots, n$$

解带不等式约束的二次规划问题,通常用拉格朗日乘数法转化为解它所对应的对偶问题,以上二次规划的对偶问题为

$$\max \sum_{i=1}^{n} \alpha_i - \frac{1}{2} \sum_{i=1}^{n} \sum_{j=1}^{n} \alpha_i \alpha_j y_i y_j (X_i \cdot X_j)$$

$$s.t \begin{cases} \sum_{i=1}^{n} y_i \alpha_i = 0 \\ \alpha_i \geqslant 0 \quad i = 1, 2, \cdots, n \end{cases}$$

显然,这也是一个二次规划问题,但它比原来的二次规划问题要简单,其中 $\alpha_i \geqslant 0 (i = 1, 2,$ $\cdots, n)$ 为模型中的变量,$(X_i \cdot X_j)$ 表示 X_i 与 X_j 的内积,α_i 与 W^* 的关系是 $W^* = \sum_{i=1}^{n} \alpha_i y_i X_i$。可以用求解二次规划的任何一种算法把 $\alpha_i (i = 1, 2, \cdots, n)$ 的最优解求出来,假设 $\alpha_i (i = 1, 2, \cdots,$ $n)$ 的最优解为 α_i^*,则原问题对应的最优的 $W^* = \sum_{i=1}^{n} \alpha_i^* y_i X_i$,并且取值不为零的 α_i^* 对应的 X_i 为支持向量。由于支持向量落在超平面 $y_i (W^* \cdot X_i + b^*) = 1$ 上,通过此式可以把 b^* 求出来。至此,最优分类超平面 $W^* \cdot X_i + b^* = 0$ 已被求出,根据它可以建立分类函数如下:

$$f(X) = \text{sgn}(W^* \cdot X + b^*) = \text{sgn}\{\sum_{i=1}^{n} \alpha_i^* y_i (X_i \cdot X) + b^*\}$$

$$= \begin{cases} 1 & \sum_{i=1}^{n} \alpha_i^* y_i (X_i \cdot X) + b^* \geqslant 0 \\ -1 & \sum_{i=1}^{n} \alpha_i^* y_i (X_i \cdot X) + b^* < 0 \end{cases}$$

即:对于一个新的样本 X,若 $W^* \cdot X + b^* \geqslant 0$,则把 X 判为第一类,若 $W^* \cdot X + b^* < 0$,则把 X 判为第二类。

3.2 非线性可分情形

当原始数据 $\{(X_1, y_1), (X_2, y_2), \cdots, (X_n, y_n)\}$ 不是线性可分时,可以通过选取一个适当的映射 Φ 把各个原始数据 X_i 映射到一个更高维的空间里,使得 $\{(\Phi(X_1), y_1),$ $(\Phi(X_2), y_2), \cdots, (\Phi(X_n), y_n)\}$ 在这个更高维的空间里变得线性可分,于是可以用线性可分时的算法求解最优的超平面,这等价于求解以下的二次规划问题

$$\max \sum_{i=1}^{n} \alpha_i - \frac{1}{2} \sum_{i=1}^{n} \sum_{j=1}^{n} \alpha_i \alpha_j y_i y_j (\Phi(X_i) \cdot \Phi(X_j))$$

$$s.t \begin{cases} \sum_{i=1}^{n} y_i \alpha_i = 0 \\ \alpha_i \geqslant 0 \quad i = 1, 2, \cdots, n \end{cases}$$

可以证明,存在函数 $K(X, Y)$ 使得 $K(X, Y) = \Phi(X) \cdot \Phi(Y)$,这就使得我们可以不用去关注映射 Φ 的具体形式,而直接用函数 $K(X, Y)$ 来计算两个维数相等的向量 X 和 Y 被映射到高维空间之后的内积,从而把上面求解最优超平面的二次规划问题转化为以下的二次规划问题

$$\max \sum_{i=1}^{n} \alpha_i - \frac{1}{2} \sum_{i=1}^{n} \sum_{j=1}^{n} \alpha_i \alpha_j y_i y_j K(X_i \cdot X_j)$$

$$s.t \begin{cases} \sum_{i=1}^{n} y_i \alpha_i = 0 \\ \alpha_i \geqslant 0 \quad i = 1, 2, \cdots, n \end{cases}$$

按照与线性可分时的同样的方法求出最优解 α_i^*、b^*，得到的最优分类函数为

$$f(X) = \mathrm{sgn}\left\{\sum_{i=1}^{n}\alpha_i^* y_i K(X_i,X) + b^*\right\} = \begin{cases} 1 & \sum_{i=1}^{n}\alpha_i^* y_i K(X_i,X) + b^* \geqslant 0 \\ -1 & \sum_{i=1}^{n}\alpha_i^* y_i K(X_i,X) + b^* < 0 \end{cases}$$

以上所用到的函数 $K(X,Y)$ 被称为核函数，支持向量机用到的核函数有好几种，下面列举了其中的 3 种：

①线性核函数，即

$$K(X,Y) = (X \cdot Y)$$

②多项式形式的核函数，即

$$K(X,Y) = [(X \cdot Y) + 1]^q c$$

③径向基函数，即

$$K(X,Y) = \exp\{- \| X - Y \|^2 / \sigma^2\}$$

例　为了研究某 3 个生理指标 I_1、I_2、I_3 对某疾病的作用，现收集了 7 个该疾病患者和 7 个正常人的样本数据，数据如下。试用支持向量机做判别分析，并预测新样本 $(2.95, 2.15, 1.54)$ 是否罹患该疾病。

表 1　7 个该疾病患者和 7 个正常人的样本数据

类型	序号	I_1	I_2	I_3	类型	序号	I_1	I_2	I_3
病例	1	2.58	0.9	0.95	对照	8	2.25	1.98	1.06
	2	2.9	1.23	1		9	2.16	1.8	1.06
	3	3.55	1.15	1		10	2.33	1.74	1.1
	4	2.35	1.15	0.79		11	1.96	1.48	1.04
	5	3.54	1.85	0.79		12	1.94	1.4	1
	6	2.7	2.23	1.3		13	3	1.3	1
	7	2.7	1.7	0.48		14	2.78	1.7	1.48

将 14 个三维数据 X_i 和对应的类标号 y_i 作为训练数据，其中 $y_i = -1$ 表示病例，$y_i = 1$ 表示对照。表中前 7 个数据为 $\{(X_i, -1), i = 1, \cdots, 7\}$，后 7 个数据为 $\{(X_i, 1), i = 8, \cdots, 14\}$。按照上面所述的支持向量机的算法步骤，所用的核函数取为 $K(X, X_i) = \exp\{- \| X - X_i \|^2 / 2\}$，编写相应的 MATLAB 程序，求得的结果如下：

支持向量一共有 7 个，分别是 X_2、X_3、X_5、X_6、X_7、X_{12}、X_{13}；

对应的非零 α_i^* 分别是

$$\alpha_2 = 780.0425, \alpha_3 = 68.9233, \alpha_5 = 56.8115, \alpha_6 = 36.4193、$$

$$\alpha_7 = 16.0769, \alpha_{12} = 45.6822, \alpha_{13} = 883.2048$$

最优的 $b^* = 0$。

建立的分类函数为

$$f(X) = \text{sgn}\left(\sum_{i=1}^{14} \alpha_i^* y_i \exp\{-\parallel X - X_i \parallel^2/2\}\right)$$

$$= \begin{cases} 1 & \sum_{i=1}^{14} \alpha_i^* y_i \exp\{-\parallel X - X_i \parallel^2/2\} \geqslant 0 \\ -1 & \sum_{i=1}^{14} \alpha_i^* y_i \exp\{-\parallel X - X_i \parallel^2/2\} < 0 \end{cases}$$

把训练样本当做测试样本按顺序代入 $f(X)$ 中,计算 $\sum_{i=1}^{14} \alpha_i^* y_i \exp\{-\parallel X - X_i \parallel^2/2\}$ 得到的结果如下:

$-11.24 \quad -1.00 \quad -1.00 \quad -6.31 \quad -1.00 \quad -1.00 \quad -1.00 \quad 1.64 \quad 2.58$
$2.58 \quad 1.84 \quad 1.00 \quad 1.00 \quad 5.37$

所以 $f(x)$ 对应的值为:

$-1 \quad -1 \quad -1 \quad -1 \quad -1 \quad -1 \quad -1 \quad 1 \quad 1 \quad 1 \quad 1 \quad 1 \quad 1 \quad 1$

也就是回判正确率达到 100%,把新样本 $(2.95, 2.15, 1.54)$ 代入,得 $f(x) = \text{sgn}$ $(1.2917) = 1$,所以新样本属于对照组。

参考文献

[1] Duda RO, Hart PE, Stork DG 著,李宏东译. 模式分类. 北京:机械工业出版社,2003:211-215.
[2] 郭政,李霞,饶绍奇. 医学信息分析方法. 哈尔滨:哈尔滨出版社,2001:170-174.

(赵 忠 饶绍奇)

马尔科夫链-蒙特卡罗法

1 简述

马尔科夫链-蒙特卡罗法(Markov chain-Monte Carlo,MCMC)产生于 19 世纪 50 年代早期,是在贝叶斯理论框架下,通过计算机进行模拟的 Monte Carlo 方法,该方法将 Markov 过程引入到 Monte Carlo 模拟中,实现抽样分布随模拟的进行而改变的动态模拟,弥补了传统的蒙特卡罗积分只能静态模拟的缺陷,是近年来广泛应用的统计计算方法。它通过模拟的方式对高维积分进行计算,进而使原本异常复杂的高维积分计算问题迎刃而解,使贝叶斯方法仅适用于解决简单低维问题的状况大有改观,为贝叶斯方法的应用开辟了新的道路。

2 基本思路

MCMC 方法是使用马尔科夫链的蒙特卡罗积分,其基本思想是:构造一条 Markov 链,使其平稳分布为待估参数的后验分布,通过这条马尔科夫链产生后验分布的样本,并基于马尔科夫链达到平稳分布时的样本(有效样本)进行蒙特卡罗积分。设 φ 为某一空间,n 为产生的总样本数,m 为链条达到平稳时的样本数,则 MCMC 方法的基本思路可概括为:

(1)构造 Markov 链。构造一条 Markov 链,使其收敛到平稳分布 $\pi(x)$;

(2)产生样本:由 φ 中的某一点 $x(0)$ 出发,用(1)中的 Markov 链进行抽样模拟,产生点序列:$x^{(1)}, L, x^{(n)}$;

(3)蒙特卡洛积分。任一函数 $f(x)$ 的期望估计为:

$$E[f(x)] = \frac{1}{n-m} \sum_{t=m+1}^{n} f(x^{(t)})$$

3 常用方法

在采用 MCMC 方法时,马尔科夫链转移核的构造至关重要,不同的转移核构造方法将产生不同的 MCMC 方法,目前常用的 MCMC 方法主要有两种,Gibbs 抽样和 Metropolis-Hastings 算法。

3.1 Gibbs 抽样

Gibbs 抽样是现实中最简单、应用最广泛的 MCMC 方法,由 Geman 最初命名提出,其基本思路如下:

给定任意的初始向量 $x^{(0)} = (x_1^{(0)}, \cdots, x_k^{(0)})$;

从 $\pi(x_1 | x_2^{(0)}, \cdots, x_k^{(0)})$ 中抽取样本 $x_1^{(1)}$;

从 $\pi(x_2 | x_1^{(1)}, \cdots, x_k^{(0)})$ 中抽取样本 $x_2^{(1)}$;

$\cdots$

从 $\pi(x_j | x_1^{(1)}, \cdots, x_j^{(1)} - 1, x_j^{(0)} - 1, \cdots, x_k^{(0)})$ 中抽取样本 $x_j^{(1)}$;

$\cdots$

从 $\pi(x_k | x_1^{(1)}, \cdots, x_k^{(1)} - 1)$ 中抽取样本 $x_k^{(1)}$;

至此,完成 $x(0) \rightarrow x(1)$ 的转移。经过 n 次迭代,可得后验样本 $x^{(1)}, x^{(2)}, \cdots, x^{(n)}$。根据后验样本可计算后验分布的各阶矩,进行相应的统计推断。

3.2 Metropolis-Hastings 算法

Metropolis-Hastings 算法是较早出现且比较一般化的 MCMC 方法,最初由 Metropolis 等人在 1953 年提出,之后由 Hastings 对其加以推广,形成了 Metropolis-Hastings 方法。该方法的基本思路是:选择-转移函数 $q(x; x^{(i-1)})$ 和初始值 $x^{(0)}$,若第 i 次迭代开始时的参数值为 $x^{(i-1)}$,则第 i 次迭代过程为:

(1)从 $q(x; x^{(i-1)})$ 中抽取一个备选值 x';

（2）计算接受概率：

$$\alpha(x^{(i-1)},x')=\min\left\{\frac{\pi(x^{(i-1)};x')}{\pi(x^{(i-1)})q(x';x^{(i-1)})}\right\}$$

（3）以概率 $\alpha(x^{(i-1)},x')$，置 $x^{(i)}=x'$，以概率 $1-\alpha(x^{(i-1)},x')$，置 $x^{(i)}=x^{(i-1)}$；

（4）重复（1）～（3）步 n 次，则可得后验样本 $x^{(1)},x^{(2)},\cdots,x^{(n)}$。

根据后验样本可计算后验分布的各阶矩，进行相应的统计推断。

4　应用难点

MCMC 方法依赖于模拟的收敛性，即其构造的马尔科夫链是否收敛？何时收敛？目前，一些学者提出了一些判断收敛性的方法，但至今仍没有完全可靠的收敛性诊断方法，这使得收敛性的诊断问题成为 MCMC 方法实施的难点。下面介绍三种常用的收敛性诊断方法。

4.1　同时产生多条马尔科夫链

这种方法的思路是选取多个不同的初值，同时产生多条马尔科夫链，经过一段时间后，若这几条链稳定下来，则说明算法收敛了。在实际操作中，可在同一个二维图中画出这些不同的马尔科夫链产生的后验样本值对迭代次数的散点图，如果经过若干次迭代后，这些散点图基本稳定，重合在一起，则可判断其算法收敛。

4.2　比率诊断法

这种方法的思路是选取多个不同的初值，同时产生 T 条马尔科夫链，记第 j 条链的方差估计为 s_j^2，链内方差的均值为 W，链间方差为 B，则：

$$R=\sqrt{\frac{\dfrac{m-1}{m}W+\dfrac{1}{m}B}{W}}$$

R 的值趋近 1，则表明 MCMC 模拟收敛，且比较稳定，通常 $R<1.2$，表明收敛性较好；如果 R 值很大，则表明需要增大模拟的次数，且考虑收敛速度慢的原因。

4.3　Teweke Test 法

Teweke Test 法由一系列的 Z 检验组成，其基本思路是：先对所有样本（假设有 M 个）做一次 Z 检验，然后去掉最前面的 c 个样本，用剩余的 $M-c$ 个样本重复上述检验，再继续去掉最前面的 c 个样本，用剩余的 $M-2c$ 个样本重复上述检验，依次类推，重复 K 次这样的检验，直到 $M-Kc<50$ 时终止检验，观察这 K 次 Z 检验的 z 值，若大部分 z 值都落在 $(-2,2)$ 内，则表明马尔科夫链已收敛到平稳分布。

5　软件及应用

MCMC 是通过计算机进行模拟的一种计算方法，它的实现软件目前主要有 WinBUGS（Windows Bayesian Inference Using Gibbs Sampling）、BACC（Bayesian Analysis Computation and Communication）、R（The R system of statistical computation and graphics）等，目前最常用的是 WinBUGS。

WinBUGS 是由英国的 Imperial College 和 MRC(medical research council)联合开发的用 MCMC 方法进行贝叶斯推断的专用软件包。使用 WinBUGS 可以很方便地对许多常用的模型和分布进行 Gibbs 抽样,编程者不需要知道参数的先验密度或似然的精确表达式,只要设置好变量的先验分布并对所研究的模型进行一般性的描述,就能很容易实现对模型的贝叶斯分析,而不需要复杂的编程。在 WinBUGS 中可以使用有向图模型方式(directed graphical model)对模型进行直观的描述 ,也可以直接编写模型程序。Gibbs 抽样收敛后,可以得到参数的后验分布的均值、标准差、95%置信区间和中位数等信息,并给出后验分布的核密度估计图、参数的 Gibbs 抽样动态图等,使抽样结果更直观、可靠。

MCMC 方法最初应用于计算物理(Metropolis 等,1953),Hasting(1970)的工作使其更为一般化,随后又在空间物理学、图像分析等领域得以广泛应用,但 MCMC 方法在贝叶斯统计、计量、金融、空间统计、工程领域、生态领域、航天领域,人口研究领域、医学领域等也有广泛的应用。作为一种较新的统计计算方法,MCMC 尚在发展之中,还有许多问题有待于研究和解决。

参考文献

[1] Geman S,German D. Stochastic relaxation, gibbs distributions, and the bayesian restoration of images. IEEE Trans Pattern Anal Mach Intell, 1984, 6(6): 721−741.

[2] Metropolis N, Rosenbluth AW, Rosenbluth MN, et al. Equations of state calculations by fast computing machine. J Chem Phys, 1953, 21(6): 1087−1092.

[3] Scollnik DPM. Actuarial modeling with MCMC and BUGS. North American Actuarial Journal, 2001, 5(2): 96−125.

[4] 刘乐平. 基于 WinBUGS 软件的贝叶斯计量经济学. 东华理工学院学报, 2007, 26(2): 101−107.

[5] 朱新玲. 马尔科夫链蒙特卡罗方法研究综述. 统计与决策, 2009, 21: 151−153.

(丁元林　祁素芬)

偏最小二乘回归

1　简述

偏最小二乘回归(partial least squares regression,PLS)是在 20 世纪 60 年代末由 Wold 等提出的,90 年代后期国内外医学界人士将之应用到相关研究中,被许多统计学家称为"第二代多元统计分析技术"。PLS 是对一般最小二乘回归(ordinary least squares regression,OLS)的扩展,是集多因变量对多自变量的回归模型以及主成分分析、典型相关分析为一体的多元数据分析方法,在一次计算之后即可同时实现预测建模以及多变量系统的综合简化。

与 OLS 或其他建模方法相比,PLS 具有简单稳健、计算量小、预测精度高、无需剔除任何解释变量或样本点、所构造的潜变量较确定、易于定性解释等优点。PLS 通常用于数据的"软"建模,建立因变量关于自变量的线性甚至非线性回归预测方程,特别是在自变量大于观察个数的情况下相当有效。

2 基本原理

PLS 方法的基本原理是:PLS 方法是建立在 X(自变量)与 Y(因变量)矩阵基础上的双线型模型,可以看作是由外部关系(即独立的 X 块和 Y 块)和内部关系(即两块间的联系)构成。建立自变量的潜变量关于因变量的潜变量的线性回归模型,间接反映自变量与因变量之间的关系。在 PLS 中对每个 X 矩阵的潜变量方向进行了修改,使它与矩阵间的协方差最大,即在原回归方程中删去那些特征值近似为零的项,其 X 和 Y 矩阵可以分解为较小的矩阵:

$$X = TP' + E = \sum t_a p_{a'} \tag{1}$$

其中,T 为 X 的得分矩阵,t_a 为得分向量,P' 为 X 的载荷矩阵,$p_{a'}$ 为相应的载荷向量,E 是残差矩阵,是 X 中无法用 a 个潜在变量 u 反映的部分。

$$Y = UQ' + F = \sum u_a q_{a'} \tag{2}$$

其中,U 为 Y 的得分矩阵,u_a 为得分向量,Q' 为 Y 的载荷矩阵,$q_{a'}$ 为相应的载荷向量,F 是残差矩阵,是 Y 中无法用 a 个潜在变量 u 反映的部分。

PLS 回归分别在 X 和 Y 中提取各自的潜变量,它们分别为自变量与因变量的线性组合。二者满足以下条件:(1)两组潜变量分别最大程度地承载自变量和因变量的变异信息;(2)二者之间的协方差最大化。

3 基本步骤

为了数学推导方便,先将数据做标准化。X 经过标准化处理后的数据矩阵记为 $E_0 = (E_{01}, E_{02}, \cdots, E_{0m})_{n \times m}$,$Y$ 经标准化处理后的数据矩阵记为 $F_0 = (F_{01}, F_{02}, \cdots, F_{0P})_{n \times p}$。

1)记 t_1 为 E_0 的第一个成分,$t_1 = E_0 w_1$,w_1 是 E_0 的第一个轴,它是单位向量,即 $\| w_1 \| = 1$。记 u_1 为 F_0 的第一个成分,$u_1 = F_0 c_1$,c_1 是 F_0 的第一个轴,而且 $\| c_1 \| = 1$。如果 t_1, u_1 分别比较好的代表 X 和 Y 中的变异信息,根据主成分分析原理,则有

$$Var(t_1) \rightarrow \max; \quad Var(u_1) \rightarrow \max$$

另一方面,由于建模的需要,要求 t_1 对 u_1 有最大的解释能力,由典型相关分析可知,t_1 与 u_1 的相关系数应该达到最大值,即

$$r(t_1, u_1) \rightarrow \max$$

综上可知,在偏最小二乘回归分析中,要求 t_1 与 u_1 的协方差达到最大,即

$$Cov(t_1,u_1)=\sqrt{Var(t_1)Var(u_1)}\,r(t_1,u_1)\to\max$$

正规数学表述是求解下列优化问题,即

$$\max\{E_0w_1,F_0c_1\}$$
$$s.t.\begin{cases}w'_1w_1=1\\c'_1c_1=1\end{cases}$$

因此,将在 $\|w_1\|^2=1$ 和 $\|c_1\|^2=1$ 的约束条件下,求 $\max\{E_0w_1,F_0c_1\}$。

由拉格朗日法得到第一个轴 w_1 和 c_1 后,即可得到成分

$$t_1=E_0w_1,\quad u_1=F_0c_1$$

w_1 是对应于矩阵 $E'_0F_0F'_0E_0$ 最大特征值的单位特征向量,而 c_1 是对应于 $F'_0E_0E'_0F_0$ 最大特征值的单位特征向量。

然后,分别求解 E_0 和 F_0 对 t_1 和 u_1 的三个回归方程

$$E_0=t_1p'_1+E_1,\quad F_0=u_1q'_1+F_1^*,\quad F_0=t_1r'_1+F_1$$

其中,回归系数向量为 $p_1=\dfrac{E'_0t_1}{\|t_1\|^2}$,$q_1=\dfrac{F'_0u_1}{\|u_1\|^2}$,$r_1=\dfrac{F'_0t_1}{\|t_1\|^2}$,而 E_1,F_1^*,F_1 分别为三个回归方程的残差矩阵。

2)用残差矩阵 E_1 和 F_1 取代 E_0 和 F_0,求第二个轴 w_2 和 c_2 以及第二个成分 t_2 和 u_2,则有

$$t_2=E_1w_2,\quad u_2=F_1c_2$$

w_2 是对应于矩阵 $E'_1F_1F'_1E_1$ 最大特征值的单位特征向量,而是对应于矩阵 $F'_1E_1E'_1F_1$ 最大特征值的单位特征向量。接着计算回归系数

$$p_2=\dfrac{E'_1t_2}{\|t_2\|^2},\quad r_2=\dfrac{F'_1t_2}{\|c_2\|^2}$$

所以,得到回归方程

$$E_1=t_2p'_2+E_2,\quad F_1=t_2r'_2+F_2$$

如此反复计算下去,如果 X 的秩是 A,则有

$$E_0=t_1p'_1+\cdots+t_Ap'_A+E_A$$
$$F_0=t_1r'_{11}+\cdots+t_Ar'_A+F_A$$

由于 $t_1,\cdots,t_A$ 均可表示成 $E_{01},\cdots,E_{0p}$ 的线性组合,因此,F_0 还可还原为 $y'_k=F_{0k}$ 关于 $x'_k=E_{0j}$ 的回归方程,也即

$$y_k^*=a_{k1}x_1^*+\cdots+a_{kp}x_p^*+F_{Ak},\quad k=1,2,\cdots,q \tag{3}$$

F_{Ak} 是残差矩阵 F_k 的第 k 项

又由

$$y_k^* = \frac{y_k - \hat{E}(y_k)}{S_{y_k}} \qquad (k=1,2,\cdots,q)$$

$$x_i^* = \frac{x_i - \hat{E}(x_i)}{S_{x_i}} \qquad (i=1,2,\cdots,p)$$

其中 $E(y_k)$ 和 $E(x_i)$ 分别是 y_k 和 x_i 的样本均值，S_{y_k} 和 S_{x_i} 分别是 y_k 和 x_i 的样本均方差。回归方程还可写成原始变量的偏最小二乘回归方程：

$$\hat{y}_k = \left[\hat{E}(y_k) - \sum_{i=1}^{p} a_{ki} \frac{S_{y_k}}{S_{x_i}} \hat{E}(x_i) \right] + a_{k1} \frac{S_{y_k}}{S_{x_1}} x_1 + \cdots + a_{kp} \frac{S_{y_k}}{S_{x_p}} x_p \qquad (4)$$

参考文献

[1] Wold S, Ruhe A, Wold H, et al. The collinearity problem in linrea regression, the partial least square (PLS) approach to generalized inverses. J Stat Comp, 1984, 5(3): 735-743.

[2] 肖琳, 何大卫. PLS 回归方法及其医学应用. 中国卫生统计, 2004, 19(2): 76-79.

[3] 蒋卫红, 夏结来. 偏最小二乘回归及其应用. 第四军医大学学报, 2003, 21(3): 280-283.

[4] 宋高阳. 偏最小二乘回归的研究. 浙江: 浙江大学硕士学位论文, 2009.

（丁元林　刘　敏）

拟似然

1　简述

在统计学中，基于似然函数的推断具有很多优点。然而，基于似然函数的推断需要指定真实的概率分布。从计算的角度出发，Wedderburn 观察到，拟合的广义线性模型只需要指定均值以及均值与方差之间的关系即可。在此基础上，他提出定义一个只依赖于均值-方差关系的函数代替关于概率分布的假定，此函数具有类似对数似然函数的性质。此函数称为拟似然函数（quasi-likelihood function），基于此方法的统计推断称为拟似然方法。此方法经常用于对计数数据或者分组的二元数据建模。

2　基本内容

假设观察到一组独立同分布的数据 $(x_1,y_1),(x_2,y_2),\cdots,(x_n,y_n)$。参数 θ 通过下面的均值函数刻画因变量 Y_i 与协变量 X_i 之间的关系：

$$\mu_i(\theta) = E(Y_i \mid X_i) = h^{-1}(X_i^T\theta)$$

其中，$h(\cdot)$ 是一个已知的连接函数（见广义线性模型）。则拟似然函数 $g_n(y_i;\theta)$ 为：

$$g_n(y_i;\theta) = \sum_{i=1}^n \left(\frac{\partial\mu_i}{\partial\theta}\right)^T V_i^{-1}(\theta)(y_i - \mu_i(\theta)) \tag{1}$$

由（1）式可知：$g_n(y_i;\theta)$ 仅仅依赖于 Y_i 的前两阶条件矩，即：$E(Y_i \mid X_i) = \mu_i(\theta)$ 和 Var $(Y_i \mid X_i) = V_i(\theta)$，这里 $V_i(\theta) = V(\mu_i(\theta))$。

注意：在（1）式中，只要 Y_i 的真实概率模型 $f(\cdots,\theta)$ 的均值为 $\mu_i(\theta)$，则即使在 $V_i(\theta)$ 未被指定的情况下，（1）式的期望仍然为 0。这是拟似然估计的一个非常好的性质，其说明即使响应变量的方差没有被指定，得到的参数估计仍是相合估计。此外，拟似然方法得到的参数 θ 估计量 $\hat\theta$ 具有渐近正态性，即

$$\sqrt{n}(\hat\theta - \theta) \rightarrow N(0, C_\theta)$$

其中，$C_\theta = \lim\limits_{n\to\infty} I_0^{-1} I_1 I_0^{-1}$；$I_0 = \dfrac{1}{n}\sum\limits_{i=1}^n \left(\dfrac{\partial\mu_i}{\partial\theta}\right)^T V_i^{-1}\left(\dfrac{\partial\mu_i}{\partial\theta}\right)$；$I_1 = \dfrac{1}{n}\sum\limits_{i=1}^n \left(\dfrac{\partial\mu_i}{\partial\theta}\right)^T V_i^{-1} Var(Y_i) V_i^{-1}\left(\dfrac{\partial\mu_i}{\partial\theta}\right)$。

关于拟似然估计的一本很好的著作，参见文献[2]。与 Wedderburn 的拟似然方法有密切关联的矩估计方法是 Liang 和 Zeger（1986）提出的广义估计方程（generalized estimating equation，简称 GEE）。此方法主要用于纵向数据分析。

3　实例

对于一个回归模型 $Y = \mu(\theta) + e$，其中 $Ee = 0$。定义一个函数 q 为：

$$\frac{\partial q}{\partial\theta} = Q(\theta) = \left(\frac{\partial\mu}{\partial\theta}\right)^T V^{-1}(Y - \mu(\theta))$$

其中，$V = Ee e^T$。则有：

$$EQ(\theta) = 0;\quad E\left(\frac{\partial Q(\theta)}{\partial\theta}\right) = -\left(\frac{\partial\mu}{\partial\theta}\right)^T V^{-1}\left(\frac{\partial\mu}{\partial\theta}\right);\quad cov\{Q(\theta)\} = \left(\frac{\partial\mu}{\partial\theta}\right)^T V^{-1}\left(\frac{\partial\mu}{\partial\theta}\right)$$

由上面的表达式可以发现：$Q(\theta)$ 与对数似然函数的导数即得分函数是类似的，因此，从估计函数的角度看，$Q(\theta)$ 称为拟得分或者拟得分估计函数，同时 q 称为拟似然。

参考文献

[1]　Wedderburn RWM. Quasi-likelihood functions, generalized linear models, and the Gauss-Newton method. Biometrika, 1974, 61(3): 439—447.

[2]　Heyde CC. Quasi-likelihood and its application: a general approach to optimal parameter estimation. New York: Springer-Verlag, 1997.

[3]　Liang KY, Zeger SL. Longitudinal data analysis using generalized linear models. Biometrika, 1986, 73: 13—22.

（王学钦　郭小波　温灿红）

侧边似然

1 简述

侧边似然(profile likelihood)由 Cox 于 1975 年提出,用于带有冗余参数的似然函数分析。冗余参数的存在导致额外的不确定性存在,在给定所关心参数的情况下侧边似然函数用冗余参数的极大似然估计量去替代冗余参数从而达到消除冗余参数的目的,得到所关心参数的似然函数。

2 基本步骤

侧边似然函数方法如下:假设(θ, η)为全参数,其中θ为所关心的参数,η为冗余参数。在给定参数θ的情况下,η的极大似然估计为$\hat{\eta}(\theta)$。给定(θ, η)的联合似然函数为$L(\theta, \eta)$,则参数θ的侧边似然为$L(\theta) = L(\theta, \hat{\eta}(\theta))$。在某些条件下,侧边似然可以像其他的对数似然一样应用。而且,极大侧边似然估计等价于(θ, η)整体上的极大似然估计。

侧边似然能够方便的利用似然比检验统计量去构造参数θ的置信区域。对于正则参数模型,在原假设$\theta = \theta_0$下,似然比检验统计量$-2\log \dfrac{L[\theta_0, \hat{\eta}(\theta_0)]}{L(\hat{\theta}, \hat{\eta})}$渐进的服从自由度为$p$的$\chi^2$分布,其中$p$为参数$\theta$的维数。因此,参数$\theta$的检验水平为$\alpha$的拒绝域为$\{\theta \mid \dfrac{L[\theta_0, \hat{\eta}(\theta_0)]}{L(\hat{\theta}, \hat{\eta})} < \exp(-\dfrac{1}{2}\chi^2_{1-\alpha}(p))\}$。

3 实例

假设$x_1, x_2, \cdots, x_n$为来自总体$N(\mu, \sigma^2)$的独立同分布样本,其中两个参数μ和σ^2均未知。则(μ, σ^2)的似然函数为:

$$L(\mu, \sigma^2) = \left(\frac{1}{\sqrt{2\pi\sigma^2}}\right)^n \exp\left\{-\frac{1}{2\sigma^2}\sum_i (x_i - \mu)^2\right\}$$

在上式中如果不考虑σ^2直接考虑关于μ的似然函数是没有意义的,因为对于不同的σ^2似然函数值是不同的。

关于μ的侧边似然函数的计算如下:

对于固定的μ, σ^2的极大似然估计为:

$$\hat{\sigma}_{\mu}^2 = \frac{1}{n}\sum_i (x_i - \mu)^2$$

从而 μ 的侧边似然函数为：

$$L(\mu) = \text{constant} \times (\hat{\sigma}_{\mu}^2)^{-n/2}$$

需要注意的是：上式 $L(\mu)$ 不同于：

$$L(\mu, \sigma^2 = \hat{\sigma}^2) = \text{constant} \times \exp\left\{-\frac{1}{2\hat{\sigma}^2}\sum_i (x_i - \mu)^2\right\}$$

此处 $L(\mu, \sigma^2 = \hat{\sigma}^2)$ 为 (μ, σ^2) 的似然函数在 $\sigma^2 = \hat{\sigma}^2$ 处的剖面曲线。当 σ^2 被很好的估计时，两者是比较接近的，否则侧边似然会更好一些。

同样，σ^2 的侧边似然函数为：

$$L(\sigma^2) = \text{constant} \times (\sigma^2)^{-n/2} \times \exp\left\{-\frac{1}{2\sigma^2}\sum_i (x_i - \overline{x})^2\right\}$$

$$= \text{constant} \times (\sigma^2)^{-n/2} \times \exp\{-n\hat{\sigma}^2/(2\sigma^2)\}$$

参考文献

[1] Cox DR. Partial likelihood. Biometrika，1975，62(2)：269—276.

（王学钦   郭小波   温灿红）

极大极小效率稳健检验

1 简述

Gastwirth 在 1966 年提出极大极小效率稳健检验（maximin efficiency robust test，MERT），对模型集中每一个检验，先在一个特定的局部集中寻找与该检验有最小渐进效的检验，并记下其渐进效；然后最大化得到的渐进效，则达到最大渐进效的检验，称为极大极小效率稳健检验。另一个常用的稳健检验是最大化检验（maximum test，MAX）。

2 原理

假设我们有一模型集 $\{M_i, i \in I\}$，和相应的最优的检验统计量 $\{T_i, i \in I\}$，其中 I 是有限的集合或是区间。先做一些必要的假设：在零假设下，上述检验统计量都是渐进正态的，即$\{Z=[T_i-ET_i]/\{Var(T_i)\}^{\frac{1}{2}}$依次分布收敛到$N(0,1)$，其中$ET_i$和$Var(T_i)$分别是$T_i$在零假设下的期望和方差；且对任意的$i,j\in I,Z_i$和$Z_j$的联合分布是相关系数为$\rho_{ij}$的正态分布。我们知道，如果真实的模型为$M_i$，选择$Z_i$做检验最合适；但若真实的模型$M_i$未知而选择统计量$Z_j$来做检验，$Z_j$相对$Z_i$的 Pitman 相对渐进效（ARE）为$e(Z_j,Z_i)=\rho_{ij}^2$。

当真实模型未知而选择Z_j时，可以计算在模型集中的最小 ARE，即$\inf_{i\in I}e(Z_i,Z_j)$。那么一个直观的想法就是，从$\{Z_i,i\in I\}$中选择最大化上述最小 ARE 的检验统计量Z_l，也就是说

$$\inf_{i\in I}(Z_l,Z_i)=\sup_{j\in I}\inf_{i\in I}e(Z_j,Z_i)$$

在零假设下，Z_l依次分布收敛到标准正态分布，且由上式可知，Z_l同时也是集$\{Z_i,i\in I\}$最稳健的检验。

假设集合C包括了所有具有相合性和渐进正态性的检验统计量。类似地，希望从C中找出检验Z，满足

$$\inf_{i\in I}e(Z,Z_i)=\sup_{Z\in C}\inf_{i\in I}e(Z,Z_i)$$

则称满足上式的Z为C的极大极小效率稳健检验。当集C是$\{Z_i,i\in I\}$中元素的线性凸组合，并记C的极大极小效率稳健检验为Z_{MERT}。则由$\{Z_i,i\in I\}\subset C$得

$$\sup_{Z\in C}\inf_{i\in I}e(Z,Z_i)\geqslant\sup_{j\in I}\inf_{i\in I}e(Z_j,Z_i)$$

假设$\inf_{i,j\in I}\rho_{ij}\geqslant\varepsilon>0$，Gastwirth 证明$Z_{MERT}$是惟一存在的且可以写成$Z_i$的凸组合。

3 实际应用中与 MAX 的比较

一般来说，MERT 比 MAX 易于计算；但当模型集大的时候，MAX 检验有更高的效率。稳健检验的选择取决于$\rho=\inf_{i,j\in I}\rho_{ij}>0$。Freidlin 等证明当$\rho\geqslant0.75$时，MERT 和 MAX 功效相当，因此应选择较为简单的 MERT。如当$\rho=0.75$时，MERT 检验相对于各模型的最优检验的 ARE 至少为 0.875。当$\rho<0.50$时，MAX 更有效。如在用受累同胞对来做基因连锁分析，$\rho\geqslant0.80$，MERT 和 MAX 有相当的功效。而在关联研究的病例一父母数据的研究中，由$\rho<0.30$可知 MAX 功效更高。

参考文献

[1] Gastwirth JL. On robust procedures. J Am Statist Assoc，1966，61(326)：929－948.

[2] Zheng G，Freidlin B，Gastwirth JL. Comparison of robust tests for genetic association using case-contorl studies//Rojo J. Optimality：The Second Erich L. Lehmann Symposium. Cambridge：IMS，2006，49：254－255.

[3] Freidlin B，Podgor MJ，Gastwirth JL. Efficiency robust tests for survival or ordered categorical data. Biometrics，1999，55(3)：883－886.

[4] Wittke AS，Tu IP. Simple，robust linkage tests for affected sibs. Am J Hum Genet，1998，62：1228－1242.

[5] Gastwirth JL，Freidlin B. On power and efficiency robust linkage tests for affected sibs. Ann Hum

Genet，2000，64：443—453.

[6] Zheng G，Freidlin B，Gastwirth JL. Rubust TST-type candidage-gene association tests. Ann Hum Genet，2002，66：145—155.

（王学钦　郭小波　温灿红）

遗传算法

1　简述

遗传算法（genetic algorithm）1975 年由 John Holland 提出，是一种基于生物学思想的寻优算法。John Holland 提出遗传算法抱有双重目的：促进对自然界中自适应过程的理解，以及在人工系统中引入类似于自然系统的自适应特性。经过几十年的发展，遗传算法已成为一种非常成熟的基于生物进化论的寻优算法，它既可解决离散定义域的问题，也可以解决连续定义域的问题。相对于其他寻优算法而言，遗传算法的实现更有效，也非常简单和自然，并凭借其稳健性和自适应性在最优化领域独树一帜。遗传算法广泛应用于人工智能的各个领域，以及工程学、生物学、社会科学等领域，并且已经成功应用于工业。

2　基本思想

遗传算法的思想来源于生物学中的遗传学和达尔文的自然选择学说，而这两者正是现代综合进化论的基础。现代综合进化论认为：1）基因突变，染色体畸变和通过有性杂交实现的基因重组是生物进化的原材料；2）进化的基本单位是群体而不是个体；3）自然选择决定进化的方向。遗传算法的核心思想就是上述三点。

遗传算法把问题的解表示成"染色体"，即二进制编码的串。在执行遗传算法之前，给出一群"染色体"，即假设解。然后，把这些假设解置于问题的"环境"中，并按适者生存的原则，从中选择出较适应环境的"染色体"进行复制，再通过交叉、变异过程产生更适应环境的新一代"染色体"群。这样，一代一代地进化，最后就会收敛到最适应环境的一个"染色体"上，它就是问题的最优解。

3　基本步骤

简单遗传算法（simple genetic algorithm，SGA）基本程序流程如图 1 所示。

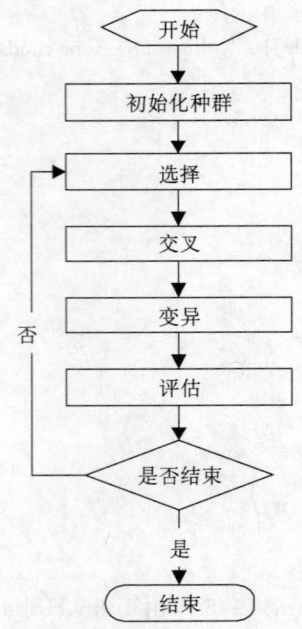

图 1　简单遗传算法基本流程

3.1　编码及初始化种群的生成

遗传算法的编码过程实际上是一个把问题的解表示为一个进化种群中的一个个体的过程。在生物进化中,物种的进化实际上是生物的基因组的进化。生物的基因组存在于染色体之上,因此染色体是生物进化的基础。在遗传算法中,我们需要将解空间中的解"进化"从而实现寻优,因此应当将解进行编码,使之能够像染色体一样进行进化。遗传算法中,问题的解通常被编为"串"的形式,以模拟染色体的结构。所用的编码方式必须保证所有的可行解都可以编为相应的串,而且不同的解的编码显然不能相同。通常编码方式的选择都是非常容易的。常用的编码方式有两种:二进制编码以及实值编码。

二进制编码将问题的解表示为字符'0'和'1'组成的串,其中的'0'和'1'可以表示逻辑意义(比如可以将"有","无"等信息分别编码为'0','1'),也可以表示数值意义(比如一个数可以编码为其二进制表示的形式,其中的'0','1'便具有数值意义)。二进制编码通常适用于解的组成是一些逻辑信息的情况,或者解为可以方便地改写为二进制形式的整数组成的时候。

实值编码将问题直接表示为一个实值的数组成的串的形式,任何解为一组数的问题都可以方便地表示为这种形式,通常在串中的每一个数对应表示解中的一个分量的值。按照问题的不同,实值编码方式中的串可能是只包括整数的,比如组合类的问题编码,或者是包括小数的实数编码。前者往往用于解决离散问题,而后者往往用于解决连续定义域的问题。实值编码的好处在于可以直观的表示数量,可以方便的实现基于染色体的数值运算,而不必进行进制转换等工作,是一种对问题的解的最直观的表示。

将问题的解编码为染色体后,该染色体将代表种群中的一个个体。而多个个体组成了一个进化的初始化种群。种群中个体的数量需要根据不同的问题进行不同的设定,习惯上,初始群体是随机产生的,覆盖所有可能的解。这样形成的种群是进化的基本单位,也就是说,在进化过程中,种群中解的平均质量将会得到逐步的提高。多个个体协同进化也是遗传算法的提高寻优效率的重要因素。

3.2 选择

选择操作模拟生物进化过程中的自然选择过程:适者生存,不适者被淘汰,因此适应性越高的个体越来越多,而种群的整体的适应性水平也会因此而提高。在 SGA 中,选择操作实现为按某些选择原则从原种群中选择出若干个体,形成一个新的种群。最经典的选择实现是用轮盘赌的方式选择,即适应性越高的个体被选入下一代的概率越大,然后按照此概率选择 NP 次形成一个跟原种群个体数相当的新种群。在轮盘赌选择方式中,好的个体因为其被选中的概率较大,可能被选中多次,而差的个体因为其概率通常不为 0 也有可能进入到下一代。这样实际上实现了好的个体会越来越多,而差的个体也可能有的情况,而这正是遗传算法能够寻优也能跳出局部最优的关键(在进化中保持物种的多样性)。

3.3 交叉

交叉操作模拟遗传过程中的染色体交叉现象。在遗传学中,染色体交叉是指细胞在分裂过程中染色单体之间交叉互换某一片段的过程,该过程中并没有新的基因产生,而只是发生了基因的重组。染色体的交叉变异在细胞分裂的过程中经常发生,是促进生物多样性的重要机制。在 SGA 中,交叉的实现一般为单点交叉,即只有一个交叉点,交叉点(随机选定)后的部分互换,如图 2 所示。

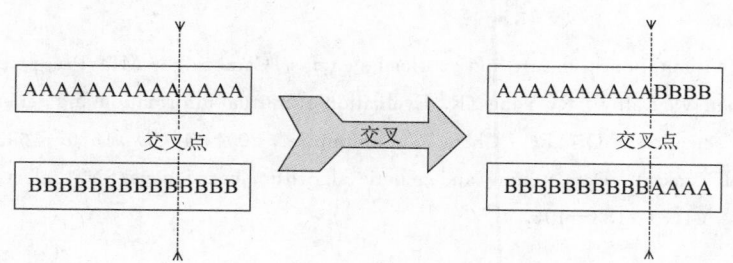

图 2 交叉操作示意图

交叉操作实际上是从两个个体的交叉互换中产生出新的个体,正如在生物进化过程中交叉是产生多样性的重要方式一样,通常在遗传算法中交叉运算是搜索解空间的重要方式。值得注意的是,在交叉过程中并没有新的基因产生,这一点可能对于某些实值最优化问题来说非常值得注意,交叉操作可能是不足以搜索整个解空间的,因为交叉操作不能产生新的解空间的分量值,而只是生成原有数值的不同组合。对于一般的组合优化问题来说,交叉操作可能是足够的。在遗传算法的实现中,交叉操作按一定的概率 Pc 执行,Pc 通常可以取 0.5 左右。

3.4 变异

变异操作模拟生物遗传中的基因突变过程。在遗传学中,基因突变是指生物的 DNA 分子中发生碱基对的增添、缺失或改变,而引起基因结构的变化。基因突变具有随机性、低频性、不定向性等特征。而且在基因突变中，产生了原来没有的基因。在遗传算法中，变异操作会因基因编码方式不同而不同。在二进制编码中，基因突变的实现方式往往为"反转"式，即'0'变为'1'，或'1'变为'0'。而在实值编码中，变异操作可能实现为对原有的数值的一个微小扰动，或者实现为将该数值重新生成为一个任意的随机数等等。实值编码的问题中，变异操作应当能够产生原来不存在的"基因"，即产生原来在染色体串上不存在的数值，才能够实现对解空间的进一步搜索。在遗传算法中，变异操作按一定的概率 P_m 执行，对于二进制编码的问题，P_m 通常都非常小，比如 0.001 左右，而对于一些实值编码的问题，因为实际上变异在扩展搜索空间中至关重要，所以 P_m 可能会设为较大的值，如 0.5 左右，应根据实际问题进行设定。

3.5　个体评估

在自然界中，自然选择的实现是通过竞争实现的，而在竞争当中，更具有适应性的物种将得以生存。在遗传算法中，每一个个体的适应性应当由其对应的解的目标函数值决定，以实现解的质量在进化中得到提高。通常可以用目标函数来直接评估一个个体的适应性，也可以通过目标函数的适当保持正相关性的变换来作为评估函数。而且由于问题本身的要求可能会出现多个目标函数的情况，这时的评估函数可以有多种选择。由于评估函数直接决定了一个个体在进化中的生存与否，因此评估函数的设计非常重要。一个设计良好的评估函数应当是高效而且具有良好的区别能力的函数。另外，评估函数可以不必拘泥于函数的形式，所有可以用来评估一个个体的表现的方法都可以作为广义的"评估函数"。

参考文献

［1］　Holland J. Adaptation in nature and artificial systems. Cambridge：MIT Press，1992.

［2］　Venkatraman V，Dalby AR，Yang ZR. Evaluation of mutual information and genetic programming for feature selection in QSAR. J Chem Inf Comput Sci，2004，44(5)：1686－1692.

［3］　Shah SC，Kusiak A. Data mining and genetic algorithm based gene/SNP selection. Artif Intell Med，2004，31(3)：183－196.

（黄　珂　饶绍奇）

遗传规划

1　简述

遗传规划（genetic programming，GP）是利用生物界的自然选择和进化机制，在遗传算法的基础上发展起来的通过自动生成计算机程序来解决高维空间问题的一种改进算法。遗传规划已经成功的应用于特征选择，符号回归，自动程式等研究领域。

2 基本思想

遗传规划的基本思想是：随机产生一个适合于给定环境的初始群体，即问题解的搜索空间，构成群体的个体都有一个适应度值，依据达尔文适者生存原则，用遗传处理得到高适应度的个体，产生下一代群体，如此进化下去，直到给定问题的最优解或近似解在某一代上出现为止。遗传规划能够同时创建图解结构以及一系列数值，即可以确定这些数值所处的结构。

3 基本步骤

（1）产生初始种群，其中包含问题的函数以及元素；

（2）对程序种群进行以下的迭代步骤，直到满足设定的终止条件：

①执行种群中的每个个体（程序），利用适应度函数确定适应度值，满足终止条件则停止，不满足则转向②步；

②通过执行一系列遗传操作，创建新的种群。对根据一定适应度条件筛选出来的个体（程序）进行选择，突变，杂交，改变结构等操作，直到满足一定的终止条件；

（3）根据该遗传规划算法所设定的识别条件指定某个或某些个体（程序）作为遗传规划运行的结果。这个结果可能是问题的解（或近似解）。

参考文献

[1] Chan HW, Yang CH, Ho CH, et al. Generating SNP barcode to evaluate SNP-SNP interaction of disease by particle swarm optimization. Comput Biol Chem, 2009, 33(1): 114-119.

[2] Nunkesser R, Bernholt T, Schwender H, et al. Detecting high-order interactions of single nucleotide polymorphisms using genetic programming. Bioinformatics, 2007, 23(24): 3280-3288.

（苏伟扬　饶绍奇）

进化算法

1 简述

进化算法（evolutionary algorithms, EA）是一类借鉴生物界自然选择和自然遗传机制的随机搜索算法，主要包括遗传算法、进化规划和进化策略，它们可以用来解决优化和机器学习等问题。进化算法的两个主要特点是群体搜索策略及群体中个体之间的信息交换。进化算法不依赖于梯度信息，因此它们的应用范围十分广泛，尤其适用于处理传统搜索方法解决不了的复杂问题和非线性问题。

2 基本思想

进化算法主要是模拟由个体组成的群体的集体学习过程。其中每个个体表示给定问题搜索空间中的一点。进化算法从任一初始的群体出发,通过随机选择(在某些算法中是确定的),变异和重组(在某些算法中被完全省去)过程,使群体进化到搜索空间中越来越好的区域。选择过程使群体中适应性好的个体比适应性差的个体有更多的复制机会,重组子将父辈信息结合在一起并将他们传到子代个体,变异在群体中引入了新的变种。

3 基本步骤

EA 通过以下几个步骤模拟进化过程,从而找到问题的最优解:①初始化群体,计算群体中每个个体的适应度值;②根据适应度值对每个个体进行评估,对适应度值较低的个体进行进化模拟(选择,交叉,变异,种群控制等操作),不断迭代,达到群体进化的目的;③满足终止条件(一定的适应度值或者迭代次数),否则继续②步;④输出问题最优解。利用模拟进化,我们能够"繁殖"程序来解决还无法完全了解的问题。与常规的程序相比,进化算法有可能在更大的范围内探寻问题潜在的解。

参考文献

［1］ Holland J H. Adaptation in Natural and Artificial Systems. The University of Michigen Press, 1975.

［2］ Fogel L J. Artificial Intelligence through Simulated Ecolution. John Wiley:New York,1996.

［3］ Rechenberg. Cybernetic solution path of an experimental problem. Farnoborough:UK,1965.

［4］ Schwefel H P. Numerical Optimization of Computer Models. Wiley:Chichester,1981.

(苏伟扬　饶绍奇)

组合法

1 简述

组合法(combinatorial method)通过在所有可能的因子组合中寻找对结局变量有影响的组合,如多因子降维方法(multifactor dimensionality reduction,MDR)实质也上是一种组合法,其通过组合在对照组和病例组中出现的比值把因子组合进行分组,划分为高危或者低危。除了 MDR,组合法还包括组合划分法(combinatorial partitioning method，CPM)和限制划分法(restricted partitioning method，RPM)。

2　基本思想

1)CPM 可以用于研究因子组合对数量性状的影响,选择一系列基因型分区(包括多位点基因型),预测数量性状的变异,其三个基本步骤为:①从所有研究的位点中选择位点的组合,合并表型相似的基因型到一个分区。从全部分区组中选出能够预测某一变异水平的每个基因型分区组合(集合);②通过多重交叉验证确认每个所选的集合;③选择预测最精准的集合,并对位点的组合与基因型－表型的关系进行研究。CPM 的优点在于能够确定对数量、性状、表型有影响的位点组合,并同时定义具有相似表型均值的基因型分组。

2)RPM 与 CPM 不同,不允许进行全局的搜索,而是对搜索进行限制,以避免所评估的基因型分区不能解释大部分的变异,可以克服 CPM 的计算机密集搜索的技术问题。RPM 在选择基因型分区的过程中进行的搜索步骤包括:①进行多重比对检验,检验基因型组的平均值之间是否存在显著性差异;②将基因型组所有的无显著性差异配对中平均值差异最小的配对合并为一个新组,从而将需要评估的基因型组的数目降低至 1;③重复以上过程,直到基因型组的配对之间的所有差异均有显著性差异。虽然 RPM 具有缓解CPM 密集计算因而可分析更多交互作用的优点,但多重检验问题依然是该方法要面对的重要挑战。

参考文献

[1]　Hahn LW, Moore JH. Ideal discrimination of discrete clinical endpoints using multilocus genotypes. In Silico Biol, 2004, 4(2): 183－194.

[2]　Nelson MR, Kardia SL, Ferrell RE, et al. A combinatorial partitioning method to identify multilocus genotypic partitions that predict quantitative trait variation. Genome Res, 2001, 11(3): 458－470.

[3]　Culverhouse R, Klein T, Shannon W. Detecting epistatic interactions contributing to quantitative traits. Genet Epidemiol, 2004, 27(2): 141－152.

（苏伟扬　饶绍奇）

退行 logistic 回归

1　简述

退行 logistic 回归模型是将研究家族集聚性疾病的遗传学方法和流行病学方法结合

起来的一种统计学方法。它的基础是普通的 logistic 回归分析原理和简单马尔科夫结构,在此基础上建立起来的退行 logistic 模型可用来进行遗传分析并校正环境协变量对表型的影响。它充分利用了家系内由调查和实验检查所得到的信息,收集的资料可以是不完整的核心家系资料。

2 基本思想和步骤

由于退行 logistic 回归的基础是普通的 logistic 回归,所以下面先引入普通的 logistic 回归,再讨论退行 logistic 回归。

1)普通的 logistic 回归

设因变量 y 为定性变量,用 0、1 分别表示两个不同的状态,设 $y=1$ 的概率为 p,自变量 $X=(x_1,x_2,\cdots,x_m)$ 可以是定性变量,也可以是定量变量。Logistic 回归拟合的回归方程为

$$\ln\frac{p}{1-p}=\beta_0+\sum_{i=1}^{m}\beta_i x_i$$

其中,m 是自变量的个数,$\beta_1,\beta_2,\cdots,\beta_m$ 是待估计的参数。在上式中把 p 解出来可得到 logistic 回归方程的另一种表达形式:

$$p=\frac{\exp(\beta_0+\beta_1 x_1+\cdots+\beta_m x_m)}{1+\exp(\beta_0+\beta_1 x_1+\cdots+\beta_m x_m)}$$

可见,这样的回归方程可以使得 p 满足 $0\leqslant p\leqslant 1$ 的客观要求。对 X 观察了 c 组数据,在第 j 组中($j=1,2,\cdots,c$),试验了 n_j 次,因变量 $y=1$ 有 r_j 次,于是概率 p_j 可用 $\hat{p}_j=\frac{r_j}{n_j}$ 来估计,设 p_j 的估计式满足:

$$\ln\frac{p_j}{1-p_j}=\beta_0+\beta_1 x_{j1}+\cdots+\beta_m x_{jm}$$

用 $\hat{p}_j$ 代替 p_j 则有

$$\ln\frac{\hat{p}_j}{1-\hat{p}_j}=\beta_0+\beta_1 x_{j1}+\cdots+\beta_m x_{jm}+\varepsilon_j$$

其中 ε_j 为相互独立的随机误差,但方差未必相等,为求解这一模型的参数 $\beta_1,\beta_2,\cdots,\beta_m$,可用加权最小二乘法或极大似然估计法对已知数据 $\hat{p}_j,x_{j1},\cdots,x_{jm}(j=1,2,\cdots,c)$ 进行拟合,求出参数的估计值记为 $\hat{\beta}_1,\hat{\beta}_2,\cdots,\hat{\beta}_m$,则可用以下的模型

$$\hat{p}=\frac{\exp(\hat{\beta}_0+\hat{\beta}_1 x_1+\cdots+\hat{\beta}_m x_m)}{1+\exp(\hat{\beta}_0+\hat{\beta}_1 x_1+\cdots+\hat{\beta}_m x_m)}$$

对新的数据 $X=(x_1,x_2,\cdots,x_m)$ 进行估计当因变量为 1 时的概率。若用极大似然估计法,通常是用计算机程序通过迭代算法得出使似然函数达到最大值的 $\hat{\beta}_1,\hat{\beta}_2,\cdots,\hat{\beta}_m$ 作为 β_1,

$\beta_2, \cdots, \beta_m$ 的估计;若是用加权最小二乘法,则 $\beta = (\beta_1, \beta_2, \cdots, \beta_m)$ 的估计 $\hat{\beta}$ 可表示如下:

$$\hat{\beta} = (X^T V^{-1} X)^{-1} X^T V^{-1} Z$$

其中,$X = \begin{bmatrix} 1 & x_{11} & \cdots & x_{1m} \\ 1 & x_{21} & \cdots & x_{2m} \\ \vdots & \vdots & & \vdots \\ 1 & x_{c1} & \cdots & x_{cm} \end{bmatrix}, V = diag[v_1, v_2, \cdots, v_c], Z = (z_1, z_2, \cdots, z_c)^T, z_j =$

$\ln \dfrac{\hat{p}_j}{1-\hat{p}_j}, v_j = \dfrac{1}{n_j \hat{p}_j (1-\hat{p}_j)}$。

例 在研究某种药物的注射剂量对动物的某种机能的影响中,对 1000 只小白鼠注射了该药物并进行观察,注射的剂量不同,分别为 5,10,15,20,30 毫克,在每个注射剂量级别里选定 200 只小白鼠。在这项研究中,自变量 X 是注射剂量,因变量 y 是是否出现某种机能障碍,实验得到的数据见表 1。试用 logistic 回归模型拟合以上数据,并估计当注射剂量为 25 毫克时,发生机能障碍的小白鼠所占的比例。

表 1 某种药物的注射剂量对动物的某种机能的影响的实验数据

注射剂量 x_i(毫克)	每组试验数 n_j	发生机能障碍数 r_j	出现比例 $\hat{\beta}$	变换的比例 $\ln \dfrac{\hat{p}_j}{1-\hat{p}_j}$	权数 $\hat{W}_j$
5	200	32	0.160	-1.6582	26.880
10	200	51	0.255	-1.0721	37.995
15	200	70	0.350	-0.6190	45.500
20	200	103	0.515	0.0600	49.955
30	200	148	0.740	1.0460	38.480

把表 1 数据代入 logistic 回归模型的计算公式中,可以得到:$\beta_0 = -2.185036$,$\beta_1 = 0.108700$,因此可得 p 的估计为

$$\hat{p} = \frac{\exp(-2.185036 + 0.108700x)}{1 + \exp(-2.185036 + 0.108700x)}$$

把 $x = 25$ 代入便可得到

$$\hat{p} = \frac{\exp(-2.185036 + 0.108700 \times 25)}{1 + \exp(-2.185036 + 0.108700 \times 25)} = 0.630058$$

即当注射剂量为 25 毫克时,发生机能障碍的小白鼠所占的比例估计为 63%。

2)退行 logistic 回归模型

在一个患有某种疾病的家族中,设患者及其亲属的表型为 $Y = (Y_1, Y_2, \cdots, Y_n)$,$Y_i =$

1 为患病，$Y_i = 0$ 为正常。相应的与表型相关的环境协变量记为 $X = (X_1, X_2, \cdots, X_n)$。$X$、$Y$ 的向量元素中下标小的为先代或同辈中的年长者，则在给定 X 时 Y 的条件概率为

$$P(Y|X) = P(Y_1, Y_2, \cdots, Y_n | X)$$
$$= P(Y_1|X)P(Y_2|Y_1, X) \cdots P(Y_i|Y_1, Y_2, \cdots, Y_{i-1}, X) \cdots P(Y_n|Y_1, Y_2, \cdots, Y_n, X)$$

上式中的每个 $P(Y_i|Y_1, Y_2, \cdots, Y_{i-1}, X)$ 表示给定环境因素与该个体的亲代和祖先患病信息的条件下该个体患病的概率，可以认为他们条件独立。因此都可以用一个在 1) 中提到的普通的 logistic 回归方程来表示。在实际情况中，可以假定每个个体发病与否仅受他自己的环境因素影响，即

$$P(Y_i|Y_1, Y_2, \cdots, Y_{i-1}, X) = P(Y_i|Y_1, Y_2, \cdots, Y_{i-1}, X_i)$$

当 $Y_i = 1$ 时 $P(Y_i|Y_1, Y_2, \cdots, Y_{i-1}, X_i)$ 的普通的 logistic 回归方程的表达式为

$$P(Y_i = 1|Y_1, Y_2, \cdots, Y_{i-1}, X_i) = \frac{\exp(\beta_0 + \beta_1 Y_1 + \beta_2 Y_2 + \cdots + \beta_{i-1} Y_{i-1} + \gamma X_i)}{1 + \exp(\beta_0 + \beta_1 Y_1 + \beta_2 Y_2 + \cdots + \beta_{i-1} Y_{i-1} + \gamma X_i)}$$

当 $Y_i = 0$ 时有

$$P(Y_i = 0|Y_1, Y_2, \cdots, Y_{i-1}, X_i) = \frac{1}{1 + \exp(\beta_0 + \beta_1 Y_1 + \beta_2 Y_2 + \cdots + \beta_{i-1} Y_{i-1} + \gamma X_i)}$$

所以对于一般的 Y_i，$P(Y_i|Y_1, Y_2, \cdots, Y_{i-1}, X_i)$ 的普通的 logistic 回归方程的表达式为

$$P(Y_i|Y_1, Y_2, \cdots, Y_{i-1}, X_i) = \frac{\exp[(\beta_0 + \beta_1 Y_1 + \beta_2 Y_2 + \cdots + \beta_{i-1} Y_{i-1} + \gamma X_i)Y_i]}{1 + \exp(\beta_0 + \beta_1 Y_1 + \beta_2 Y_2 + \cdots + \beta_{i-1} Y_{i-1} + \gamma X_i)}$$

因为并不是所有的 $Y_j (j = 1, 2, \cdots, i-1)$ 对 Y_i 都有影响，为了标记方便，令

$$Z_i = \begin{cases} 2Y_i - 1 & \text{如果 } Y_i = 0, 1 \\ 0 & \text{如果 } Y_i \text{ 未知} \end{cases}, \quad \theta_1 = \beta_0 + \gamma X_1, \theta_i = \beta_0 + \sum_{j=1}^{i-1} \beta_j Z_j + \gamma X_i$$

其中 α、β、γ 为在实数中取值的待估参数，则 $P(Y_i|Y_1, Y_2, \cdots, Y_{i-1}, X_i)$ 可以表示为

$$P(Y_i|Y_1, Y_2, \cdots, Y_{i-1}, X_i) = \frac{e^{\theta_i Y_i}}{1 + e^{\theta_i Y_i}}$$

所以有

$$P(Y|X) = P(Y_1, Y_2, \cdots, Y_n | X)$$
$$= P(Y_1|X)P(Y_2|Y_1, X) \cdots P(Y_i|Y_1, Y_2, \cdots, Y_{i-1}, X) \cdots P(Y_n|Y_1, Y_2, \cdots, Y_n, X)$$
$$= \prod_{i=1}^{n} \frac{e^{\theta_i Y_i}}{1 + e^{\theta_i Y_i}}$$

退行 logistic 回归模型共有 4 种类型。

A 型：当子女发病与否只受父母的影响时，则

$$P(Y_i|Y_1, Y_2, \cdots, Y_{i-1}, X_i) = P(Y_i|Y_F, Y_M, X_i)$$

如果发病除了受父母影响外还受配偶影响时,则

$$P(Y_i|Y_1,Y_2,\cdots,Y_{i-1},X_i)=P(Y_i|Y_F,Y_M,Y_S,X_i)$$

B 型:发病与否受父母、配偶的影响,而且还受最年长同胞的影响时,则

$$P(Y_i|Y_1,Y_2,\cdots,Y_{i-1},X_i)=P(Y_i|Y_F,Y_M,Y_S,Y_{B(1)},X_i)$$

C 型:发病与否受父母、配偶的影响,而且还受最接近的较年长同胞的影响时,则

$$P(Y_i|Y_1,Y_2,\cdots,Y_{i-1},X_i)=P(Y_i|Y_F,Y_M,Y_S,Y_{B(-1)},X_i)$$

D 型:发病与否受父母、配偶和所有年长同胞的影响时,则

$$P(Y_i|Y_1,Y_2,\cdots,Y_{i-1},X_i)=P(Y_i|Y_F,Y_M,Y_S,Y_{OS},X_i)$$

把以上 4 种模型中的 $P(Y_i|Y_1,Y_2,\cdots,Y_{i-1},X_i)$ 换为对应的表达式代入 $P(Y\mid X)=\prod_{i=1}^{n}\dfrac{e^{\theta_i Y_i}}{1+e^{\theta_i Y_i}}$ 便可得到对应该类型的退行 logistic 回归模型。

进一步考虑每个个体的基因型对其表型的影响。设 $g=(g_1,g_2,\cdots g_n)$ 为家系中 n 个成员的基因型,假设家系中与该表型相关的基因型有 k 种,那么 $g=(g_1,g_2,\cdots g_n)$ 便有 k^n 种可能的取值,在此家系中,由全概率公式和之前的推导结果可得

$$
\begin{aligned}
P(Y\mid X) &= \sum_g P(g)P(Y|g,X)\\
&= \sum_{g_1}\sum_{g_2}\cdots\sum_{g_N}\prod_i p_i P(Y_i|g_i,Y_1,Y_2,\cdots,Y_{i-1},X_i)\\
&= \sum_{g_1}\sum_{g_2}\cdots\sum_{g_N}\prod_i p_i \frac{e^{\theta Y}}{1+e^{\theta Y}}
\end{aligned}
$$

其中,

$$p_1=\begin{cases}P(g_i) & \text{如果个体 } i \text{ 有父母的信息}\\ P(g_i|g_s) & \text{如果个体 } i \text{ 无父母信息,但有配偶信息}\\ P(g_i|g_F,g_M) & \text{如果个体 } i \text{ 有父母信息}\end{cases}$$

得到以上模型后,要用极大似然法对其进行估计,似然函数为

$$L=\prod_{i=1}^{m}P_i(Y\mid X)$$

其中 m 为调查家系的数目。用 AIC 值最小作为判断拟合优度的标准,

$$AIC=-2(\text{某模型的最大对数似然值}-\text{该模型中估计的自变量参数数目})$$

零假设为

$$H_0=\text{估计参数较少的某模型与一般模型的拟合效果无差别}$$

所用的统计量为

$$\chi^2 = 2(\text{一般模型的最大对数似然值} - \text{某模型的最大对数似然值})$$

自由度为一般模型的估计参数个数－某模型的估计参数个数。如果差异无统计学意义则接受该模型，有统计学意义则拒绝该模型。

参考文献

[1] 丁元林，高歌．卫生统计学．北京：科学出版社，2008：206－208.

[2] 高惠璇．应用多元统计分析．北京：北京大学出版社，2005：105－129.

[3] Elston RC，Olson JM，Palmer L. Biostatistical genetics and genetic epidemiology. Hoboken：John Wiley & Sons Inc，2002：668－669.

（赵　忠　饶绍奇）

混合分析

1　概述

混合分析（commingling analysis）可用于评价某变量的分布是否可以解释为两个或多个分布的混合，在很多情况下可以描述某现象内部是否存在无法观测的异质性，如用于检验 meta 分析中的异质性。在探索性的遗传分析中，如数量性状的分布可解释为两个或三个正态分布的混合分布，可认为该性状受遗传因素的影响。

2　混合模型

假设变量 x 的分布是 $k(k \geqslant 2)$ 个组分的混合分布，第 $i(i=1,2,\cdots,k)$ 个组分的概率密度函数为 $f_i(x,\lambda_i)$，混合模型定义为

$$f_M(x,\Lambda) = \pi_1 f_1(x,\lambda_1) + \pi_2 f_2(x,\lambda_2) + \cdots + \pi_k f_k(x,\lambda_k)$$

其中参数 π_i 称为混合比例（mixing proportions），满足限制条件 $\pi_i \geqslant 0$，且 $\sum_i \pi_i = 1$；参数 λ_i 为第 i 个组分的概率密度函数的参数，根据各组分的概率密度函数不同，参数 λ_i 的维度可能不同。最常见的假设所有组分的分布相同，即 $f_i = f$，且参数 λ_i 有相同的维度。当 $k=2$，各组分服从正态分布时，$\lambda_i = (\mu_i, \sigma_i)$，则混合分布为

$$f_M(x;\mu,\sigma) = \pi_1 \varphi_1(x;\mu_1,\sigma_1) + \pi_2 \varphi_2(x;\mu_2,\sigma_2)$$

其中

$$\varphi(x;\mu,\sigma)=\frac{1}{(2\pi)^{1/2}}\exp\left[\frac{-(x-\mu)^2}{2\sigma^2}\right]$$

在连续性状的遗传分析中,如果一个连续性状由某个主基因决定,则有三个基因型 A_1A_1,A_1A_2 和 A_2A_2,每个基因型效应的期望值分别为 $E(A_1A_1)$,$E(A_1A_2)$ 和 $E(A_2A_2)$。假设 $E(A_1A_1)<E(A_2A_2)$,如果等位基因 A_2 对 A_1 是显性的,则 $E(A_1A_2)=E(A_2A_2)$;如果 A_2 对 A_1 是隐性的,则 $E(A_1A_1)=E(A_1A_2)$。相同基因型的个体其性状值的变异主要由其他基因或环境因素的作用引起。因此,如果主基因决定该连续性状,则连续性状的分布一定包含两个或三个组分。如果完全显性时,性状的分布中一定包含两个组分;如果是加性,$E(A_1A_2)=[E(A_1A_1)+E(A_2A_2)]/2$,或不完全显性时,$E(A_1A_1)<E(A_1A_2)<E(A_2A_2)$ 且 $E(A_1A_2)\neq[E(A_1A_1)+E(A_2A_2)]/2$,或过显性时,$E(A_1A_2)<E(A_1A_1)$ 或 $E(A_1A_2)>E(A_2A_2)$),则连续性状的分布一定包含三个组分。两个或三个组分的混合比例取决于基因型的相对频率。因此,识别混合分布的效能将依赖于等位基因 A_1 和 A_2 的相对频率和基因型均数间的差异。例如假设一个主基因的等位基因频率为 q,基因型均数分别为 m_1,m_2 和 m_3;基因型方差分别为 s_1,s_2 和 s_3,在哈代-温伯格平衡下定义个体观察值的似然函数 L 为

$$L(q,m_1,m_2,m_3,s_2;x)=q^2f(x;m_1,s_1^2)+2q(1-q)f(x;m_2,s_2^2)+(1-q)^2f(x;m_3,s_3^2)$$

则混合模型的总似然为所有个体观察值似然的乘积。在性状分布为单个正态分布的无效假设下,备择假设为性状分布为两个或三个组分的混合,通过模型的似然比检验可判断性状是否由主基因效应决定。

参考文献

[1] Aitkin M, Rubin DB. Estimation and hypothesis testing in finite mixture models. J Roy Statist Soc, Series B, 1985, 47(1): 67—75.

[2] Feng ZD, McCulloch CE. On the likelihood ratio test statistic for the number of components in a normal mixture with unequal variances. Biometrics, 1994, 50(4): 1158—1162.

[3] Chen H, Chen J, Kalbfleisch JD. A modified likelihood ratio test for homogeneity in finite mixture models. J Roy Statist Soc, Series B, 2001, 63(1): 19—29.

(邵艳辉)

附录一 英汉医学统计学词汇

A

additive effect 加性遗传效应

additive genetic value 加性遗传值

additive genetic variance 加性遗传方差

additive model 加性模型

adult-onset disease 老年性疾病

affected relative pair, ARP 受累亲属对

affected sib-pair, ASP 受累同胞对

age at onset 发病年龄

age-dependent penetrance 年龄依存外显率

age-of-onset distribution 疾病发病年龄分布

age-related cumulative frequency 年龄相关累积
频率

age-specific penetrance 年龄别外显率

age-specific risk 年龄别风险

agglomerative 凝聚法

Akaike information criterion AIC 准则

allele 等位基因

allele association analysis 等位基因关联分析

allelic association 等位基因关联

alterative logistic regression, ALR 替代 logistic 回归

among demes/within groups, AD/AG 组内/群体间

among group, AG 组间

analysis of fixed sets of relatives 固定亲属集分析

analysis of molecular variance, AMOVA 分子变
异分析

analysis of variance, ANOVA 方差分析

ancestry difference 祖先差异

artificial neural network, ANN 人工神经网络

ascertainment bias 确证偏倚

ascertainment of families 家系确证

assortative mating 选型交(婚)配

attributable fraction, AF 归因分数

attributable risk, AR 归因危险度

autosomal dominant disorder 常染色体显性遗
传病

autosomal recessive disorder 常染色体隐性遗传病

average exclusion probability 或 power of exclu-
sion, PE 平均非父排除率

average linkage 平均距离

B

balanced accuracy 均衡正确率

bandwidth 带宽

Bayesian framework 贝叶斯框架

Beckwith-Wiedemann syndrome, BWS 脐疝-巨
舌-巨人症综合征

betweenness 介数

biallelic 二等位的

biological process 生物学过程

body mass index, BMI 身体质量指数

Bootstrap 自举法

breeding value, BV 育种值

broad heritability 广义遗传度

C

Cancer Genome Anatomy Project, CGAP 癌症
基因数据库

candidate gene association study 候选基因关联分析

case control study 病例对照研究

case-control study 病例对照研究设计

case-parents control 病例-父母对照

cases-controls design 病例-对照设计

case-sibling control 病例-同胞对照

cellular component 细胞组分

centi-Morgan 厘摩

centroid linkage 质心距离

censored 删失的

chemical information 化学信息

chimeric clone 嵌合克隆

chromosome 染色体

cis-element 顺式调控元件

cladistic analysis 分支分析

cladogram　进化分枝树

class　类

classical segregation analysis　经典分离分析

cleaning　清洗

clinic design　临床设计

closeness　紧密度

cluster　基因簇

clustering coefficient　聚类系数

coalescence time　溯祖时间

coalescent theory　溯祖理论

coding region　编码区域

codominance　共显性

coefficient of coincidence　一致性系数

coefficient of relationship　亲缘系数

combinatorial method　组合法

combinatorial partitioning method, CPM　组合划分法

combined paternity index, CPI　联合亲权指数

commingling analysis　混合分析

common disease-common variant, CDCV　常见病-常见位点假说

common disease-rare variant, CDRV　常见病-罕见位点假说

comparative modeling　比较建模

comparison-wise error rate　单次比较错误率

complete ascertainment　完全确证

complete linkage　最大距离,完全连锁

complete penetrance　完全外显

completely informative　信息完备

completely informative marker　完备信息标记位点

complex disease　复杂疾病

complex segregation analysis　复杂分离分析,现代分离分析

concatemer　多联体

confounding factor　混杂因素

consanguineous marriage　近亲结婚

consanguineous mating　近亲交配

corrector accuracy　正确率

correlation coefficient　相关系数

correlation line　相关线

critical value　显著性阈值

cross validation　交叉验证

crossing over　互换

cumulative incidence　累积发病率

cumulative risk　累积风险

D

data quality control　数据质量控制

degree　连通度

degree of freedom　自由度

determination coefficient　决定系数

deviation　离差

directional selection　有向性选择

dispersion parameter　离散参数

division　分裂法

dizygotic, DZ　异卵双生子

DNA methylation　DNA 甲基化

DNA methyl-transferase, DNMT　DNA 甲基转移酶

DNA-binding domain　DNA 结合结构域

dominance effect　显性效应

dominance variance　显性方差

dominant model　显性模型

dominant trait　显性性状

doubly heterozygous　双杂合子

drift　漂变

dye bias　染料偏倚

E

effective population size　有效群体大小

Elston-Stewart algorithm　Elston-Stewart 算法

empirical heritability　经验遗传度

environmental modifier　环境影响因子

environmental variance　环境方差

epigenetic regulation　表观遗传调控

epistatic effect　上位效应

epistatic variance　上位性方差

evolutionary algorithms, EA　进化算法

evolutionary distance　进化距离

exon　外显子

expected maximum LOD score　期望最大 LOD 记分

expected mean squares　方差组分,期望均方

expected-maximum algorithm　期望最大算法,

EM 算法

experiment-wise error rate　试验范围总计 I 型错误率

express sequence　表达序列

expressed sequence tag，EST　表达序列标签

expression profile　表达谱

F

Falconer's liability-threshold model　Falconer 易患性-阈值模型

false discovery rate　错误发现率

false negative　假阴性

false positive　假阳性

false-positive report probability，FPRP　假阳性报告概率

familial correlation　家庭相关

familial hypercholesterolemia，FH　家族性高胆固醇血症

family　家族

family based association test，FBAT　家系关联分析

family cultural environment　家庭内教养环境

family history score　家族史得分

family set　家系集

first-order generalized estimating equation，GEE1　一阶广义估计方程

fixation index，Fst　固定指数

fold　折叠子

fold change，FC　倍数变化

founder　奠基者

four-point condition　四点条件

frailty　脆弱

free modeling　自由建模

full sibling　全同胞

functional annotation　功能注释

functional enrichment analysis　功能富集分析

Fuzzy k-nearest neighbors　模糊 k-邻近法聚类

G

gamete　配子

gene indices　基因索引

gene mapping　基因定位

Gene Ontology，GO　基因本体论数据库

gene set enrichment analysis，GSEA　基因集富集分析

gene-environment interaction　基因与环境的交互作用

gene-gene interaction　基因与基因的交互作用

generalized estimating equation，GEE　广义估计方程

generalized linear model　广义线性模型

genetic algorithm　遗传算法

Genetic Association Database，GAD　遗传关联数据库

genetic drift　遗传漂变

genetic map　遗传图谱

genetic mapping　基因作图

genetic modifier　遗传影响因子

genetic programming，GP　遗传规划算法

genetic variance　遗传方差

genome-wide association study，GWA　全基因组关联研究

genome-wide significance　全基因组显著性

genomic control，GC　基因组对照

genomic imprinting　基因组印记

genomic information　基因组信息

genotype　基因型

genotypic association　基因型关联分型

genotypic relative risk，GRR　基因型相对风险

genotyping　基因型分型

genotyping error　基因型分型错误

Gibbs sampling method　Gibbs 抽样方法

global normalization　全局标化

goodness-of-fit χ^2 test　拟合优度的 χ^2 检验

graph clustering method　图形聚类方法

graph theoretic method　图论方法

greedy algorithm　贪婪算法

grid　栅格

H

haplotype　单倍型

haplotype association analysis　单倍型关联分析

haplotype block　单体型区块

haplotype diversity　单倍体多样性

haplotype inference　单倍型推断

haplotype phase　单倍型相

haplotype relative risk, HRR　单倍型相对风险

haplotyping　单倍型分型

Hardy-Weinberg deviation　哈代-温伯格平衡偏离

Hardy-Weinberg equilibrium　哈代-温伯格平衡

Hardy-Weinberg proportion　哈代-温伯格平衡比例

heritability　遗传度

heterogeneity　遗传异质性

hidden layer　隐蔽层

hierarchical clustering based method　层次聚类方法

hierarchical methods　层次法

highly penetrant　高外显能力的

homology modeling　同源建模法

host gene　宿主基因

housekeeping gene　持家基因

Huntington's disease　亨廷顿舞蹈症

I

identical by descent, IBD　血缘一致性

identify by state, IBS　状态一致性

identity by descent　共享 IBD

imprinted gene　印记基因

inbreeding coefficient　近亲婚配系数

inbreeding effective size　近交有效群体大小

incomplete ascertainment　不完全确证

incomplete penetrance, reduced penetrance　不完全外显

inconsistency　不一致

independent assortment　自由组合现象

inflation factor　膨胀因子

input layer　输入层

intensity dependent normalization　荧光强度依赖的标准化

interference　干扰现象

interference coefficient　干扰系数

internal control　内部对照

International Human Haplotype Mapping (HapMap) Project　人类基因组单倍体图谱计划

interval mapping, IM　区间定位

intron　内含子

invariant　不变性

inversely correlated　逆相关

K

kernel density estimation　核密度估计

kernel of likelihood　似然核

k-fold cross-validation　k 倍交叉验证

k-nearest neighbor, K-NN　k-近邻法

Kyoto encyclopedia of genes and genomes, KEGG　京都基因与基因组百科全书数据库

L

layer　分层

leave-one-out cross validation, LOOCV　留一法交叉验证

liability　易患性

likelihood ratio test, LRT　似然比检验

linear scaling method　线性标化法

link function　连接函数

linkage　连锁

linkage analysis　连锁分析

linkage disequilibrium pattern　连锁不平衡的模式

linkage disequilibrium, LD　连锁不平衡

linkage group　连锁群

linkage information content, LIC　连锁信息含量

linkage map　连锁图谱

local least squares, LLS　局部最小二乘

locally weighted polynomial regression, Lowess　局部加权多项式回归法

locus　基因位点

LOD score　LOD 记分法

logistic regression　罗杰斯蒂回归

loss of heterozygosity, LOH　杂合性丢失

low density lipoprotein receptor, LDLR　低密度脂蛋白受体

low penetrance　低外显

M

map function　图距

Marfan's syndrome　马凡氏综合征

marginal model　边际模型

Markov chain-Monte Carlo，MCMC 马尔科夫链-蒙特卡罗法

maternal effect 母体效应

maternal imprinting 母系印记

mating disequilibrium test 婚配不平衡检验

maximin efficiency robust test，MERT 极大极小效率稳健检验

maximum likelihood estimator，MLE 最大似然估计量

maximum LOD score test 极大 LOD 记分检验

maximum parsimony，MP 最大吝啬法

maximum test，MAX 最大化检验

mean integrated squared error，MISE 误差平方积分均值

mean squared deviations，MSD 均方差

mean test 均值检验

meiosis 减数分裂

Mendelian error 孟德尔遗传错误

metabolic network evolution 代谢网络进化

methyl-CpG-binding protein，MBP 甲基 CpG 结合蛋白

micmarray 微阵列，微阵列数据

midparent value 中亲值

migration 迁移

minisatellite DNA 小卫星 DNA

misclassification 错误分类

mixing proportion 混合比例

model-based linkage analysis 基于模型的连锁分析

model-free 模型非依赖

model-free linkage analysis 模型非依赖的连锁分析

molecular function 分子功能

monogenic disease 单基因疾病

monozygotic，MZ 同卵双生子

most recent common ancestor，MRCA 最近的共同祖先序列

motif 模体

multifactor dimensionality reduction，MDR 多因子降维方法

multiple ascertainment 多重确证

mutation 突变

mutual information 互信息

N

narrow heritability 狭义遗传度

National Cancer Institute，NCI 美国癌症研究所

National Center for Biotechnology Information，NCBI 美国国家生物技术信息中心

National Institutes of Health，NIH 美国国立卫生研究院

negative predictive value 阴性预测率

neighborhood counting 邻居结点计算法

neighbor-joining，N-J 近邻法

nested analysis of molecular variance 分子变异巢式剖分

network module 网络模块

node 节点

non-coding region 非编码区域

non-linear method 非线性标化法

non-parametric linkage analysis 非参数连锁分析

non-paternity 非亲权关系

nonrandom mating 非随机交（婚）配

normal sample 正常样本

normalization 标准化

normalized enrichment score，NES 标准化的富集记分值

nuclear family algorithm 核心家系算法

O

odds 优势

odds ratio，OR 优势比

offspring 子代

Online Mendelian Inheritance in Man，OMIM 人类孟德尔遗传在线

open reading frame，ORF 开放阅读框

ordinary least squares regression，OLS 一般最小二乘回归

ordinary least squares，OLS 最小二乘法

outliner 异常值

output layer 输出层

over-dispersion 过度分散

over-lapping 重叠部分

P

paired-slides normalization，dye-swap　染色互换标化

parametric linkage analysis　参数连锁分析

parent-offspring　亲子对

parent-offspring regression　亲子回归

parsimony test　吝啬检验方法

partial least squares regression，PLS　偏最小二乘回归

partitional clustering　划分法聚类

paternal imprinting　父系印记

paternal effect　父本效应

paternity index，PI　亲权指数

path analysis　通径分析

path coefficient　通径系数

path graph　通径图

path model　通径模型

pathway　通路

Pearson correlation coefficient　皮尔逊相关系数

pedigree error　家系信息错误

penalized　惩罚

penetrance　外显率

penetrance estimation　外显率估计

penetrance function　外显率函数

perfect match，PM　完美匹配

permutation　置换

permutation test　置换检验方法

phase　相型

phase-known　相型已知

phase-unknown　相型未知

phenocopy　表现型模拟

phylogenetic footprinting　遗传系谱印记法

plesiomorphy　新征

ploygenic disorder　多基因疾病

plug-in method　插入方法

polygenic disease　多基因疾病

polymorphism information content，PIC　多态信息含量

population based association test　基于群体数据的关联分析

population bottleneck　群体瓶颈

population design　群体设计

population stratification　群体分层

population-based association　群体关联分析

positive predictive value　阳性预测率

positive selection　正向选择

posterior probability　后验概率

Prader-Willi syndrome　普拉德-威利综合征

prevalence rate　现患率

primary structure　一级结构

principle of independent segregation　孟德尔独立分离定律

prior probability　先验概率

proband　先证者

profile likelihood　侧边似然

promoter　启动子

proportion test　比例检验

proportional hazards model　比例风险回归模型

prospective likelihood　前瞻似然值

protein chip　蛋白质芯片技术

protein domain　蛋白质结构域

protein interaction pair　蛋白质互作对

proteome　蛋白质组

proteomics　蛋白质组学

pseudo-control　伪对照

Q

quadratic discriminant analysis，QDA　二次判别分析

qualitative trait　质量性状

quantile normalization　分位数标化法

quantitative trait　数量性状

quantitative trait locus，QTL　数量性状位点

quaternary structure　四级结构

R

random forest　随机森林

recessive model　隐性模型

recessive trait　隐性性状

recombination　重组

recombination fraction　重组分数

recombination rate　重组率

recurrence risk　复发风险

recurrence risk ratio 复发风险比

regression model 回归模型法

relative 亲属

relative pair 亲属对

relative risk,RR 相对风险

re-sampling 再抽样

response variable 响应变量

restricted maximum likelihood,REML 约束最大似然

restricted partitioning method,RPM 限制划分法

restriction enzyme 限制性内切酶

restriction fragment length polymorphism,RFLP 限制性片段长度多态性

retrospective likelihood 回顾似然值

RNAi RNA 干扰

RNA-induced silencing complex,RISC RNA 诱导的沉默复合体

rule-of-thumb 大拇指法则

S

S-adenosylmethionine,SAM S-腺苷甲硫氨酸

SAGE Genie SAGE 精灵

score test 评分检验法

secondary structure 二级结构

segregation 分离现象

segregation analysis 分离分析

segregation ratio 分离比

selection 选择

semi-parametric model 半参数模型

sensitivity 敏感性

sequence 顺序

serial analysis of gene expression,SAGE 基因表达系列分析

set-association approach 集合关联法

short tandem repeats,STR 简单重复序

sibling 同胞

sib-transmission disequilibrium test,S-TDT 同胞传递不平衡

simple genetic algorithm,SGA 简单遗传算法

single ascertainment 单一确证

single linkage 最小距离

single nucleotide polymorphism,SNP 单核苷酸多态性

singular distribution 奇异分布

small world 小世界

sodium bisulfite 亚硫酸氢钠

SOM-Self Organization Mapping 自组织映射

Spearman correlation coefficient 斯皮尔曼秩相关系数

specificity 特异性

structural association,SA 结构化关联

structural classification of protein,SCOP 蛋白质结构分类数据库

sum of squared deviations,SSD 离差平方和

supersecondary structure 超二级结构

supervised machine learning 有监督的机器学习

supper family 超家族

support vector machine,SVM 支持向量机

synteny 同线型

T

tag 标签

tertiary structure 三级结构

testcross 测交法

the least significant difference ,LSD 最小显著差数法

threading 线程

threshold 阈值

topology coefficient 拓扑系数

trait 性状

transcription factor binding site,TFBS 转录因子结合位点

transcription factor,TF 转录调控因子

transcription-activating domain 转录激活结构域

transmission/disequilibrium test,TDT 传递/不平衡试验

triangle test statistic,TTS 三角形检验统计量

true negative 真阴性

true positive 真阳性

truncate ascertainment 截断确证

two-dimensional electrophoresis,2-DE 二维凝胶电泳分析技术

U

uniparental disomy,UPD 母源单亲二体型

unique sequence　惟一序列

unweighted pair-group method with arithmetic
　　mean　非加权的成对算术平均数法

V

variance component　方差组分

variance component model　方差组分模型

variance effective size　方差有效群体大小

W

weight　权重系数

weighted constraint satisfaction technique　加权
　　约束满足法

within demes, WD　群体内

within-print-tip-group normalization　点样针标化

within-slide normalization　片内标准化

X

X-linked recessive disorder　X 染色体连锁隐性
　　遗传病

Y

yeast two-hybrid system　酵母双杂交系统

Y-linked disorder　Y 染色体连锁遗传病

附录二　汉英医学统计学词汇

AIC 准则　Akaike information criterion

DNA 甲基化　DNA methylation

DNA 甲基转移酶　DNA methyl-transferase, DNMT

DNA 结合结构域　DNA-binding domain

Elston-Stewart 算法　Elston-Stewart algorithm

Falconer 易患性-阈值模型　Falconer's liability-threshold model

Gibbs 采样方法　Gibbs sampling method

k 倍交叉验证　k-fold cross-validation

k-近邻法　k-nearest neighbor, K-NN

LOD 记分法　LOD score test

RNA 干扰　RNAi

RNA 诱导的沉默复合体　RNA-induced silencing complex, RISC

SAGE 精灵　SAGE Genie

S-腺苷甲硫氨酸　S-adenosylmethionine, SAM

X 染色体连锁隐性遗传病　X-linked recessive disorder

Y 染色体连锁遗传病　Y-linked disorder

一画

一阶广义估计方程　first-order generalized estimating equation, GEE1

一级结构　primary structure

一致性系数　coefficient of coincidence

一般最小二乘回归　ordinary least squares regression, OLS

二画

二次判别分析　quadratic discriminant analysis, QDA

二级结构　secondary structure

二维凝胶电泳分析技术　two-dimensional electrophoresis, 2-DE

二等位的　biallelic

人工神经网络　artificial neural network, ANN

人类孟德尔遗传在线　Online Mendelian Inheritance in Man, OMIM

人类基因组单倍体图谱计划　International Human Haplotype Mapping (HapMap) Project

三画

三级结构　tertiary structure

三角形检验统计量　triangle test statistic, TTS

干扰系数　interference coefficient

干扰现象　interference

大拇指法则　rule-of-thumb

上位性方差　epistatic variance

上位效应　epistatic effect

小卫星 DNA　minisatellite DNA

小世界　small world

广义估计方程　generalized estimating equation, GEE

广义线性模型　generalized linear model

广义遗传度　broad heritability

子代　offspring

马凡氏综合征　Marfan's syndrome

马尔科夫链-蒙特卡罗法　Markov chain-Monte Carlo, MCMC

四画

开放阅读框　open reading frame, ORF

支持向量机　support vector machine, SVM

不一致　inconsistency

不完全外显　incomplete penetrance, reduced penetrance

不完全确证　incomplete ascertainment

不变性　invariant

区间定位　interval mapping, IM

比例风险回归模型　proportional hazards model

比例检验　proportion test

比较建模　comparative modeling

互信息　mutual information

互换　crossing over

中亲值　midparent value

内含子　intron

内部对照　internal control
贝叶斯框架　Bayesian framework
片内标准化　within-slide normalization
化学信息　chemical information
介数　betweenness
父系印记　paternal imprinting
分子功能　molecular function
分子变异分析　analysis of molecular variance, AMOVA
分支分析　cladistic analysis
层次聚类方法　hierarchical clustering based methods
分位数标化法　quantile normalization
分层　layer
分离比　segregation ratio
分离分析　segregation analysis
分离现象　segregation
离散参数　dispersion parameter
分裂法　division
方差分析　analysis of variance, ANOVA
方差有效群体大小　variance effective size
方差组分　variance component
方差组分，期望均方　expected mean squares
方差组分模型　variance component model
双杂合子　doubly heterozygous

五画

正常样本　normal sample
正确率　corrector accuracy
功能注释　functional annotation
功能富集分析　functional enrichment analysis
节点　node
平均非父排除率　average exclusion probability 或 power of exclusion, PE
平均距离　average linkage
归因分数　attributable fraction, AF
归因危险度　attributable risk, AR
甲基 CpG 结合蛋白　methyl-CpG-binding protein, MBP
四级结构　quaternary structure
四点条件　four-point condition
生物学过程　biological process
印记基因　imprinted gene

外显子　exon
外显率　penetrance
外显率估计　penetrance estimation
外显率函数　penetrance function
半参数模型　semi-parametric model
加权约束满足法　weighted constraint satisfaction technique
加性遗传方差　additive genetic variance
加性遗传值　additive genetic value
加性遗传效应　additive effect
加性模型　additive model
皮尔逊相关系数　Pearson correlation coefficient
边际模型　marginal model
发病年龄　age at onset
母体效应　maternal effect
母系印记　maternal imprinting
母源单亲二体型　uniparental disomy, UPD

六画

老年性疾病　adult-onset disease
共享 IBD　identity by descen
共显性　codominance
亚硫酸氢钠　sodium bisulfite
有监督机器学习　supervised machine learning
权重系数　weight
过度分散　over-dispersion
再抽样　re-sampling
有向性选择　directional selection
有效群体大小　effective population size
划分法聚类　partitional clustering
同卵双生子　monozygotic, MZ
同线型　synteny
同胞　sibling
同胞传递不平衡　sib-transmission disequilibrium test, S-TDT
同源建模法　homology modeling
回归模型法　regression model
回顾似然值　retrospective likelihood
网络模块　network module
年龄别外显率　age-specific penetrance
年龄别的风险　age-specific risk
年龄依存外显率　age-dependent penetrance

年龄相关累积频率　age-related cumulative frequency

先证者　proband

先验概率　prior probability

迁移　migration

传递/不平衡试验　transmission/disequilibrium test，TDT

优势　odds

优势比　odds ratio，OR

伪对照　pseudo-control

自由组合现象　independent assortment

自组织映射　SOM-Self Organization Mapping

自举法　Bootstrap

正向选择　positive selection

血缘一致性　identical by descent，IBD

似然比检验　likelihood ratio test，LRT

似然核　kernel of likelihood

后验概率　posterior probability

全同胞　full sibling

全局标化　global normalization

全基因组关联研究　genome-wide association study，GWA

全基因组显著性　genome-wide significance

奠基者　founder

杂合性丢失　loss of heterozygosity，LOH

多因子降维方法　multifactor dimensionality reduction，MDR

多态信息含量　polymorphism information content，PIC

多重确证　multiple ascertainment

多基因疾病　polygenic disease，ploygenic disorder

多联体　concatemer

交叉验证　cross validation

决定系数　determination coefficient

异卵双生子　dizygotic，DZ

异常值　outliner

阳性预测率　positive predictive value

阴性预测率　negative predictive value

约束最大似然　restricted maximum likelihood，REML

代谢网络进化　metabolic network evolution

进化距离　evolutionary distance

进化算法　evolutionary algorithms，EA

折叠子　fold

均值检验　mean test

均衡正确率　balanced accuracy

拟合优度的 χ^2 检验　goodness-of-fit χ^2 test

极大 LOD 记分检验　maximum LOD Score test

极大极小效率稳健检验　maximin efficiency robust test，MERT

连通度　degree

连接函数　link function

连锁　linkage

连锁不平衡　linkage disequilibrium，LD

连锁不平衡的模式　linkage disequilibrium pattern

连锁分析　linkage analysis

连锁图谱　linkage map

连锁信息含量　linkage information content，LIC

连锁群　linkage group

低外显　low penetrance

近交有效群体大小　inbreeding effective size

近邻法　neighbor-joining，N-J

近亲交配　consanguineous mating

近亲结婚　consanguineous marriage

近亲婚配系数　inbreeding coefficient

邻居结点计算法　neighborhood counting

删失的　censored

状态一致性　identify by state，IBS

亨廷顿舞蹈症　Huntington's disease

吝啬检验方法　parsimony test

完全外显　complete penetrance

完全确证　complete ascertainment

完备信息标记位点　completely informative marker

完美匹配　perfect match，PM

启动子　promoter

评分检验法　score test

层次法　hierarchical method

局部加权回归法　locally weighted polynomial regression，Lowess

局部最小二乘　local least squares，LLS

七画

进化分枝树　cladogram

八画

环境方差　environmental variance

环境影响因子　environmental modifier

现患率　prevalence rate

表达序列　express sequence

表达序列标签　expressed sequence tag, EST

表达谱　expression profile

表观遗传调控　epigenetic regulation

表现型模拟　phenocopy

拓扑系数　topology coefficient

奇异分布　singular distribution

转录因子结合位点　transcription factor binding site, TFBS

转录调控因子　transcription factor, TF

转录激活结构域　transcription-activating domain

非加权的成对算术平均数法　unweighted pair-group method with arithmetic mean

非参数连锁分析　non-parametric linkage analysis

非线性标化法　non-linear method

非亲权关系　non-paternity

非随机交（婚）配　nonrandom mating

非编码区域　non-coding region

易患性　liability

固定指数　fixation index, Fst

固定亲属集分析　analysis of fixed sets of relatives

罗杰斯蒂回归　logistic regression

图论方法　graph theoretic method

图形聚类方法　graph clustering method

图距　map function

侧边似然　profile likelihood

质心距离　centroid linkage

质量性状　qualitative trait

受累同胞对　affected sib-pair, ASP

受累亲属对　affected relative pair, ARP

贪婪算法　greedy algorithm

京都基因与基因组百科全书数据库　Kyoto encyclopedia of genes and genomes, KEGG

育种值　breeding value, BV

单一确证　single ascertainment

单次比较错误率　comparison-wise error rate

单体型区块　haplotype block

单核苷酸多态性　single nucleotide polymorphism, SNP

单倍体多样性　haplotype diversity

单倍型　haplotype

单倍型相　haplotype phase

单倍型分型　haplotyping

单倍型关联分析　haplotype association analysis

单倍型相对风险　haplotype relative risk, HRR

单倍型推断　haplotype inference

单基因疾病　monogenic disease

性状　trait

试验范围总计 I 型错误率　experiment-wise error rate

孟德尔独立分离定律　principle of independent segregation

孟德尔遗传错误　Mendelian error

限制划分法　restricted partitioning method, RPM

限制性内切酶　restriction enzyme

限制性片段长度多态性　restriction fragment length polymorphism, RFLP

参数连锁分析　parametric linkage analysis

线性标化法　linear scaling method

组内/群体间　among demes/within groups, AD/AG

组合划分法　combinatorial partitioning method, CPM

组合法　combinatorial method

组间　among group, AG

组织　tissue

细胞组分　cellular component

经典分离分析　classical segregation analysis

经验遗传度　empirical heritability

九画

持家基因　housekeeping gene

带宽　bandwidth

荧光强度依赖的标准化　intensity dependent normalization

标准化　normalization

标准化的富集记分值　normalized enrichment score, NES

标签　tag

相对风险　relative risk, RR

相关系数　correlation coefficient

相关线　correlation line

相型　phase

相型已知　phase-known

相型未知　phase-unknown

栅格　grid

厘摩　centi-Morgan

点样针标化　within-print-tip-group normalization

临床设计　clinic design

显性方差　dominance variance

显性性状　dominant trait

显性模型　dominant model

显著性阈值　critical value

响应变量　response variable

哈代-温伯格平衡　Hardy-Weinberg equilibrium

哈代-温伯格平衡比例　Hardy-Weinberg proportion

哈代-温伯格平衡偏离　Hardy-Weinberg deviation

选择　selection

选型交（婚）配　assortative mating

重组　recombination

重组分数　recombination fraction

重组率　recombination rate

重叠部分　over-lapping

复发风险　recurrence risk

复发风险比　recurrence risk ratio

复杂分离分析，现代分离分析　complex segregation analysis

复杂疾病　complex disease

顺序　sequence

信息完备　completely informative

狭义遗传度　narrow heritability

亲子对　parent-offspring

亲子回归　parent-offspring regression

父本效应　paternal effect

亲权指数　paternity index，PI

亲属　relative

亲属对　relative pair

亲缘系数　coefficient of relationship

美国国立卫生研究院　National Institutes of Health，NIH

美国国家生物技术信息中心　National Center for Biotechnology Information，NCBI

美国癌症研究所　National Cancer Institute，NCI

类　class

前瞻似然值　prospective likelihood

逆相关　inversely correlated

离差平方和　sum of squared deviations，SSD

测交法　testcross

染色互换标化　paired-slides normalization，dye-swap

染色体　chromosome

染料偏倚　dye bias

突变　mutation

线程　threading

祖先差异　ancestry difference

错误分类　misclassification

误差平方积分均值　mean integrated squared error，MISE

结构化关联分析　structural association，SA

十画

真阳性　true positive

真阴性　true negative

核心家系算法　nuclear family algorithm

核密度估计　kernel density estimation

配子　gamete

紧密度　closeness

特异性　specificity

候选基因关联分析　candidate gene association study

倍数变化　fold change，FC

脆弱　frailty

身体质量指数　body mass index，BMI

脐疝-巨舌-巨人症综合征　Beckwith-Wiedemann syndrome，BWS

留一法交叉验证　leave-one-out cross validation，LOOCV

高外显能力的　highly penetrant

病例-父母对照　case-parents control

病例-对照设计　cases-controls design

病例对照研究　case control study

病例对照研究设计　case-control study

病例-同胞对照　case-sibling control

疾病发病年龄分布　age-of-onset distribution

离差　deviation

家系关联分析　family based association test，FBAT

家系信息错误　pedigree error

家系确证　ascertainment of families

家系集　family set

家庭内教养环境　family cultural environment

家庭相关　familial correlation

家族　family

家族史得分　family history score，FH

家族性高胆固醇血症　familial hypercholes-terolemia，FH

顺式调控元件　cis-element

通径分析　path analysis

通径系数　path coefficient

通径图　path graph

通径模型　path model

通路　pathway

十一画

基于群体数据的关联分析　population based association test

基于模型的连锁分析　model-based linkage analysis

基因与环境的交互作用　gene-environment interaction

基因与基因的交互作用　gene-gene interaction

基因分型　genotyping

基因本体论数据库　Gene Ontology，GO

基因作图　genetic mapping

基因位点　locus

基因表达系列分析　serial analysis of gene expression，SAGE

基因的定位　gene mapping

基因组印记　genomic imprinting

基因组对照　genomic control，GC

基因组信息　genomic information

基因型　genotype

基因型分型错误　genotyping error

基因型关联分型　genotypic association

基因型相对风险　genotypic relative risk，GRR

基因索引　gene indices

基因集富集分析　gene set enrichment analysis，GSEA

基因簇　cluster

常见病-罕见位点假说　common disease-rare variant，CDRV

常见病-常见位点假说　common disease-common variant，CDCV

常染色体显性遗传病　autosomal dominant disorder

常染色体隐性遗传病　autosomal recessive disorder

累积风险　cumulative risk

累积发病率　cumulative incidence

患病亲属对　affected relative pair

惟一序列　unique sequence

敏感性　sensitivity

膨胀因子　inflation factor

偏最小二乘回归　partial least squares regression，PLS

假阳性　false positive

假阴性　false negative

减数分裂　meiosis

阈值　threshold

清洗　cleaning

混合比例　mixing proportion

混合分析　commingling analysis

混杂因素　confounding factor

宿主基因　host gene

随机森林　random forest

蛋白质互作对　protein interaction pair

蛋白质芯片技术　protein chips

蛋白质组　proteome

蛋白质组学　proteomics

蛋白质结构分类数据库　structural classification of protein，SCOP

蛋白质结构域　protein domain

隐性性状　recessive trait

隐性模型　recessive model

隐蔽层　hidden layer

婚配不平衡检验　mating disequilibrium test

十二画

替代 logistic 回归　alterative logistic regression，ALR

超二级结构　supersecondary structure

超家族　supper family

插入方法　plug-in method

斯皮尔曼秩相关系数　Spearman correlation coefficient

期望最大 LOD 记分　expected maximum LOD score

期望最大算法，EM 算法　expected-maximum algorithm

本书词条索引